R. Goodman S. Scott A. Rothenberger

Kinderpsychiatrie kompakt

STEINKOPFF
DARMSTADT

Prof. Dr. Aribert Rothenberger
Universität Göttingen
Kinder- und Jugendpsychiatrie
von-Siebold-Str. 5
D-37075 Göttingen

email: arothen@gwdg.de
Website: http://www.gwdg.de/~ukyk

Englische Originalausgabe: Robert Goodman, Stephen Scott: Child Psychiatry, 1st edition

Übersetzt von Prof. Dr. Aribert Rothenberger

Diese Auflage wurde publiziert in Absprache mit Blackwell Science Limited, Oxford

ISBN 3-7985-1234-5 Steinkopff Verlag, Darmstadt

Die Deutsche Bibliothek – CIP-Einheitsaufnahme
Ein Titeldatensatz für diese Publikation ist bei
Der Deutschen Bibliothek erhältlich

Steinkopff Verlag ist ein Unternehmen der Fachverlagsgruppe BertelsmannSpringer

Redaktion: Dr. Maria Magdalene Nabbe   Herstellung: K. Schwind
Umschlaggestaltung: Erich Kirchner, Heidelberg
Satz: K+V Fotosatz GmbH, Beerfelden

SPIN 10766959   80/7231-5 4 3 2 1 0 – Gedruckt auf säurefreiem Papier

Vorwort

Wenn Professor Sir Michael Rutter meint, er bedauere, dieses Buch nicht selbst geschrieben zu haben, kann ich dem meinerseits nur zustimmen und freue mich umso mehr, daß Robert Goodman und Stephen Scott mit mir gemeinsam den von mir übersetzten, bearbeiteten und ergänzten Text der englischen Ausgabe einem deutschen Publikum vorlegen können.

Gerade in einer Zeit der zunehmenden Internationalisierung der Kinder- und Jugendpsychiatrie erscheint es wichtig, daß Lehrtexte vermittelt werden, die zeitgenau, empirisch, auf das Wesentliche begrenzt und kritisch kommentierend den neuesten fachlichen Standard repräsentieren. Solche Lehrtexte sind u.a. ein wesentlicher Beitrag zur Harmonisierung der kinder- und jugendpsychiatrischen Aus- und Weiterbildung in Europa, an der die *Europäische Sektion Kinder- und Jugendpsychiatrie und Psychotherapie* in der UEMS (Union Européenne des Médecins Spécialistes) intensiv arbeitet. Die Sektion hat dazu bereits ein detailliertes europäisches *Training-Logbook* vorgelegt. Da das englischsprachige Lehrbuch von Robert Goodman und Stephen Scott mir als ein hervorragender fachlicher Text erschien, der (mit gewissen Modifikationen) dem europäischen *Trainee* (auszubildenden Mediziner bzw. Klinischen Psychologen) ein guter Begleiter während seiner praktischen Tätigkeit sein könnte, habe ich mich zur Übertragung und Bearbeitung entschlossen.

Die englischen Autoren wollen ihr Buch weiter optimieren. In einem ersten Schritt habe ich daher das Kapitel 4 *Bio-psychosoziales Entwicklungsmodell* zusätzlich eingeführt, den Abschnitt zur *Psychopharmakotherapie* erweitert/präzisiert und Informationen zu *Schlaf und Schlafstörungen* sowie zum *Stottern* eingebracht. Andere Inhalte wurden verschiedentlich modifiziert, aktualisiert, ergänzt, und weitere englischsprachige sowie deutschsprachige Literatur wurde benannt.

Dennoch, so hoffe ich, ist der Lehrtext im Kern kompakt geblieben, auch wenn durch die Besonderheit der angegliederten und hilfreich erläuterten *Wissensüberprüfung* der Umfang etwas größer erscheint. Wer noch weitere als die gegebenen Literaturstellen nutzen möchte, um seine kinder- und jugendpsychiatrischen Kenntnisse zu vertiefen, der sei zum einen auf die *„Ten Years Reviews“* und die *„Practice Parameters“* der American Academy of Child and Adolescent Psychiatry, auf die *Annual Research Reviews* der englischen Association for Child Psychology and Psychiatry sowie auf die im Internet und in Buchform veröffentlichten *Leitlinien der Deutschen Gesellschaft für Kinder- und Jugendpsychiatrie* verwiesen. Manche ausführlichere Betrachtung (z. B. zur Schizophrenie oder Dyskalkulie) findet sich am ehesten in Übersichtsbeiträgen bzw. Artikeln zu diesen Themen.

Bei Robert Goodman/Stephen Scott und dem Verlag Blackwell möchte ich mich für die autoren- und verlagsrechtliche Zustimmung bedanken. Dr. Thomas Thiekötter vom Steinkopff Verlag hat in bekannter unkomplizierter und wohlwollender Art und Weise das Vorhaben begleitet. Ute Boldt hat als Chefsekretärin der Kinder- und Jugendpsychiatrie Göttingen nicht nur mit ihren Fremdsprachenkenntnissen die Arbeit am Lehrtext zügig vorangebracht. Meine Familie freute sich mit am Werden des Buches, gab mir zur Umsetzung des Vorhabens genug Freiraum und meine Töchter, Lillian Geza und Liane Tessa, waren wieder einmal aktiv bei der Einbandgestaltung tätig.

Göttingen, im Frühjahr 2000 ARIBERT ROTHENBERGER

Geleitwort zur englischen Ausgabe (1997)

Dieses Buch ist einzig in seiner Art und liefert die beste Einführung in die Kinderpsychiatrie, die jemals geschrieben wurde. Es bringt die Dinge auf den Punkt, ist sehr gut lesbar und von großem praktischen Nutzen durch die hier gebotenen Begriffserklärungen und die Anleitung für Diagnose und Behandlung. Bei den meisten Lehrbüchern dieser Art geht die Verständlichkeit für den Praktiker mit einem Mangel an wissenschaftlicher Genauigkeit einher; dieses hervorragende Buch zeigt, daß dieser Preis nicht bezahlt werden muß. Es ist auf dem Stand der aktuellen Forschung und zeigt auf interessante und klare Weise, wie die moderne klinische Arbeit von den Ergebnissen wissenschaftlicher Forschung gefärbt wird. Die Forschung wird verständlicherweise nicht im Detail beschrieben, aber der wissenschaftliche Geist durchzieht das gesamte Buch. Es werden gut ausgewählte Literaturhinweise gegeben, bei denen aus der Fülle der einschlägigen Literatur diejenigen Werke ausgesucht wurden, die zur Zeit von der größten klinischen Relevanz sind, so daß der Leser sein Wissen noch erweitern und Belege für die vorgestellten Erkenntnisse finden kann. Ich wäre erstaunt, wenn die Lektüre dieses Buches nicht die meisten Menschen zum Weiterlesen anregen würde. Ich bin aber ebenso sicher, daß sie feststellen werden, daß nahezu alles Wichtige bereits in diesem Buch sorgfältig behandelt wurde. Wirklich eine Meisterleistung!

Beide Autoren sind erfahrene Kliniker und ihr Reichtum an klinischem Wissen gepaart mit ihrer „Freude" an klinischen Fragestellungen und ihrem Gespür für die Bedürfnisse von Patienten werden auf jeder Seite des Buches deutlich. Alle wichtigen seelischen Störungen werden behandelt, und zwar aus vier verschiedenen Blickwinkeln. Zunächst bietet das Buch sowohl im ersten Kapitel über die Untersuchung und Abklärung, als auch in den Kapiteln, die sich mit den verschiedenen Behandlungsformen befassen, eine hilfreiche und detaillierte Anleitung dazu, „wie" das zu tun ist, was gebraucht wird. In der Tat ist die Beschreibung, wie Kliniker über die für die Abklärung nötigen Fragen nachdenken sollten, meisterhaft, trotz (oder gerade wegen) ihrer Kürze. Zweitens wird hier eine besonders einsichtige Beschreibung der verschiedenen Risiko- und Schutzfaktoren und ihrer möglichen Einflußnahme geliefert. Drittens ist die Auseinandersetzung mit klinischen Fragestellungen deutlich entwicklungsbezogen, wobei gleichzeitig überlegt wird, wie offensichtlich Störungen mit den Abweichungen in der normalen Entwicklung verbunden sind. Schließlich ist das Buch so übersichtlich aufgebaut, daß es für die Vorbereitung auf Examensprüfungen sehr hilfreich ist (mit einer nützlichen Liste von etwa 200 Mehrfachwahlfragen). Beeindruckenderweise wird diese Übersichtlichkeit ohne nachteiligen und unnötigen Dogmatismus erreicht, der so viele Lehrbücher belastet. Das einzige, was ich bedaure, ist, daß ich dieses hervorragende Buch nicht selbst geschrieben habe.

Professor Sir Michael Rutter

Vorwort zur englischen Ausgabe (1997)

Wir hätten dieses Buch fast „Mein erstes Buch über Kinderpsychiatrie“ genannt. Da wir uns darüber im klaren waren, daß dieses Buch für den Leser durchaus das einzige zu diesem Thema sein kann, haben wir angestrebt, direkt ins Zentrum der Kinder- und Jugendpsychiatrie vorzustoßen. Unser Ziel war es, bündig, klar, praktisch, sorgfältig, aktuell, wissenschaftlich genau, klinisch gründlich zu sein und eine Hilfestellung für Prüfungen zu geben. Wir wurden sehr ermutigt von den bisherigen, außerordentlich positiven Reaktionen von Auszubildenden und erfahrenen Kollegen der verschiedensten Fachrichtungen.

Die Kapitel sind in vier Abschnitte zusammengefaßt. Die Einführung befaßt sich mit Untersuchung/Abklärung, Klassifikation und Epidemiologie. Im zweiten Abschnitt werden alle spezifischen Störungen und ihr klinisches Bild dargestellt, im dritten die hauptsächlichen Risikofaktoren, die für kinderpsychiatrische Störung prädisponieren. Schließlich folgt ein Abschnitt über die jeweiligen Behandlungsmethoden. In jedem Abschnitt werden die zentralen Fakten, Konzepte und Entwicklungen auf dem Gebiet dargestellt und zwar auf der Grundlage von klinischer Erfahrung und aktuellen Forschungsergebnissen.

Wir hatten das große Glück, mit einer vielgestaltigen und talentierten Gruppe von Klinikern und Forschern an einem der führenden kinderpsychiatrischen Zentren zusammen zu arbeiten und hoffen, daß wir hier etwas von der Spannung mitteilen konnten, uns am „Schnittpunkt“ einer Disziplin zu befinden, die immer mehr von den Fortschritten so unterschiedlicher Fachgebiete wie Psychologie, Neurobiologie, Genetik, Sozialanthropologie, Linguistik und Ethologie profitiert. Als praktizierenden Klinikern war es uns ein Anliegen, in diesem Buch die Arbeit mit Kindern und Familien genauso wichtig zu nehmen wie die Theorie. Weil der erfolgreiche Kliniker Techniken genauso beherrschen muß wie Konzepte, haben wir viele „Wie soll ich“-Tips für die Untersuchung und Behandlung eingefügt.

Um einen möglichst guten Lesefluß zu erreichen, haben wir den Text nicht durch Verweise unterbrochen. Stattdessen finden sich am Ende jeden Kapitels weitere Leseempfehlungen, die Zugang zur aktuellen Literatur bieten.

Beim Schreiben des Buches hatten wir verschiedene Lesergruppen im Kopf. Studenten der Psychiatrie, Kinderärzte und Allgemeinärzte sollen es als nützliche Einführung in das Fachgebiet nutzen können, wenn sie das erste Mal mit leidenden Kindern arbeiten und darin fortwährend praktische und konzeptuelle Anleitung finden, wenn sie Kinder mit unbekannten Störungen untersuchen und behandeln. Außerdem haben wir das Buch als umfassendes Lehrbuch für die Vorbereitung auf Prüfungen konzipiert. Studenten anderer Fachgebiete - Psychologie, Krankenpflege, Sozialarbeit und Erziehungswesen - sollen durch das Buch eine Hilfestellung erhalten, wenn sie mit leidenden Kindern arbeiten und es soll ihnen psychiatrische Sichtweisen erläutern bei Problemen, die oft eine interdisziplinäre Zusammenarbeit erfordern. Schließlich soll das Buch erfahrenen Fachleuten vieler Gebiete dazu dienen, sich auf dem Laufenden zu halten wie auch als gute Quelle für die Vorbereitung von Lehrveranstaltungen und als Referenzwerk.

Die Mehrfachwahlfragen und die jeweiligen Antworten wurden für Studierende zusammengestellt, wie auch für andere Leser, die ihr Wissen gerne mithilfe solcher Fragen auffrischen möchten.

Dieses Buch hat durch die Kommentare und Vorschläge vieler Kollegen und Studenten aus verschiedensten Disziplinen sehr gewonnen; dafür sind wir ihnen sehr dankbar. Wir möchten das Buch gerne noch optimieren, wo immer das nötig ist und sind Ihnen, liebe Leser, für jede Anregung dankbar. Bitte schreiben Sie uns, was Ihnen gefallen hat und was geändert werden sollte. Was sollte gekürzt, was ausführlicher behandelt werden? Wie können wir das Buch für Sie noch nutzbringender gestalten? Wir hoffen, daß künftige Leser von Ihren Anregungen profitieren werden, ebenso wie die geplagten Kinder und ihre Familien.

ROBERT GOODMAN und STEPHEN SCOTT

Wir widmen dieses Buch
allen Kindern und Eltern,
besonders unseren eigenen

Inhaltsverzeichnis

Teil I Basis

Teil II Spezifische Störungen

Teil I Basis

Kapitel 1 Untersuchung/Abklärung

Vorüberlegungen, Durchführung, Einschätzung

Für den Anfänger kann eine kinderpsychiatrische Untersuchung rasch zu einer langen und öden Liste von Punkten werden, die abgehandelt und beobachtet werden müssen. Dies kann leicht für alle Beteiligten in eine unangenehme Situation münden. Daher ist es gut, mit einer klaren Vorstellung im Hinblick auf die Untersuchungsziele zu beginnen und diese dann flexibel zu verfolgen. Zweck und Mittel können verschieden sein: Der erste Teil des Kapitels handelt daher von den Zwecken; der zweite Teil berichtet über die Mittel und schließt einige Hinweise zum „Wie soll ich" ein. Dabei wird vorgeschlagen, in welcher Art und Weise sowie Reihenfolge Dinge zu fragen und durchzuführen sind.

Fünf Schlüsselfragen

Eine vollständige Untersuchung eines Kindes oder Jugendlichen konzentriert sich auf fünf Schlüsselfragen, die in der nachfolgenden Liste aufgeführt und durch die Abkürzung SIRSE leicht zu erinnern sind. Dabei sollte immer bedacht werden, daß die Familie mit einbezogen und damit eine weitere Grundlage für die Behandlung gelegt wird. Natürlich ist es gut, bereits beim ersten Kontakt mit Familie und Kind eine möglichst vollständige Erfassung der Sachlage zu erreichen; es sei denn, dies mündet in einem derartig druckvollen Interview, daß es die Familie davon abhalten könnte, wiederzukommen. Solange man die Familie für sein Vorgehen gewinnt, ist es nicht verwerflich, wenn die Untersuchung nach der ersten Sitzung noch nicht vollständig ist, vorausgesetzt, man ist gezielt und stringent vorgegangen und hat ganz klar die Lücken erkannt und definiert, die man in den nächsten Sitzungen zu füllen hat. Überhaupt sollte man alle Untersuchungsergebnisse eher als vorläufig ansehen. Sie sollten eher zur Entwicklung von klinischen Arbeitshypothesen führen, die immer wieder aktualisiert, korrigiert und optimiert werden sollten, solange man mit Kind und Familie in Kontakt steht. Das sollte aber nicht dazu verführen, mit der Behandlung zu beginnen, ohne eine adäquate Untersuchung abgeschlossen zu haben. Genauso wie es ein Fehler ist, wenn man denkt, daß nach einer gründlichen Untersuchung und dem Behandlungsplan schon alles überlegt sei. Insbesondere sollte man eine erneute diagnostische Überprüfung durchführen, wenn sich die Behandlung nicht so entwickelt wie erhofft.

- Symptome — Welche Art von Problem liegt vor?
- Impact — Wieviel Belastung oder Beeinträchtigung wird durch das Problem verursacht?
- Risiken — Welche Faktoren haben das Problem ausgelöst oder unterhalten?
- Stärken — Mit welchen Ressourcen kann man an einer Problemlösung arbeiten?
- Erklärungsmodell — Welche Vorstellungen, Meinungen und Erwartungen bringt die Familie mit?

Obwohl Kinderpsychiater und ihre Kollegen in verschiedene Arten von Untersuchungen einbezogen sind, so dürften diese fünf Schlüsselfragen doch in nahezu allen Fällen relevant sein. Sicherlich muß man Variationen im Hinblick auf Herangehensweise und Bedeutungszuschreibung zulassen. Im weiteren muß man sich immer vor Augen halten, daß die von einem Kind und seiner Familie vorgetragenen Klagen entweder von einem oder mehreren Störungsbildern geprägt sein können. Von daher muß man auch immer daran denken, daß Ätiologie, Prognose und Behandlung selten „eindimensional" gesehen werden dürfen. Das Kind steht immer im Mittelpunkt, auch wenn manchmal auf die Erziehungs- und Partnerprobleme der Eltern verstärkt eingegangen werden muß oder ein gestörtes Familiensystem als Ganzes ins Zentrum der Betrachtung gerät.

Symptome

Die meisten kinderpsychiatrischen Syndrome beinhalten Kombinationen von Symptomen (und Zeichen), die sich vier Bereichen zuordnen lassen: Emotionen, Verhalten, Entwicklung und Beziehungen. Wie bei jeder Faustregel gibt es hier auch Ausnahmen: Nicht alle kinderpsychiatrischen Störungen weisen eine Kombination dieser Bereiche auf (z. B. Schizophrenie und Anorexia nervosa). Auf jeden Fall ist bei allen kinderpsychiatrischen Störungen an vier Untersuchungsebenen zu denken: emotionale, kognitive, sensomotorische und soziale.

Man achte also auf die vier genannten Symptombereiche:
- Emotionale Symptome
- Verhaltensprobleme
- Entwicklungsstörung
- Beziehungsschwierigkeiten.

In diesem Zusammenhang sei auch auf die Orientierungshilfe zur multiaxialen Klassifikation psychischer Störungen im Kindes- und Jugendalter hingewiesen:
- Erste Achse: Klinisch-psychiatrisches Syndrom
- Zweite Achse: Umschriebene Entwicklungsstörung

- Dritte Achse: Intelligenzniveau
- Vierte Achse: Körperliche Symptomatik
- Fünfte Achse: Aktuelle abnorme psychosoziale Umstände
- Sechste Achse: Globalbeurteilung der psychosozialen Anpassung.

Die für den Kinderpsychiater wichtigen **emotionalen Symptome** sind ähnlich denen, nach denen auch im Erwachsenenalter zu fragen ist. So geht es um Ängstlichkeit, Befürchtungen (und auch um die daraus sich ergebenden Vermeidungsreaktionen). Man sollte nach Unglücklichsein und, falls relevant, nach damit verbundenen depressiven Merkmalen einschließlich Wertlosigkeit, Hoffnungslosigkeit, selbstverletzendem Verhalten, Unlust, schlechtem Appetit, Schlafstörungen und Müdigkeit fragen. Auch Zwangsgedanken und Zwangshandlungen können bei jungen Kindern, sogar schon im Vorschulalter, vorhanden sein. In diesem Zusammenhang ist auch immer an motorische und vokale Tics zu denken. Im Unterschied zur Erwachsenenpsychiatrie ist insbesondere an sogenannte „somatische Äquivalente" von emotionalen Symptomen zu denken. So können stets wiederkehrende Magenschmerzen am Montag morgen eher Auskunft über Schul- und Trennungsängstlichkeit geben als die Frage nach den zugrundeliegenden Ängsten.

Der Bericht der Eltern ist die wichtigste Quelle im Hinblick auf emotionale Symptome bei jungen Kindern, während die eigene Sicht und Darstellungsweise des Kindes mehr und mehr Bedeutung bekommt, je älter das Kind wird. Es ist daher nicht überraschend, daß bei älteren Kindern die Einschätzung von Eltern und Kind in diesem Punkt auseinandergehen können. Wenn man mit einer solchen Diskrepanz befaßt ist, sollte man möglichst schnell klären, wem man am ehesten glauben kann beziehungsweise wie sich die tatsächlichen Gegebenheiten am besten zusammenfügen lassen. Vielleicht haben die Eltern in überzeugender Detailschilderung den Grund dafür dargelegt, daß die Angst ihres Kindes vor Hunden schließlich zu panischen oder vollkommen verzerrten Reaktionen geführt hat, wohingegen das Kind selbst darauf besteht, daß es sich niemals und vor niemandem gefürchtet hat, einfach nur um seine Tapferkeit zu zeigen und das Interview möglichst schnell abzuschließen. Andererseits könnte ein Teenager sehr eindringlich schildern, daß sie manchmal starke Angstzustände erlebt, die mit Schlafstörungen und Konzentrationsstörungen verbunden sind, obwohl die Eltern davon überhaupt nichts mitbekommen hatten, weil das Mädchen die meiste Zeit in seinem Zimmer verbrachte und auch den Eltern nichts erzählte. Es ist nicht immer so einfach, die Dinge auseinander zu halten und den Schilderungen das adäquate Gewicht zu geben. Manchmal ist es ratsamer und einfühlsamer, wenn man vielfältige Perspektiven akzeptiert und versucht, sie zusammen zu führen, als daß man krampfhaft nach der vermeintlich einzigen Wahrheit sucht.

Verhaltensprobleme (im Sinne von Störungen des Sozialverhaltens) dominieren die kinderpsychiatrische Praxis, während Erwachsene mit vergleichbarer Symptomatik sich eher in Gefängnissen als in Krankenhäusern befinden. Die Befragung sollte sich auf drei Hauptbereiche des Verhaltens konzentrieren: Trotziges Verhalten, oft verbunden mit leichter Reizbarkeit und Wutausbrüchen; Aggressivität und antisoziales Verhalten wie Stehlen, Feuer legen und Substanzmißbrauch. Hier sind Informationen von Eltern und Lehrern die wichtigste Quelle, um den Sachverhalt zu ergründen, obwohl auch Kinder und Jugendliche manchmal über Schandtaten reden, von denen weder Lehrer noch Eltern etwas wissen. Es hilft nur wenig weiter, wenn man die Kinder über ihr ungebührliches Verhalten befragt, da Kinder (ebenso wie Erwachsene) nur schwer erkennen können, warum und wann ihr Verhalten unpassend, störend oder belästigend wurde, gleichgültig wie gut oder wie schlecht sie ähnliche Verhaltensmerkmale bei anderen einschätzen können.

Entwicklungsstörungen sind für Untersucher, die selbst keine Kinder haben beziehungsweise noch nicht über einen praktischen Hintergrund zur kindlichen Gesundheit und Entwicklung verfügen, besonders schwierig auszumachen. Kann man sich bei der Untersuchung von Erwachsenen nach einem mehr oder weniger gleichen Entwicklungsstand orientieren, so ist das im Alter von Kindern und Jugendlichen wesentlich komplizierter. Nehmen wir eine körperliche Analogie. Bei einem Erwachsenen ist die Körpergröße von 1 m als klein einzuschätzen, wohingegen sie im Kindes- und Jugendalter entweder als klein, durchschnittlich oder übergroß zu beurteilen ist. Es hängt offensichtlich vom Alter des Kindes ab, das heißt, wenn man nicht eine auf Alter und Gewicht bezogene Percentilenkurve zur Hand hat, kann es leicht zu einer Fehleinschätzung kommen. Im psychologischen Bereich unterliegt man solchen Gefahren noch viel stärker. Wie bewertet man zum Beispiel eine Aufmerksamkeitsspanne von fünf Minuten in verschiedenen Altersgruppen? Bis zu welchem Alter und bis zu welchem Ausprägungsgrad kann ein grammatikalisch nicht korrektes Sprechen noch als altersüblich bezeichnet werden? Wie lange sollte ein fünfjähriges Kind stillsitzen können, ohne unruhig zu werden? Ab wann sind motorische Unflüssigkeiten bei der Daumen-Finger-Opposition als auffällig zu bezeichnen? Da bei vielen solcher Fragen gut geprüfte Normdaten fehlen oder zumindest nicht veröffentlicht sind, wird man am ehesten auf die Einschätzung erfahrener Kollegen zurückgreifen müssen, bis man nach und nach seinen eigenen sachgerechten Blick erworben hat. Hier sollte man auch bedenken, daß erfahrene Eltern und Lehrer sich nur selten ohne guten Grund Sorgen um die Entwicklung eines Kindes machen.

Die Felder der Entwicklung, die für die Kinder- und Jugendpsychiatrie von besonderer Bedeutung sind, liegen im Bereich der Aufmerksamkeits- und Aktivitätsregulation, von Sprechen und Sprache, dem Spielverhalten, motorischen Fähigkeiten, Blasen- und Mastdarmkontrolle sowie schulischer Leistungserbringung (insbesondere beim Lesen, Schreiben und Rechnen). So wird man, um das entsprechende Funktionsniveau eines Kindes richtig einzuordnen, zum einen die direkte Beobachtung des Kindes benötigen, aber auch die Berichte von Eltern und Lehrern wohl beachten. Fragt man die Eltern, wann ihr Kind die psychomotorischen Meilensteine der Entwicklung erreicht hat, oder ob sie vielleicht Foto- oder Videoaufnahmen aus den früheren Jahren mitbringen können, so wird man viel über die Entwicklung des Kindes lernen können.

Schwierigkeiten in der Sozialbeziehung sind ein weiterer wichtiger Punkt, der für die Untersuchung von Kindern erforderlich ist. Die Sozialbeziehungen von Kindern ändern sich im Lauf der Entwicklung, und es ist nicht immer klar, ob die Probleme eines Kindes, mit anderen nicht zurecht zu kommen, in erster Linie im Kind selber oder in seiner Umgebung begründet sind. Wenn zum Beispiel ein Kind mit einer zerebralen Bewegungsstörung nicht in der Lage ist, Freundschaften mit anderen Kindern zu schließen oder aufrechtzuhalten, so muß man sich fragen, ob dies in erster Linie die soziale Inkompetenz des Kindes reflektiert und/oder ob dies mehr ein Ausdruck der sozialen Vorurteile anderer Kinder darstellt.

Ganz besonders fallen bei Kindern mit autistischen Störungen die Schwierigkeiten in Sozialbeziehungen auf und nehmen generell eine von drei Formen an: eine scheinbare Gleichgültigkeit gegenüber anderen Menschen; eine lediglich passive Bereitschaft entweder für sich alleine zu spielen oder auch mit anderen zu interagieren (vorausgesetzt diese übernehmen die Initiative und sagen dem Kind Punkt für Punkt was zu tun ist) und ein ziemlich ungeschicktes und recht uneinfühlsames soziales Interesse, das die anderen eher verprellt. Enthemmtes Verhalten und ein Mangel an Zurückhaltung gegenüber Fremden stehen bei einigen autistischen, hyperkinetischen und Bindungsstörungen im Vordergrund. Sie können von einem belästigenden und aufdringlichen Umgangsstil begleitet sein. In kleinen Dosen genossen können manche dieser Merkmale durchaus einen gewissen Charme verbreiten – nach ein paar Minuten des Erlebens könnte man sogar zu dem Eindruck kommen, daß ein solches Kind erfrischend frei und offen oder etwas exzentrisch sei. Dieser Charme geht aber bald in eine etwas weniger freundliche Bewertung über, und der Blick auf die Entwicklungsgeschichte des Kindes macht dann vollends klar, daß die Verhaltensweisen, so sie denn tagtäglich von anderen Kindern und Erwachsenen zu ertragen sind, doch eine erhebliche Belastung für das nähere soziale Umfeld darstellen.

Einige Kinder haben Schwierigkeiten, sich überhaupt mit sozialen Partnern abzustimmen, seien es Erwachsene oder Kinder, Fremde oder Freunde. Andere Kinder haben Probleme mit speziellen Arten der sozialen Beziehung, zum Beispiel mit Bindungen oder Freundschaften. Die Probleme können sogar spezifisch auf einen wichtigen Sozialpartner begrenzt sein. So sind die meisten Kinder mit einer begrenzten Anzahl von Schlüsselpersonen verbunden und die Qualität der kindlichen Bindung – sicher, widerständig, gelockert, desorganisiert – kann von Bindungsperson zu Bindungsperson variieren. So kann das Bindungsverhalten gegenüber der Hauptbezugsperson sehr unsicher sein, aber sehr sicher gegenüber einer anderen Bezugsperson. Ähnliche Besonderheiten kann man in den Beziehungen zwischen Geschwistern sehen.

Zu den sozialen Beziehungen eines Kindes kann man Informationen aus verschiedenen Quellen sammeln. Es kann sehr hilfreich sein, das Zusammenspiel der Familie im Wartezimmer oder im Untersuchungsraum zu beobachten. Man sollte auch darauf achten, wie sich das Kind zum Untersucher während der körperlichen und seelischen Untersuchung verhält. Durchläuft, was zu empfehlen ist, der Untersuchungsgang ein bestimmtes Muster, so kann es vorkommen, daß ein Kind sich scheu und einsilbig verhält, während das andere, gleichaltrige, den Untersucher ungeniert als seinen besten Freund begrüßt und gleich auf seinem Schoß sitzen möchte. Dabei sollte man sich rasch darüber klar werden, wie man das Kind selbst erlebt hat. Fand man es irritierend, freundlich, aufdringlich? War man nach dem klinischen Interview ausgelaugt oder beschwingt? Solche Beobachtungen sind vielfach hilfreich, um Gefühle und Reaktionen anderer Menschen auf das Verhalten des Kindes zu verstehen. Eine direkte Beobachtung sollte stets sowohl durch die allgemeine als auch durch die störungsbezogene Entwicklungsgeschichte des Kindes ergänzt werden. Eltern können oft eine Menge über die Sozialbeziehungen ihres Kindes vom ersten Lebensjahr bis zum Untersuchungszeitpunkt erzählen. Es ist auch wertvoll, die Informationen von Lehrern einzuholen, um das Sozialverhalten außerhalb der Familie zu erfahren. Es ist dabei zu bedenken, daß Lehrer nicht immer die außerschulischen Probleme der Altersgruppe erfassen, auch wenn solche Schwierigkeiten substantieller Art sind, denn nicht jeder Lehrer hat seine Schützlinge auch außerhalb des Unterrichtes (z. B. auf dem Schulhof) im Blick.

Die meisten Patienten zeigen Symptome in mehr als einem Bereich

Nur eine Minderheit von Patienten weist Symptome auf, die auf einen einzigen Bereich begrenzt sind, aber es gibt solche Kinder! So können Kinder mit einer generalisierten Angststörung reine emotionale Symptome haben, Kinder mit sogenannter sozialisierter Störung des Sozialverhaltens (z. B. in einer Jugendbande) können reine Sozialverhaltensprobleme aufweisen, Kinder mit enthemmter Bindungsstörung können lediglich Beziehungsschwierigkeiten zeigen und Kinder mit motorischen und vokalen Tics können ansonsten völlig unauffällig sein. Obwohl viele Kinder reine Entwicklungsstörungen haben, wie primäre Enuresis, rezeptive Sprachstörung oder umschriebene Lese-Rechtschreibstörung, werden solche Kinder vom Kinder- und Jugendpsychiater doch selten ohne weitere Symptome gesehen. So weisen Kinder mit einer hyperkinetischen Störung oft Entwicklungsverzögerungen auf im Hinblick auf Aufmerksamkeit und Aktivitätskontrolle.

Die meisten kinderpsychiatrischen Patienten haben Symptome aus zwei oder mehr Bereichen. Kinder mit Störungen des Sozialverhaltens zeigen vielfach auch emotionale Symptome, Beziehungsprobleme mit Gleichaltrigen und Entwicklungsstörungen wie Lese-Rechtschreibschwierigkeiten oder Hyperaktivität (Box 1.1). Kinder mit Tic-Störungen können gleichzeitig Aufmerksamkeitsprobleme und Zwangsmerkmale aufweisen.

Autismus gibt eine weitere Vorstellung davon, wie Symptome aus vielfältigen Bereichen das Störungsbild prägen können. Die Kernsymptome des

Box 1.1 Syndrome können einen oder viele Symptombereiche umfassen

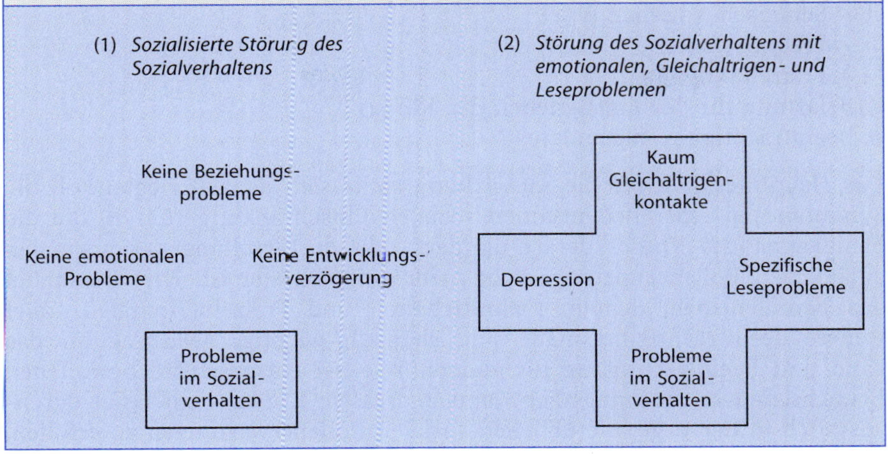

Autismus umgreifen zwei Bereiche mit charakteristischen Mustern von Beziehungsproblemen und Entwicklungsstörungen (Entwicklungsverzögerung, Entwicklungsabweichung und Rigidität). Zusätzlich zeigen autistische Kinder üblicherweise einige Merkmale gestörten Sozialverhaltens wie markante Wutausbrüche und einige emotionale Probleme wie ungewöhnliche Phobien.

Bedeutung/Auswirkung

Um beurteilen zu können, ob Symptome sich zu einer Störung aufaddieren oder ob ihr Zusammenspiel nur eine Normvariante darstellt, kann nur dann entschieden werden, wenn man die psychosoziale Bedeutung/Belastung in die Betrachtung mit einbezieht. Generell sollte man eine Störung nur dann diagnostizieren, wenn die Symptomatik eine substantielle psychosoziale Beeinträchtigung mit sich bringt. DSM-III-Kriterien für psychiatrische Störungen bezogen eine solche Betrachtungsweise nicht mit ein; vielmehr war alleine die Auflistung der Symptomatik ausreichend zur Diagnosestellung. Allerdings wurde dies fragwürdig, als man im Rahmen einer Studie (repräsentative Stichprobe puertorikanischer Kinder) feststellte, daß die Hälfte dieser Kinder nach DSM-III-Kriterien eine psychiatrische Störung hatte. Dies ist natürlich eine unsinnig hohe Rate, denn die meisten dieser Kinder konnten nicht als klinisch behandlungsbedürftige Fälle eingeordnet werden. Mittlerweile wurden die Dinge zurechtgerückt: DSM-IV und die Forschungskriterien nach ICD-10 beinhalten die Bedeutung der psychosozialen Belastung als Kriterium für die Diagnosestellung. Es gehen folgende Punkte mit ein:

- Soziale Beeinträchtigung
  - Familienleben
  - Schulisches Lernen
  - Freundschaften
  - Freizeitaktivitäten
- Belastung für das Eigenerleben des Kindes
- Beeinträchtigung für andere.

Das Hauptmerkmal für die Auswirkung sollte sich danach richten, ob die Symptome zu einer bedeutsamen sozialen Einschränkung führen, die die Fähigkeiten des Kindes derart mindert, daß die Erfüllung der normalen alltäglichen Rollenerwartung nicht mehr gewährleistet ist. Dies beinhaltet das Familienleben, Schule, Freundschaften und Freizeitaktivitäten. Zwei weitere Beeinträchtigungsmaße sind ebenfalls wichtig: Belastung für das Kind und Beeinträchtigung für andere. Wie bei entsprechend betroffenen Erwachsenen so sind ängstliche und depressive Kinder manchmal durchaus noch in der Lage, die üblichen sozialen Rollenerwartungen zu erfüllen, während sie beträchtliche innere Pein erleiden. Gleichermaßen können Störungen des Sozialverhaltens manchmal zur substantiellen Beeinträchtigung für andere führen, ohne daß beim Kind selbst offensichtlicher Streß oder der Eindruck sozialer Beeinträchtigung entsteht. Andererseits sind Eltern und Geschwister von Kindern mit schweren körperlichen und intellektuellen Problemen manchmal bemerkenswert duldsam, obwohl bedeutsame Trotzigkeit, Wutanfälle und zerstörerisches Verhalten vorliegen. Sie leiden zwar darunter, halten dies aber aus und versuchen, das Kind zu schützen, damit es nicht für sein ohnehin schon schwieriges Schicksal auch noch zusätzlich „zu bezahlen hat". In solchen Fällen scheint es klinisch gerechtfertigt, eine Störung zu diagnostizieren und sie auch zu behandeln, obwohl das Kind nicht wirklich durch die Symptomatik sozial beeinträchtigt ist. Daraus darf allerdings keine Grauzone werden, um alle „Störenfriede" und „Abweichler" als psychiatrisch krank einzuordnen.

Risikofaktoren

Warum hat ein Kind, das wir untersuchen, gerade diese oder jene besondere Konstellation einer psychiatrischen Problematik? Obwohl die Welt voll von Menschen ist, die meinen, sie wüßten die Ursache einer bestimmten kinderpsychiatrischen Störung ganz genau – man denke nur an Nahrungsmittelallergie, Mangel an Disziplin, schlechte genetische Ausstattung, unzureichender Unterricht, ungenügende Erziehung, hypothalamische Schädigung, ungelöste frühkindliche Konflikte usw. – so ist die Identifikation nur eines einzigen Grundes zur Erklärung einer kinderpsychiatrischen Störung selten wissenschaftlich gerechtfertigt. Allerdings gibt es Ausnahmen. So ist es angebracht zu sagen, daß das zwanghaft-selbstverletzende Verhalten beim Lesch-Nyhan-Syndrom (es kann dazu führen, daß die betroffenen

Kinder sich ihre eigenen Finger abbeißen und ihre Lippen und Zunge massiv schädigen) durch ein spezifisch genetisches Defizit bedingt ist, das zu einem vollständigen Mangel eines Enzyms führt, welches am Purinmetabolismus beteiligt ist. Alleine das Vorhandensein dieses angeborenen Stoffwechselfehlers scheint zu dem berichteten Verhalten zu führen, unabhängig von anderen genetischen oder Umgebungsfaktoren.

Demgegenüber sind *die meisten als „Ursachen" benannten Hintergründe kinderpsychiatrischer Störungen im besten Fall als „Risikofaktoren" zu benennen*, die die Wahrscheinlichkeit erhöhen, daß eine bestimmte Störung auftritt, ohne dies von vornherein festzulegen. So ist ein hoher Grad an elterlichem Konflikt ein Risikofaktor für Störungen des Sozialverhaltens der Kinder. Aber viele Kinder, die derartigen Ehekonflikten ausgesetzt sind, entwickeln keinerlei Störungen des Sozialverhaltens. Sehr wahrscheinlich müssen wir kinderpsychiatrische Störungen eher in der Weise erklären, daß wir von besonderen Kombinationen oder Sequenzen von Risikofaktoren ausgehen, die dann zu der sichtbaren Störung führen. Ein solches Schema beinhaltet *drei Arten von Risikofaktoren*: prädisponierende, auslösende und aufrechterhaltende Faktoren. Es ist so, als habe ein Fenster ein Loch bekommen, weil das Glas an dieser Stelle besonders dünn und brüchig war (prädisponierender Faktor). Allerdings mußte diese Stelle von einem Kieselsteinchen getroffen werden (auslösender Faktor), damit das Loch entstand. Danach hat aber niemand versucht, das zerbrochene Stück Glas zu ersetzen (aufrechterhaltender Faktor) und der Wind konnte weiter durch die Bruchstelle wehen (Symptomatik). *Beispiel:* ein Kind, welches immer sehr anklammernd war und niemals viele Freunde hatte (prädisponierende Faktoren), weigert sich, nach einer Rauferei mit seinem Freund und einigen Tagen Schulausfall wegen einer Erkrankung (auslösende Faktoren) zur Schule zurückzugehen. Seine Eltern sind über diese Belastung so besorgt, daß sie das Kind nicht zwingen wollen, wieder zur Schule zu gehen, aber, wie wir wissen, jeder Tag, den das Kind nicht zur Schule geht, macht es ihm schwerer, wieder den Weg zurückzufinden. Es erfährt Lernlücken, seine Spielkameraden finden sich mit anderen zusammen, die Bindung an die Eltern wird wieder stärker (aufrechterhaltende Faktoren), die trennungsängstliche Symptomatik verstärkt die Schulproblematik und schließt so den Teufelskreis.

Wir können also eine kinderpsychiatrische Störung im Rahmen von *Vorhandensein* von
- prädisponierenden Faktoren
- auslösenden Faktoren
- aufrechterhaltenden Faktoren

sowie *Abwesenheit* von
- Schutzfaktoren

erklären.

Selbst wenn man sich darin übt, derartige komplexe Zusammenhänge im Sinne multipler zusammenspielender Faktoren zu sehen, wird man doch rasch daran erinnert, wie unvollständig unsere gegenwärtige Kenntnis der

Sachverhalte noch ist. Unser derzeitiges Verständnis von Ätiologie/Pathophysiologie wird in hundert Jahren (oder früher) möglicherweise in mancher Hinsicht als zu reduktionistisch und einfach oder fehlgeleitet angesehen werden. Damit der Abstand zwischen Forschung und Praxis nicht zu groß wird, müssen wir die empirischen Forschungsergebnisse so rasch wie möglich in den klinischen Alltag überführen. Nur so kann der derzeitige „Stand des Irrtums" möglichst gering gehalten werden. Es hilft dabei oft, dies auch den Eltern nahezubringen: Dogmatisches Insistieren darauf, daß man die ganze Wahrheit über Ursache und Zusammenhänge für sich beanspruche, wird sicherlich weniger gut von den Eltern angenommen als etwas zurückhaltendere Formulierungen. Man wisse zwar nicht genug über die Verursachung der Störung, aber man habe gute Möglichkeiten und Kenntnisse verfügbar, um eine hilfreiche Zuordnung und eine Linderung der Symptomatik zu erreichen.

Will man im Rahmen der Untersuchung nach allen Risikofaktoren suchen und entsprechende Fragen stellen, so wird man viele Lebensbereiche beachten müssen. Der in der Kinderpsychiatrie traditionell wichtige Punkt der *familiären Faktoren* ist teilweise gerechtfertigt, da die Familie uns zum einen mit unseren Genen versorgt und zugleich ein wichtiger Faktor unserer Umgebungseinflüsse ist. So ist die Familiengeschichte mit einem Tourette-Syndrom von genetischer Relevanz, während die Familiengeschichte mit starken elterlichen Auseinandersetzungen von umgebungsbezogener Wichtigkeit ist, und eine Geschichte mit elterlichen neuropsychiatrischen Störungen könnte beides beinhalten. Die meisten Kinder nehmen an drei verschiedenen sozialen Welten teil: Familie, Schule und Altersgenossen. Man sollte also sein Interesse an Umgebungsfaktoren nicht auf die soziale Welt der Familie verengen – *Schulfaktoren*, wie den Sündenbock für einen Lehrer abgeben, und Faktoren im Bereich der *Altersgenossen,* wie Schikanieren, können genauso wichtig werden. *Widrige Lebensereignisse* und mehr chronische soziale Widrigkeiten sollten ebenfalls abgefragt werden. Körperliche und psychologische Untersuchungen können ebenso bisher unbekannte Risikofaktoren für psychiatrische Probleme aufdecken. Krankheitsgeschichte und körperliche Untersuchung können Hinweise für eine geistige Behinderung, eine zerebrale Bewegungsstörung, ein komplexes Anfallsleiden oder ein fetales Alkoholsyndrom liefern, die Grund genug dafür wären, eine spezialisierte neuropsychologische Untersuchung durchführen zu lassen. Diese wiederum kann einen zu niedrigen Intelligenzquotienten oder spezifische Lernprobleme zu Tage fördern. Beides sind Risikofaktoren für verschiedene psychiatrische Probleme, die vielleicht bisher im schulischen Alltag nicht aufgefallen waren.

Stärken

Wenn man nur nach Symptomen, Beeinträchtigungen und Risikofaktoren fragt, so wird die Ausrichtung fast ausschließlich negative Aspekte erfassen, um zu erfahren, was mit dem Kind und der Familie los ist. Es ist aber auch wichtig festzustellen, was bei diesem Kind und der Familie gut geht, wo *Ressourcen* liegen, die zur Kompensation und Bearbeitung der Symptomatik genutzt werden können. Wenn man protektive Faktoren identifiziert, kann man vielleicht klarer sehen, warum gerade dieses Kind eine gering ausgeprägte und nicht eine schwer ausgeprägte Störung hat. Man kann ebenso Schutzfaktoren herausfinden, die zwar bei den Geschwistern vorhanden sind, aber nicht bei dem vorgestellten Kind. So wird rasch klar, warum nur ein Kind in der Familie psychiatrisch auffällig geworden ist. Relevante Schutzfaktoren beinhalten eigene Wertschätzung (von der Erfahrung getragen, daß man irgend etwas gut kann oder sich in einem Bereich gut verhält), eine enge unterstützende Beziehung zu einem Erwachsenen und einem umgänglichen Temperament.

Der Behandlungsplan muß auf den Stärken von Kind und Familie aufgebaut werden (und ebenso auf den Stärken seiner Schule und des erweiterten sozialen Netzwerkes). Obwohl das *Ziel* der Behandlung von dem bestimmt wird, was nicht in Ordnung ist, wird die Wahl der *Art* der Behandlung oft von dem geleitet, was richtig und gut ist. Man sollte bei der Festlegung der Behandlung die Stärken des Kindes und seiner Familie weiter ausbauen, z.B. die Fähigkeit, Freunde zu finden oder auf Lob zu reagieren, und die Stärke der Eltern nutzen, wie z.B. die Offenheit, neue Zugangswege zu versuchen.

Wenn man immer nur auf den negativen Seiten von Kind und Eltern „herumhackt“, könnten Kind und Familie sich emotional nicht ausreichend angenommen fühlen und daher bald der Behandlung fernbleiben. Wir leben in einer Gesellschaft, die im großen und ganzen immer noch die *Eltern* für die Probleme ihrer Kinder verantwortlich macht. Wenn ein Kind in einem Supermarkt einen Wutausbruch hat, werden die Umherstehenden eher vorwurfsvoll als verständnisvoll auf den begleitenden Elternteil schauen. Die Eltern stehen angeklagt da und fühlen sich oft unsicher, ob sie sich selbst für unfähig halten sollen oder nicht. Auf der einen Seite teilen sie die gesellschaftliche Sichtweise, daß Eltern für die Probleme ihrer Kinder verantwortlich sind, und in manchen Fällen ist dies sicher auch richtig, denn die meisten Eltern können viele Beispiele dafür angeben, wo die Erziehung ihrer Kinder keineswegs perfekt gelang. Andererseits wird man in einer klinischen Umgebung bald merken, daß die Eltern dieser Kinder weder besser noch schlechter in ihrem Erziehungsverhalten sind als die Eltern, deren Kinder „gut gerieten“. Viele Eltern befürchten, daß sie im Hinblick auf ihr Erziehungsverhalten schuldig gesprochen werden und versuchen, sich im Vorhinein entsprechend defensiv zu verhalten. Es muß daher für den Kinder- und Jugendpsychiater eine wesentliche Aufgabe sein, die Eltern psychisch auffälliger Kinder davon zu überzeugen, daß sie nicht grundsätzlich unfähige Erzieher sind, daß sie aber als Person, wie alle anderen auch, sowohl Stärken als auch Schwächen im Umgang mit ihren Kindern aufweisen. Ein klinisches Interview bietet viele Gelegenheiten, die positiven Dinge des Alltags zu registrieren und eine Bevormundung von Seiten der Fachleute zu vermeiden. Wenn die Eltern das Gefühl entwickeln, daß man nicht gegen, sondern für sie ist und mit ihnen arbeiten möchte, fällt es ihnen auch leichter, den empfohlenen Behandlungsplan zu akzeptieren, selbst wenn er Vorschläge zur Änderung elterlichen Verhaltens mit sich bringt. Wenn man sich hingegen mit dem Kind gegen die Eltern verbündet – dies ist eine häufige Versuchung für Anfänger – wird man lediglich die elterliche Kritik am Kind verstärken und schlußendlich die Möglichkeit einer Unterstützung für die Familie und das Kind verspielen.

Gerade wenn man Eltern und Familien trifft, bei denen besonders viele Schwächen offensichtlich werden, ist es um so wichtiger, sich anzustrengen, um noch verbliebene Stärken zu identifizieren. Damit ist nicht gesagt, daß man gegenüber den Erziehungsproblemen und Partnerschaftsproblemen in der Familie blind sein sollte. Im Gegenteil, sie müssen im Zentrum der Betrachtung und der Behandlung stehen und sogar der Ausgangspunkt zur Entwicklung von Fürsorgeplänen sein. Man muß sich jedoch daran erinnern (zum eigenen Nutzen und dem der Familie), daß diese Eltern ihre eigenen Stärken haben, oft trotz eines eigenen qualvollen persönlichen Hintergrundes. Auch sie haben gewöhnlich große Anstrengungen in die Erziehung eingebracht. Selbst wenn klar ist, daß erfolgreiche Eltern mehr solcher Anstrengungen vorweisen können, so bekommen sie auch vielfach mehr von ihren Kindern zurück. Daher kann es sein, daß erzieherisch nicht erfolgreiche Eltern mitunter mehr Anstrengungen pro eigener Belohnungseinheit investieren als erzieherisch erfolgreiche Eltern.

Manchmal ist es hilfreich, das vorgetragene Problem als die Gegenseite einer Münze anzusehen, auf der wertvolle Stärken zu sehen sind. So kann ein willensstarkes Kind, das wegen ungehörigen und störenden Verhaltens zu Hause und in der Schule auffällig geworden war, gleichzeitig eine bewundernswerte Anstrengung unternehmen, um trotz schwieriger familiärer Bedingungen zu einem bestimmten Ziel zu gelangen. In ähnlicher Weise kann ein sensitives Kind, das allen Arten von Ängstlichkeit ausgesetzt ist, bewundernswertes Einfühlungsvermögen und Verständnis für andere aufbringen. In jedem Fall kann ein Merkmal sowohl gute als auch weniger gute Seiten haben. Dies macht es leichter, damit zu leben. Zudem kann die therapeutische Aufgabe anders definiert werden: Es geht nicht darum, die Verhaltensweise loszuwerden – dies ist in vielen Fällen ohnehin schier unmöglich – aber eine Reduktion der leidensvollen Konsequenzen dieses Merkmals erscheint machbar und kann damit eine konstruktive Basis für die weitere psychosoziale Entwicklung eines Kindes liefern.

Das Erklärungsmodell der Familie

Die Art und Weise, wie wir emotionale und Verhaltensauffälligkeiten von Kindern in einem bestimmten Zusammenhang interpretieren, hängt von unseren kulturellen und beruflichen Hintergründen ab. Dieses Buch bezieht sich auf einige *Erklärungsmodelle*, die aus der derzeitigen empirisch orientierten akademischen Kinderpsychiatrie erwachsen sind. Andere Fachleute, wie z. B. Sozialarbeiter, pädagogische Psychologen oder Psychotherapeuten greifen mitunter auf andere Erklärungsmodelle zurück und kommen so manchmal zu ganz anderen Formulierungen und Sichtweisen, obwohl sie das gleiche Kind und die gleiche Familie vor sich haben („Man sieht nur das, was man kennt"). Nur allzu leicht vergißt man, daß Kollegen anderer Disziplinen abweichende Erklärungsmodelle im Kopf tragen. Übersieht man dies, kann es zu dauerhaften Mißverständnissen, mitunter auf dem Rücken der betroffenen Eltern und Kinder, führen. Gleiches kann auch im Hinblick auf die Kommunikation zwischen Fachleuten und Familien gesagt werden, da Fachleute oft nicht wahrnehmen, daß Familien ganz bestimmte Erklärungsmodelle für ihre Schwierigkeiten gebildet haben. Hier ist ein Abstimmungsprozeß („Psychosocial education") mit sanfter Hand angebracht.

Es ist wenig darüber bekannt, welche Spannweite solche Erklärungsmodelle in verschiedenen Familien aus verschiedenen sozialen und kulturellen Hintergründen haben, wenn es um die gleiche emotionale oder verhaltensmäßige Auffälligkeit beim Kind geht. Dennoch ist es eindeutig, daß in der Öffentlichkeit oft komplexe Erklärungsmodelle vorhanden sind, die sich deutlich von denen der Ärzte und anderer Fachpersonen unterscheiden. Dies betrifft Ätiologie, Pathophysiologie, Phänomenologie, natürlichen Verlauf und Behandlung. Mit anderen Worten, die Familien kommen zur Klinik oder zur Praxis mit Erwartungen, die ganz anders sein können als die eigenen. Man sollte daher die Sichtweise der Familie nicht nur aufgrund der eigenen fachlichen Basis und Stereotypien einschätzen. Vielmehr sollte man sich mehr darauf einlassen, zu hören, was sie bewegt, welche Meinung sie zu dem Sachverhalt haben. Dazu ist es klug, sie offene Fragen beantworten zu lassen und ihnen bei ihren Antworten sorgfältig zuzuhören.

Wenn man das aktuelle Anliegen der Familie erfragt hat, ergibt sich natürlicherweise die Befragung hinsichtlich des Problems: Wo denken sie, komme es her, und wie, meinen sie, solle man es untersuchen oder behandeln. Manche Familien werden durch solche Fragen verwirrt sein und sagen, daß sie das nicht wüßten. Deswegen kämen sie ja schließlich zu den Fachleuten. Dann ist man an der Reihe, sein problembezogenes Fachwissen zu erläutern. Manche werden einem Dinge erzählen, die man vorher nicht angenommen hätte. Man wird vielleicht lernen, daß die Eltern eines Kindes mit schlechter Konzentrationsleistung befürchten, daß dieses Kind einen Hirntumor habe, oder denken, es brauche eine kernspintomographische Untersuchung, oder meinen, daß der Doktor die Symptome rasch durch Hypnose heilen könne. Würde man die Menschen nicht nach ihren Einschätzungen fragen, so hätten sie vielleicht niemals darüber geredet und wären enttäuscht und ohne Antworten auf ihre Fragen nach Hause gegangen, um vielleicht nicht mehr wiederzukehren. Es kann auch wertvoll sein, die Eltern danach zu fragen, ob für sie wichtige Personen (einschließlich Großeltern, Freunde, Nachbarn, Lehrer, Pfarrer) eindeutige Meinungsäußerungen hinsichtlich Verursachung, Untersuchung oder Behandlung der Symptomatik von sich gegeben hätten. Vielleicht hat die Kindsmutter zu erzählen, daß ihre Schwiegermutter fest davon überzeugt sei, die Probleme seien entstanden, weil die Kindsmutter immer gearbeitet und nicht genug Zeit für ihr Kind gehabt habe.

Wenn man die Erklärungsmodelle der Menschen erfährt, gibt einem das die Möglichkeit, am Ende der Gesamtuntersuchung die fachliche Sichtweise so darzulegen, daß sie nicht nur von Kind und Familie angenommen werden kann, sondern ihnen auch hilft, ihre Erklärungsmodelle zu modifizieren. Erklärungsmodelle sind ein wichtiger Ausgangspunkt für die *Krankheitsbewältigung.* Man kann erklären, daß die Symptome nicht im Zusammenhang mit einem Hirntumor gesehen werden können, daß ein Kernspintomogramm kein Einfluß auf die Behandlungsplanung hat und daß eine Hypnose in diesem Fall wenig hilfreich ist. Man kann auch erwähnen, daß die Tagesbetreuung des Kindes kein Grund für Sorgen sein müsse und daß keine wissenschaftliche Basis dafür bestehe, Hyperaktivität des Kindes mit einer Ganztagstätigkeit der Mutter in Verbindung zu bringen, vorausgesetzt, die alternative Versorgung und die sonstige Verfügbarkeit der Mutter ist gut. Man kann sich auch bereiterklären, die gefundenen Schlußfolgerungen und Zusammenhänge gegenüber der Großmutter zu erklären, wenn das gewünscht wird. Manche Familien halten an ihren Erklärungsmodellen mit großer Zähigkeit fest, aber die meisten sind doch bereit, gut begründete und gut erklärte fachliche Erklärungsmodelle anzunehmen, wenn man sich Zeit nimmt, die Fakten patientengerecht zu erläutern. Am Ende einer sorgfältigen Untersuchung und Besprechung wird die Familie nicht nur darin, sondern auch in die kommende Behandlung viel Vertrauen und Hoffnung einbringen. Umso wichtiger ist es, daß die Erklärungsmodelle von Familie und Kind mit denen des Untersuchers sorgfältig abgestimmt werden.

Einige Tips zum „Wie soll ich"

Welche Mittel soll man benutzen, um die oben genannten fünf Schlüsselfragen zu beantworten und die Familie für das Vorgehen zu erwärmen? Es gibt hier keine starren und festen Regeln, die allen Kliniken, allen Klinikern, allen Familien und allen vorstellbaren Beschwerden gerecht werden. Daher ist eine gute klinische Supervision besonders hilfreich. Man sollte bei Untersuchungen, die von verschiedenen erfahrenen Kollegen durchgeführt werden, dabei sein, um von ihnen lernen zu können. Der Rest des Kapitels wird daher von einer Anzahl von Vorschlägen getragen, die eher Leitlinien als festen Rezepten entsprechen und die praktische Hilfe dafür geben sollen, wie man bei der Untersuchung vorgeht.

Wie soll ich: die Krankengeschichte mit den Eltern erheben?

Als ausgebildeter klinischer Interviewer sollte man nicht einfach ein sprechender Fragebogen sein. Wenn man nämlich möchte, daß die Eltern lediglich eine Serie vorgegebener Fragen beantworten sollen, so ist ein *standardisierter Fragebogen* (z. B. Child Behavior Checklist) zur orientierenden Erfassung des psychopathologischen Profils schneller und leichter für sie auszufüllen, es sei denn, sie können nicht gut lesen. Eine Art des *klinischen Interviews*, die man als *„vollstrukturiert"* oder „respondentenbasiert" benennt, führt zu wenig mehr als dem, was ein verbal durchgeführter Fragebogen hergibt. Die Formulierung der Fragen ist vorgegeben und der Stil der Fragen ist „geschlossen", womit nur eine begrenzte Möglichkeit an Antworten gegeben ist: Oft sind es Ja-Nein-Antworten oder ein Ankreuzen von vorgegebenen Häufigkeiten, Dauern oder Schweregraden. Fragebogen und vollstrukturierte Interviews sind im Rahmen der Forschung und als klinisches Handwerkzeug weit verbreitet, da sie sehr schnell, billig und leicht anwendbar in einer standardisierten Art und Weise möglich sind. Ihre hauptsächliche Begrenzung liegt darin, daß die Antworten der Eltern einem manchmal mehr über die elterliche Meinung (oder über ihr Mißverständnis der vorgegebenen Fragen) mitteilen als über das Kind selbst.

Eine davon unterschiedliche Art des klinischen Interviews ist als *„halbstrukturiert"* oder „interviewerbasiert" bekannt. Damit kann man über die elterlichen Sichtweisen und Meinungen hinausgehen und die Eltern um Schilderungen von Beobachtungen und Hintergründen bitten, auf denen sie ihre Sichtweisen entwickelt haben. Beim Interviewer wird eine gewisse klinische Ausbildung vorausgesetzt und von ihm wird erwartet, daß er über die vorformulierten Hilfen hinaus um die Fragen weiß, die notwendig sind, um von den Eltern die Information zu erhalten, die der Interviewer benötigt, und um zu entscheiden, ob ein bestimmtes Symptom (oder Störung oder Risikofaktor usw.) vorhanden ist oder nicht. Damit er dies erreichen kann, wird der Interviewer oft Fragen nutzen müssen, die als „offene" Fragen charakterisiert sind. Diese bieten den Eltern die Gelegenheit, eine Schilderung einzubringen oder einen breiteren Bereich möglicher Antworten zuzulassen. Dabei kann man detaillierte Beschreibungen derzeitiger familiärer Umstände oder Verhaltensweisen des Kindes in Erfahrung bringen. Dies ist hilfreich und wichtig für fachliche Entscheidungen.

An einem Beispiel soll dies erläutert werden. Eine der Fragen in einem Fragebogen oder einem vollstrukturierten Interview könnte lauten „Hat ihr Kind Konzentrationsprobleme?". Wenn die Eltern antworten „Ja", so weiß man damit noch nicht, ob die Konzentrationsschwierigkeiten des Kindes im Vergleich zu der Altersgruppe objektiv schwerwiegender sind oder ob die Eltern von einem unrealistisch hohen Standard an Konzentrationsleistungen für dieses Alter ausgehen (oder ob sie die Frage mißverstanden haben). Ein halbstrukturierter Ansatz würde eine Mischung von offenen und geschlossenen Fragen benutzen, um die Eltern zu Beschreibungen zu veranlassen, in denen sie gegenwärtige Beispiele geben, um zu erläutern, wie lange das Kind in der Lage ist, bei bestimmten Aktivitäten zu bleiben, ohne von einer Sache zur anderen zu wechseln: alleine spielen, Spielen mit Freunden, Fernsehen schauen, ein Buch anschauen usw. Der Untersucher kann sich dann sein eigenes Urteil bilden, ob die Konzentration des Kindes zu Hause altersgemäß ist oder nicht.

Ähnliche Methoden kann man benutzen, um Irritabilität, Furchtsamkeit oder einen anderen Lebens-/Verhaltensbereich zu explorieren. Manchmal ist es auch wichtig, in Erfahrung zu bringen, warum die Eltern nicht besorgt sind. Wenn zum Beispiel Lehrer über gravierende Konzentrationsprobleme eines Kindes berichten, aber die Eltern dies nicht bestätigen können, ist es wichtig herauszufinden, ob sich das Kind tatsächlich adäquat konzentrieren kann, wenn es außerhalb der Schule ist, oder ob die Eltern einfach ungewöhnlich niedrige Erwartungen haben.

Halbstrukturiertes Interviewen ist eine wertvolle Technik, aber man muß sich davor hüten, dies zu übertreiben. Ansonsten kann ein Interview Stunden dauern. Eine gute Möglichkeit besteht darin, Fragebogen oder vollstrukturierte Interviews zu benutzen, um eine Übersicht zur Sachlage zu erhalten, und danach ein halbstrukturiertes Interview anzuwenden, um detailliertere Informationen über die wichtigsten Aspekte des vorgestellten Falles zu gewinnen. Man kann die Eltern dazu anregen, einen typischen Tagesablauf des Kindes zu schildern, vielleicht gerade den Tag vor der Untersuchung; dies kann besonders erhellend sein, nicht nur beim Versuch, der Symptomatik näherzukommen oder den damit zusammenhängenden psychosozialen Störungen, sondern es kann ebenfalls einen Einblick in das Familienleben, die Erziehungshaltung und den emotionalen Austausch gewähren.

Das nachfolgende grobe Schema gibt wieder, welche Aspekte bei der Erhebung einer Anamnese mit den Eltern wichtig sind.

(1) Aktuelle Beschwerden

Wann begannen sie? Wann war das Kind zuletzt vollkommen gesund oder ohne diese Beschwerden? Wie zeigt das Kind selbst die Beschwerden? Wie oft? Wann? Man sollte immer nach konkreten Beispielen fragen und keine allgemeinen Feststellungen akzeptieren. Was passiert, bevor die Beschwerden sichtbar werden? Was danach? Wie reagieren Sie darauf? Was ist das Ergebnis? Welche Auswirkung hat das Ganze auf den Rest der Familie? Warum kommen Sie gerade jetzt?

- Übersicht zu anderen Symptomen:
  Emotionen, Sozialverhalten, Aufmerksamkeit und motorische Aktivität, somatische Situation, Schlafen, Essen, Blasen- und Mastdarmkontrolle, Schmerzen, Tics, Zwangsmerkmale etc.

(2) Derzeitiges Funktionsniveau

- Typische Tagesaktivitäten:
  Anziehen und Essen, Spielen und Freizeit, Zubettgehen, Schlafen.
- Soziale Beziehungen:
  Freunde: Hat es welche? Was genau tun sie miteinander? Besuchen sie sich gegenseitig? Wie oft? Ist das Kind scheu? Kann es sich mit

anderen im Dialog austauschen? Ist es Führer oder Mitläufer? Sexualentwicklung?
Erwachsene: Wie kommt das Kind mit den Eltern zurecht? Mit anderen Fürsorgenden? Wie denken und fühlen Sie im Hinblick auf das Kind? Gibt es auch gute Zeiten? Wann?
Geschwister: Mit wem verbringt das Kind seine Zeit? Wird es gemocht oder nicht gemocht? Geschwisterrivalität? Eifersucht?

(3) **Familiengeschichte**

- Komposition: Stammbaum (Genogramm?). Es sind einige Details über jeden Verwandten zu erfragen, einschließlich medizinischer und psychiatrischer Probleme. Für Mitglieder der engeren Familie sollte man Alter, Beschäftigung und wie sie als Person eingeschätzt werden, notieren.
- Beziehungen: Wie kommen die Eltern miteinander aus? Unterstützen sie sich gegenseitig? Was sind ihre Erwartungen für das Kind und an das Kind? Wie sah ihre eigene Kindheit aus? Stimmen sie im Hinblick auf Regeln und Erziehungshaltung überein? Streitereien? Wie kommen die Kinder miteinander aus? Wer steht wem am nächsten? Wer gerät am häufigsten in Ärger? Wer am wenigsten? Wie und warum werden die Kinder unterschiedlich behandelt?
- Umstände: Häusliche Situation, Schulden, haben sich die Umstände jüngst verändert? Gibt es Kontakt mit dem Jugendhilfebereich?

(4) **Persönliche Geschichte**

- Geburt und Säuglingszeit: geplant und gewünscht? Welche Art von Säugling war das Kind? Psychomotorische Meilensteine zu üblichen Zeiten? Vergleich zu Geschwistern und Freunden. Kindergarten?
- Schule: Name der Schule, Klasse. Schwierigkeiten in der Klasse, im Spielbereich oder in kleinen Gruppen? Lernleistungen? Position in der Klasse? Mangelndes Leistungsvermögen? Stützunterricht? Soziale Funktion? Freunde? Art und Weise des Spielverhaltens?
- Körperliche Gesundheit: Zerebrale Anfälle, Ohnmachtsanfälle, Erkrankungen jedweder Art? Krankenhausaufenthalte? Kontakte mit psychiatrischen Fachleuten?

■ Wie soll ich: mit dem Kind alleine umgehen?

Man sollte nicht zu schnell auf schwierige Punkte kommen – es ist sicherlich am besten, wenn man sich zunächst mit dem Kind angenehme oder neutrale Themen/Aktivitäten aussucht. Gleichermaßen sollte man aufpassen, daß man nicht nur das Interview zur Spaßveranstaltung umfunktioniert, um schwierige Sachverhalte zu umgehen, auch wenn man sich manche „Problemzonen“ für den zweiten Interviewtermin aufheben kann.

- Kinder über fünf Jahre: Interviewer und Kind sollten sitzen. Es ist oft hilfreich, das Kind darum zu bitten, eine Zeichnung freier Wahl anzufertigen. Ein klein wenig Unterhaltung und gelenktes Fragen sind hilfreich.
- Kinder unter fünf Jahre: Hier sind Spielbeobachtungen, Mitspielen, leichte Unterhaltung und weniger direkte Fragen hilfreich.

Ziele

- Folgendes ist eine günstige Gelegenheit zum Beobachten:
  - Aktivität und Aufmerksamkeit: Ist das Kind verlegen und motorisch unruhig? Will es andauernd vom Stuhl aufstehen und herumlaufen, den Raum explorieren? Ist es schwer, das Kind bei der Sache zu halten? Wird es leicht durch Außenreize abgelenkt?
  - Qualität der sozialen Interaktion: Zeigt es zuviel oder zu wenig Ängstlichkeit, wenn es in das Untersuchungszimmer mitkommen soll? Ist das Kind an sozialer Interaktion interessiert? Kann es einen guten Augenkontakt herstellen? Spricht das Kind zum Untersucher oder nur in Richtung Untersucher? Ist es inadäquat freundlich, übermäßig vertraut oder gar unverschämt? Welche Gefühle weckt die Interaktion beim Untersucher?
  - Entwicklungsniveau: Man beachte die Komplexität von Sprache, Zeichnung und Spiel.
- Man kann durchaus auf emotionale Symptome eingehen. Es ist nicht ungewöhnlich für ältere Kinder (über neun Jahre), daß sie selbst sich ihrer starken Ängstlichkeit oder ihres Unglücklichseins bewußt sind, ohne daß die Eltern davon wissen. Kinder werden kaum freiwillig Informationen über Zwangsgedanken und Zwangshandlungen geben, es sei denn, sie werden direkt und an Beispielen danach gefragt. Sie schämen sich nämlich darüber, daß sie solche „verrückten Symptome" haben. Dies gilt in ähnlicher Weise für Symptome im Rahmen einer posttraumatischen Belastungsstörung.
- Man frage nach Freunden, Hänseleien, Schikanen. Auch hier kann die Sicht und Erlebnisweise des Kindes deutlich von der der Eltern und Lehrer abweichen.
- Es ist oft wertvoll, eine allgemeine Frage zu stellen, die bisher unentdeckten Mißbrauch oder Traumata anspricht. Dies muß aber sehr gut bedacht werden und zurückhaltend geschehen: „Manchmal passieren Kindern sehr unangenehme und furchteinflößende Dinge, und die Kinder finden es dann schwierig, mit anderen Menschen darüber zu reden. Ist dir so etwas schon einmal passiert?" Manchmal ist es dann erforderlich, über Mißbrauch weiter nachzufragen. Es ist unbedingt ratsam, hier erfahrene Kollegen/Kolleginnen hinzuzuziehen und solche Themen wohlüberlegt erst zu einem späten Zeitpunkt der Untersuchung einzubringen.
- Was macht das Kind aus seiner eigenen Biographie und seiner derzeitigen Lebenssituation? Welchen Beitrag kann das Kind zur Lösung der Probleme leisten, die zur Vorstellung geführt haben? In einem Erstinter-

view wird man nur einen Teil der Themen ansprechen können. Aber dies gibt einem ein besseres Gespür für die Situation des Kindes. Manchmal ist es hilfreich, das Kind Punkt für Punkt einen typischen Tagesablauf beschreiben zu lassen oder die letzte Episode des „schwierigen Verhaltens". „Was passiert, wenn du unartig bist?" „Wie reagiert deine Mutter, wenn du das tust?" Auch ist es oft sehr erhellend, wenn die Kinder nach Lebensereignissen gefragt werden, die für sie eine große Bedeutung hatten. Dabei kann es sich um den Tod eines Onkels oder eines Großelternteils handeln (selbst dann, wenn die Eltern vorher erzählten, daß das Kind davon unberührt geblieben sei).

- Die Untersuchung kann ohne Bruch zu einer direkten therapeutischen Arbeit mit dem Kind führen. Das ist eine gute Gelegenheit, das Kind aktiv mit einzubeziehen. Es sollte unbedingt darauf geachtet werden, daß das Interview dazu beiträgt, die Furcht eines Kindes vor einer Fachperson zu mildern. Viele Kinder kommen zur Klinik mit allen Arten furchteinflößender Erwartungen, manchmal, weil ihre Eltern mit der Vorstellung in der Klinik gedroht haben, falls sich das Verhalten nicht bessere. Die Kinder können fürchten, daß sie ausgeschimpft werden, zur Strafe in der Klinik bleiben müssen, in ein Heim kommen oder daß sie schmerzhafte Untersuchungsschritte erdulden müssen. Daher sollte man alles, was man vorhat und was sich im Rahmen der Untersuchung abspielen wird, vorher gut erläutern und Rückfragen zulassen.

Wie soll ich: die Familie als Ganzes beobachten?

- Gibt es Eltern, die das Kind beaufsichtigen und ihm Grenzen setzen, falls nötig? Wie sensitiv und unterstützend sind die Eltern, wenn das Kind Zeichen von Angst oder Streß zeigt? Wieviel Wärme und Kritik drücken die Eltern direkt gegenüber dem Kind aus? (Anmerkung: Wärme und Kritik sind unabhängig voneinander, nicht die zwei Seiten einer Münze).
- Gibt es offensichtliche Eheprobleme? Stützen sich die Eltern gegenseitig oder schwächen sie sich? Wer führt die Rede? Bemerken sie, wenn sie nicht übereinstimmen? Falls ja, kommen sie zu einer Einigung?
- Wie stehen die Geschwister zueinander? Wie gehen die Eltern mit den Geschwistern um? Behandeln sie sie unterschiedlich? Gibt es bestimmte Bündnisse innerhalb der Familie (Mutters Kind, Vaters Kind)?
- Wie sieht sich das Kind in seiner Beziehung zu den Eltern? Zum Beispiel: Beobachtet es sie mit sicherem Abstand, unterbricht es ihre Konversation, ignoriert es sie, fordert es sie heraus, bleibt es auf Distanz?
- Was fängt das Kind mit dem verfügbaren Spielmaterial an? Welche Art von Spiel wird eingesetzt (imaginativ, Häufung)? Welche Entwicklungsstufe läßt sich annehmen? Gibt es auffällige Themen beim Spielen (z.B. sexualisiertes Verhalten; Vorsicht mit übereilten Interpretationen!)?

Wie soll ich: Informationen von den Lehrern erhalten?

Das Verhalten von Kindern ist oft deutlich anders in der Schule als zu Hause. Obwohl die Eltern einem vielfach verläßlich mitteilen können, ob es von Seiten der Schule irgendwelche Klagen oder Besorgnisse im Hinblick auf das Kind gibt, ist es am besten, die Informationen aus erster Hand, das heißt direkt von der Schule, zu erhalten. Falls dies möglich ist und die Eltern zustimmen, sollte man in direkten Kontakt mit der Schule treten.

Hat man die schulische Kontaktperson ausfindig gemacht, kann man entweder schriftlich oder mündlich anfragen und um eine Einschätzung der Situation bitten. Am besten, man erhält noch den Schulbericht über die Schüler und die Zeugnisse in Kopie. Oft ist es hilfreich, den Klassenlehrer/die Klassenlehrerin um die Beantwortung eines kurzen Screening-Fragebogens zu bitten (z. B. die Teacher Report Form der Achenbach-Fragebögen oder der Fragebogen zu Stärken und Schwächen nach Goodman). Da die Lehrer reichhaltige Erfahrungen haben und einschätzen können, was man leistungsmäßig und verhaltensmäßig von einem Kind bestimmten Alters erwarten kann, ist ihre Sichtweise im allgemeinen recht zuverlässig. Während die elterlichen Antworten im Rahmen von Fragebögen oft durch ein semistrukturiertes Interview hinterfragt und erweitert werden müssen, ist es in der Regel ausreichend, die Lehrerantworten so zu nehmen, wie sie sind. Dennoch ist es manchmal hilfreich, den Lehrer anzurufen und ein oder zwei besondere Aspekte mit ihm genauer zu besprechen. Obwohl Lehrer meist gute Beobachter sind, können sie *manche Symptome übersehen oder falsch einschätzen*. In einem unruhigen Klassenraum mit 30 Schülern fallen externalisierend-störende Verhaltensweisen eher auf als stille emotionale Symptome. Folgerichtig können Lehrer Ängstlichkeit und Depressivität übersehen, es sei denn, die schulischen Leistungen eines Kindes sind dadurch in Qualität und Quantität abgefallen. Bei anpassungswilligen Kindern mit emotionaler Störung kann sogar das Gegenteil der Fall sein, ihre Leistungen können sich für kurze Zeit verbessern, weil sie auf keinen Fall ihre emotionalen Störungen erkennen lassen wollen. Eine Studie belegt, daß die Häufigkeit von Verhaltensproblemen, eingeschätzt durch die Lehrer mittels eines standardisierten Fragebogens, in der Folge eines schrecklichen Ereignisses geringer wurde. Auch die Bewertung von Hyperaktivität im Klassenraum kann Probleme aufwerfen, wenn das Kind Lernschwierigkeiten hat und die schulischen Anforderungen am liebsten abschütteln möchte. Wenn Kinder unfähig sind, die Arbeit zu erledigen, oder ein mangelndes Interesse an den Themen des Unterrichts haben, wirken sie oft unaufmerksam und abgelenkt, obwohl sie es grundsätzlich nicht sind. Man stelle sich ein Kind vor, das in einer Klasse plaziert wird, die in einer für das Kind unverständlichen Sprache unterrichtet wird. Es ist leicht einsichtig, daß hier abgelenktes Verhalten und Suche nach anderen Beschäftigungen eintreten können. Wenn man wirklich die Diagnose einer durchgehenden Hyperaktivitätsstörung stellen will, muß man herausfinden, ob das Kind auch dann unruhig und unaufmerksam ist, wenn es versucht, Aufgaben zu bewältigen, die innerhalb seiner Fähigkeiten und Interessen liegen. Bedauernswerterweise gibt es manche Kinder, die sich niemals für irgendeine Aufgabe in der Schule erwärmen können. Schließlich, wie vorher schon bemerkt, werden Lehrer manchmal die Beziehungsprobleme von Kindern gar nicht gewahr, weil diese Kinder im Klassenraum einigermaßen in die Gruppe der Schüler eingebunden zu sein scheinen, aber außerhalb, ohne Lehrer, ausgeschlossen und abgestempelt sind.

Wie soll ich: eine körperliche Untersuchung durchführen?

Eine systematische Beobachtung der körperlichen Merkmale und Fähigkeiten eines Kindes ist ein essentieller Bestandteil einer vollständigen kinderpsychiatrischen Untersuchung. In erster Linie soll man die Aufmerksamkeit richten auf:

- Hinweise auf eine körperliche Störung, die definitiv oder wahrscheinlich das Gehirn betrifft. Es ist wichtig zu erkennen, ob ein „Hardware-Fehler" vorhanden ist, auch wenn die genaue Charakterisierung der Störung vielleicht vom Kinderpsychiater nicht geleistet werden kann und hier zum Beispiel ein kinderneurologischer Experte hinzugezogen werden muß. Es ist auf abnorme neurologische Zeichen, dysmorphe Merkmale, Hautstigmata neurokutaner Syndrome, die Motorik und die Mimik zu achten.
- Körperliche Hinweise auf Vernachlässigung und Mißbrauch. Beobachten, Wiegen und Messen des Kindes sowie Eintragen der Werte in eine angemessene Wachstumskarte (Perzentilenkurve) kann Hinweise auf Verletzungen und Wachstumsstörungen geben.

Auch wenn man als Kinder- und Jugendpsychiater in erster Linie nach den seelischen Störungen von Kindern gefragt wird, so sollte man als Mediziner auf keinen Fall die hart erworbenen medizinischen Fähigkeiten brachliegen lassen. Daher sollte man während Interview und Spielsituationen das Kind auch immer aus einem „medizinischen Blickwinkel" beobachten und versuchen, die entsprechenden Fragen zu beantworten. Dies kann bis zu einem gewissen Grad auch ohne manuelle Untersuchung (d.h. Verzicht auf Reflexhammer und Stethoskop) gelingen, denn vieles läßt sich alleine durch eine systematische und aufmerksame Beobachtung der körperlichen Merkmale eines Kindes (einschließlich Mienenspiel, Handbewegungen, Gang und Spielverhalten) feststellen. Deshalb sollte man, wann immer man das Kind beobachtet (sei es im Warteraum, beim Familieninterview oder beim direkten Interview), sich einige Zeit von den Gedanken über Seelenlage und familiäre Beziehungen frei machen und sich intensiv auf den körperlichen Zustand des Kindes konzentrieren. Läßt sich ein dysmorphes Syndrom (z.B. Mongolismus) erkennen? Es ist wichtig, sich diese Fragen gleich zu Anfang zu stellen, denn je länger man die Kinder sieht, desto mehr gewöhnt man sich an ihr Äußeres, und die eine oder andere körperliche Auffälligkeit wird dann mitunter übersehen. Gibt es Hinweise auf eine neurologische Störung? Starrt das Kind auf Dinge oder verdreht es sich stetig und plötzlich in Richtung scheinbar unwichtiger und leiser Geräusche? Sieht man Brandnarben, blaue Flecken? Ist die Schilddrüse vergrößert? Ist der Gang ataktisch? Werden die Augen gerollt?

Welche Kinder benötigen eine ausführliche neurologische Untersuchung?

Nach Möglichkeit sollten alle Kinder körperlich untersucht werden, allein um die Untersuchungstechniken zu üben und die Spannbreite der normalen Variationen kennenzulernen. Müssen im Alltag zeitliche Einschränkungen berücksichtigt werden, so sollten zumindest Kinder mit den nachfolgenden Merkmalen körperlich untersucht werden:
(1) Anamnese mit zerebralen Anfällen, regressivem Verhalten sowie plötzlich aufgetretenen Sprach-, Bewegungs-, Gefühls- sowie Denkproblemen,
(2) Entwicklungsstörung oder geistige Behinderung,
(3) auffälliger Gang, Schmerzsymptomatik,
(4) Unfähigkeit, beide Hände zum Spielen zu benutzen,
(5) dysmorphe Merkmale, Über- bzw. Unterernährung,
(6) Hautzeichen neurokutaner Erkrankungen,
(7) andere auffällige Merkmale (z. B. Dysarthrie).

Anmerkung: Die Ableitung eines Elektroenzephalogramms (EEG) ist hier zwingend, sollte aber auch sonst Teil der Diagnostik sein, um die hirnelektrische Entwicklung einschätzen zu können (z. B. verzögert und/oder abweichend bei Hyperaktivität).

Die orientierende neurologische Untersuchung

Obwohl es bei sehr kleinen Kindern manchmal sehr schwierig oder unmöglich ist, sie sorgfältig neurologisch zu untersuchen, sollte doch immer das Ziel sein, folgendes in die orientierende neurologische Untersuchung einzuschließen:
(1) Kopfumfang, Körperlänge, Körpergewicht, Blutdruck, Herzschlagrate, Hören, Sehen, Fühlen; Herzauskultation, Abdominalcheck.
(2) Beobachten von Gehen, Rennen, Zehenspitzengang, Hüpfen, Liniengang.
(3) Beobachten von Parallelfußstand mit ausgestreckten Armen und geschlossenen Augen.
(4) Prüfen von Augen, Gesicht und Zunge, Hirnnervenfunktionen, Schilddrüsengröße.
(5) Durchbewegen und Anschütteln der vier Extremitäten inklusive Hände separat (mitunter als Teil eines Spieles durchgeführt), um den Muskeltonus zu prüfen.
(6) Prüfung der Muskelkraft gegen Widerstand durch zum Beispiel Drehen des Kopfes, Abduktion der Schulter, Strecken und Beugen des Ellen-

bogens, Abduktion der Finger, Dorsalflexion von Füßen und großen Zehen.

(7) Prüfung der Muskeleigenreflexe, Bauchhautreflexe, Babinski; Sensibilität der Haut.

(8) Prüfung der Koordination: Finger zu Nase, Finger-Daumen-Opposition, rasches Tippen oder „Klavierspielen", Perlen einfädeln oder ähnliches, Pronation-Supination.

Findet man eine Auffälligkeit (dabei sind Asymmetrien leichter zu entdecken als beidseitige Veränderungen), dann bedarf es einer erweiterten körperlichen Untersuchung, die man entweder (bei entsprechender Kompetenz) selber durchführt oder einem Kinderarzt oder Kinderneurologen anvertraut. In gleicher Weise sollte man vorgehen, wenn man Seh- oder Hörprobleme bemerkt, die die Abklärung durch einen Spezialisten angeraten sein lassen.

Kongenitale Syndrome

Es gibt hunderte kongenitaler Syndrome, von denen nur wenige chromosomale, genetische oder auf die Umgebung zurückzuführende Ursachen haben. Wann sollte man so etwas erwarten? Die besten Hinweise sind dysmorphe Merkmale wie zum Beispiel ungewöhnliche Gesichtskonfiguration oder Fingerausbildung oder auch extreme Werte in Bezug auf Körperlänge, Körpergewicht oder Kopfumfang (unter der 3. oder über der 97. Perzentile). Man sollte auch an kongenitale Syndrome denken, wann immer der Verdacht auf eine geistige Behinderung besteht. Hier zwei Beispiele:

- *Fragiles-X-Syndrom*
  Wohl die häufigste Ursache einer angeborenen geistigen Behinderung hängt damit zusammen. Obwohl man bisher annahm, daß etwa eine von tausend Geburten davon betroffen ist, sagen jüngste Schätzungen, die auf DNA-Analysen beruhen, daß die Rate bei eins zu fünftausend liege. Sowohl Jungen als auch Mädchen sind betroffen, obwohl die Ausprägung der intellektuellen Störung bei den Jungen deutlicher zu sein scheint. Die körperlichen Merkmale sind sehr variabel. Sie schließen zum Beispiel ein längliches Gesicht, abstehende und große Ohren, große Kinnbacken, überdehnbare Gelenke und (bei Jungen) nach der Pubertät große Hoden ein. Die körperliche Erscheinung kann auch relativ normal sein. Fragiles-X-Syndrom ist oft gepaart mit aktiver Blickvermeidung, sozialer Ängstlichkeit und Hyperaktivität. Die Verbindung zum Autismus wird kontrovers diskutiert. Die Störung beruht auf einer übermäßigen Trinukleotidwiederholung an einer speziellen Stelle auf dem langen Arm des X-Chromosoms und kann durch eine direkte DNA-Analyse identifiziert werden.

- *Fetales Alkoholsyndrom*
  Dieses betrifft eine von dreihundert Geburten und kann bis zu 10% der leicht mental retardierten Kinder betreffen. Körpergröße, Körpergewicht und Kopfumfang sind von Geburt an vermindert. Oft ist es verbunden mit einem hypoplastischen Philtrum und Hyperaktivität.

Neurokutane Störungen

Diese Störungen beinhalten charakteristische Kombinationen von Veränderungen an Gehirn und Haut. Dies reflektiert ihren gemeinsamen ektodermalen Ursprung. Wenn man die Hautveränderungen eindeutig diagnostiziert hat, so kann man daraus auf einen „Hardware-Defekt“ des Nervensystems schließen. Die drei häufigsten neurokutanen Syndrome sind:

- *Tuberöse Sklerose*
  Dies ist eine autosomal dominante Störung mit variabler Penetranz und Expression. Oft handelt es sich um eine neue Mutation. Die Hautveränderungen beinhalten hypopigmentierte, herdförmige Flecken von Geburt an, die am besten unter UV-Licht (Woods-Licht) gesehen werden können; die Adenoma sebaceum genannte schmetterlingsförmige Rötung im Gesicht, die selten vor dem zweiten Lebensjahr sichtbar wird, aber bei 50% der Kinder im fünften Lebensjahr beobachtet werden kann; eine rauhe und irregulär geformte lederartige Hautfläche über lumbalen Arealen; periunguale Fibrome in und um Finger- und Zehennägel. Häufig ist die tuberöse Sklerose mit geistiger Behinderung, epileptischen Anfällen, autistischen und hyperaktiven Merkmalen verbunden.

- *Neurofibromatose 1*
  Sie wird autosomal dominant übertragen und zeigt eine variable Expression. Die Hautauffälligkeiten beinhalten die sogenannten Café-au-lait-Flecken, die im Laufe des Alters an Größe und Anzahl zunehmen. Im Erwachsenenalter ist das Vorhandensein von mehr als fünf solcher Flecken mit einem Durchmesser von mehr als 1,5 cm hochverdächtig auf die Erkrankung. Axilläre Sommersprossen und kutane/subkutane Knötchen entlang der Bahnen von Hautnerven kommen in der späten Kindheit dazu. Verschiedene assoziierte neuropsychiatrische Auffälligkeiten (z. B. gehäuft hyperkinetische Störung) werden berichtet, müssen aber noch weiter untersucht werden.

- *Sturge-Weber-Syndrom*
  Es tritt für gewöhnlich sporadisch auf. Von Geburt an sind portweinfarbige Naevi vorhanden, die vor allem im Bereich der Stirn und manchmal auch im unteren Teil des Gesichtes auftreten (Naevus flammeus). Meistens treten sie einseitig, selten beidseitig auf. Die gleichseitige Hirnhälfte ist betroffen, und die Symptomatik kann sich in Form von epileptischen Anfällen, halbseitigen Bewegungsstörungen und geistiger Behinderung sowie verschiedenen psychiatrischen Merkmalen äußern.

Wie soll ich: die kognitiven Fähigkeiten erfassen?

Erste Informationen werden von Eltern, Kindergartenbetreuern, Lehrern und über Zeugnisse zu erhalten sein. Besteht darüber hinaus Klärungsbedarf, so ist eine neuropsychologische Untersuchung (am ehesten durch einen erfahrenen klinischen Psychologen) vorzusehen. Zum einen ist das Profil allgemeiner geistiger Leistungsfähigkeit zu erfassen (z. B. mittels Hamburg-Wechsler-Intelligenztest für Kinder, der Kaufman-Assessment Battery for Children, dem Culture-Fair-Test oder den Coloured Progressive Matrices). Zum anderen geht es um spezielle kognitive Fähigkeiten wie die verhaltensregulierenden exekutiven Funktionen (z. B. mittels Wisconsin-Card-Sorting-Test und Stroop-Farbe-Wort-Interferenz-Test), sprachliche Leistungen, sowie Rechtschreib- oder Rechenfähigkeiten (z. B. mittels Psycholinguistischem Entwicklungstest, Diagnostischem Rechtschreibtest oder Rechentest). Schließlich müssen die Einflüsse von Aufmerksamkeitsleistungen (z. B. mittels Aufmerksamkeitsbelastungstest d2, Konzentrationsverlaufstest oder Testbatterie zur Aufmerksamkeitsprüfung) abgeschätzt werden.

Manche der genannten Funktionen sind in dem *Berliner-Luria – neuropsychologisches Verfahren für Kinder* gesammelt (BLN-K: Motorik, Sprache, Arithmetik, Gedächtnis, Denkprozesse).

Übersichten zum Thema

Angold A (1994) Clinical interviewing with children and adolescents. In: Rutter M, Taylor E, Hersov L (eds) Child and Adolescent Psychiatry: Modern Approaches, 3rd edn. Blackwell Science, Oxford, pp 51–63

Berger M (1994) Psychological Tests and Assessment. In: Rutter M, Taylor E, Hersov L (eds) Child and Adolescent Psychiatry: Modern Approaches, 3rd edn. Blackwell Science, Oxford, pp 94–109

Cox AD (1994) Interviews with parents. In: Rutter M, Taylor E, Hersov L (eds) Child and Adolescent Psychiatry: Modern Approaches, 3rd edn. Blackwell Science, Oxford, pp 34–50

Weitere Leseempfehlungen

Döpfner M, Lehmkuhl G (1998) DISYPS KJ. Diagnostik-System für psychische Störungen im Kindes- und Jugendalter. Huber, Bern

Michaelis R, Niemann G (1999) Entwicklungsneurologie und Neuropädiatrie, 2. Aufl. Thieme, Stuttgart

Rothenberger A (1987) EEG und evozierte Potentiale im Kindes- und Jugendalter. Springer, Berlin Heidelberg

Kapitel 2 Klassifikation

Diagnostische Gruppierung: Die Prinzipien

Es sollte nützlich sein

Klassifikation sollte in erster Linie eine Hilfe zur Kommunikation unter Fachleuten sowie für die Forschung darstellen und nicht eine Ausbildungsübung zum reinen Selbstzweck. Die klassifikatorische Zuordnung der psychiatrischen Störung eines Kindes oder Jugendlichen sollte mehr sein als nur „dem Ding einen Namen geben". Sie sollte vielmehr hilfreiche Hinweise geben, um folgendes besser zu verstehen: Ätiologie, pathophysiologieassoziierte Probleme (um damit auf weitere Untersuchungen und Befragungen hinzuweisen), Wahl der Behandlung und Prognose. Im besten Fall wäre die Klassifikation für all diese Zwecke nützlich. In der Praxis ist dies allerdings nicht immer der Fall. So werden Schizophrenie und schizotypische Persönlichkeitsstörung am besten getrennt klassifiziert, wenn man dies mit Blick auf die Behandlung sieht. Von der Perspektive des genetischen Hintergrundes allerdings wäre eine kombinierte Kategorie „Schizophrenie-Spektrumstörung" für beide durchaus sinnvoll. Wie entscheiden wir, ob ein diagnostisches Schema der Natur folgt oder künstliche Unterteilungen darstellt, ob es die Grenzen an den Stellen setzt, wo sie natürlicherweise hingehören oder ob hier blind irgendwo Unterteilungen festgesetzt werden? Eine diagnostische Kategorie ist nur dann sinnvoll, wenn Personen mit einer entsprechenden Diagnose sich deutlich von Personen mit anderen Diagnosen unterscheiden. Dieser Unterschied muß klar über die Charakteristika hinausgehen, die zur Definition der diagnostischen Gruppe benutzt wurden. So ist im Falle der Diagnose „Störung des Sozialverhaltens" wichtig zu wissen, daß sich diese Kinder von Kindern mit anderen psychiatrischen Störungen nicht nur dadurch unterscheiden, daß sie mehr Verhaltensprobleme haben (dies ist einfach eine Konsequenz der benutzten Definition), sondern sich auch sonst von diesen Kindern unterscheiden (zum Beispiel im Geschlechtsverhältnis, Alter bei Beginn der Störung, sozioökonomischem Status, schulischen Problemen oder biologischen Markern). Weiterhin sollten zumindest einige der wichtigen Merkmale, die Kinder mit verschiedenen Diagnosen unterscheiden, klinisch relevant sein. Wenn zum Beispiel Kinder aus zwei verschiedenen Diagnosezuordnungen sich darüber hinaus nur hinsichtlich ihres Geschlechtsverhältnisses und ihres sozioökonomischen Status unterscheiden, sollte man diese beiden Diagnosen eher zu einer Kategorie zusammenführen als sie getrennt belassen. Demographische Variablen sind sicherlich bei der Untersuchung von Diagnosegruppen wichtig, aber die Unterschiede zwischen diagnostischen Gruppen sollten mehr Relevanz im Hinblick auf Ätiologie, pathophysiologieassoziierte Probleme, Ansprechen auf Behandlung oder Prognose haben.

Es ist möglich, zufriedenstellende diagnostische Kategorien, aber eine unbefriedigende Gesamtklassifikation zu haben. Dies trifft dann zu, wenn zu viele Fälle keiner der genannten Kategorien zuzuordnen sind oder in Kategorien wie „atypisch“ oder „andersartige“ eingeordnet werden müssen. Eine ideale Klassifikation ist so valide und so umfassend wie möglich, aber manchmal führen die beiden Ziele in die entgegengesetzte Richtung.

Phänomenologie vor allem anderen

Die Klassifikation der Psychopathologie im Kindes-, Jugend- und Erwachsenenalter hat sich immer mehr auf die gegenwärtigen Merkmale der jeweiligen Störung begrenzt, als daß sie auf die angenommene Ätiologie oder Pathogenese Bezug genommen hätte. Wenn Störungen auf diese Art und Weise definiert werden, ist es möglich, Ätiologie und Pathogenese ohne Voreingenommenheit zu untersuchen. Diagnostische Kategorien, die auf schlecht geprüften und mangelhaft belegten pathogenetischen Vorstellungen gründen (z. B. „minimale zerebrale Dysfunktion“ oder „reaktive Psychose“) haben den Fortschritt in Klinik und Forschung eher behindert als gebahnt. Aus dem gleichen Grund hat man in der Klassifikation der Epilepsien sich mehr und mehr auf die beobachtbaren und präsenten Merkmale begrenzt und ist von den angenommenen organischen Hintergründen eher abgerückt (z. B. „komplex-partielle Anfälle“ anstelle von „Temporallappen-Epilepsie“). Obwohl die meisten kinderpsychiatrischen Störungen allein auf der Basis der Phänomenologie definiert und beschrieben werden, so gibt es doch einige wenige Störungen, die sowohl die Phänomenologie als auch den angenommenen Hintergrund ausdrücken (z. B. „reaktive Bindungsstörung“ und „posttraumatische Belastungsstörung“ oder „Anpassungsstörung“). Gerade bei diesen Kategorien muß man bei der Zuordnung besonders selbstkritisch sein.

Dimensionen oder Kategorien?

Einige Aspekte der Psychopathologie im Kindesalter scheinen Extremwerte auf einem Kontinuum darzustellen, das bis in den normalen Bereich geht, wobei viele oder sogar alle Kinder die gleichen Merkmale zu einem mehr oder minder ausgeprägten Grad zeigen. Man denke hier an die allgemeine motorische Unruhe oder auch an Rechtschreibschwierigkeiten. Es stellt sich daher die Frage, ob die Festlegung eines sogenannten Schnittpunktes zwischen Normalität und Auffälligkeit ein willkürlicher Vorgang ist, um aus einer Dimension eine Kategorie werden zu lassen. Manchmal ist das so. In anderen Fällen allerdings stellen Individuen mit extremen psychopathologischen Werten eigenständige Fälle dar. Es gibt drei mögliche Indikationen, um die *Diskontinuität* zwischen Normal- und Extremwerten zu erfassen. Erstens, die Verteilung kann bimodal sein, das heißt es findet sich ein besonderer, zweiter Kurvenbuckel im Bereich der Gesamtverteilung, abgebildet mit Hilfe einer Gaußschen Kurve. Dies gilt für die schwere geistige Behinderung. Zweitens, es kann ein Schwellenwerteffekt vorliegen. Im Falle der „behavioralen Inhibition" weist zum Beispiel die massive Gehemmtheit eines Krabbelkindes darauf hin, daß dieses Kind später als scheu und gehemmt auffallen könnte, während eine mittelgradig ausgeprägte Hemmung noch keinen solchen Voraussagewert hat. Schließlich können Individuen mit extremen und weniger extremen Werten auf einer bestimmten Skala sich qualitativ in anderen wichtigen Bereichen unterscheiden. So ist die leichte geistige Behinderung oft mit sozialen Nachteilen, aber in der Regel nicht mit neurologischen Auffälligkeiten verbunden, wohingegen die schwere geistige Behinderung weniger häufig soziale Nachteile mit sich bringt, aber häufiger mit neurologischen Auffälligkeiten verbunden ist.

Um die Dinge noch komplizierter darzustellen, muß gesagt werden, daß dimensionale und kategoriale Klassifikationen desselben Phänomens manchmal beide gleich bedeutsam sind, aber verschiedenen Zwecken dienen. Der Cholesterinwert im Blut gibt dafür ein passendes Beispiel. Es wird eine enge Beziehung zwischen der Höhe des Cholesterinspiegels und dem Risiko für eine ischämische Herzerkrankung angenommen, wobei das höchste Risiko offenbar bei der großen Anzahl von Menschen liegt, die einen „hochnormalen" Wert haben, während es bei der kleinen Anzahl von Personen, die einen „extrem hohen" Wert aufweisen, geringer ausfällt. Damit ist der Cholesterinwert im Blut am ehesten als eine dimensionale denn als eine kategoriale Störung zu begreifen. Gleichzeitig stellen die Personen mit extrem hohen Werten von Cholesterin eine eigene Kategorie dar, denn ätiologisch handelt es sich bei ihnen um eine nach Mendelschen Gesetzen vererbte und nicht um eine multifaktoriell-polygenetische Störung.

Identifikation von Dimensionen und Kategorien

Mittlerweile verfügen wir über multivariate statistische Techniken, die dabei helfen, dimensionale und kategoriale Störungsbilder zu identifizieren. Auch wenn sich dies im Detail sehr komplex darstellt, sind die generellen Prinzipien, die den Faktorenanalysen und Clusteranalysen zugrundeliegen, relativ einfach zu verstehen, ohne daß man zu sehr auf die mathematischen Grundlagen eingehen muß (siehe Box 2.1 und 2.2). Faktorenanalysen

Box 2.1 Eine „Do-it-yourself"-Faktorenanalyse

Man schaue auf die folgende Liste von Merkmalen, die auf eine Stichprobe von Erwachsenen bezogen werden können. Man gruppiere diese Merkmale so, daß sie zwei Dimensionen entsprechen:

- Körperlänge
- Schuhgröße
- Wortschatz
- Fähigkeit, ein Puzzle zu legen
- Schulter-Ellenbogenlänge
- Fähigkeiten im Kopfrechnen

Man wird sicher keine Schwierigkeiten damit haben, Körperlänge, Schuhgröße und Schulter-Ellenbogenlänge als miteinander hoch korrelierende Maße zu verstehen, die eine gemeinsame Dimension darstellen, die man mit „lineares Wachstum" benennen könnte. Die verbleibenden drei Maße sind auch hoch miteinander korreliert und sprechen die gemeinsame Dimension an, die wir üblicherweise mit „Intelligenz" bezeichnen. Die beiden Dimensionen selbst sind nahezu unabhängig voneinander; das heißt, man erwartet keine signifikante Korrelation zwischen den beiden Gruppen von Variablen, z.B. zwischen Körperlänge und Wortschatz. So kann man mit intuitiver Kenntnis korrelierter und nicht-korrelierter Maße seine persönliche Faktorenanalyse durchführen, um zugrundeliegende Dimensionen zu erfassen.

Box 2.2 Eine „Do-it-yourself"-Clusteranalyse

Man schaue auf die Liste verschiedener Tiere und versuche, sie in zwei Untergruppen einzuteilen:

- Schildkröte
- Schnabeltier
- Katze
- Schlange
- Delphin
- Krokodil
- Maus
- Riesentintenfisch

Sie werden sicher einige der Schlüsselmerkmale und Grenzen einer Clusteranalyse entdeckt haben. Erstens, Sie haben vielleicht bemerkt, daß die Gruppierung unterschiedlich ausfallen kann, je nachdem, auf welche Merkmale Sie sich konzentrierten. Wenn Sie sich auf Maße von Größe und Lebensumfeld bezogen, so könnten Sie vielleicht Delphine, Krokodile und Riesentintenfisch als große Wassertiere zusammengefaßt haben und Schlangen und Mäuse als kleine Erdentiere. Wenn Sie allerdings sich auf morphologische und physiologische Maße eingelassen haben, dann haben Sie vielleicht eine mehr typisch zoologische Taxonomie gefunden; indem Sie zum Beispiel eine molluskenartige Gruppierung vorsahen, haben Sie Schlangen und Riesentintenfisch dahin sortiert. Ein zweites wichtiges Merkmal einer Clusteranalyse ist, daß die Methode uns nicht sofort klarmacht, wie viele Gruppen wir aus den vorhandenen Merkmalen bilden sollen. Zum Beispiel könnten Sie sich für eine „Zweigruppen"- Lösung (Mollusken versus Vertebraten) oder eine „Dreigruppen"-Lösung (z.B Mollusken versus Reptilien versus Mammalia) entschieden haben. Sie haben selbst entschieden, welchen Grad der Zusammenfassung oder Aufsplitterung für Ihre Zwecke am passendsten ist. Das hängt damit zusammen, welchen Zielen und Plänen Ihre Klassifikation dienen soll. Schließlich, im Falle des Schnabeltiers mit der Mischung von Merkmalen eines Reptils und eines Säugers, werden wir daran erinnert, daß einige Individuen genau zwischen zwei benachbarten Kategorien einzuordnen sind. So ist es manchmal willkürlich, ob man das eine Tier einer Nachbarkategorie zuordnet oder ihm eine eigene Kategorie beläßt.

werden dazu benutzt, um Dimensionen zu identifizieren, während Clusteranalysen helfen, Kategorien aufzuspüren. Während Faktorenanalysen bestimmte Attribute eines Individuums analysieren, klassifizieren Clusteranalysen die Individuen selbst.

Durchgängig oder situationsbezogen?

Für Probleme hyperaktiver Kinder, das gilt für andere Arten von Problemen in ähnlicher Weise, betonen diagnostische Schemata immer mehr die Unterscheidung zwischen durchgängigem Auftreten oder nur situationsbezogenem Auftreten der Störung. Durchgängige (oder auch sogenannte tiefgreifende) Störungen werden in einem weiten Bereich von Alltagssituationen deutlich (z. B. zu Hause und in der Schule), wohingegen situationsbezogene Störungen nur in einem begrenzten Bereich (z. B. zu Hause, aber nicht in der Schule) auffallen. Durchgängig/tiefgreifend meint, daß konstitutionelle Faktoren des Kindes besondere Bedeutung haben, während situationsspezifisch meint, daß es hier wichtiger ist herauszufinden, welche besonderen Umgebungsfaktoren (z. B. spezielles Verhalten von Vater oder Mutter) hier die Hauptrolle spielen.

Unglücklicherweise wird die Bezeichnung durchgängig/tiefgreifend (im englischen: pervasive) auf zwei verschiedene Arten und Weisen bei kinderpsychiatrischen Störungen benutzt. Pervasive Hyperaktivität oder pervasives Unglücklichsein (hier ist durchgängig/situationsübergreifend gemeint) bezieht sich auf Probleme, die in einer Vielfalt von unterschiedlichen Settings vorkommen. In dem Terminus „Pervasive developmental disorder“ (hier ist eine tiefgreifende Entwicklungsstörung gemeint) bezieht sich pervasiv primär auf die Tatsache, daß mehrere Bereiche der kindlichen Entwicklung bei einer autistischen Störung betroffen sind, während bei den sogenannten umschriebenen Entwicklungsstörungen nur eine bestimmte Entwicklungsdomäne gestört ist, zum Beispiel Schreiben oder Sprechen. Dies ist etwas verwirrend (insbesondere im englischsprachigen Bereich). Im Deutschen versucht man hier durch die Verwendung durchgehend versus tiefgreifend etwas besser zu differenzieren.

Klassifizierung von gestörten Individuen oder gestörten Familien?

Die Diagnose des „identifizierten Patienten“ könnte auch die Aufmerksamkeit auf das falsche Organisationsniveau einer Erkrankung bringen, das heißt, man bezieht sich nur auf ein Familienmitglied anstatt auf das gesamte Familiensystem. Andererseits können Familientherapeuten genau den entgegengesetzten Fehler machen, wenn sie nur aus der Sicht des Gesamtsystems ihre Betrachtung anstellen und die diagnostische Zuordnung formulieren. Wahrscheinlich bieten die multiaxialen diagnostischen Systeme (siehe vorne) den besten Zugang zu dem Problem, da sie sowohl

Auffälligkeiten beim Individuum als auch bei der Familie registrieren. Bisher gibt es kein gut geprüftes System, um „gestörte Familien" zu klassifizieren. Bisherige Versuche mahnen hier zur Vorsicht, denn je komplexer ein Sachverhalt wird, desto weniger eindeutig kann er in eine bestimmte Kategorie eingeordnet werden.

Diagnostische Gruppierung: derzeitige Praxis

ICD-10 und DSM-IV

Es gibt im Augenblick zwei Hauptklassifikationsschemata, die auch im klinischen Alltag verwendet werden: die „International Classfication of Diseases" (ICD) der Weltgesundheitsorganisation, und das „Diagnostic and Statistical Manual" (DSM) der Amerikanischen Psychiatrischen Gesellschaft. Lange Zeit gab es viele und große Differenzen zwischen diesen beiden Klassifikationsschemata, aber die letzten Versionen (ICD-10 und DSM-IV) näherten sich deutlich an und können als weitgehend ähnlich betrachtet werden. Zu beachten ist, daß ICD-10 als eine klinische Version anzusehen ist, die klinische Beschreibungen und etwas „impressionistische" diagnostische Leitlinien für jede Störung beinhaltet. Darüber hinaus gibt es bei ICD-10 noch eine Forschungsversion, die klarer definierte diagnostische Kriterien aufweist, die oft identisch mit denen von DSM-IV sind. Diese Übereinstimmung der beiden Klassifikationsschemata trägt nicht nur zu einem deutlich verbesserten internationalen Austausch und Verständnis bei, sondern bildet auch eine gute Basis, um bessere wissenschaftliche Erkenntnisse zu erarbeiten. Die Aufmachung und Festlegung wird weiterhin bei Klassifikationsschemata sehr wichtig sein, und es wird zukünftig auch noch kleinere und größere Revisionen der Schemata geben. Unsere derzeitigen Ideen sind wie frühe Landkarten eines großen, noch nicht voll entdeckten Gebietes – darum sollte man die Klassifikationsschemata im großen und ganzen zwar schon als wichtige und verpflichtende Orientierungspunkte annehmen, die teilweise mitgegebenen detaillierten Ausführungen sollte man aber nicht unbedingt auf die Goldwaage legen.

Operationalisierte Diagnosen: Vor- und Nachteile

DSM-IV und die Forschungsversion von ICD-10 bieten beide operationalisierte diagnostische Kriterien für eine Reihe von Störungen. Für jede dieser Störungen gibt es klare Kriterien, die erfüllt werden müssen, wenn man eine diagnostische Zuordnung machen möchte. Der große Vorteil dieses Vorgehens ist, daß unterschiedliche Kliniker und Forscher sich auf ähnliche Störungsbedingungen beziehen, wenn sie diese besondere diagnostische Zuordnung benutzen, so daß ein besserer Abgleich ihrer Untersuchungen möglich ist. Es gibt allerdings auch Nachteile. Die DSM- und ICD-Kriterien können auch den Anschein von etwas Unumstößlichem bekommen, wodurch leicht vergessen werden kann, daß die Kriterien oft auf sehr wackligem empirischem Grund gebaut sind. Sie wurden zu einer Richtschnur, ebenso wie eine Alltagshilfe für Kliniker und Forscher. Es gibt aber auch Kinder, die eindeutig eine psychiatrische Störung haben und mit ihr eine deutliche psychosoziale Belastung. Dennoch erfüllen diese Kinder nicht alle Kriterien einer operationalisierten Diagnostik und müssen in eine Kategorie der „nicht näher bezeichneten Störung" verbucht werden. Die meisten dieser Kinder haben partielle oder undifferenzierte Syndrome. Kinder mit diesen partiellen Syndromen zeigen einige der operationalisierten Störungen, aber nicht genug, um den diagnostischen Schwellwert zu erreichen. So gibt es eine Reihe von Kindern mit deutlichen autistischen Merkmalen, die aber knapp die vollen Kriterien eines Autismus verfehlen. Kinder mit undifferenzierten Syndromen haben oft eine Mischung von Symptomen aus verschiedenen operationalisierten Störungen, aber erreichen nicht den diagnostischen Schwellwert einer dieser Störungen. Dies trifft zum Beispiel für Kinder zu, die eine Mischung von Sorgen, Furcht, Unglücklichsein und körperlichen Beschwerden aufweisen. Wiederum andere Kinder fallen zwischen die Festlegungen heutiger Schemata, weil sie Problemkonstellationen aufweisen, die in dieser Form bisher noch nicht wahrgenommen wurden. Insgesamt bedeutet dies, daß die Einordnung kinderpsychiatrischer Auffälligkeiten sich noch weiter entwickeln muß.

Die wichtigsten diagnostischen Gruppierungen

Drei umfangreiche diagnostische Gruppierungen sind besonders relevant für den Kinderpsychiater (Tabelle 2.1). Die *emotionalen Störungen* werden manchmal als internalisierte Störungen bezeichnet. Dies hängt damit zusammen, daß man vielfach davon ausging, daß Streß sich nach innen kehrt (internalisiert) und zu Sorgen, Befürchtungen, Unglücklichsein, Magenschmerzen und so weiter führen könne. In ähnlicher Weise werden *expansive Verhaltensstörungen* manchmal als externalisierende Störungen bezeichnet,

Tabelle 2.1. Die drei Hauptdiagnosegruppen (mit Beispielen)

Emotionale Störungen	Verhaltensstörungen	Entwicklungsstörungen
■ Angststörungen	■ Störung des Sozialverhaltens	■ Sprech/Sprachverzögerung
■ Phobien	■ Oppositionell-trotzige Störung	■ Lese-Rechtschreibstörung
■ Depression	■ Hyperaktivität	■ Autistische Störungen
■ Zwangsstörungen		■ Geistige Behinderung
■ Einige somatische Störungen		■ Enuresis und Enkopresis

mit der Vorstellung, daß Streß sich auch nach außen (externalisierend) wenden kann, und sich dann in zerstörerischem, ungehorsamem, aggressivem oder antisozialem Verhalten, das andere beeinträchtigt, niederschlagen kann.

Die *Entwicklungsstörungen* stellen eine heterogene Gruppe dar, die durch Entwicklungsabweichungen und/oder Entwicklungsverzögerungen charakterisiert sind, die sich im Verlauf der biologischen Reifung herausstellen. Die Unterteilung der Entwicklungsstörungen in unterschiedliche Arten wurde durch die geschichtliche Entwicklung des Faches sowie in Übereinkunft mit anderen medizinisch-psychologischen Disziplinen bestimmt. So werden Entwicklungsstörungen, am ehesten die autistischen Störungen, als primär psychiatrische Störungen begriffen. Auch Enuresis wird manchmal als eine kinderpsychiatrische Auffälligkeit betrachtet, obwohl es hierfür nur begrenzte Rechtfertigung gibt, und sie daher auch im pädiatrischen Rahmen intensiv erforscht wird. Die meisten Entwicklungsstörungen sind keine psychiatrischen Störungen im engeren Sinne. Sie gehören aber in ein kinderpsychiatrisches Lehrbuch, da sie zum einen im klinischen Alltag eine große Rolle spielen und zum anderen wichtige Risikofaktoren für kinderpsychiatrische Störungen darstellen.

Die drei Hauptgruppierungen überlappen sich. Die Hyperaktivität wird gewöhnlich in den Bereich der externalisierenden Verhaltensstörungen eingeordnet, obwohl sie in ihrer reinen Form auch als Entwicklungsstörung von Aufmerksamkeit und motorischer Kontrolle angesehen werden kann. Es gibt auch eine Überlappung zwischen emotionalen Störungen und externalisierenden Verhaltensstörungen. Viele Kinder zeigen eine Mischung aus externalisierenden und depressiven Symptomen. Die Meinungen gehen auch etwas auseinander im Hinblick auf die Frage, wie hilfreich es ist, diese Hauptgruppierungen weiter zu unterteilen. Noch bis vor kurzem sahen es wenige Kliniker als Vorteil an, die Gruppe der emotionalen Störungen in unterschiedliche Subgruppen zu unterteilen, und ICD-9 bot auch wenig Gelegenheit dafür, dies zu tun. Mittlerweile ist das Pendel vom Verdichten zum Unterteilen umgeschlagen, und sowohl ICD-10 als auch DSM-IV bieten eine Vielfalt möglicher Subtypen emotionaler Störungen an. Das Pendel kann in der nächsten Zeit wieder etwas zurückschwingen, da die Unterteilungen möglicherweise etwas zu weitreichend sind, zumal es wenig wahrscheinlich ist, im klinischen Alltag Kinder mit einer „reinen" Version einer der neu gefaßten Diagnosen zu finden.

Der Schwung des Pendels war auch ersichtlich im Hinblick auf die Frage, ob Kinder einfach als „kleine Erwachsene" angesehen werden können, wenn es um die diagnostische Zuordnung geht. Es gibt zwei entgegengesetzte Sichtweisen der Kindheit: Eine Sichtweise hält daran fest, daß Kinder sich von Erwachsenen radikal unterscheiden, so wie Kaulquappen von Fröschen. Die andere Sichtweise steht dafür ein, daß Kinder und Erwachsene grundsätzlich ähnlich sind. Im Rahmen der psychiatrischen Klassifikation ist die *„Kaulquappen-versus-Frosch"-Sichtweise* zu bevorzugen, sie wurde aber teilweise untergraben. Für die emotionalen Störungen bei Kindern werden erwachsenentypische Diagnosen wie Dysthymie oder generalisierte Angststörung benutzt, obwohl es gleichzeitig noch einige kindheitsspezifische Störungen wie Trennungsangst gibt. Die Entwicklungsstörungen und die externalisierenden Verhaltensstörungen bleiben kindheitsspezifisch. Andere, wie zum Beispiel Tic-Störungen, lassen sich zwar phänomenologisch sowohl im Erwachsenen- als auch im Kindesalter ähnlich feststellen, haben aber eine eindeutige Festlegung mit Beginn in der Kindheit und damit einen altersbezogen unterschiedlichen Verlauf.

Schließlich ist es wichtig, daran zu denken, daß *seelische Probleme im Kindesalter nicht nur auf die drei Hauptklassifikationsgruppen zu begrenzen* sind. Es gibt eindeutige Störungsbilder, die nicht in diese Dreiteilung hineinpassen: Schizophrenie mit frühem Beginn, Anorexia nervosa, Bindungsstörung mit Enthemmung, Tourette-Syndrom und viele andere. Außerdem setzen viele Fachpersonen, die im Bereich der seelischen Gesundheit von Kindern arbeiten, ihre Zeit für Aufgaben ein, bei denen es nicht darum geht, ein Kind nur dann zu betreuen, wenn eine formalisierte psychiatrische Störung vorliegt. Man denke hier nur an die Betrachtungen und Untersuchungen dysfunktionaler Familien, jugendlicher Straftäter oder Opfer von Vernachlässigung und Mißbrauch.

Multiaxiale Diagnose

Diagnostische Zuordnungen sind eine nützliche Hilfe für klinische und forschende Arbeit, weil dadurch ähnliche Fälle in einer Gruppe zusammengefaßt werden können. Manchmal ist dieser Anspruch, die Gesamtsituation auf einen diagnostischen Nenner zu bringen, allerdings zu restriktiv. Soll man zum Beispiel einen Patienten als autistisch oder als geistig behindert bezeichnen? Oft spielen beide Zuordnungen eine gleichgewichtige Rolle. Von daher ist es zu begrüßen, daß man eine sogenannte multiaxiale Untersuchung vorgeschlagen hat, die ein optionaler Teil von DSM-IV und im Rahmen der multiaxialen Version von ICD-10 ein fester Bestandteil geworden ist. Für die deutschen Kinder- und Jugendpsychiater ist das multiaxiale Klassifikationsschema mittlerweile eine Selbstverständlichkeit. Es reflektiert mit seinen sechs Achsen jeweils einen wichtigen Aspekt der psychosozialen Situation eines Kindes (Tabelle 2.2).

Viele Leute meinen, daß fünf oder sechs Achsen zuviel des Guten seien. Dennoch hat das Schema viele Vorteile. Man muß sich nicht notwendigerweise für eine Störung entscheiden. Wenn ein Kind sowohl Störungen des Sozialverhaltens als auch eine Lese-Rechtschreibstörung und eine leicht unterdurchschnittliche Intelligenz aufweist, können alle drei Störungsbereiche kodiert werden. Auch ist es nicht notwendig zu entscheiden, ob eines oder mehrere dieser Probleme für die Epilepsie oder die institutionelle Erziehung verantwortlich sind. Diese Merkmale werden kodiert, ob sie die Ursache dafür sind oder nicht. Die erhaltenen Daten können schließlich dazu benutzt werden, zu prüfen, ob ein statistischer Zusammenhang besteht, ohne daß hier auf funktionelle Abhängigkeiten geschlossen werden darf.

Tabelle 2.2. Multiaxiales Klassifikationsschema nach ICD-10 und DSM-IV

ICD-10-Achse	DSM-IV-Achse	Aspekt des Kindes
1	I	Klinisch-psychiatrisches Syndrom (z.B. Trennungsangst)
2	I	Umschriebene Entwicklungsstörung (z.B. Lesestörung)
3	II	Intelligenzniveau (z.B. leichte intellektuelle Behinderung)
4	III	Körperliche Symptomatik (z.B. Epilepsie)
5	IV	Aktuelle abnorme psychosoziale Umstände (z.B. institutionelle Erziehung)
6	V	Globalbeurteilung der psychosozialen Anpassung (z.B. braucht beträchtliche Betreuung)

Die letzte Achse dient als Mittel um festzustellen, inwieweit die psychiatrischen und Entwicklungsprobleme des Kindes mit seinem Alltagsleben interferieren. Die fünf Achsen von DSM-IV erfüllen die Aufgabe ebenso wie die sechs Achsen von ICD-10, weil DSM-IV multiple Diagnosen auf der ersten Achse erlaubt und diese Achse sowohl für das klinisch psychiatrische Syndrom als auch für umschriebene Entwicklungsstörungen genutzt werden kann.

Übersichten zum Thema

Cantwell DP, Rutter M (1994) Classification: conceptual issues and substantive findings. In: Rutter M, Taylor E, Hersov L (eds) Child and Adolescent Psychiatry: Modern Approaches, 3rd edn. Blackwell Science, Oxford, pp 3-21

Volkmar FS, Schwab-Stone M (1996) Childhood disorders in DSM-IV. Journal of Child Psychology and Psychiatry 37: 779-784

Weitere Leseempfehlungen

American Psychiatric Association (1994) Diagnostic and Statistical Manual of Mental Disorders, 4th edn. DSM-IV. American Psychiatric Association, Washington DC

Remschmidt H, Schmidt MH (1996) Multiaxiales Klassifikationsschema für psychische Störungen des Kindes- und Jugendalters nach ICD-10 der WHO. Huber, Bern

Taylor E et al (1986) Conduct disorder and hyperactivity I & II. British Journal of Psychiatry 149:760-777 (In dieser eleganten Studie wurden Faktoren- und Clusteranalysen zur Identifizierung von Dimensionen beziehungsweise Kategorien benutzt. Die Ergebnisse wurden dann durch die Untersuchung assoziierter Merkmale, der Entwicklungsgeschichte und des Behandlungserfolges validiert)

World Health Organization (1993) The ICD-10 Classification of Mental and Behavioural Disorders. Diagnostic Criteria for Research. World Health Organization, Geneva

KAPITEL 3 Epidemiologie

Die Epidemiologie handelt von der Verteilung der Störungen und den damit verbundenen Faktoren in einer definierten Stichprobe. Hierbei kann es sich um eine repräsentative Personengruppe aus der allgemeinen Bevölkerung handeln. Es kann aber auch eine Hochrisikogruppe oder eine besonders informative Stichprobe sein (z.B. alle Kinder mit halbseitiger zerebraler Lähmung in einem Landkreis oder alle Kinder, die in einer Gegend mit hoher Luftverschmutzung leben).

Vorteile eines epidemiologischen Ansatzes

- Essentiell, um Inzidenz und Prävalenz zu bestimmen, die für die gesundheitspolitische Planung der Krankenversorgung wichtig sind.
- Epidemiologische Studien kann man wesentlich besser als Studien von Klinikpopulationen dazu heranziehen, genaue Informationen über demographische Charakteristiken, assoziierte Probleme und den natürlichen Verlauf von Erkrankungen zu erfassen. Kinder, die bei Fachleuten vorgestellt werden, repräsentieren eher eine mit Auffälligkeiten angereicherte Stichprobe. Die Ergebnisse lassen sich damit nicht verallgemeinern. So kann der epidemiologische Ansatz gut genutzt werden, um die Klassifikationsmöglichkeiten zu verbessern. Diese Untersuchungen sind auch relevant für die Ursachenforschung von Erkrankungen, und man kann gut herausarbeiten, welche assoziierten Merkmale (z.B. sozioökonomischer Status) ein bestimmtes Störungsbild beeinflussen. Die Stärke einer epidemiologischen Studie, um zwischen ursächlicher und nicht-ursächlicher Assoziation im Hinblick auf eine Störung zu unterscheiden, kann dadurch erhöht werden, daß die Studie längsschnittlich angelegt wird oder sich auf ein sogenanntes „natürliches Experiment" wie Adoption, Zwillingsgeburten oder Migration bezieht.
- Epidemiologische Studien (z.B. Individuen, die bestimmten Risiken ausgesetzt sind) sind auch nützlich, um Schutzfaktoren zu überprüfen. So wäre die Frage zu beantworten, warum manche Kinder trotz starker familiärer Konflikte eine gute Entwicklung nehmen und andere nicht. Zumal Studien mit klinischen Populationen kaum die Kinder untersuchen können, die am meisten von protektiven Faktoren profitierten.

Epidemiologische Studien sind nicht immer der beste Ansatz

- Eine detaillierte Untersuchung von wenigen (nicht repräsentativen) Fällen kann mitunter erhellender sein als eine oberflächliche Untersuchung einer großen und repräsentativen Stichprobe. Will man Phenylketonurie oder motorische Probleme bei „psychiatrisch Auffälligen" untersuchen, ist dafür ein epidemiologischer Ansatz nicht angebracht.
- Epidemiologische Studien beschäftigen sich selten mit Fragen der Pathogenese. Dafür sind andere Zugänge (z.B. laborexperimentelle Studien) erforderlich, um die damit zusammenhängenden Vorgänge zu klären.
- In der Praxis beinhalten epidemiologische Studien auch selten die Überprüfung des Wertes einer therapeutischen Intervention.

Stufen einer epidemiologischen Studie

- *Definiere* die Stichprobe, die zu untersuchen ist: geographischer Bereich der Erfassung, Einschlußkriterien, vollständige versus randomisierte Stichprobe versus stratifizierte zufällige Stichprobe. Beispiele beinhalten eine randomisierte Stichprobe, wobei jeweils eins von vier drei Jahre alten Kindern in einem Londoner Vorort einbezogen wurde sowie alle Kinder mit frisch aufgetretenem schweren Schädeltraumata in Südostengland.
- *Identifiziere* Individuen, die die Kriterien erfüllen. Für Stichproben aus der Gemeinde erfolgt die Identifikation oft über ein bestimmtes Bevölkerungsregister (z.B. für Schulen oder Impfungen). Für seltene Störungen oder Risiken kann die Identifikation über Agenturen laufen, die mit hoher Wahrscheinlichkeit die meisten für die Fragestellung relevanten Personen erfassen (z.B. Ärzte, Sonderschulen, Selbsthilfeorganisationen). Die Nutzung vielfältiger Quellen (bekannt als „multiple ascertainment") ist im Gegensatz zu einer einzigen Quelle eher dazu geeignet, mehr Individuen zu identifizieren, die zur Untersuchung der Fragestellung wichtig sind. Aber auch mit dem „multiple ascertainment" besteht nach wie vor das Risiko, eine Reihe der betroffenen Personen nicht zu erfassen, weil sie niemals irgendwo diagnostiziert oder zu einer bestimmten Schule geschickt worden sind. Es gibt auch keine Möglichkeit, das Ausmaß dieser Unsicherheit abzuschätzen.
- *Rekrutiere* identifizierte Personen: Es ist leichter, Rekrutierungsprobleme aufzudecken als Probleme im Hinblick auf die Identifikation, denn Probleme der Rekrutierung werden durch eine niedrige Teilnehmerrate sichtbar. Idealerweise sollten alle Studien die teilnehmenden und die nicht teilnehmenden Personen hinsichtlich aller verfügbaren Informationen miteinander vergleichen.

- *Untersuche* die Probanden. Es gibt dabei zwei Möglichkeiten: Alle Probanden werden mit dem vollständigen Instrumentarium untersucht oder man benutzt eine zweistufige Vorgehensweise:
  - Benutze einzelne oder multiple Screeningtests (z.B. Fragebogen zur Selbsteinschätzung oder Fremdeinschätzung für Eltern, Lehrer und betroffene Personen), um die Stichprobe in sogenannte Screen-positive und Screen-negative Personen zu unterteilen.
  - Untersuche eine Mischung von Screen-positiven und Screen-negativen Personen. Dabei sollen die ersteren häufiger vertreten sein (z.B. 100% Screen-positive und randomisiert ausgewählte 50% der Screen-negativen Personen). Die Einbeziehung der Zufallsstichprobe von Screen-negativen Personen ermöglicht es zu bestimmen, wie oft die Screening-Prozedur falsch-negative Ergebnisse hervorgerufen hat.

Epidemiologische Befunde in der Kinderpsychiatrie

Die erste große epidemiologische Studie über psychiatrische Störungen im Kindesalter wurde von Michael Rutter und seinen Mitarbeitern auf der Isle of Wight vor über 30 Jahren durchgeführt. Die Methoden und Ergebnisse dieser ersten Isle-of-Wight-Studie sind in der Box 3.1 zusammengefaßt. Dies war mehr oder weniger der Beginn der wissenschaftlich und empirisch begründeten Kinderpsychiatrie. Im großen und ganzen haben die Befunde der Isle-of-Wight-Studie über die Zeit Bestand gehabt. Nachfolgende epidemiologische Studien (in Deutschland durch Martin H. Schmidt und Mitarbeiter in Mannheim) bestätigten die wesentlichen Befunde, präzisierten sie und weiteten sie in verschiedene Richtungen aus.

Mittlerweile sind in der ganzen Welt epidemiologische Studien verschiedenster Art durchgeführt worden, die einen wesentlichen Einfluß auf die ätiologische Betrachtung kinderpsychiatrischer Störungen sowie die Krankenversorgung hatten. Zu erwähnen sind die Studien in Ontario (Kanada), Dunedin (Neuseeland), Christ Church (Neuseeland), Great Smoky Mountains (USA) und Puerto Rico.

Während die erste Isle-of-Wight-Studie sich auf die mittlere Kindheit bezog, haben andere Untersuchungen verschiedene Altersgruppen eingeschlossen. Beispiele stellen die Untersuchung von Vorschul- bis Schulalter dar, um Probleme der frühen Kindheit und ihre Folgen aufzuzeigen (Box 21.1) und die Isle-of-Wight-Studie der Adoleszenz (Box 22.1). Während die Isle-of-Wight-Studien einen breiten Bereich psychiatrischer Störungen abdecken, haben einige Nachfolgestudien sich auf spezifische Störungen wie Depression, Angst, Hyperaktivität, Zwangsstörungen, Tic-Störungen, autistische Störungen oder Eßstörungen begrenzt. Die anderen epidemiologischen Studien bezogen sich auf besondere Risikofaktoren wie Schädelhirn-Trauma, Eheprobleme oder Scheidung, Schwermetalle wie Blei, Katastrophen oder Schuleinflüsse. Schließlich seien die epidemiologischen Studien von Zwil-

Box 3.1 Die Isle-of-Wight-Studie (Rutter et al. 1970)

Methode

Es gab 2193 Zehn- und Elfjährige, deren Zuhause auf der Insel war und die dort die staatlichen Schulen besuchten (oder Schulen, deren Kosten von den lokalen Verwaltungen bezahlt wurden). Lehrerfragebögen wurden in 99,8% der Fälle vollständig ausgefüllt. Elternfragebögen wurden in 88,5% vollständig ausgefüllt. In einem zweiten Schritt wurden eingehendere Untersuchungen durchgeführt, und zwar bei allen Kindern, die mit ihren Werten über dem cut-off von einem Fragebogen lagen oder von denen bekannt war, daß sie im Zeitraum der Untersuchung bei Fachleuten vorgestellt wurden. Es gab keine Zufallsstichprobe von Screen-negativen Personen. Vollständige Elterninterviews wurden in 94% der ausgewählten Kinder erhalten. Es gab eine zufriedenstellende Interrater-Reliabilität im Hinblick auf Vorkommen und Art der psychiatrischen Störung.

Wesentliche Befunde

Gesamtprävalenz

Korrigiert nach der bestmöglichen Schätzung von falsch Negativen lag die geschätzte Prävalenz psychiatrischer Störungen bei 6,8%. Hier ging es vor allem um externalisierende und gemischte Störungen (4% kombiniert) und emotionale Störungen (2,5%).

Spezifische Störungen

(a) *Störungen des Sozialverhaltens:* Jungen : Mädchen = 4 : 1. Überrepräsentation von Kindern großer Familien, eng verbunden mit elterlichen Auseinandersetzungen.
(b) *Emotionale Störungen:* Mädchen : Jungen = 0,7 : 1. Spezifische Tierphobien fanden sich nur bei Mädchen. Offen gezeigte depressive Störungen waren mit 0,2% sehr selten.
(c) *Gemischte Störungen von Sozialverhalten und Emotionen:* Die emotionalen Symptome waren gewöhnlich eher Unglücklichsein als Angst. Meistens lagen die gemischten Störungen den „reinen" Störungen des Sozialverhaltens näher als den „reinen" emotionalen Störungen (hier sind Geschlechtsverhältnis, Vorkommen in großen Familien und Verbindungen zu Leseproblemen gemeint). Entsprechend werden die gemischten Störungen üblicherweise unter die Störungen des Sozialverhaltens eingeordnet.
(d) *Hyperaktivität:* Allgemeine motorische Unruhe und Unaufmerksamkeit waren bei allen psychiatrischen Störungen recht häufig. Daher wurde ein „reines" hyperaktives Verhalten nur bei 0,1% der Kinder diagnostiziert. Eine spätere erneute Analyse der Fragebogendaten legte aber nahe, daß etwa 2% eine durchgängige Hyperaktivitätsstörung aufwiesen, ein klinisch gut abgrenzbares Verhaltensmuster, das mit deutlichen kognitiven Beeinträchtigungen, generalisierten Verhaltensauffälligkeiten und chronischem Verlauf gekennzeichnet war.

Risikofaktoren

(a) *Verbindung mit spezifischer Lesestörung (SLS):* SLS und Störung des Sozialverhaltens (SSV) überschnitten sich beachtlich – ein Drittel der Kinder mit SLS hatten auch SSV und ein Drittel der Kinder mit SSV hatten gleichzeitig SLS. Die Mischung von SLS und SSV war der „reinen" SLS näher als der „reinen" SSV. SLS war nicht besonders häufig mit emotionalen Störungen verbunden.
(b) *Verbindung mit niedrigem IQ:* Betrachtet man den gesamten Normbereich der Intelligenzmessung (IQ 85 bis 115), so war ein niedriger IQ gehäuft mit psychiatrischen Auffälligkeiten assoziiert; dies galt insbesondere für schlechte Konzentrationsfähigkeit und Sprechprobleme; es war weniger deutlich für Verhaltensauffälligkeiten und am wenigsten für emotionale Symptome.
(c) *Schwache Verbindung mit sozioökonomischem Status:* Wenn man den IQ berücksichtigte, war danach keine Verbindung mehr zwischen sozioökonomischem Status und psychiatrischen Symptomen festzustellen. Es gab lediglich eine Tendenz dafür, daß Störungen des Sozialverhaltens bei Kindern aus niedrigen sozioökonomischen Schichten häufiger vorkamen.

Box 3.1 (Fortsetzung)

Elterliche Sorgen und Inanspruchnahme von Diensten
Selbst wenn das Forschungsteam der Überzeugung war, daß bei einem Kind eine psychiatrische Störung vorlag, so waren lediglich 50% der Eltern ebenfalls der Überzeugung, daß bei ihrem Kind ein wesentliches Problem bestand, das ernsthafter war als bei den meisten anderen Kindern. Etwa 10% der Kinder mit psychiatrischen Störungen wurden psychiatrisch betreut. Weitere 10% wurden bei einem Allgemeinarzt vorgestellt oder besuchten eine Sonderschule für erziehungsschwierige Kinder. Von der verbliebenen Gruppe von Kindern mit psychiatrischen Auffälligkeiten wollten lediglich 18% der Eltern, nachdem sie auf die Schwierigkeiten ihrer Kinder aufmerksam gemacht worden waren, fachliche Hilfe in Anspruch nehmen.

lingen und Adoptierten erwähnt, die dazu dienen sollten, den relativen Anteil von genetischen und Umgebungsfaktoren an der Entstehung von kinderpsychiatrischen Störungen abzuschätzen. Die wichtigsten Schlußfolgerungen, die aus diesen epidemiologischen Studien abgeleitet werden können, stellen sich folgendermaßen dar.

Gesamtprävalenz

Die 7%-Rate psychiatrischer Störungen, die in der ersten Isle-of-Wight-Studie berichtet wurde, liegt eher niedrig. Sie ist erstaunlicherweise ähnlich den Prävalenzschätzungen von 6%, wie sie sich anhand mittelalterlicher Wallfahrtsbücher feststellen ließen. Die meisten Nachfolgestudien berichteten, daß psychiatrische Störungen bei ungefähr 10 bis 25% der Kinder vorhanden seien (es gab sogar Schätzwerte bis zu 50%). Diese alarmierend hohen Raten sind wahrscheinlich eine grobe Überschätzung und reflektieren die Schwächen von DSM-III und DSM-III-R mit ihren entsprechenden diagnostischen Kriterien. Bis zur jüngsten Revision (DSM-IV) wurden DSM-Kriterien schon erfüllt, wenn die Kinder ein besonderes Muster von Symptomen aufwiesen, ungeachtet dessen, ob diese Symptome eine bedeutende psychosoziale Belastung/Beeinträchtigung darstellten. Im Ergebnis waren daher viele Kinder, die DSM-III- und DSM-III-R-Kriterien nach entsprechenden Symptomchecklisten erfüllten, nicht so auffällig, daß sie eine Behandlung brauchten und konnten daher unter klinischen Gesichtspunkten nicht als „Fälle" bezeichnet werden. Damit waren viele Kinder, die unter diesen Bedingungen in epidemiologischen Studien als psychiatrisch auffällig bezeichnet wurden, wahrscheinlich gar keine klinisch bedeutsamen Fälle, sondern nur Varianten eines breiten Kontinuums. Da DSM-IV und ICD-10 mittlerweile auch die psychosoziale Belastung als wesentliches Kriterium eingeführt haben, ist anzunehmen, daß in künftigen Prävalenzschätzungen niedrigere Prozentzahlen auftauchen werden, die den wirklichen Gegebenheiten mehr entsprechen. Voraussetzung dafür ist, daß psychosoziale Belastung reliabel und valide gemessen werden kann.

Was ist häufig?

Störungen des Sozialverhaltens und oppositionelles Verhalten sind sehr häufig. Das gleiche gilt für Angststörungen und depressive Störungen, obwohl die genaue Häufigkeit dieser emotionalen Störungsbilder noch ungenau ist. Auch wenn einige Studien darüber berichtet haben, daß Angststörungen häufiger festzustellen sind als jede andere kinderpsychiatrische Auffälligkeit, so haben viele Kinder mit vermeintlichen Angststörungen solche Sorgen und Befürchtungen, die nicht zu großen persönlichen und sozialen Belastungen/Beeinträchtigungen führen. Im Hinblick auf die Aktivitäts- und Aufmerksamkeitsstörungen gab es in der Vergangenheit geteilte Meinungen. Während die besonders kritischen Forscher und Kliniker Störungen von Aktivität und Aufmerksamkeit eher als eine seltene Störung ansahen (0,1 bis maximal 0,2%) waren die nordamerikanischen Kinderpsychiater der Meinung, daß die Aufmerksamkeitsdefizit-/Hyperaktivitätsstörung (ADHD) eine der häufigsten kinderpsychiatrischen Erkrankungen sei (5% und mehr). Die empirische Datenlage spricht für eine Zwischenposition: Nachdem ICD-10- und DSM-IV-Kriterien sich angenähert haben, kam man in Studien, die das eine oder andere Klassifikationsschema benutzten, zu Prävalenzraten zwischen 1 bis 3%.

Komorbidität

Viele Kinder mit psychiatrischen Störungen erfüllen die Kriterien für mehr als eine psychiatrische Diagnose. Wenn zum Beispiel Kinder die Kriterien für eine generalisierte Angststörung erfüllen, so erfüllen sie üblicherweise auch die Kriterien für andere Angststörungen. Dabei sind spezifische Phobien, Sozialphobie und Trennungsangst gemeint. In ähnlicher Weise erfüllen Kinder, die die Kriterien für ADHD erfüllen, auch häufig die Kriterien für oppositionelles Verhalten oder Störungen des Sozialverhaltens. Damit ist die *Komorbidität eher die Regel als die Ausnahme*. Depression zum Beispiel wird häufig von Angst oder expansivem Verhalten begleitet. Es gibt verschiedene Erklärungen für komorbide Zusammenhänge.

Erstens kann es sein, daß die derzeitigen psychiatrischen Klassifikationsschemata mit ihren Versuchen der Unterteilung zu weit gegangen sind und in einigen Bereichen wieder Zusammenfassungen angedacht werden müssen. Wenn man auf der körperlichen Ebene beispielsweise einen „Rachensoor“ und eine „laufende Nase“ als separate Störungen klassifizieren wollte, so hätten viele Menschen beide Probleme. Zweitens könnte eine Störung auch ein Risikofaktor für eine andere sein. So stellt die Störung des Sozialverhaltens einen Risikofaktor für Depressionen dar, vielleicht weil Verhaltensprobleme oft dazu führen, daß die Kinder kritisiert und isoliert werden. Schließlich kann der gleiche biologische und psychosoziale Faktor das eine Kind für eine bestimmte Störung und gleichzeitig ein anderes Kind für eine andere Störung prädisponieren.

Die meisten Störungen werden nicht behandelt

Selbst wenn Kinder psychiatrische Symptome aufweisen, die zu bedeutsamen sozialen Störungen und Belastungen führen, wird nur eine Minderheit dieser Kinder entsprechenden Fachleuten vorgestellt. Kinder werden meist dann zu Spezialisten geführt, wenn ihre Probleme eine besondere Belastung für Eltern und Familie darstellen. Umgekehrt werden Eltern, die ihr psychiatrisch auffälliges Kind nicht als solches erleben und sich von ihm nicht belastet fühlen, keine fachliche Hilfe aufsuchen. Natürlich gibt es auch Kinder mit psychiatrischen Problemen, die nicht von Kinder- und Jugendpsychiatern, sondern von anderen Helfern im Gesundheits- oder Jugendhilfesystem gesehen werden (z.B. Kinderärzten, Erziehungsberatungsstellen), aber die Mehrheit erhält dennoch keine adäquate fachliche Hilfe.

Persistenz

Wenn ein Individuum eine Störung zu zwei verschiedenen Zeiten (z.B. 3. und 7. Lebensjahr) hat, so wird diese Kontinuität als homotypisch bezeichnet, falls die Störungen zu beiden Zeitpunkten ähnlich sind, und heterotypisch, falls die beiden Störungen sich mit dem Alter geändert haben. Wenn z.B. Kinder mit Störungen des Sozialverhaltens bis zum Erwachsenenalter diagnostisch begleitet werden, so zeigen manche von ihnen weiterhin externalisierende und antisoziale Probleme (*homotypische Kontinuität*), während andere zu depressiven Erwachsenen werden (*heterotypische Kontinuität*). In diesem Falle ist die homotypische Kontinuität häufiger beim männlichen und die heterotypische Kontinuität beim weiblichen Geschlecht.

Viele Studien konnten zeigen, daß Störungen des Sozialverhaltens etwas stärker persistieren als emotionale Probleme. Wenn zum Beispiel Kinder aus der Isle-of-Wight-Studie mit psychiatrischen Störungen im Alter von 10 oder 11 Jahren längsschnittlich begleitet wurden, so war nur ein Viertel derer mit Störungen des Sozialverhaltens vier Jahre später frei von psychiatrischen Störungen, hingegen die Hälfte derer, die ursprünglich eine emotionale Störung aufwiesen. Die Kontinuität von der Kindheit bis zum Erwachsenenalter kann sehr bedeutsam sein. In der Dunedin-Längsschnittstudie hatten zum Beispiel drei Viertel aller 21Jährigen mit psychiatrischen Diagnosen früher eine seelische Störung, das heißt als sie im Alter zwischen 11 und 18 Jahren untersucht wurden.

Geschlechtsverteilung und Alter bei Beginn

Obwohl in psychosozialen Diensten häufiger Jungen als Mädchen vorgestellt werden, zeigen epidemiologische Studien keine markanten Geschlechtsdifferenzen im Hinblick auf die globale Rate psychiatrischer Störungen. Jungen haben häufiger entsprechende Störungen vor der Pubertät, während dies für Mädchen nach der Pubertät gilt. Das Geschlechtsverhältnis schwankt deutlich mit der Art der psychiatrischen Probleme (siehe Box 3.2). Auch das Alter bei Beginn der Problematik variiert deutlich von Problem zu Problem. Manche Schwierigkeiten beginnen charakteristischerweise in der frühen Kindheit (z. B. Autismus), während Probleme, die den Störungen im Erwachsenenalter ähnlich sind, häufiger in den Teenagerjahren als in der frühen Kindheit beginnen (siehe Box 3.3). Möglicherweise hängen diese Unterschiede mit den entsprechenden Ursachen und der entsprechenden Pathogenese zusammen, aber leider sind diese Fragen noch nicht entschlüsselt.

Box 3.2 Geschlechtsverhältnis

Häufiger bei Jungen	Jungen = Mädchen	Mädchen häufiger als Jungen
Autistische Störungen	Depression (präpubertär)	Spezifische Phobien (z. B. Insekten)
Hyperaktive Störungen	Selektiver Mutismus	Enuresis diurna
Oppositionelle Störung	Schulverweigerung	Selbstverletzendes Verhalten (postpubertär)
Störungen des Sozialverhaltens	Zwangsstörung	Suizidversuch
Jugendliche Delinquenz		Depression (postpubertär)
Suizid		Anorexia und Bulimia nervosa
Tic-Störungen/ Tourette-Syndrom		
Nächtliches Einnässen bei älteren Kindern		
Umschriebene Entwicklungsstörungen (z. B. Sprechen und Schreiben)		

Box 3.3 Alter bei Beginn

Früher Beginn	Beginn meist im Teenageralter
Autistische Störungen	Depression
Hyperaktivitätsstörungen	Manie
Bindungsstörungen	Psychose
Selektiver Mutismus	Selbstmord und Selbstmordversuch
Oppositionelles Verhalten	Selbstverletzendes Verhalten
Trennungsangst	Anorexia nervosa und Bulimia nervosa
Spezifische Phobien (z. B. Insekten)	Panikattacken und Agoraphobie
Enuresis/Tic-Störungen	Zwangsstörungen
Geistige Behinderung	Substanzmißbrauch
Umschriebene Entwicklungsstörungen	Jugendliche Delinquenz

Ätiologie

Epidemiologische Studien sprechen dafür, daß sowohl psychosoziale als auch genetische und neurologische Faktoren für den ätiologischen Hintergrund wichtig sein können. Eine besonders einflußreiche Studie über psychosoziale Faktoren beinhaltete einen direkten Vergleich von Kindern aus einer heruntergekommenen Gegend innerhalb Londons mit Kindern aus kleinen Städten und ländlichen Regionen der Isle of Wight. Bei einer repräsentativen Stichprobe von Zehnjährigen aus beiden Gebieten wurden die gleichen zweistufigen Vorgehensweisen angewendet. Im Vergleich mit den Isle-of-Wight-Kindern hatten die Innenstadtkinder die doppelte Rate von Störungen des Sozialverhaltens, emotionalen Störungen und Lese-Rechtschreibschwierigkeiten. Dieser Unterschied schien hauptsächlich auf die hohe Rate der nachfolgend genannten psychosozialen Probleme in der Innenstadt zurückführbar zu sein: Eheschwierigkeiten, elterliche Erkrankung und Kriminalität, soziale Benachteiligung und Schulen mit einem hohen Durchlauf von Schülern und Lehrern.

Epidemiologische Zwillings- und Adoptionsstudien haben auf einen substantiellen genetischen Beitrag an vielen kinderpsychiatrischen Störungen hingewiesen. Im Falle des Autismus zum Beispiel konnte durch epidemiologische Studien bei Zwillingen eine sehr hohe Erblichkeit für einen „breiten Phänotyp“ gezeigt werden, der sowohl den frühkindlichen Autismus als auch weniger ausgeprägte Varianten derartigen Verhaltens einschloß. Genetische Faktoren scheinen ebenso eine wichtige Rolle bei den bipolar affektiven Störungen, der Schizophrenie, den Tic-Störungen, Zwangsstörungen und der Hyperaktivität zu spielen, so wie etwas weniger bedeutsam bei den häufigen Störungen des Sozialverhaltens und den emotionalen Störungen im Kindesalter zu sein.

Kinderpsychiatrische Störungen sind oft mit niedriger Intelligenz oder umschriebenen Lernstörungen verbunden. Obwohl diese Verbindungen sehr gut belegt sind, besteht hinsichtlich der *ursächlichen Mechanismen noch viel Unklarheit*. Zum einen können psychiatrische Probleme wie Hyperaktivität deutlich mit Lernleistungen interferieren. Andererseits können Frustration und Streß, die durch Lernprobleme verursacht sind, zu psychiatrischen Problemen führen. In wieder anderen Zusammenhängen können sowohl Lern- als auch Verhaltensprobleme die Auswirkung eines „dritten Faktors“ reflektieren, sei er psychosozial, genetisch oder neurologisch.

Epidemiologische Studien von Kindern mit kongenitalen und erworbenen Hirnstörungen haben besonders hohe Raten von assoziierten psychiatrischen Störungen erbracht. Die Raten waren viel höher als diejenigen, die man bei Kindern mit chronischen nicht-zerebralen Störungen gefunden hat, obwohl letztere in vergleichbarer Behinderung und Stigmatisierung resultierten. Dieser offensichtliche Zusammenhang zwischen Gehirn und Verhalten ist keineswegs überraschend, insbesondere nicht für denjenigen, der neurowissenschaftlich um das Gehirn als unserem höchsten Steuerorgan weiß und vielleicht auch noch an das Gehirn als das Organ des Geistes und der Seele im weitesten Sinne glaubt.

Transkulturelle Unterschiede

In einer multikulturellen Gesellschaft besteht bei epidemiologischen Studien ein besonderes Interesse zu prüfen, ob unterschiedliche Gemeinwesen unterschiedliche psychiatrische Profile bei Kindern hervorbringen. Wie sonst könnte man entscheiden, ob Minderheiten und Randgruppen angemessen betreut werden? Weiterhin muß bedacht werden, daß unser gegenwärtiges Wissen und unsere gegenwärtige Erfahrung in der Kinderpsychiatrie sich fast ausschließlich auf Untersuchungen „weißer“ Kinder bezieht. Transkulturelle Studien scheinen daher wichtig, um zu zeigen, ob unsere derzeitigen Einschätzungen von Klassifikation, Ätiologie, Pathogenese, Prognose, Behandlung und Prävention in gleicher Weise für Kinder mit verschiedenen kulturellen Hintergründen gelten. Zieht man die weltweiten epidemiologischen Untersuchungen zu den Achenbach-Fragebögen heran, so scheint dies (mit kleinen Abweichungen) für die Psychopathologie der Fall zu sein. Dennoch sollte der transkulturelle Faktor weiter Beachtung finden, denn wir kennen noch nicht alle Aspekte, insbesondere die unterschiedlichen Erziehungspraktiken, die körperlichen und sozialen Konsequenzen der Migration, unterschiedliche Erfahrungen mit Rassismus und Armut oder genetisch geprägte biologische Differenzen. Letztere sind z.B. im Rahmen der Entwicklungspsychopharmakologie von Bedeutung. Manche epidemiologischen Studien haben interessante Befunde zutage gefördert. So waren in einer Londoner Studie Kinder von Eltern, die auf dem indischen Subkontinent geboren wurden, weniger hyperaktiv als Vergleichskinder (hier wurden objektive Messungen der Aktivität und Aufmerksamkeit vorgenommen), aber sie waren gleich oder stärker hyperaktiv, wenn man das Lehrerurteil zugrunde legte. Dies läßt die Möglichkeit offen, daß eine inter-ethnische Fehlbeurteilung mit hinein spielen kann. Eine andere Londoner Studie zeigte, daß im Vergleich zu weißen Kindern afro-karibische Kinder häufiger Störungen des Sozialverhaltens in der Schule zeigten, aber nicht häufiger zu Hause. Eine mögliche Erklärung ist, daß das expansive Verhalten von schwarzen Kindern vielleicht eine Antwort auf ihre Erfahrungen mit dem Rassismus in der schulischen Umgebung war. Verschiedene Studien aus unterschiedlichen Ländern haben auch über höhere Raten von Autismus bei Kindern von Immigranten berichtet. Eine mögliche, aber unbewiesene Erklärung dafür ist, daß die überzufällige Häufigkeit von Autismus auf pränatale Infektionen mit Viren zurückzuführen ist, denen die Immigrantenmütter in ihren Ursprungsländern bisher nicht ausgesetzt waren. Allein aus diesen wenigen Beispielen wird deutlich, daß es viele plausible Erklärungen für transkulturelle Differenzen gibt. Es wird auch deutlich, daß hier noch großer Forschungsbedarf besteht.

Säkulare Trends

Zunehmend finden sich empirische Belege für eine eher pessimistische Sichtweise, die besagt, daß im Verlauf der Jahre die psychosozialen Auffälligkeiten bei Kindern und Jugendlichen immer deutlicher werden. Mit solchen Aussagen muß man allerdings zurückhaltend sein, denn die diagnostischen Kriterien und die Forschungsmöglichkeiten haben sich mit der Zeit verändert. Es ist offensichtlich schwer, eindeutig zu bestimmen, ob ein bestimmtes Problem tatsächlich häufiger geworden ist, oder ob wir heutzutage einen niedrigeren Schwellenwert ansetzen als früher, oder ob ein bestimmtes Problem heutzutage besser und häufiger erkannt wird, oder ob es nur aus bestimmten Gründen mehr in den Mittelpunkt der Betrachtung gerückt wird. Selbst wenn man all diese methodologischen Betrachtungen berücksichtigt, kann man sich doch des Eindrucks nicht ganz erwehren, daß in den letzten 50 Jahren ein Anstieg der psychosozialen Probleme von Kindern und Jugendlichen stattgefunden hat. Der Anstieg wird am deutlichsten in Bezug auf Kriminalität, Substanzmißbrauch, Depression und (fraglich) Suizidhandlungen. Im Hinblick auf Eßstörungen hat man zwar auch diesen Eindruck, aber er ist nicht eindeutig belegbar.

Übersichten zum Thema

Döpfner M, Plück J, Berner W, Fegert JM, Huss M, Lenz K, Schmeck K, Lehmkuhl U, Poustka F, Lehmkuhl G (1997) Psychische Auffälligkeiten von Kindern und Jugendlichen in Deutschland – Ergebnisse einer repräsentativen Studie: Methodik, Alters-, Geschlechts- und Beurteilereffekte. Zeitschrift für Kinder- und Jugendpsychiatrie und Psychotherapie 25:218–233

Rutter M (1989) Isle of Wight revisited: 25 years of epidemiological research in child psychiatry. Journal of the American Academy of Child and Adolescent Psychiatry 28:633–653

Weitere Leseempfehlungen

Bird HR (1996) Epidemiology of childhood disorders in a cross-cultural context. Journal of Child Psychology and Psychiatry 37:35–49

Höger C, Rothenberger A (1998) Provision of child and adolescent psychiatric services in the Federal Republic of Germany. European Child and Adolescent Psychiatry 7:716–718

Rothenberger A (1986) Kindheit im Mittelalter – aus der Sicht eines heutigen Kinderpsychiaters. Der Kinderarzt 17:589–598

Rutter M (1976) Isle of Wight studies, 1964–1974. Psychological Medicine 6:313–332

Rutter M, Smith DJ (eds) (1995) Psychosocial Disorders in Young People: Time Trends and Their Causes. Wiley, Chichester
(Diese ausführliche Übersicht dokumentiert die ansteigende Flut psychosozialer Probleme junger Menschen)

Rutter M, Tizard J, Whithmore K (eds) (1970) Education, Health and Behaviour. Longman, London
(Dies ist die ursprüngliche Beschreibung der Isle-of-Wight-Studie)

Verhulst FC, Koot HM (eds) (1995) The Epidemiology of Child and Adolescent Psychopathology. Oxford University Press, Oxford
(Eine Mischung methodischer und substantieller Beiträge namhafter Forscher)

KAPITEL 4

Bio-psychosoziales Entwicklungsmodell

Alle Sinne haben eine Verbindung zum Gehirn. Von der Sinneswahrnehmung leitet sich Erkenntnis und Wissen ab. Im Gehirn liegt die Souveränität des Geistes. Der Geist wird durch das Gehirn interpretiert.

(Alkmeon von Kroton, 5. Jhd. v. Chr.)

Gehirn und Verhalten

Die Beziehung zwischen Gehirnfunktion und Verhalten bei psychisch gestörten Kindern drückt sich in erster Linie in den höheren kognitiven Funktionen aus (z. B. Sprechen und Sprache, schlußfolgerndes Denken, Selbststeuerung der Bewegung). Viele Entwicklungsstörungen und entwicklungspsychopathologischen Syndrome sind auf verschiedenen Ebenen zu erkennen über:

- Beobachtbares Verhalten (z. B. Tics, Zwänge, Rechtschreibschwierigkeiten)
- Neurologische Untersuchung (z. B. Koordinationsprobleme)
- Neuropsychologische Testung (z. B. exekutive Funktionen, HAWIK)
- Ableitung der hirnelektrischen Aktivität (z. B. Alpha-Theta-Quotient, epileptiforme Potentiale)
- Kernspintomographie (z. B. Pseudoatrophie bei Anorexia nervosa)
- Neurochemische Parameter (z. B. Purinstoffwechsel bei Lesh-Nyhan-Syndrom)
- Chromosomenuntersuchung (z. B. Fragiles-X-Syndrom)

Diese Zusammenhänge dürfen aber nicht darüber hinwegtäuschen, daß wir nur eine erste Annäherung an eine störungsspezifische Beziehung zwischen Gehirnfunktion und Verhalten erreicht haben. Insbesondere müssen wir uns davor hüten, die im Erwachsenenalter gefundenen Zusammenhänge ohne Modifikation auf Kinder zu übertragen. Wir könnten dabei in verschiedene *Fallstricke* geraten:

- *Differentielle Sensitivität* (d. h. Untersuchungen, die eine ausreichende Sensitivität haben, um bei Erwachsenen allgemeine Hirnfunktionen aufzudecken, besitzen nicht notwendigerweise die gleiche Sensitivität im Kindesalter).

- *Ähnliche Fertigkeiten* (d.h. wenn ein Test im Erwachsenenalter bestimmte frontalhirnsensitive exekutive Funktionen mißt, so gilt das noch lange nicht für Kinder verschiedenen Alters).
- *Spezielle Zeichen* (d.h. in der Folge eines Schädelhirntraumas gibt es kein dafür spezifisches und einheitliches Symptommuster).
- *Gehirn-Verhalten-Isomorphismus* (d.h. man darf neurophysiologisch erfaßte zerebrale Dysfunktionen nicht als vollständige Beschreibung der Gehirnaktivität interpretieren, sondern kann sie eher auf der Verhaltensebene suchen. Aber: Gleiches Verhalten – Denken und Fühlen sei hier eingeschlossen – beinhaltet noch lange nicht eine gleichartige strukturelle und funktionelle Gehirnsituation).

Außerdem muß man bei diesen Betrachtungen die möglichen Interaktionen zwischen Gehirn, Verhalten und psychosozialen Variablen (im Entwicklungsverlauf) bedenken. Diese trifft z.B. auch für die neurophysiologische Ebene der Untersuchung zu: Es ist bekannt, daß bereits bei drei Monate alten Säuglingen wesentliche Einflüsse psychosozialer Risiken auf neurologische Funktionen und hirnelektrische Aktivität (auditorisch evozierte Potentiale) vorliegen. Dabei ist nicht ohne weiteres zu entflechten, ob dies eher Umgebungsfaktoren und/oder genetische Faktoren widerspiegelt, denn Kinder aus widrigen familiären Verhältnissen haben ein erhöhtes Risiko im Hinblick auf Mangelernährung, Lernstörungen, Bleiintoxikationen und eine Vielzahl anderer Probleme, die mit Armut verbunden sind. Daher sind Umgebungsprobleme im Rahmen der kindlichen Entwicklung nicht nur auf psychosoziale/psychodynamische Aspekte zu begrenzen. Vielmehr wirken sie sich auch auf genetische, neuronale und hormonale Bereiche aus.

Geschichtliche Aspekte

Um 1960 waren biologische Aspekte in der Kinder- und Jugendpsychiatrie fast nicht vorhanden, obwohl verschiedene psychopharmakologische Entdeckungen (z.B. Neuroleptika, Antidepressiva, Benzodiazepine, Lithium) im Rahmen der Erwachsenenpsychiatrie eine enorme Veränderung in Therapie und Forschung mit sich brachten. Die Neurobiologie bekam nach und nach gegenüber dem Psychologisieren wieder mehr Gewicht, und man konnte sich mit neuem Mut den schwerkranken Menschen mit Psychosen zuwenden.

Die Kinderpsychiatrie schien lange Zeit von diesem biologischen Umschwung unberührt zu bleiben. Allerdings gab es eine Ausnahme, die sich als eigenständiger kinderpsychiatrischer Faden bis heute verfolgen läßt. Es geht dabei um die medikamentöse Behandlung hyperaktiver Kinder mit Stimulanzien. Mittlerweile hat die Erwachsenenpsychiatrie (die Diagnose eines ADHD im Erwachsenenalter wird zunehmend gestellt) die Erfahrungen der Kinder- und Jugendpsychiatrie aufgegriffen.

Die damalige Idee von Strauss einer spezifischen Beziehung zwischen frühkindlicher Hirnschädigung und Verhalten war zwar falsch, sie hat aber in den darauf folgenden zwanzig Jahren die Kinderpsychiatrie wesentlich beeinflußt, ehe sie durch verschiedene epidemiologische und experimentelle Studien, die „handfestere" und präzisere Modelle zu Gehirnfunktion und Verhalten entwickelten, abgelöst wurde.

Gleichermaßen hat sich im Verlaufe der letzten Jahrzehnte ein mehr neuropsychologisch geprägtes Denkmodell über die Beziehung zwischen Gehirnfunktion und Verhalten verändert. Das Pawlowsche Denken in bedingten Reflexen ging davon aus, daß dadurch die kognitive Entwicklung ihren Lauf nehme. Vorausgesetzt wurde eine Grundausstattung des Gehirns, die im wesentlichen mit der Geburt gegeben sei. Die postnatale Modifikation der Mikrostruktur des Gehirns war, aus dieser Sichtweise, das Resultat von Erfahrungen. Das Gehirn antwortete auf seine Umgebung allerdings nur in einer relativ passiven Art und Weise. Die dann im Gehirn bewirkten Veränderungen bestimmten die nachfolgenden Reaktionen des Organismus auf die externalen Stimuli. Heutzutage wissen wir, daß die Plastizität und Adaptivität des menschlichen Gehirns viel größer und die Anpassungsvorgänge viel aktiver sowie komplexer sind als damals gedacht wurde. Das Gehirn ist zum Zeitpunkt der Geburt noch strukturell unreif. Sein entscheidendes weiteres Wachstum findet während der Kindheit statt. Dies bezieht sich nicht so sehr auf die Anzahl der Neuronen, sondern auf die Entwicklung von Verbindungen zwischen den Nervenzellen. So findet während der ersten Lebensjahre ein sehr starkes Auswachsen der Nervenverzweigungen statt, welches gleichzeitig mit einem selektiven, funktionsgesteuerten Verlust dieser Verbindungen einhergeht (d.h.: Was nicht benutzt wird, verkümmert/verschwindet). Dieser Vorgang wird sowohl von genetischen Informationen als auch von Umgebungsfaktoren beeinflußt. Schließlich bleiben nur solche Verbindungen als funktionstüchtig übrig, die sich als besonders wichtig und stabil für das Eigenverhalten und die Kommunikation des Individuums erwiesen haben.

Entwicklungspsychopathologie

Es steht fest, daß sich während der Entwicklungsphase *biologische und psychologische Prozesse gegenseitig beeinflussen* und dadurch lang andauernde Effekte zustande kommen. So kann es sein, daß Abnormitäten der Zellmigration oder frühe Frontalhirnverletzungen keinen sofortigen Verhaltenseffekt zeigen, da die entwicklungsbezogen abgeforderte zentralnervöse Leistung am Anfang noch erbracht werden kann, später aber den Anforderungen der Entwicklung nicht mehr genügt („Schläfereffekt"). Sie stehen daher offenbar im Zusammenhang z.B. mit späteren Lese-Rechtschreibschwierigkeiten, Schizophrenie und Selbstregulationsproblemen in der Pubertät.

Auch Umgebungseinflüsse wie frühkindliche Deprivation oder Refraktionsanomalie auf einem Auge können später wirksame und lang anhaltende Nachteile mit sich bringen, die teilweise nicht mehr kompensiert werden können. Andererseits gibt es angeborene Hirnfunktionen, die sich weitgehend unabhängig von Umgebungsreizen entwickeln (z. B. die Fähigkeit von Säuglingen, die Mitglieder der eigenen Spezies zu erkennen).

Das Gehirn ändert sich also während der Kindheit sowohl selbst-aktiv aufgrund seines genetischen Programmes und gleichzeitig in Wechselwirkung mit seiner Umgebung (von der zellulären Ebene bis zu komplexen neuronalen Netzwerken). Dabei ist der Einfluß persönlicher Beziehungen und Bindungen auf die menschliche Gehirnentwicklung noch weitgehend unbekannt. Die *Kompensationskraft des kindlichen Gehirns* wird aber dadurch deutlich, daß selbst bei extrem bindungsgestörten und massiv vernachlässigten und mißhandelten Kindern später immer noch eine normale Entwicklung von Intelligenz und Persönlichkeit möglich ist, vorausgesetzt sie werden dann optimal psychosozial unterstützt. Mit stärkeren Einschränkungen gilt das auch für die Sprachentwicklung deprivierter Kinder (z. B. sog. „Wolfskinder“). Im Hinblick auf das Gehirn heißt das, daß Gehirnstruktur und Gehirnfunktion durch die negativen Einflußnahmen verändert wurden. Diese Kinder haben offenbar viele Möglichkeiten der Entwicklung verloren, aber doch noch soviele schützen können, daß sie eine optimale Förderung zu ihrem Vorteil nutzen konnten. Es wird also bei der Betrachtung von Gehirnfunktion und Verhalten immer darum gehen, daß man sowohl genetische Ausstattung als auch psychosoziale Bindungen und sachliche Eigenschaften der Umgebung in Betracht zieht, wenn man die kognitive, emotionale, motorische und soziale Entwicklung eines Kindes betrachtet.

Dabei sollte man sich die folgenden *fünf Punkte* stets vor Augen halten:

- Selbst scheinbar lokalisierte Schädigungen des Gehirns wirken sich nicht nur auf die Funktion der benannten Stelle aus. Die Netzwerkorganisation des Gehirns führt dazu, daß verschiedene Funktionen in komplexer Art und Weise betroffen sind. Gleichzeitig ist dies eine Chance für Adaptations- und Kompensationsvorgänge.
- Die neuronalen Netzwerke des Gehirns entwickeln sich zu unterschiedlichen Zeiten und arbeiten daher in verschiedenen Altersstufen unterschiedlich zusammen. Der gleiche psychische Vorgang kann zu verschiedenen Zeiten der Hirnentwicklung von unterschiedlichen Netzwerken unterstützt werden. Der Verlauf einer psychischen Störung kann sich daher vom Verlauf der zugrundliegenden neurologischen Beeinträchtigung unterscheiden.
- Die Störung eines grundlegenden neuropsychologischen Prozesses wird nicht notwendigerweise zu einem charakteristischen psychiatrischen Syndrom führen.
- Biologische und psychologische Maße repräsentieren unterschiedliche Analyseebenen der Gehirnaktivität und nicht eine unterschiedliche Klasse von Ereignissen. Ist eine Gehirnauffälligkeit physiologisch belegbar,

so kann man die Ätiologie nicht automatisch auf einen organischen Ursprung zurückführen; sie kann auch mit psychosozialen Einflüssen zusammenhängen.

- Der Entwicklungsverlauf verschiedener neuropsychiatrischer Störungen legt nahe, daß sowohl psychologische als auch biologische Faktoren in verschiedener Art und Weise wirksam werden können.
  Beispiel: Beim Autismus persistieren charakteristische kognitive und soziale Beeinträchtigungen bis ins Erwachsenenalter. Diese sind durch den kognitiven Status im Kindesalter voraussehbar. Im Gegensatz dazu kann sich bei der Hyperaktivitätsstörung ein Übergang von kognitiven Beeinträchtigungen zu antisozialem Verhalten ergeben. Hier läßt sich über die intrafamiliären Beziehungen eine Voraussage anstellen.

Im Hinblick auf die verschiedenen Möglichkeiten der *Interaktion* zwischen psychosozialen und biologischen Faktoren kennen wir zum einen additive Effekte (beide Faktoren wirken unabhängig voneinander), transaktionelle Effekte (der eine Faktor erhöht die Prävalenz des anderen), tatsächliche Interaktionen (jeder Faktor kann die Empfindlichkeit des Organismus gegenüber dem anderen Faktor erhöhen; z. B. Potenzierung des Streßerlebens durch biologische Beeinträchtigung). Darüber hinaus muß man noch an komplexere Interaktionen denken, die selbst wieder durch äußere Einflüsse moduliert werden können. Man kann sich daher vorstellen, wie schwierig es ist, im klinischen Einzelfall die bio-psychosozialen Entwicklungszusammenhänge adäquat zu erfassen und zu bewerten. Auf jeden Fall sollte dabei die Gehirnreifung des Kindes immer im Mittelpunkt stehen.

Allgemeine Gehirnentwicklung

Sämtliche kinder- und jugendpsychiatrischen Störungen entstehen im Zeitraum der Gehirnentwicklung. Diese Entwicklung und die damit einhergehenden Ausformungen der sensomotorischen, kognitiven, emotionalen und sozialen Fertigkeiten und Fähigkeiten der Kinder und Jugendlichen hängen von angeborenen Voraussetzungen wie auch von den jeweils vorgefundenen und/oder vom Kind und Jugendlichen aktiv mitgestalteten psychosozialen bzw. soziokulturellen Entwicklungsbedingungen ab. Dabei können kritische zentralnervöse Entwicklungsphasen beschrieben werden, die offenbar durch eine besonders rasche und damit auch vulnerable Ausbildung einzelner Gehirnstrukturen bzw. neuronaler Regelkreise gekennzeichnet sind. Wechselwirkungen zwischen neuronaler Aktivität und sensorisch erfaßbarer Umgebung spielen hierbei eine grundlegende Rolle.

Angaben über die Zeitspanne der Gehirnentwicklung reichen von der zweiten postkonzeptionellen Woche bis in die Mitte des dritten Lebensjahrzehntes. So ergaben z. B. Untersuchungen zur Wachstumsperiode des Corpus callosum, einem Teil des neuronalen Netzwerkes des Gehirns von höchster Ordnung und spätester Reifung, Größenzunahmen bis etwa zum

25. Lebensjahr oder Untersuchungen der Myelinisation der Lamina medullaris superior entlang der Oberfläche des Gyrus parahippocampalis, einer wichtigen Region kortikolimbischer Verbindungen, Zunahmen bis über den Zeitraum der Adoleszenz hinaus. Die grundlegenden Regulationsprozesse dieser Entwicklungsschritte sind genetisch determiniert; zu jedem Zeitpunkt der Entwicklung können aber epigenetische Faktoren und Umweltfaktoren diese genetische Regulation modulieren.

Bestimmte kinder- und jugendpsychiatrische Störungen haben ein bevorzugtes Erstmanifestationsalter, betreffen also ein sich in Entwicklung befindendes Gehirn in einem bestimmten Zeitraum. Von therapeutischer und prognostischer Relevanz ist hierbei, ob bis zum Beginn der neuropsychiatrischen Auffälligkeiten bzw. Störungen eine adäquate Gehirnentwicklung vonstatten gehen konnte, oder ob eine Entwicklungsverzögerung bzw. Entwicklungsabweichung vorliegt.

Bei einer *Entwicklungsverzögerung* entspricht der Entwicklungsstand eines Kindes nicht seinem chronologischen Alter; dieser kann aber den Normen einer früheren Altersstufe zugeordnet werden (Beispiel: Enuresis nocturna). Wichtig ist, daß im weiteren Verlauf ein altersgemäßer Entwicklungsstand bzw. dem entsprechend eine adäquate strukturelle und funktionelle Gehirnorganisation erreichbar sind. Bei einer *Entwicklungsabweichung* entspricht der Entwicklungsstand ebenfalls nicht dem chronologischen Alter eines Kindes. Dieser kann aber hier nicht den Normen einer früheren Altersstufe zugeordnet werden (Beispiel: Lese- und Rechtschreibstörung). Wichtig ist, daß im weiteren Verlauf aufgrund persistierender Abweichungen in der Gehirnorganisation kein altersgemäßer Entwicklungsstand erreichbar ist.

Steuerungs-, Kontroll- und Regulationsprozesse

Zur Steuerung und Kontrolle ihres Verhaltens können Kinder und Jugendliche mit zunehmendem Alter besondere Fähigkeiten einsetzen, die durch das Konstrukt der *exekutiven Funktionen* beschrieben werden. Als wesentliche Aufgaben dieses „processing systems“ werden die „Hervorbringungen“ generalisierter Strategien zur Erreichung von Problemlösungen angesehen, wozu insbesondere planvolle und miteinander koordinierte Handlungssequenzen sowie die Hemmungen unangemessener, nicht zur Lösung einer Aufgabe führender Verhaltensweisen erforderlich sind (Box 4.1). Dieses besonders auf den Aktivitäten neuronaler Netzwerke des präfrontalen Kortex beruhende System wird als eine „Superstruktur“ im Vergleich zu den übrigen „Teilen“ des Kortex angesehen, deren universelle Funktion die „supervidierende“ Verhaltensregulation ist und somit die komplexesten Formen bewußter Aktivität ermöglicht. Dysfunktionen bzw. Defizite dieser Fähigkeiten der motorischen, kognitiven, emotionalen und sozialen Verhaltenssteuerung, Verhaltenskontrolle und Verhaltensregulation spielen in unterschiedlicher Gewichtung bei den in der ICD-10 unter F9 aufgeführten Stö-

Box 4.1 Koordinations- und Kontrollfunktionen des Frontalhirns

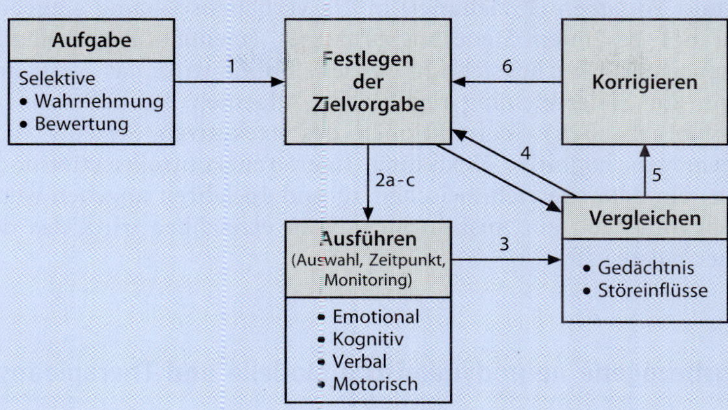

Zeitliche Sequenz der Verarbeitungsschritte beim Bewältigen einer Aufgabe (1–6).
Zu dem Ausführungsschritt (2) gehören u.a. folgende Aspekte: (a) Aufrechterhaltung einer zielgerichteten mentalen Repräsentation über Ort und Zeit. Sie kann während des Abstimmungsprozesses evtl. neu festgelegt werden (Flexibilität). (b) Sequentielle Planung des Lösungswegs. (c) Hemmung von Interferenzen.

Anmerkung: Die bimodale Reaktion auf Streß (mit der Ausschüttung von Noradrenalin und Dopamin) führt einerseits zu Störungen der steuernden kognitiven Frontalhirnfunktionen (z.B. Arbeitsgedächtnis) und andererseits zur Aktivierung der raschen, habituierten bzw. instinktiven Mechanismen subkortikaler Regelsysteme (z.B. Amygdala-Hippocampus) mit Ausbildung streßgeprägter Erinnerung). Ob dies eine passende Modellvorstellung für die Entstehung posttraumatischer Belastungsstörungen sein kann und/oder die präfrontalen kortikalen Defizite bei manchen psychiatrischen Störungen (z.B. Depression, Schizophrenie, Hyperaktivitätsstörung) erklärt, müssen weitere Untersuchungen prüfen.

rungsbildern eine entscheidende Rolle. Andererseits können psychisch auffällige Kinder und Jugendliche durch Aktivierung dieser neuronalen frontokortikalen Steuerungs- und Kontrollsysteme bzw. durch Einsatz dieser exekutiven Funktionen in jeweils unterschiedlichem (und therapeutisch evtl. förderbarem) Umfang die Symptome ihrer Störung „gegenregulieren" bzw. kompensieren.

Im Entwicklungsverlauf dieser exekutiven Funktionen wurde besonders die Ausbildung der Selbstkontrolle betont, d.h. das zunehmende Vermögen der Kinder, ein zielorientiertes Verhalten erfolgreich auch im Kontext unterschiedlicher Umweltbedingungen durchzuführen. Fähigkeiten zu einem autonomen bzw. umweltunabhängigen Handeln konnten hierbei schon bei Kindern im Alter von 18 Monaten aufgezeigt werden. Auch die Fähigkeiten, Verhalten zu planen und danach eine mentale Repräsentation des Handlungssets aufrechtzuerhalten, können schon im Kleinkind- und Kindergartenalter ausgebildet sein. Die Fähigkeiten zur Steuerung und Kontrolle des eigenen Verhaltens entwickeln sich über den gesamten Zeitraum der Kindheit weiter. Dabei können auch zunehmend sozial bedingte Forderungen und Vorgaben (Erziehung!) in die Verhaltensplanung eingebaut und während des gesamten Steuerungsprozesses (mentale Repräsentation im „Arbeitsspeicher") berücksichtigt werden. Somit wird das Verhalten entsprechend zur Zielerreichung regulierbar. Allgemein kann für die zahlreichen (hypothetischen) Teilfunktionen des exekutiven Systems (u.a. Planungsvermögen, kognitive Flexibilität, Interferenzkontrolle, intermodale Integration) ein Altersbereich zwischen 10 und 16 Jahren angeben werden, in dem nach und nach ein Ausführungsniveau erreichbar wird, das dem Erwachsener entspricht.

Störungsbezogene neurodynamische Modelle und Therapieansätze

Die biologisch-kinderpsychiatrische Forschung der letzten zwei Jahrzehnte erarbeitete eine Fülle neuer Erkenntnisse, aus denen sich mittlerweile empirisch belegte neurodynamische Modellvorstellungen ableiten lassen. Darüber hinaus können sie sinnvoll (theoretisch und praktisch) mit der Verhaltenstherapie sowie der Psychopharmakotherapie verknüpft werden. Damit ist der Bogen von der Gehirnfunktion zum Verhalten (und zurück) immer besser zu schlagen. Daraus ergeben sich neue interaktionale Forschungsansätze, die in den nächsten Jahren entscheidende Fortschritte für Forschung und Praxis der Kinder- und Jugendpsychiatrie erwarten lassen. Der derzeitige Stand solcher Überlegungen ist in Tabelle 4.1 skizziert. Er wird in den Kapiteln zu den spezifischen Störungen wieder aufgegriffen.

Grundstörungen und assoziierte neuropsychiatrische Symptomatik

Bei psychiatrisch auffälligen Kindern und Jugendlichen lassen sich nur selten ausschließlich die für eine bestimmte Störung charakteristischen Befunde („diagnostische Leitlinien") feststellen. Meist liegen neben einer „Kernsymptomatik" weitere psychische oder Verhaltensauffälligkeiten vor, die in nicht unerheblichem Umfange auch therapeutische Interventionen erforderlich machen und/oder den Verlauf bzw. die Prognose einer Störung ungünstig beeinflussen können. So wurden in dem Abschnitt F9 sogar zwei Ausnahmen von einer allgemeinen ICD-10-Regel gemacht, indem hier kombinierte Kategorien, „hyperkinetische Störung mit Störung des Sozialverhaltens" (F90.1) bzw. „Störung des Sozialverhaltens mit emotionaler Störung" (F92), verwendet werden können. Dies wurde wegen der klinischen Bedeutung, der häufigen Koexistenz und der Mischung dieser Symptome für gerechtfertigt gehalten. Darüber hinaus scheinen aber auch „Nachbarschaften" zwischen bestimmten Störungsbildern aufgrund neurobiologischer Grundlagen bzw. pathophysiologischer Zusammenhänge vorzuliegen,

Tabelle 4.1. Neurodynamische Modelle tragen dazu bei, die Wirkungsweise effektiver Therapieansätze besser zu verstehen und evtl. zu verbessern

Störungsbild	Modell	Neurobiologische Grundlagen	Regulation/Kompensation	Therapie
Anorexia nervosa	Kognitiv-emotionale Fehleinschätzung des eigenen Körperbildes; mangelnde kognitive Flexibilität	Funktionelle Entkoppelung kortikaler vs. subkortikaler hirnelektrischer Prozesse; mangelnde neuronale Modulationsfähigkeit. Zudem: Verschiedene Folgen des Hungerns (z. B. Pseudoatrophie des Gehirns, Leptinveränderungen, Neurotransmitterstörungen, erniedrigte Schilddrüsenfunktion und Knochendichte, Hormonprobleme)	Integration und Abstimmung der neuronalen Regelkreise; Stoffwechselnormalisierung	Verhaltenstherapie (z. B. Eßtraining, kognitive Strukturierung, Physiotherapie); Gewichtszunahme
Autismus	Mangelnde emotional-kontextuelle Zuordnungsfähigkeit; Störung sprachlich-kommunikativer Funktionen (Empathie/Exekutive Funktionen)	Dysfunktion sensorischer Inte gration/ Reagibilität; mangelnde Leistung/Struktur und Abstimmung neuronaler Netzwerke (z. B. Frontalhirn, Temporallappen, Kleinhirn)	Förderung von Entwicklung und Integrationsvorgängen sowie der Kommunikation	Verhaltenstherapie, Heilpädagogik (z. B. sensomotorisches Training)
Emotionale Störungen	Gestörte Aktivierung, Reagibilität und Regulation emotionaler Prozesse	Dysfunktion emotionaler Regulationsprozesse (prä)frontolimbischer Regelkreise; „*Entwicklungsrückstand*" im Sinne destabilisierter neuronaler Systeme	Optimierung emotionaler Regulationsprozesse durch kognitive Steuerungs- und Kontrollfunktionen („kognitive Steuerung emotionalen Arousals"); („emotionale Synchronizität" mit Bezugspersonen)	Erwerb und Automatisierung neuer Reaktionsmöglichkeiten, besonders bei Streßbelastungen (kognitive Therapie, Biofeedback)
Enuresis nocturna	Gestörte Kontrolle der Blasenentleerung	Dysfunktion mesopontiner retikulärer Neuronensysteme; Arousal-Dysfunktion (*Entwicklungsverzögerung*); zirkadiane ADH-Dysfunktion (verminderte Blasenkapazität?, ADH-Rezeptor-Dysfunktion?)	Nachreifung neuronaler Systeme zur Blasenkontrolle; Verbesserung von Aufmerksamkeit und Signalerkennung, (nächtliche) ADH-Substitution	„Beruhigendes Abwarten", Kalender; Alarmgerät; Desmopressin

Tabelle 4.1 (Fortsetzung)

Störungsbild	Modell	Neurobiologische Grundlagen	Regulation/Kompensation	Therapie
Hyperkinetische Störungen	Gestörte Sterуerung und Kontrolle zielgerichteter und/oder flexibler Verhaltensweisen, insbesondere kognitiver und motorischer Prozesse	Dysfunktion frontostriataler Regulationssysteme; Inhibitionsdefizit kognitiver und (senso)-motorischer Prozesse; gestörte frontalhirnsensitive exekutive Funktionen; verminderte dopaminerge (und noradrenerge Aktivität) (*Entwicklungsverzögerung, Entwicklungsabweichung*)	Aktivierung frontokortikaler Steuerungs- und Kontrollsysteme („Gegenregulation"/ Verstärkung neuronaler Inhibitionsmechanismen kognitiver und motorischer Prozesse). Kurzfristig: Erhöhte Transmission von Dopamin (und Noradrenalin); langfristig: Nachreifung und Neuorganisation neuronaler Systeme zur Verbesserung von Steuerungs- und Kontrollfunktionen	Multimodes Vorgehen u. a. mit Kontingenzmanagement, Selbstinstruktionsprogrammen, kognitivem und sensomotorischem Training; (Neurofeedback); Elterntraining, Methylphenidat (Amphetaminsulfat, Desipramin)
Lese- und Rechtschreibstörung	Partielle Hirnleistungsschwäche der Kommunikationsfunktionen	Dysfunktion links-temporoparietaler und frontaler Neuronensysteme; (*Entwicklungsabweichung*)	Neuorganisation neuronaler Systeme zur Übernahme von Kommunikationsleistungen (links-parietale Arousalprozesse?); z. B. Diskonnektion mit Defizit im phonologischen Arbeitsgedächtnis (Verbesserung des „Interhemisphärischen Austausches?")	Übungsbehandlung
Rechenstörung	Partielle Hirnleistungsschwäche der Zahlenverarbeitung	Dysfunktion in Eigenleistung und Koordination von drei verschiedenen Neuronensystemen (Hirnmodule); linkshemisphärisch (sprachliche Komponente, oft mit Schwächen von Lesen und Schreiben); rechtshemisphärisch (visuell-räumliche Komponente); frontolimbisch (Zahlenschätzungskomponente)	Neuorganisation der Subsysteme und ihrer gegenseitigen Abstimmung	Übungsbehandlung Vermeidung emotionaler Störeinflüsse

Störungen des Sozialverhaltens	Gestörte Steuerung und Kontrolle sozialer, autonomer und emotionaler Prozesse (mangelhafte Verhaltensformung)	Dysfunktion sozialer und autonomer Regulationsprozesse; „*Entwicklungsrückstand*" in Speicherung und Integration sozialer Vorgaben (u. a. aufgrund von Erziehungsdefiziten)	Verbesserung der Verhaltenskontrolle; Veränderung der „Reaktionsbereitschaften"; inhaltliche Ausrichtung auf positive Ziele und Verhaltensregeln	Langfristige verhaltenstherapeutische und pädagogische Maßnahmen („Verhaltensformung") in strukturierten Settings
Stottern	Gestörte Steuerung und Kontrolle des Sprechvorgangs	Dysfunktion am Sprechvorgang beteiligter neuronaler Systeme (linker prämotorischer Kortex, Sprachproduktionssystem, Basalganglien) (*Entwicklungsverzögerung?*)	Nachreifung neuronaler Systeme zur Sprechkontrolle; (D_2-Rezeptorblockade)	Übungsbehandlung (Tiaprid)
Tic-Störungen	Gestörte Steuerung und Kontrolle motorischer Prozesse	Dysfunktion im sensomotorischen Regulationssystem (u. a. Basalganglien, Motorkortex); Inhibitionsdefizit motorischer Prozesse; erhöhte dopaminerge Aktivität (*Entwicklungsabweichung?*)	Aktivierung frontokortikaler Steuerungs- und Kontrollsysteme („Gegenregulation")/ Verstärkung neuronaler Inhibitionsmechanismen motorischer Prozesse. Dopamin-2-Rezeptorblockade	Einüben der motorischen Gegenantwort („habit reversal training"); (Neurofeedback); Relaxationstechniken als „Drang-Stopp" Tiaprid, Pimozid (Risperidon, Sulpirid, Clonidin)
Zwangsstörung	Gestörte Steuerung und Kontrolle kognitiver (und emotionaler) Prozesse; „kognitiv-emotionale Dissonanz"	Dysfunktion im kognitiv-emotionalen Regulationssystem (u. a. orbitofrontaler Kortex, Gyrus cinguli, Nucleus caudatus); Inhibitionsdefizit kognitiver Prozesse; verminderte serotoninerge Aktivität; frontalhirnsensitive exekutive Funktionen gestört („*Entwicklungsabweichung?*")	Aktivierung frontokortikaler Steuerungs- und Kontrollsysteme („Neutralisierung")/ Verstärkung neuronaler Inhibitionsmechanismen kognitiver und emotionaler Prozesse; 5HT-Rückaufnahmehemmung; langfristig: Umstrukturierung bisher rigider neuronaler Systeme	Reizexposition mit Reaktionsverhinderung (plus Angstmanagement) Clomipramin, Fluoxetin, Fluvoxamin, Sertralin, Citalopram

Entwicklungsverzögerung: Entwicklungsstand entspricht nicht dem chronologischen Alter des Kindes, kann aber den Normen einer früheren Altersstufe zugeordnet werden. Im weiteren Verlauf ist ein altersgemäßer Entwicklungsstand erreichbar.
Entwicklungsrückstand/Entwicklungsdefizit: Komplexe und effektive neuronale Verschaltungsmuster konnten nicht geformt werden, z. B. aufgrund mangelnder Anregung und/oder chronischer ungünstiger Streßbelastungen.
Entwicklungsabweichung: Entwicklungsstand entspricht nicht dem chronologischen Alter des Kindes und kann nicht den Normen einer früheren Altersstufe zugeordnet werden. Im weiteren Verlauf ist kein altersgemäßer Entwicklungsstand erreichbar.

so etwa die Kombinationen von Hyperaktivitätsstörung und Tic-Störung oder Tic- und Zwangsstörung, bei der sogar von einem Symptomspektrum bzw. Symptomkontinuum gesprochen werden kann. Wie in solchen Fällen das neurodynamische Zusammenspiel ablaufen könnte, ist im einzelnen noch zu klären.

Abhängigkeit von psychosozialen Umständen

Neben den auf den ersten vier Achsen des multiaxialen Klassifikationsschemas (MAS) beschriebenen Störungen bzw. Auffälligkeiten (siehe Tabelle

Box 4.2 Bio-psychosoziales Entwicklungsmodell

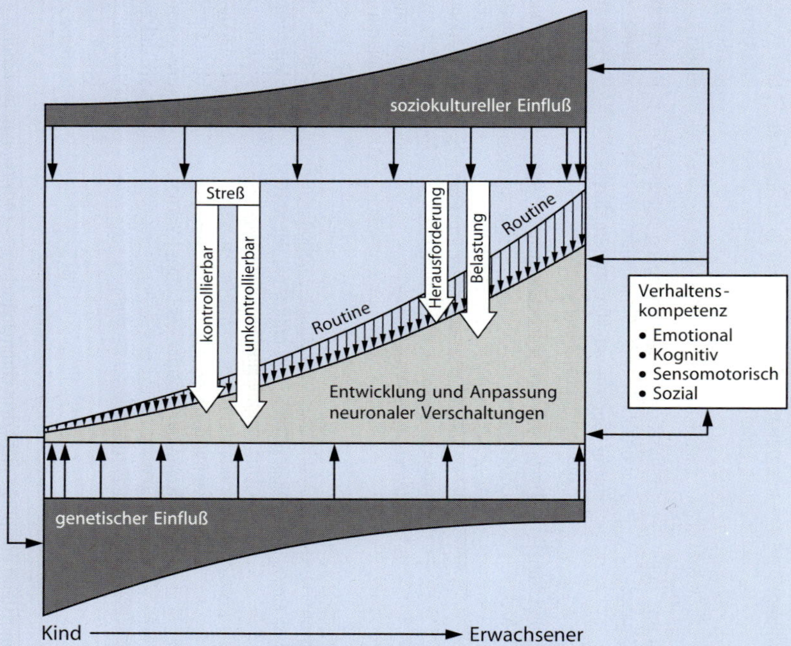

Der Erwerb von Verhaltenskompetenz spiegelt sich in der Interaktion zwischen angeborenen Merkmalen und aktuellen psychosozialen Lebensbedingungen wider. Die genetisch bestimmten neuronalen Verschaltungen werden durch Routineanforderungen, kontrollierbaren psychosozialen Streß (Herausforderungen) und unkontrollierbaren psychosozialen Streß (Belastungen) geformt. Man nimmt an, daß mit zunehmenden soziokulturellen Einflüssen die genetischen Einflüsse auf die Entwicklung und Anpassung neuronaler Verschaltungen und das Verhalten während der Entwicklung vom Kind zum Erwachsenen schwächer werden. Genetische Diathese (vererbt oder erworben) kann über chronischen Streß zu bestimmten Verhaltensauffälligkeiten bei Kindern und Jugendlichen führen.

2.2) müssen im Bereich der Kinder- und Jugendpsychiatrie die psychosozialen Umstände (MAS-Achse 5) unbedingt berücksichtigt werden. Dabei sind wechselseitige Beziehungen zwischen der Ausprägung (und Prognose) einer klinisch-psychiatrischen Symptomatik und der Qualität/Quantität dieser psychosozialen Umstände anzunehmen. So ist z. B. bei einem Kind mit Hyperaktivitätsstörung eine unzureichende elterliche Aufsicht und Steuerung von Nachteil, hingegen adäquate, dem schwierigen Verhalten angepaßte Erziehungsbedingungen von Vorteil. Dies bedeutet für die Therapieplanung, daß bei einem psychisch auffälligen Kind oder Jugendlichen Verbesserungen unzureichender psychosozialer Umstände – und dadurch bedingte Modifikationen entsprechender neurobiologischer Substrate (s. u.) – für einen Behandlungserfolg eine wesentliche Bedeutung einnehmen können. Entscheidend ist die Überlegung, welches psychosoziale Bedingungsgefüge eine bestmögliche Entwicklung des Kindes oder Jugendlichen auf sensomotorischer, kognitiver, emotionaler und sozialer Ebene erwarten läßt. Eine solche „Entwicklungssichtweise" ist für die therapeutischen Interventionen im Kindes- und Jugendalter den wichtigen symptomorientierten Behandlungsmaßnahmen beigeordnet, wobei aber auch die individuellen Fähigkeiten zur Verhaltenssteuerung und Verhaltenskontrolle sowie die willentliche Beeinflussung von Regulationsprozessen (s. o.) mit zunehmendem Alter ein immer stärkeres Gewicht einnehmen sollten.

Bezüglich günstiger bzw. ungünstiger psychosozialer Umstände kann auf neurobiologischer Ebene immer deutlicher die Bedeutung psychosozialen Stresses für die strukturelle und funktionelle Gehirnentwicklung herausgearbeitet werden. In Abhängigkeit vom jeweils erreichten Entwicklungsstand, bisherigen Erfahrungen und dem aktuellen Kontext können dabei *psychosoziale Stressoren* als kontrollierbar im Sinne einer *Herausforderung* oder als unkontrollierbar im Sinne einer schweren *Belastung* empfunden werden. Im ersten Fall kommt es über eine Aktivierung streßsensitiver kortikaler und subkortikaler neuronaler Verschaltungen zu einer präferentiellen Stimulation des zentralen und peripheren noradrenergen Neuromediatorsystems und infolge dieser Stimulation zur Bahnung und Festigung bereits angelegter zentralnervöser Verschaltungsmuster mit nachfolgend adäquaten Verhaltensweisen zur Streßbewältigung. Sind keine solchen geeigneten Verhaltensweisen aktivierbar, kommt es in einem zweiten Schritt zu einer wesentlich tieferreichenden, unkontrollierbaren Streßreaktion. Dabei haben die in diesem Zusammenhang ausgelösten neuronalen und neuroendokrinen Aktivierungsvorgänge [präferentielle Stimulation des hypothalamo-hypophyseo-adrenokortikalen (HPA)-Systems und vermehrte Kortisolausschüttung] eine destabilisierende Wirkung auf die bereits angelegten Verschaltungsmuster. Dies bildet einerseits die Voraussetzung für die nachfolgende Reorganisation dieser Muster und den Erwerb neuartiger konstruktiver Fähigkeiten, kann aber andererseits, im Falle massiver und anhaltender chronischer Belastungen, aufgrund der daraus resultierenden Destabilisierungseffekte zur Gefährdung der Integrität eines Kindes und seiner weiteren psychischen Entwicklung führen (Box 4.2).

In diesem Zusammenhang ist neben den o.g. pathogenetischen Kategorien Entwicklungsverzögerung und Entwicklungsabweichung auf die Kategorie „Entwicklungsrückstand“ bzw. „Entwicklungsdefizit“ hinzuweisen. Hierbei konnten bei den betroffenen Kindern komplexe und effektive neuronale Verschaltungen nicht geformt werden, z.B. aufgrund mangelnder Anregung, mangelnder „emotionaler Synchronizität“ der Eltern/Bezugspersonen, unzureichender Verhaltensformung (Erziehung) und/oder chronischer ungünstiger Streßbelastungen (Beispiele: Störungen des Sozialverhaltens und emotionale Störungen).

Übersichten zum Thema

Rothenberger A, Moll GH (im Druck) Biologisch-neurodynamische Erklärungsansätze bei seelischen Störungen von Kindern und Jugendlichen. In: Schlottke PF et al (Hrsg) Enzyklopädie der Psychologie, Bd 5, Störungen des Kindes- und Jugendalters. Hogrefe, Göttingen

Rothenberger A (ed) (1990) Brain and behavior in child psychiatry. Springer, Berlin Heidelberg

Weitere Leseempfehlungen

Moll GH, Rothenberger A (2000) Organische Korrelate psychischer Störungen: Umschriebene Entwicklungsstörungen, Verhaltens-, Emotionale und Tic-Störungen. In: Förstl H (Hrsg) Klinische Neuro-Psychiatrie. Thieme, Stuttgart, S 150–190

Retz W, Kornhuber J, Riederer P (1996) Neurotransmitter und die Ontogenese des zentralen Nervensystems. Zeitschrift für Kinder- und Jugendpsychiatrie und Psychotherapie 24:34–43

Rothenberger A, Hüther G (1997) Die Bedeutung psychosozialer Belastungen im Kindesalter für die strukturelle und funktionelle Hirnreifung: Neurobiologische Grundlagen der Entwicklungspsychopathologie. Praxis der Kinderpsychologie und Kinderpsychiatrie 46:623–644

Rothenberger A, Schmidt MH (2000) Die Funktion des Frontalhirns und der Verlauf psychischer Störungen. Lang, Frankfurt

Werry JS (1996) Brain and Behavior. In: Lewis M (ed) Child and Adolescent Psychiatry. Williams and Wilkins, Baltimore, pp 86–96

Teil II Spezifische Störungen

Kapitel 5 Autistische Störungen

Autistische Störungen werden auch als *tiefgreifende Entwicklungsstörungen* bezeichnet. Früher waren sie auch unter dem Begriff *infantile Psychosen* bekannt, eine Terminologie, die man am besten vermeidet, da sie zu der Annahme verleitet, daß autistische Störungen etwas mit Psychosen des Erwachsenenalters zu tun hätten, was nicht der Fall ist. Der frühkindliche Autismus ist die am besten bekannte und am besten untersuchte autistische Störung. Die anderen autistischen Störungen können als weniger extreme Variationen des gleichen Themas betrachtet werden. Sie erfüllen einige, aber nicht alle diagnostischen Kriterien des frühkindlichen Autismus. Obwohl die autistischen Störungen immer in der Kindheit beginnen, so persistieren sie oft bis in das Erwachsenenalter hinein und können einen Menschen lebenslang prägen.

Epidemiologie

Etwa zwei von tausend Kindern weisen eine tiefgreifende Entwicklungsstörung auf, davon sind 10 bis 15% frühkindliche Autisten, abhängig davon wie eng oder breit die Störungsdefinition erfolgt. Derzeitige Schätzungen der Prävalenz des Autismus liegen bei 0,5 pro Tausend, das Geschlechtsverhältnis ist etwa 3 Jungen : 1 Mädchen. Es gibt keine klaren Beziehungen zum sozioökonomischen Status. Die vermeintlich engen Beziehungen zwischen hohem sozioökonomischem Status und Autismus, wie sie in früheren Studien berichtet wurden, sind am ehesten darauf zurückzuführen, daß dieser Personenkreis seine Kinder eher den Fachleuten vorstellte.

Charakteristische Merkmale

Der frühkindliche Autismus ist durch die Kombination von vier Merkmalsbereichen definiert:

- soziale Beeinträchtigung,
- Kommunikationsprobleme,
- begrenzte und sich stereotyp wiederholende Aktivitäten und Interessen,
- früher Beginn.

Soziale Beeinträchtigungen

Diese betreffen die Qualität der reziproken Interaktion mit anderen. Das junge autistische Kind wirkt abweisend, zeigt wenig Augenkontakt, zeigt einen Mangel an Interesse an Menschen als Menschen (obwohl diese durchaus von Interesse sein können im Sinne von Kitzelmaschinen, Süßigkeitenabgebern, Kletterbäumen usw.). Das Kind sucht keinen Trost, wenn es sich verletzt hat oder von anderen Kindern geschlagen wurde. Falls sich nach und nach doch ein gewisses soziales Interesse entwickeln sollte, dies trifft für über 50% der autistischen Kinder zu, so bleiben noch reichlich Probleme im Hinblick auf die soziale Ansprechbarkeit, die Reziprozität von Verhalten und Dialog sowie die Fähigkeit zur Empathie (Einfühlungsvermögen in andere Menschen). Das Kind hat Schwierigkeiten, sein Verhalten dem entsprechenden sozialen Kontext anzupassen. Es ist auch schlecht in der Lage, Emotionen anderer Menschen zu erkennen und darauf adäquat zu antworten. Die Bindung an Eltern ist *nicht* ungewöhnlich. Auch kann das Kind durchaus eine gewisse affektive Ansprechbarkeit (sogar eine übermäßige affektive Reaktionsweise) zeigen, obwohl es eher selbst das Kuscheln initiieren wird, als daß es einen solchen Versuch von Seiten seiner Eltern akzeptieren kann. Soziale Interaktionen werden immer vom Kind bestimmt. Im sozialen Umfeld können darauf Erwachsene und viel jüngere Kinder besser eingehen als Kinder des gleichen Alters. Die Interaktionen mit Altersgenossen sind im großen und ganzen sehr begrenzt. Selbst unter älteren und sogenannten „hoch funktionierenden" autistischen Personen fällt eine begrenzte Fähigkeit auf, Freundschaften zu schließen und zu halten (z.B. konstantes Teilen von Interessen, Aktivitäten und Emotionen). Dies ist wahrscheinlich der beste Index, um verbliebene soziale Probleme feststellen zu können.

Kommunikationsprobleme

Diese betreffen sowohl das Verstehen als auch die eigene Ausdrucksweise, Gestik und das gesprochene Wort eingeschlossen. Meist war die Lallphase schlecht ausgebildet oder fehlte. Etwa 50% der autistischen Individuen erlangen niemals einen zur Kommunikation nützlichen Sprech- und Sprachgebrauch. Bei den anderen ist die Sprech- und Sprachentwicklung deutlich verzögert, obwohl ein kleiner Teil der Betroffenen einzelne Wörter und sogar Sätze zu üblichen Zeiten der Sprachentwickung erwirbt, die Fähigkeiten aber dann wieder verliert. Falls das Sprechen sich doch entwickelt, so ist es typischerweise sowohl abweichend als auch verzögert, mögliche Abnormitäten beinhalten: sofortiges oder zeitlich verzögertes Wiederholen von Wörtern und Sätzen anderer Personen (Echolalie); pronominale Umkehr (Du für Ich); ideosynkratischer Gebrauch von Wörtern und Sätzen, erfundene Wörter (Neologismus); und Kleben an wenigen Sätzen oder wiederholtes Fragen. Anstatt sich wechselseitig *mit* anderen Menschen zu unterhalten, spricht das autistische Kind in erster Linie *an* Leute hin. So benutzen autistische Menschen die Sprache hauptsächlich, um etwas zu verlangen. Andere sprechen lange und breit über etwas, was sie gerade besonders beschäftigt. Sie können die sozialen Signale gar nicht einschätzen, die ihr Zuhörer aussendet und dabei mitteilt, daß er schon längst das Interesse an dem Thema verloren hat. Autistische Sprache ist oft hinsichtlich Intonation, Prosodie oder Tonhöhe auffällig und zwar im Sinne eines Singsangs oder eines monotonen Gesummes. Auch Gesten sind in ähnlicher Weise reduziert und schlecht in soziale Abläufe integriert (z. B. nicht passendes Zeigen auf etwas).

Begrenzte und sich stereotyp wiederholende Aktivitäten und Interessen

Dies beinhaltet: Widerstand und Angst in bezug auf Veränderungen; Bestehen auf Routinen und Ritualen; Flattern oder Verwringen der Hände oder andere stereotype Bewegungsmuster; Ordnungsspiele (z. B. Dinge aufreihen); Bindungen an ungewöhnliche Objekte (z. B. einen Abfalleimer oder einen Heizungskörper); Fasziniertsein von ungewöhnlichen Aspekten der Umgebung (z. B. Anfühlen eines Reißverschlusses oder einem Menschen durch die Haare streichen); zeitraubendes Besetztsein mit eingeengten Verhaltensweisen (z. B. Fahrplänen, Wasserflaschen, Autopreisen). Rollenspiele werden kaum übernommen, bis auf ältere hoch funktionierende Autisten. Falls überhaupt vorhanden, werden „Als-ob-Spiele“ meist nur in begrenzter und einfacherer Form durchgeführt (sich unendlich wiederholende Kurzszenen aus ein oder zwei bevorzugten Geschichten oder Fernsehprogrammen).

Früher Beginn

Obwohl die Erkrankung selten im ersten Lebensjahr erkannt wird, ist es rückblickend oft klar, daß die Entwicklung von Anfang an nicht normal verlief, obgleich man sich über frühe Zeichen eines mangelnden sozialen Interesses (z. B. schlaffes, uninteressiertes Verhalten beim Aufnehmen aus der Wiege, Abwehr gegen Kuscheln und Herzen) nicht so sehr gesorgt hatte, als daß die Eltern dies zum Anlaß für eine fachliche Beratung genommen hätten. Bei einer Reihe von Kindern fällt allerdings ein Entwicklungsrückschritt innerhalb kurzer Zeit auf (meistens im zweiten oder dritten Lebensjahr), der auch die Eltern verwirrt. Nach einer Periode normaler oder annähernd normaler Entwicklung gehen diese Kinder durch eine Phase der Regression und verlieren die vorher erworbenen Fähigkeiten der sozialen Interaktion, der Kommunikation und des Spielverhaltens. Beide Klassifikationssysteme, ICD-10 und DSM-IV, definieren den frühen Beginn im Sinne von Entwicklungsauffälligkeiten, die bis zum 36. Lebensmonat sichtbar geworden sind. Dies ist allerdings eine zweifelhafte zeitliche Festlegung, und andere Zuordnungen haben frühere oder spätere Grenzwerte gesetzt.

Während manche Kinder alle vier genannten Kriterien erfüllen und daher die Diagnose eines frühkindlichen Autismus gestellt werden kann, sind bei anderen Kindern nur einige der Kriterien festzustellen, so daß man über die Diagnose *atypischer Autismus* (ICD-10) oder *tiefgreifende Entwicklungsstörung, nicht näher bezeichnet* (DSM-IV) nachdenken muß.

Assoziierte Merkmale

Minderung der Intelligenz

Dies ist bei der Mehrheit der Betroffenen der Fall. Man kann sich am besten merken, daß 50% einen IQ unter 50, 70% einen IQ unter 70 und fast 100% (95%) einen IQ unter 100 haben. Beim Autismus muß man den IQ durch nicht-verbale Tests erfassen. Der Verbal-IQ ist meistens noch niedriger als der nicht verbale IQ, denn es gibt eine Reihe von assoziierten Sprachproblemen (siehe oben).

Zerebrale Anfälle

Hier sind etwa ein Drittel der intellektuell beeinträchtigten autistischen Kinder betroffen und etwa 5% derjenigen, die einen normalen IQ aufweisen. Die zerebralen Anfälle beginnen oft im Jugendalter, während zerebrale Anfälle von nicht-autistischen Kindern mit intellektueller Beeinträchtigung üblicherweise in der frühen Kindheit ihren Anfang nehmen.

Weitere psychiatrische Probleme

Zusätzlich zu den bisher beschriebenen Merkmalen weisen autistische Kinder noch andere Verhaltens- und emotionale Probleme auf. Hyperaktivität ist recht häufig. Schwere und häufige Wutausbrüche treten oft auf und können durch die mangelnde Kommunikationsfähigkeit des Kindes ausgelöst werden, ein Zeichen von Hilflosigkeit also. Es kann aber auch sein, daß Wutausbrüche dadurch zustande kommen, daß ein Außenstehender die Rituale und Routinen eines autistischen Kindes stört. Das kann sogar zu sehr massiven aggressiven Ausbrüchen gegen andere oder gegen sich selbst führen. Insbesondere sind autistische Kinder mit intellektueller Beeinträchtigung im Hinblick auf selbstverletzendes Verhalten gefährdet (z.B. Kopf anschlagen, auf die Augäpfel drücken oder mit der Faust hinein reiben oder in die Hände beißen oder mit der flachen Hand gegen das Gesicht schlagen). Extrem erscheinende Vorlieben für gewisse Arten von Essen oder Fütterrituale stellen eine besondere Form ritualistischen Verhaltens dar, die durch Außenreize leicht störbar sind, dann abgebrochen werden und nur schwierig wieder aufzunehmen sind. Intensive Furcht kann zu phobischem Vermeiden führen. Einige dieser Phobien sind übertriebene Formen ansonsten bekannter Kindheitsängste (z.B. vor großen Hunden), während andere bizarr erscheinen (z.B. Furcht vor Ölpumpen). Halluzinationen und Wahninhalte gehören nicht zu den Merkmalen des Autismus, können aber auch bei diesen Patienten vorkommen.

Differentialdiagnose

Entwicklungsbezogene und erworbene Sprachstörungen

Der Wunsch, mit anderen über Gesten zu kommunizieren und die Fähigkeit zur sozialen Interaktion sind bei Kindern mit „reinen" phonologisch-syntaktischen Sprachstörungen (siehe Kapitel 26) intakt. Allerdings gibt es in manchen Fällen eine Überlappung von schweren phonologisch-syntaktischen Sprachproblemen und leichten autistischen Merkmalen. Zudem gibt es eine andauernde Kontroverse darüber, ob semantisch-pragmatische Sprachstörungen (siehe Kapitel 26) eine eigenständige Problematik darstellen, oder ob sie lediglich die linguistische Komponente eines leichten Autismus reflektieren.

Asperger-Syndrom

Vielfach wird dieses Störungsbild als eine leichte Form des Autismus angesehen. Es unterscheidet sich von der klassischen Form des frühkindlichen Autismus in verschiedener Art und Weise:

- Es gibt kaum oder gar *keine Sprachentwicklungsverzögerung* im Hinblick auf Wortschatz und Grammatik, obwohl andere Aspekte der Sprache durchaus Ähnlichkeiten zum frühkindlichen Autismus aufweisen können. So ist die Sprechweise oft gestelzt und pedantisch, läßt abnorme Intonationen vernehmen; die Gestik kann eingeengt oder übertrieben maniriert sein – Monologe zu bestimmten Themen können leicht angestoßen werden und sind dann nur schwer zu bremsen.
- Die frühe Abgewandtheit von anderen Menschen ist oft weniger deutlich als beim frühkindlichen Autismus. Das Kind mit einem Asperger-Syndrom ist oft an anderen Personen interessiert, obwohl seine sozialen Interaktionen linkisch und ungeschickt sind, wobei ein *gestörtes Einfühlungsvermögen* in andere Menschen (Empathie) und die soziale und emotionale Schwingungsfähigkeit eingeschränkt sind. Hier gleicht die Person mit Asperger-Syndrom eher den hoch funktionierenden frühkindlichen Autisten, die aus ihrer eigenen Welt etwas herausgewachsen sind.
- Zum dritten sind eingeschränkte und stereotyp sich wiederholende Verhaltensweisen (oft in zwanghafter Besetztheit) oder *umschriebene Interessen* (z.B. Flugzeuge oder geographische Karten mit großer Intensität und Zeitaufwand anschauen) eher zu beobachten als motorische Stereotypien.
- Schließlich ist eine allgemeine *motorische Ungeschicklichkeit* beim Asperger-Syndrom häufiger anzutreffen als beim frühkindlichen Autismus.

Intellektuelle Beeinträchtigung ohne autistische Merkmale

Sprache und szenisches Figurenspiel werden fehlen, wenn die geistige Entwicklung weniger als 12 Monate beträgt. Einfache Stereotypien sind häufig. Diese Kinder sind entsprechend ihrer geistigen Entwicklung sozial ansprechbar.

Intellektuelle Beeinträchtigung mit autistischen Merkmalen

Viele Kinder mit geistiger Beeinträchtigung weisen eine Triade von Störungen auf, die die Bereiche soziale Interaktion, Kommunikation und Spielverhalten betreffen, sowie zusätzlich verschiedene Ausprägungen repetitiven und themenbegrenzten Verhaltens. Nur einige dieser Kinder erfüllen die vollen diagnostischen Kriterien eines frühkindlichen Autismus, aber viele können unter der Rubrik *atypischer Autismus* eingeordnet werden (obwohl nicht alle Kliniker der Meinung sind, daß dies hilfreich sei).

Rett-Syndrom

Diese genetisch bedingte Erkrankung (das entsprechende Gen wurde 1999 entdeckt) tritt nur bei Mädchen auf und kann mit dem Autismus verwechselt werden. Auffällig ist eine Regression im Alter von etwa 12 Monaten, die sich folgendermaßen zeigt: Verlangsamung des Kopfwachstums, charakteristische Stereotypien („Händewaschen") und eingeschränkte motorische Fähigkeit der Handbenutzung sowie Entwicklung eines ataktischen Ganges; episodisches Überatmen und Lachen ohne äußeren Zusammenhang; zunehmend gestörte Körpermobilität. Die meisten Mädchen mit einem Rett-Syndrom sind angemessen sozial ansprechbar, wenn man ihre niedrige geistige Entwicklung und ihre mangelnden körperlichen Fähigkeiten berücksichtigt. Die Erkrankung schreitet unaufhaltsam fort, und die meisten Betroffenen sitzen am Ende des Jugendalters im Rollstuhl und sterben vor dem 30. Lebensjahr.

Neurodegenerative Erkrankungen mit progressiver Demenz

Hieran muß man denken, wenn die Regression des Verhaltens und das Auftreten autistischer Merkmale nach einer Periode normaler oder fast normaler Kindheitsentwicklung zu beobachten ist. Mit der Zeit kann es zu verschiedenartigen und schweren neurologischen Beeinträchtigungen kommen, die mit weiteren Komplikationen schließlich zum Tod des Kindes führen können.

Desintegrative Störungen

Hier ist die sogenannte desintegrative Psychose oder Heller-Syndrom zu nennen. Die Kinder durchlaufen eine vollständig normale Entwicklung bis zum Alter von 2 bis 6 Jahren, sehen meistens recht hübsch aus („Prinzengesicht"). Danach folgt eine Phase der Regression (vielfach von einer starken Angst und Verlust von Blasen- und Mastdarmkontrolle begleitet), die schließlich zu einer lebenslangen schweren intellektuellen Beeinträchtigung mit deutlichen autistischen Merkmalen führt.

Ausgeprägte frühe Deprivation

Auch diese kann manchmal von autistischen Merkmalen gefolgt oder begleitet werden. Das kam durch transnationale Adoptionsstudien zu Tage, bei denen Kinder während der ersten zwei Lebensjahre schwer depriviert waren, indem sie keine adäquate Nahrung, keine ausreichende körperliche Fürsorge, keine kognitive und sprachliche Anregung und auch keine angemessene soziale Interaktion erhielten. Obwohl die meisten dieser Kinder sich nach ein paar Jahren der Adoption von diesen Schwierigkeiten bemerkenswert gut erholten und meistens etwa altersgemäße Fähigkeiten entwikkeln konnten, so verblieb doch eine kleinere Anzahl von ihnen mit sozialen und kommunikativen Problemen, die sich vielfach in intensiven umschriebenen Interessen, Besetztsein mit spezifischen Empfindungen und Sinneseindrücken zeigten. Glücklicherweise gingen diese autistischen Merkmale nach und nach etwas zurück.

Fragiles-X-Syndrom

Diese Chromosomenabnormität ist manchmal mit Verhaltensweisen verbunden, die eine oberflächliche Ähnlichkeit zu autistischen Merkmalen haben. Soziales Vermeiden, mangelnder Augenkontakt werden häufig genannt, aber sie scheinen eher als Folge einer sozialen Angst denn einer sozialen Gleichgültigkeit verstanden zu werden. Wenn man diese oberflächlichen autistischen Verhaltensweisen beiseite läßt, so bleibt es unklar, ob das Fragile-X-Syndrom wirklich häufiger als andere Syndrome mit geistiger Beeinträchtigung zu einem klassischen autistischen Verhalten beiträgt.

Taubheit

Diese wird oft vermutet, wenn junge autistische Kinder sich nicht den Leuten zuwenden, die zu ihnen sprechen. Bei einer eingehenden medizinischen Untersuchung wird meist klar, daß die autistischen Kinder keine Schwierigkeiten haben, Töne oder Geräusche wahrzunehmen, an denen sie interessiert sind (z. B. Rascheln von Papier, Klicken einer Heizung – auch wenn es dabei überrascht, daß laute Böllerschüsse zu keiner Reaktion führen können). Im Gegensatz zu autistischen Kindern können taube Kinder sich ihrem Alter entsprechend sozial adäquat verhalten und geschickt kommunizieren, zum Beispiel über die Gestik.

Ätiologie und Pathogenese

Die meisten Schätzungen nehmen an, daß etwa 10% der autistischen Kinder bekannte medizinische Erkrankungen haben, obwohl andere Schätzungen mitunter noch höher liegen. Die Wahrscheinlichkeit, eine zugrundeliegende medizinische Ursache zu finden ist höher, wenn das Kind gleichzeitig schwer und tiefgreifend intellektuell behindert ist oder wenn der Autismus sich eher atypisch als in seiner klassischen Art präsentiert. Es wurde von einer Vielzahl medizinischer Erkrankungen im Zusammenhang mit Autismus berichtet; einige sind eher einem zufälligen gemeinsamen Vorkommen zuzuschreiben, andere mögen eine nicht-spezifische Verstärkung der Häufigkeit autistischer Störungen mit sich bringen bei Problemen, die an sich zur geistigen Behinderung führen. Es ist unwahrscheinlich, daß die Verbindung zu intellektueller Beeinträchtigung ganz und gar unspezifisch ist. Da aber die autistischen Störungen bei einigen Bedingungen, die zu geistiger Behinderung führen, überzufällig häufig vorkommt (z. B. tuberöse Sklerose mit Epilepsie) aber weniger häufig in anderen medizinischen Zusammenhängen gefunden wurde (z. B. schwere zerebrale Bewegungsstörung) bleiben manche Fragen offen.

Für die Mehrheit der autistischen Kinder mit einer klassischen Symptomatik und ohne eine bekannte medizinische Erkrankung im Hintergrund dürften *genetische Faktoren* den Hauptrisikofaktor darstellen, zumal Zwillingsstudien eine Erblichkeit von über 90% vermuten lassen, wobei eine ungünstige Kombination von Genen wahrscheinlicher ist als ein einziges Hauptgen. Der erbliche Phänotyp sieht eher breit gestreut aus und reicht vom klassischen Autismus auf der einen Seite bis zu leichten Teilvarianten (sogenannten autistischen Zügen oder autistischen Merkmalen). Die Auftretenswahrscheinlichkeit bei Geschwistern liegt bei etwa 3% für eine sehr enge Definition des Autismus, aber sie findet sich bei 10 bis 20%, wenn man die milderen Varianten einbezieht. Genetische Faktoren dürften weniger wichtig sein, wenn man die Ätiologie autistischer Merkmale betrachtet, die mit schweren und tiefgreifenden intellektuellen Beeinträchtigungen verbunden sind. Diese sind eher durch eine generalisierte Hirnschädigung zu erklären (Phänokopien). Ungünstige prä- oder perinatale Situationen sind von fragwürdiger ätiologischer Signifikanz.

Obwohl extreme und verlängerte frühe Deprivationen (z. B. durch Vernachlässigung in Kinderheimen) sich in autistischen Merkmalen äußern können, gibt es keinen Anhalt dafür, daß üblicherweise in unserer Gesellschaft vorkommende ungünstige psychosoziale Bedingungen (einschließlich des Verhaltens der Mütter) in irgendeiner Weise an der Ursache des Autismus beteiligt sind. Es gibt überhaupt keinen Anhalt für die Theorie, daß Autismus durch ein frühes traumatisches Ereignis, elterliche Unfähigkeit oder problematische Mutter-Kind-Interaktion hervorgerufen werden könnte.

Viele Forscher haben angenommen, daß der Autismus durch einen primären Fehler in einem bestimmten neurologischen System oder in einer bestimmten psychologischen Funktion zustande gekommen sein könnte. Es ist gleichermaßen plausibel, daß der Autismus eine *Kombination von strukturellen und funktionellen Abnormitäten* reflektiert. Neurobiologische Untersuchungen haben bisher kein störungsspezifisches lokales Defizit entdekken können: Fast jeder Bereich des Gehirns wurde durch die eine oder andere bildgebende oder neuropathologische Untersuchung ins Blickfeld gerückt, ohne daß eine detaillierte Lokalisation zu finden und wiederholt darstellbar war. Immer wieder stehen aber Kleinhirn, Frontalhirn und Temporallappen sowie deren multimodale Interaktion im Zentrum. Da autistische Individuen eher abnorm große Gehirne und Kopfumfänge zeigen, sowie weitgefaßte neurologische Entwicklungsauffälligkeiten und Probleme im Zusammenspiel verschiedener Hirnregionen aufweisen, darf eher von einer mangelnden Funktion bestimmter neuronaler Netzwerke als von einer fokalen Störung ausgegangen werden.

Die Versuche, ein primäres *psychologisches Defizit* beim Autismus zu identifizieren, gelangen etwas besser. Obwohl eine bestimmte Theorie allgemeine Akzeptanz gefunden hat, so gibt es doch *zwei rivalisierende Theorien*, die beide durch eine Vielzahl und noch wachsende Anzahl von empirischen Belegen unterstützt werden. Die eine Theorie meint, daß das primäre psychologische Defizit beim Autismus in der „*Theory of Mind*" läge, das heißt, der Fähigkeit, unabhängige kognitiv-emotionale Zustände sich selbst und anderen zuzuschreiben, um daraus Handlungen zu erklären und vorauszusagen (siehe Box 5.1). Diese Art eines „Mentalisierungsdefizits" könne demnach zwar Fähigkeiten unterbrechen, die davon abhingen, ob

Box 5.1 Die Sally-Anne-Story – Ein Test erster Ordnung für „Theory of Mind"

Die nachfolgende Geschichte wird mit Puppen und Requisiten durchgeführt: Sally hat eine Murmel. Sie legt sie in einen Korb und geht dann aus dem Zimmer. Während Sally außerhalb ist, beschließt Anne, Sally einen Streich zu spielen. Anne nimmt die Murmel aus dem Korb und legt sie stattdessen in ein Kästchen. Dann verläßt Anne den Raum. Als Sally wieder zurückkommt, will sie ihre Murmel wieder haben. Wo wird Sally nach der Murmel suchen? Es geht also darum, sich in die Situation von Sally hineinzuversetzen.

Normale Dreijährige werden den Test nicht bestehen. Sie werden sagen, daß Sally in dem Kästchen nachschaut. Sie wissen, daß die Kugel dort ist und sie können es nicht verstehen, warum Sally das nicht weiß.

Normale Vierjährige können den Test bewältigen. Sie sagen voraus, daß Sally, da sie ja die Murmel in den Korb gelegt habe, auch dort suchen werde.

Kinder mit Down-Syndrom gelingt es üblicherweise auch, diesen Test zu bewältigen; vorausgesetzt sie haben ein geistiges Entwicklungsalter von vier Jahren oder älter (in einem verbalen Test).

Autistische Kinder werden diesen Test nicht bewältigen können, selbst wenn sie ein verbales Entwicklungsalter von vier oder mehr Jahren haben. Die Minorität der hoch funktionierenden autistischen Personen, die den Sally-Anne-Test bewältigt, wird fast immer bei komplexeren Tests dieser Art versagen.

man die Sichtweise einer anderen Person wahrzunehmen in der Lage ist, sie würden aber nicht mit den Fähigkeiten interferieren, die lediglich ein mechanistisches oder aktionistisches Verständnis von Objekten und Menschen erforderten. Die wesentliche alternative Theorie dazu ist die Meinung, daß das primäre Defizit beim Autismus den sogenannten *exekutiven Funktionen* zuzuschreiben wäre. Eine solche Schwäche würde sich beim Planen, bei der Organisation von Fähigkeiten und so weiter zeigen und sich in frontalhirnsensitiven psychologischen Tests (z. B. Wisconsin-Card-Sorting-Test, Stroop-Test) niederschlagen. Andere Vorschläge hinsichtlich eines primären psychologischen Defizits beim Autismus beinhalten eine angeborene Beeinträchtigung der Fähigkeit, sich emotional auf andere einstellen zu können und einer gestörten Fähigkeit, hochrangige Bedeutungen (semantische Zusammenhänge) zu extrahieren, indem man verschiedene Arten von Informationen zusammenführt. Allerdings kann keine dieser Theorien zufriedenstellend erklären, warum es beim Autismus zu repetitiven und stereotypen Verhaltensweisen kommt. Gleiches gilt für die niedrige Intelligenz, die bei den meisten Autisten gesehen werden kann.

Behandlung

Die Hauptstütze für die Behandlung sind eine angepaßte Beschulung mit entsprechender Heilpädagogik sowie eine adäquate Unterstützung für die Eltern, gestärkt durch Selbsthilfeorganisationen. Autistische Kinder kommen am besten in hoch strukturierten, heilpädagogischen Rahmenbedingungen zurecht. Die Lehrer sollten spezielle Erfahrung mit autistischen Menschen haben. Verhaltenstherapeutisch orientierte Programme in der Schule und zu Hause können dazu beitragen, Wutausbrüche, aggressive Durchbrüche, Furcht und Angst sowie Rituale zu lindern und eine mehr oder weniger normale Entwicklung zu fördern. Viele Familien begrüßen eine langfristige psychosoziale Fürsorge.

Antikonvulsiva werden eingesetzt, um begleitende Epilepsien in Grenzen zu halten. Psychotrope Medikamente können zwar die Kernsymptome des Autismus nicht entscheidend verändern, aber sie können die assoziierten Symptome günstig beeinflussen und auch zu einer Verbesserung der Kommunikation, der Ängste und der Zwangsmerkmale beitragen. Stimulanzien können begleitende Hyperaktivität vermindern, obwohl dies oft auf Kosten einer nicht immer akzeptablen Zunahme von repetitivem Verhalten geschieht. Niedrige Dosen von Neuroleptika können Agitiertheit und repetitives Verhalten sowie Ängste lindern und den Umgang mit anderen Kindern erleichtern; höhere Dosen können die Hyperaktivität, das Rückzugsverhalten und die emotionale Labilität sowie eventuelle Schlafstörungen verbessern. Diese potentiellen Vorteile muß man gegen eventuelle unerwünschte Arzneimittelwirkungen der Neuroleptika (z. B. extrapyramidal-motorische Symptome, siehe Kapitel 32) abwägen. Fenfluramin, ein serotonerger Agonist, wurde manchmal zur Reduzierung der Hyperaktivität eingesetzt, konnte sich aber nicht behaupten, zumal ein Risiko schwerer Komplikationen wie pulmonale Hypertension besteht. Entgegen früherer Einschätzungen, hängt die Wirksamkeit von Fenfluramin nicht von einem hohen oder niedrigen Blutserotoninspiegel ab.

Die Anwendung des Hormons „Sekretin" als Medikament ist noch umstritten. Der Einsatz der „facilitated communication" [sog. gestützte Kommunikation, bei der ein Helfer den Arm/die Hand des Betroffenen stützt, so daß dieser über eine PC-Tastatur angeblich seine Gedanken niederschreiben kann] als „Interaktionshilfe" ist in seiner Wirkung nicht belegt und eher sehr problematisch.

Prognose

Etwa die Hälfte der Kinder mit einem voll ausgeprägten autistischen Syndrom kann altersverwendbare Sprachfähigkeiten erwerben. Kinder, die solches nicht bis zum Alter von 5 Jahren erreichen, haben eine geringe Chance, dies noch später zu erwerben. Das autistische Rückzugsverhalten verbessert sich in etwa der Hälfte der Fälle und wird dann durch ein aktives aber unsinniges, scheinbares soziales Interesse ersetzt.

Im Jugendalter muß man mit verschiedenen Veränderungen rechnen:
- Epileptische Anfälle treten im Alter zwischen 11 und 14 Jahren auf.
- Früher vorhandene Hyperaktivität kann durch eine markante Unteraktivität und Stumpfheit ersetzt werden.
- Etwa 10% der Autisten gehen im Jugendalter durch eine Phase, in der sie sprachliche Fähigkeiten verlieren können und dabei auch eine intellektuelle Störbarkeit aufweisen. Dieser Prozeß ist nicht andauernd, aber die verloren gegangenen Fähigkeiten werden nicht immer zurückgewonnen.
- Agitiertes Verhalten wird häufiger und führt manchmal zu schweren aggressiven Durchbrüchen.
- Unangemessenes Sexualverhalten kann zu großen Sorgen und Umgangsproblemen führen.

Im Erwachsenenalter sind etwa 10% der Autisten in der Lage, zu arbeiten und einigermaßen eigenständig zu leben. Dennoch haben wenige von ihnen gute und enge Freunde, sind verheiratet oder werden gar Eltern. Der IQ des Kindes und die Anwesenheit oder Abwesenheit von Sprache bis zum Alter von 5 Jahren sind die besten Prädiktoren im Hinblick auf eine langfristige soziale Unabhängigkeit. Kinder mit einem non-verbalen IQ von weniger als 60 werden fast immer im Erwachsenenalter als schwerbehindert gelten müssen und unfähig sein, ein unabhängiges Leben zu führen. Kinder mit höherem IQ haben eine größere Chance, unabhängig zu werden, insbesondere wenn sie alltagsnützliche und zur Kommunikation eingesetzte Sprache bis zum Alter von 5 Jahren erlernt haben. Selbst mit entsprechendem IQ und Sprachfähigkeiten ausgestattet, haben autistische Individuen lediglich eine 50%ige Chance, ein gutes soziales Auskommen zu erreichen. Autistische Menschen haben kein höheres Risiko, im Erwachsenenalter eine Schizophrenie zu entwickeln.

Übersichten zum Thema

Lord C, Rutter M (1994) Autism and pervasive developmental disorders. In: Rutter M, Taylor E, Hersov L (eds) Child and Adolescent Psychiatry: Modern Approaches, 3rd edn. Blackwell Science, Oxford, pp 569–593

Lelord G, Rothenberger A (2000) Dem Autismus auf der Spur. Vandenhoeck & Ruprecht, Göttingen
(Dieser Text ist auch für interessierte Laien/Betroffene geeignet)

Weitere Leseempfehlungen

Bailey A et al (1996) Autism: towards an integration of clinical, genetic, neuropsychological, and neurobiological perspectives. Journal of Child Psychology and Psychiatry 37:89–126

Cohen DJ, Volkmar FR (1997) Handbook of Autism and Pervasive Developmental Disorders, 2nd edn. Wiley, New York
(Dies ist die Enzyklopädie des Autismus)

Happé FGE (1994) Current psychological theories of autism: the 'Theory of Mind' account and rival theories. Journal of Child Psychology and Psychiatry 35:215–229

Le Couteur A et al (1996) A broader phenotype of autism: the clinical spectrum in twins. Journal of Child Psychology and Psychiatry 37:785–801

Wing L (1981) Asperger's syndrome: a clinical account. Psychological Medicine 11: 115–129

Wing L, Gould J (1979) Severe impairments of social interaction and associated abnormalities in children: epidemiology and classification. Journal of Autism and Developmental Disorders 9:11–30
(Dies ist die klassische Auseinandersetzung mit der hohen Rate der autistischen 'Triade' bei geistig behinderten Kindern)

Kapitel 6 Hyperaktivität

Eltern können mitunter Hyperaktivität als Bezeichnung für verschiedenste Arten von Verhalten benutzen (z. B. häufiges nächtliches Erwachen, extraversives Verhalten, Ungezogenheit, Dominanzstreben). Kinderpsychiater benutzen den Begriff Hyperaktivität in eingegrenzter Form, indem sie Begriffe wie allgemeine motorische Unruhe und Unaufmerksamkeit (und manchmal mangelnde Impulskontrolle/erhöhte Impulsivität) damit verbinden. In der allgemeinen Bevölkerung gibt es ein Kontinuum von Aufmerksamkeit und Aktivität. Hyperaktivität wird manchmal in einem dimensionalen Sinn benutzt, um auf das Kontinuum als ganzes zu sehen. Manchmal wird Hyperaktivität auch in einem kategorialen Sinne angesprochen, um solche Individuen zu charakterisieren, die extreme Werte in diesem Bereich aufweisen. Selbst wenn man sich für den kategorialen Weg entscheidet, um Diagnosen zu stellen, so ist die Grenzlinie zwischen Normalität und auffälliger Hyperaktivität mitunter verschieden gezogen worden und abhängig von geographischen Bereichen und diagnostischen Schemata. In Großbritannien hat man traditionellerweise sehr eng gefaßte Kriterien für „Hyperkinese" genommen, woraus die Diagnosestellung einer schweren Störung resultierte, die nur 0,1% der Kinder betrifft. Unter DSM-III hatten aber die Nordamerikaner viel breitere Kriterien benutzt, um „Attention-Deficit Disorder with Hyperactivity (ADDH)" zu charakterisieren. Dadurch wurde insgesamt eine weniger ausgeprägte Störung erfaßt, die ungefähr 10% aller Kinder betrifft. In jüngster Zeit wurde durch verschiedene empirische Untersuchungen bestätigt, daß es eine kategoriale Zuordnung zwischen diesen beiden Extremen zu geben scheint. Diese Befunde haben die Definitionen von ICD-10 und DSM-IV geleitet, die sich mittlerweile sehr ähnlich darstellen, obwohl die Bezeichnungen als *hyperkinetische Störung* (ICD-10) und *Attention-Deficit Hyperactivity Disorder* (DSM-IV) sich noch verschieden anhören.

Epidemiologie

Die Prävalenz liegt bei 1 bis 3% für die neuen ICD-10- und DSM-IV-Kategorien. Das Verhältnis Jungen zu Mädchen beträgt 3:1. Man findet die Auffälligkeiten häufiger bei jüngeren Kindern. Hyperaktivität ist auch mit Deprivation verbunden. Sie findet sich häufiger in Innenstädten, sehr armen ländlichen Regionen, in Familien mit niedrigem sozioökonomischem Status und unter Kindern, die in Heimen groß geworden sind.

Charakteristische Merkmale

Allgemeine motorische Unruhe, Unaufmerksamkeit und mangelnde Impulskontrolle

Diese Merkmale müssen in Beziehung gesetzt werden zu dem Lebensalter und dem geistigen Entwicklungsalter der Kinder. Nur wenn eine über das Alter deutlich hinausgehende Verhaltensweise beobachtbar ist, kann von Auffälligkeiten gesprochen werden. Hyperaktive Kinder rutschen und verdrehen sich in ihren Sitzen, fingern an ihrer Kleidung herum, stehen auf und laufen herum, obwohl sie sitzenbleiben sollten, berühren alle Gegenstände im Raum explorativ und wechseln häufig ihr Zielobjekt. Sie haben Schwierigkeiten, bei einer Sache zu bleiben, wechseln ihre Aktivitäten häufig und sind leicht ablenkbar. Die offensichtlichste Auffälligkeit besteht nicht im Umfang, sondern in der mangelnden Kontrolle der Aktivität (z.B. beginnen sie früher als andere Kinder, in Wartesituationen unruhig zu werden). Mitunter können hyperaktive Kinder außerhalb (z.B. auf Spielplätzen) nicht als vermehrt umtriebig erscheinen. Auffällig ist die Unfähigkeit des Kindes, den Aktivitätsdrang zu unterdrücken, wenn Stillsitzen und konzentriertes Arbeiten gefordert wird, zum Beispiel im Klassenraum oder bei der Mahlzeit. Hyperaktive Kinder sind meistens auch impulsiv: Sie handeln ohne nachzudenken, engagieren sich in unüberlegten und manchmal gefährlichen Verhaltensweisen, platzen mit Antworten in der Klasse heraus, unterbrechen Rede und Handlung Erwachsener und anderer Kinder, können bei Spielen nicht abwarten, bis sie an der Reihe sind. Man muß dabei bedenken, daß mangelnde Impulskontrolle auch ein häufiges Merkmal von Störungen des Sozialverhaltens ist (siehe Box 7.3). Damit ist dieses Merkmal wenig hilfreich, um zwischen Hyperaktivität und Störung des Sozialverhaltens zu unterscheiden.

Durchgängigkeit

Durchgängigkeit, das heißt Vorkommen in verschiedenen Situationen, ist eine Schlüsselbedingung entsprechend den neuen ICD-10- und DSM-IV-Definitionen. Schwere Hyperaktivität in nur einem sozialen Setting ist nicht genug, um die Diagnose einer hyperkinetischen Störung oder ADHD stellen zu können. Die Hyperaktivität muß in verschiedenen sozialen Settings sichtbar sein, zum Beispiel zu Hause *und* in der Schule. Es ist dabei wichtig zu wissen, daß dennoch eine durchgängige Hyperaktivität nicht unbedingt während einer kurzen ambulanten Untersuchung sichtbar sein muß, da die Kinder durchaus in der Lage sind, sich in unbekannten Situationen und gegenüber Fremden für gewisse Zeit zu kontrollieren. Es kann auch sein, daß sie froh darüber sind, etwas Neues und Interessantes bei der Untersuchung zu entdecken, zumal ihnen dann viel Aufmerksamkeit zukommt. Je länger und weniger interessant solche Situationen sind, desto eher kommt die Störung zu Tage. Durchgängigkeit in verschiedenen sozialen Settings war in früheren Versionen der DSM-Diagnosen nicht erforderlich und DSM-IV erlaubt immer noch die situationsbezogene Hyperaktivität (Hyperaktivität, die in der Schule, aber nicht zu Hause auftritt, oder umgekehrt). Solcherlei Feststellung kann unter der Rubrik „ADHD, nicht näher bezeichnet" kodiert werden.

Chronizität und früher Beginn

Sowohl ICD-10 als auch DSM-IV fordern eine Chronizität (zumindest 6 Monate Symptomatik) und einen frühen Beginn (bis zum Alter von 7 Jahren). Obwohl Hyperaktivität meist in die Vorschuljahre zurückreicht, wird die Vorstellung eines solchen Kindes meist bis in die Grundschulzeit hinein verzögert. Erst dann kommt der Punkt, an dem das Kind durch die schulischen Anforderungen auffällt und Unaufmerksamkeit, Lernprobleme, Störverhalten zunehmend Ärger bereiten.

Ausschlußkriterien

Sowohl ICD-10 als auch DSM-IV setzen die autistischen Störungen (tiefgreifende Entwicklungsstörungen) vor die Hyperaktivitätsstörungen. Obwohl viele Kinder mit autistischen Störungen auch allgemeine motorische Unruhe und Unaufmerksamkeit zeigen, wird diesen Kindern dennoch keine zweite Diagnose der hyperkinetischen Störung oder ADHD zugeschrieben. Auch wird eine solche diagnostische Zuordnung nicht durchgeführt, wenn allgemeine motorische Unruhe und mangelnde Konzentrationsfähigkeit eher auf affektive Störungen, eine Angststörung oder Schizophrenie zurückgeführt werden können.

Feststellung der Symptome

- *Aufmerksamkeit* wird in erster Linie davon abgeleitet, wie lange das Kind (in Minuten) sich bei einer Reihe von Aufgaben anhaltend betätigen kann (z.B. alleine spielen, lesen, zeichnen, spielen mit einem Freund). Von manchen Kindern wird berichtet, daß sie sich über eine recht lange Zeit beschäftigen können, wenn sie alleine spielen oder mit wenigen anderen. Fragt man aber genauer nach, so erfährt man schnell, daß dennoch eine kurze Aufmerksamkeitsspanne, häufiges Wechseln von einer Spielaktivität zur anderen und so weiter vorliegt. Da fast alle hyperaktiven Kinder in der Lage sind, für längere Zeit Fernsehen zu schauen oder Computer zu spielen (hier entsteht keine längere Periode ohne Reize) darf dies nicht als wesentliches Maß der Aufmerksamkeitsleistung gelten (diese wird eher bei langweiligen, langdauernden Anforderungen auffällig).

- *Motorische Aktivität* wird abgeleitet von:
  - wie lange kann das Kind bei einer der oben genannten Aufgaben sitzen bleiben;
  - wie lange ist es unruhig, bevor es wieder in ruhige Aktivität zurückkehrt;
  - wie oft muß es bei Familienausflügen oder Supermarktbesuchen schnell einmal wegrennen, um seinen Bewegungsdrang zu stillen?

Häufige assoziierte Merkmale

- *Störendes, aggressives, oppositionelles und antisoziales Verhalten* ist oft so ausgeprägt vorhanden, daß die Diagnose einer Störung des Sozialverhaltens gerechtfertigt ist. Kinderpsychiater, die DSM-IV-Zuordnungen benutzen, werden beide Diagnosen zuschreiben (ADHD und Störung des Sozialverhaltens oder oppositionelle Störung); Kinderpsychiater, die ICD-10 benutzen, werden die spezielle Zuordnung einer kombinierten Störung (hyperkinetische Störung des Sozialverhaltens) verwenden.
- *Probleme mit sozialen Beziehungen.* Hyperaktive Kinder sind oft gegenüber Erwachsenen sozial enthemmt, wirken distanzschwach und frech. Die Ablehnung durch Altersgenossen ist häufig, teilweise bedingt durch die Hyperaktivität des Kindes und sein Störverhalten sowie seine mangelnde Impulskontrolle, die zu einer Mißachtung von Regeln und Reihenfolgen führt. Hyperaktive Kinder kommen dadurch leicht in die Rolle eines Sündenbocks.
- *IQ unter 100* findet sich bei vielen dieser Kinder.
- *Umschriebene Lernprobleme* (z.B. Lesen und Schreiben), häufig auch dann wenn der IQ berücksichtigt wird.
- *Motorische Ungeschicklichkeit* und neurologische Entwicklungsstörungen (z.B. „weiche neurologische Zeichen").
- *Entwicklungsstörungen* in der Lebensgeschichte: umschriebene Entwicklungsverzögerungen oder Entwicklungsabweichungen (z.B. Spracherwerb).

Differentialdiagnose

- *Normalität.* Mitunter können Eltern schon bei leicht ausgeprägter motorischer Unruhe und nicht stets vorhandener Aufmerksamkeitsleistung ein Problem sehen, obwohl dies alles noch im normalen Bereich liegt. Einfache, oft über das angemessene Ziel hinausschießende Verhaltensweisen können für Eltern und Lehrer lästig sein. All dies erfordert eher verständnisvolle Sympathie und Überprüfung der erzieherischen Haltung als eine diagnostische Zuschreibung!
- *Situationsbezogene Hyperaktivität.* Manche Kinder erscheinen zwar in der Schule hyperaktiv, aber nicht zu Hause, oder umgekehrt. Diese Kinder

können unter den derzeit gegebenen Leitlinien weder anhand von ICD-10 noch DSM-IV als hyperkinetisch oder mit ADHD behaftet diagnostiziert werden, da eine in mehreren sozialen Situationen durchgängig vorhandene Verhaltensweise gefordert wird. Man kann aber die diagnostische Zuordnung „ADHD nicht näher bezeichnet" unter DSM-IV benutzen. Wieso es zu lediglich situationsbezogener Hyperaktivität kommen kann, ist unklar. Eine Möglichkeit besteht darin, daß situationsbezogene Hyperaktivität eine leichtgradige Variante der durchgängigen Hyperaktivität darstellt, die erst durch zusätzliche Belastungsfaktoren ins Spiel gebracht wird. Alternativ könnte auch Hyperaktivität, die auf die Schule bezogen bleibt, unmittelbar mit bisher nicht bemerkten umschriebenen Lernstörungen zusammenhängen. Die allein auf das häusliche Umfeld bezogene Hyperaktivität könnte unmittelbar mit schwierigen Familienbeziehungen oder mit Störungen des Sozialverhaltens zusammenhängen.

- *Störung des Sozialverhaltens.* Diese tritt oft vermischt mit der tatsächlichen Hyperaktivität auf, aber selbst eine „reine" Störung des Sozialverhaltens kann mitunter Hyperaktivität vorspiegeln. Mangelnde Impulskontrolle ist ein Merkmal beider Störungen (siehe Box 7.3). Zudem können Kinder mit Störungen des Sozialverhaltens in der Schule nicht bereit sein, sich auf die Schularbeiten einzulassen und daher in unbekümmerter oder auch provozierender Art und Weise im Klassenraum herumlaufen und für Ärger sorgen. In gleicher Weise können Kinder mit diesem Störverhalten zu Hause nicht bereit sein, sich um ihre Pflichten oder um ihre Hausarbeiten zu kümmern. Die Schlüsselfrage ist: Persistieren motorische Unruhe und Unaufmerksamkeit während selbstgewählter Aktivitäten (z.B. zeichnen, Comic lesen, Modelle bauen oder mit den Freunden spielen)? Ist das nicht der Fall, so ist es wenig wahrscheinlich, daß es sich um eine Hyperaktivitätsstörung handelt. Trifft es allerdings zu, muß man an eine gemischte Störung von Hyperaktivität und Störung des Sozialverhaltens denken, abhängig von Durchgängigkeit und dem Alter bei Beginn der Störung.
- *Emotionale Störung.* Schwere Angst, Depression oder Manie kann ebenfalls zu allgemeiner motorischer Unruhe und Unaufmerksamkeit führen. In diesem Fall muß die Diagnose einer Hyperaktivitätsstörung ausgeschlossen werden. Zeigt ein Kind eine Mischung von Hyperaktivität und emotionalen Symptomen, muß anhand der Krankengeschichte herausgefunden werden, welche der Störungen zuerst begann. Kam es zuerst zu den emotionalen Symptomen, so sollte man einfach von einer emotionalen Störung sprechen. Kam es aber zuerst zu Symptomen der Hyperaktivität, so könnte eine akute emotionale Störung (z.B. Anpassungsstörung) zur chronischen Hyperaktivitätsproblematik hinzugekommen sein.
- *Tics, Chorea und andere Hyper- bzw. Dyskinesien*.* Auch solche Bewegungsstörungen können fälschlicherweise als allgemeine Unruhe einge-

---

* Der Begriff „hyperkinetische Störung" kann also zu Mißverständnissen führen, weswegen die Bezeichnung „Hyperaktivität" für dieses Kapitel als dienlicher angesehen wird.

schätzt werden. Man muß daher diese Bewegungen sorgfältig erfragen und beobachten. Kinder mit Tic-Störungen können allerdings zusätzlich eine Hyperaktivitäts- und Aufmerksamkeitsstörung haben, die mitunter früher sichtbar war als die Tics selber.

- *Tiefgreifende Entwicklungsstörungen.* Von diesen darf man ausgehen, wenn die allgemeine motorische Unruhe und Unaufmerksamkeit von autistisch geprägten Beeinträchtigungen im Sozialverhalten und Kommunikationsabweichungen begleitet sind und wenn sich rigides und sich stereotyp wiederholendes Verhalten zeigt oder ein Mangel spontanen Rollenspieles festgestellt wird.
- *Intellektuelle Beeinträchtigung.* Die Aufmerksamkeit und Aktivitätskontrolle eines Kindes kann, relativ zu seinem chronologischen Alter, zwar beeinträchtigt sein, aber dennoch angemessen im Hinblick auf seine geistige Entwicklung. Selbst wenn man dies berücksichtigt, findet sich bei vielen Kindern mit einer intellektuellen Beeinträchtigung ebenfalls hyperaktives Verhalten (zehn- bis dreißigmal häufiger).

Ursachen

Familien-, Adoptions- und Zwillingsstudien legen nahe, daß genetische Faktoren für die Symptomatik entscheidend sind. Obwohl Kinder mit Epilepsie oder anderen Hirnstörungen ganz besonders für Hyperaktivitätsprobleme anfällig sind (gleiches gilt für andere psychiatrische Probleme), so haben doch die meisten Kinder mit Hyperaktivität keine schwerwiegenden neurologischen Symptome oder Zeichen (allerdings häufiger sogenannte weiche neurologische Zeichen): Hyperaktivität ist nicht synonym mit Hirnschädigung. Haben hyperaktive Kinder eine „minimale zerebrale Schädigung“? Nein! Denn auf diese Art und Weise, das heißt mit einer „schwammigen“ Bezeichnung, alle Fragen nach der Ursache abzudecken, hat sich als eine Sperre und nicht als eine Hilfe für das weitere Forschen und Nachdenken über das Thema erwiesen. Falls neurobiologische Erklärungen hilfreich sein sollen, müssen sie ebenso spezifisch wie durch empirische Untersuchungen überprüfbar sein. Es gibt mittlerweile eine Reihe von Befunden im Bereich der Bildgebung, der Psychophysiologie und der Neuropsychologie, die darauf hinweisen, daß Hyperaktivität mit einer verminderten neuronalen Hemmung zu tun hat. Hier ist das Frontalhirn besonders im Blick. Man muß aber auch an andere Hirnbereiche (z.B. Basalganglien, motorischer Kortex, Kleinhirn) denken, so daß sich nach und nach herausstellen dürfte, welches neuronale System bei hyperaktiven Kindern im Alltag und bei speziellen Anforderungen überfordert wird. Da Barbiturate, Benzodiazepine und andere Antikonvulsiva manchmal eine schwere Hyperaktivität auslösen können und da Stimulanzien sowie andere Medikamente in der Behandlung der Hyperaktivität hilfreich sind (siehe später), scheint es plausibel, daß die Hyperaktivität ein zentralnervöses neurochemisches Ungleichgewicht reflektiert (hier spielen das dopaminerge und das noradrenerge System die entscheidende Rolle). Leider wurden diese Überlegungen noch nicht weiter vorangetrieben und empirisch geprüft. Das liegt zum Teil daran, daß Hyperaktivität durch eine Vielfalt von psychotropen Medikamenten beeinflußt werden kann, die verschiedene Neurotransmittersysteme ansprechen. Mittlerweile ist aber klar, daß prä- und perinatale Komplikationen sowie Schwermetalle oder Allergien höchst selten Ursache für Hyperaktivität sein können. Hingegen gibt es Hinweise darauf, daß bei manchen hyperaktiven Kindern die Symptomatik durch bestimmte Nahrungsmittel oder Getränke verstärkt werden kann.

Sowohl psychosoziale als auch biologische Faktoren beeinflussen die Hyperaktivität. Dies wird aus der Beziehung zu Deprivation und institutioneller Erziehung sichtbar. Die erzieherischen Antworten von Eltern, Lehrern und Altersgenossen auf die hyperaktiven Verhaltensweisen eines Kindes können die Prognose durchaus beeinflussen. Es gibt Hinweise darauf, daß Eltern, die gegenüber den hyperaktiven Verhaltensweisen ihrer Kinder mit vermehrter Kritik, Kühle und Mangel an Engagement reagieren, die Möglichkeit erhöhen, daß ihr Kind später oppositionell, aggressiv und antisozial wird.

Behandlung

Erziehung

Die Natur der Störung muß dem Kind, den Eltern und gegenüber der Schule erläutert werden. Hyperaktivität ist weder der Fehler der Eltern noch der des Kindes. Da hyperaktive Kinder sehr aufbrausend und lästig sein können, erfahren sie oft viel Kritik und wenig Lob. Hier einen Ausgleich herzustellen ist am ehesten möglich, wenn die Eltern akzeptieren, daß das Problem ihres Kindes nicht aus dessen willentlichem Ungehorsam entspringt. Regeln über unakzeptables Verhalten sollten klar und stetig vorhanden sowie möglichst sachlich und ruhig durchgesetzt werden, am besten mit sofortigen (aber nicht überschießenden) Reaktionen auf die aktuelle Situation. Das entscheidende Ziel der Behandlung muß sein, die Chancen des Kindes auf eine normale Entwicklung zu erhöhen, um die Wahrscheinlichkeit zu vermindern, daß es in eine Störung des Sozialverhaltens abgleitet. Allgemeine und umschriebene Lernschwierigkeiten sollte man mit entsprechenden pädagogischen Hilfestellungen lindern, wobei alle Lernprogramme berücksichtigen müssen, daß hyperaktive Kinder eine begrenzte Aufmerksamkeitsspanne haben.

Kognitive und verhaltenstherapeutische Ansätze

Verhaltensmanagement ist oft hilfreich und kann mitunter ausreichen, um leichte Fälle zu behandeln. So kann Lob und sofortige Belohnung einem Kind helfen, statt zwei Minuten, vielleicht drei, vier oder fünf Minuten bei einer Aufgabe zu bleiben, um damit dem Ziel näher zu kommen, langsam und stetig die Aufmerksamkeitsspanne des Kindes zu steigern. Um hier einen maximalen Effekt zu erreichen, sind die Verstärker für erwünschtes Verhalten klar und sofort zu geben. Andere passende Ziele für derartige Verhaltensprogramme beinhalten die assoziierten Störungen des Sozialverhaltens. Selbst wenn ein Kind gut auf die Medikation mit Stimulanzien anspricht, so sind verhaltenstherapeutische Ansätze oft nützlich, um das Verhalten zu festigen und eine Kontinuität zu gewährleisten. Der Wert der kognitiven Ansätze (wie „Stopp und Denke"- Selbstkommandos) ist in seiner Wirkung weniger gut belegt. Einer anfänglich enthusiastischen Phase im Hinblick auf die kognitiven Therapien folgte eine weitreichende Desillusionierung, nachdem klar wurde, daß die Vorteile, die in Trainingssitzungen erzielt wurden, meistens nicht in das Alltagsleben zu übertragen waren. Nach und nach sollte es klarer werden, ob kognitive Ansätze für eine bestimmte Untergruppe hyperaktiver Kinder sinnvoll sind und ob sie vielleicht nur für bestimmte Merkmale nutzbar sind. Am ehesten sind Verbesserungen in Bezug auf kognitive Impulskontrolle zu erwarten und vielleicht etwas weiter greifende Effekte bei Eltern und intellektuell gut ausgestatteten Kindern, die hochmotiviert sind und die psychologischen Zusammenhänge sehen.

■ Medikation

Die Medikation mit Stimulanzien ist eine gut untersuchte Behandlungsmaßnahme bei Hyperaktivität, wobei sie in Großbritannien und Frankreich deutlich weniger genutzt wird als in Deutschland und (vor allem) in den USA. Das am häufigsten benutzte Stimulanz ist Methylphenidat. Dexamphetamin hat ähnliche Eigenschaften und kann ebenfalls eingesetzt werden. Pemolin, das derzeit wegen der Hepatotoxizität vom Markt genommen wurde, wurde bisher auch erfolgreich eingesetzt. Eine gute Medikamentenantwort ist bei schwergradiger und durchgängiger Hyperaktivität zu erwarten, vor allem wenn keine begleitenden emotionalen Symptome vorliegen. Manche Eltern sind gegenüber einer Medikation bei hyperaktiven Kindern sehr zurückhaltend, aber die Vorteile einer medikamentösen Behandlung sind meistens so offensichtlich und hilfreich, daß man die Eltern davon überzeugen muß, zumindest einen Behandlungsversuch zu wagen, da man ansonsten dem Kind eine Chance für seine gute psychosoziale Entwicklung nimmt. Wenn die Medikation sowohl Aufmerksamkeit als auch allgemeine motorische Unruhe verbessert, so kann man vielfach parallele Verbesserungen von Mitarbeitsbereitschaft, Krankheitsbewältigung, Beziehung zu Altersgenossen und Familie, Lernschwierigkeiten und Leserlichkeit der Schrift erzielen. Methylphenidat und Dexamphetamin führen nicht zu Suchtverhalten, verursachen bei sachgemäßem Gebrauch keine Sedierung und auch keine Euphorisierung bei Kindern. Unerwünschte Arzneimittelwirkungen sind selten besorgniserregend. Es kann zur Minderung des Appetites kommen, zu Einschlafschwierigkeiten, Magengrimmen, die sich durch eine entsprechende Anpassung an Mahlzeiten und Tageszeiten überwinden lassen. Falls Stimulanzien zu einer schweren dysphorischen Reaktion führen sollten (z. B. mit deutlichem Unglücklichsein, Weinerlichkeit, Ängstlichkeit über viele Tage), sollte man die medikamentöse Behandlung beenden. Sich wiederholende motorische Aktivitäten oder Stereotypien sowie Ritualisierungen oder Zwangsverhalten könne durch eine Überdosierung hervorgerufen werden. Mit Dosisreduktion verschwinden diese Probleme. Stimulanzien können mitunter auch Tics in Gang setzen oder verstärken (aber auch das Gegenteil wurde beobachtet), so daß im Falle einer Kombination von Tic-Störung und Hyperaktivität eine sorgfältige Abwägung vorzunehmen ist. Falls der erste Medikamentenversuch erfolgreich ist, so sind die Eltern in der Regel sehr daran interessiert, die Medikation fortzusetzen. Stimulanzien können über Monate oder Jahre (auch während und nach der Pubertät) verabreicht werden. Der Langzeitgebrauch von Stimulanzien ist bemerkenswert sicher. Die einzige bekannte Nebenwirkung bei Langzeitgebrauch ist eine sehr leichte Reduktion der im Erwachsenenalter erreichbaren Körpergröße. Aber auch diese Einschätzung wird nicht nur kontrovers diskutiert, vielmehr kann man ihr durch entsprechende tageszeitliche oder jahreszeitliche Anpassung der Medikation (z.B. Minderung oder Aussetzversuch in den großen Ferien) erfolgreich gegensteuern. Regelmäßige Kontrolle des Wachstums kann die Entscheidung erleichtern. Andere Medikamente, die manchmal zur Behandung der Hyperaktivität eingesetzt werden, sind Imipramin oder Desimipramin sowie Clonidin (Medikamente zweiter Wahl) und Neuroleptika (z.B. Pipamperon als Mittel dritter Wahl beziehungsweise bei Kombination von Hyperaktivität mit Störung des Sozialverhaltens). Die Medikation sollte immer Teil eines integrierten Behandlungsprogrammes sein, zu dem im wesentlichen neben der Medikation die Beratung der Familie und der wohlbedachte heilpädagogisch-verhaltenstherapeutische Umgang mit dem Kind gehört. Ziel sollte dabei immer sein, die Chancen des Kindes zu verbessern, damit es mit seiner Familie, in der Schule sowie mit den Altersgenossen besser zurecht kommt, bei den Lernanforderungen nicht versagt und insgesamt eine gute psychosoziale Entwicklung nimmt. Auch wenn nicht klar ist, ob die Medikation langfristig den Verlauf der Hyperaktivität wesentlich beeinflußt, so muß doch gesagt werden, daß durch die Medikation das Kind in die Lage versetzt wird, seine psychosozialen sowie kognitiven Möglichkeiten auszuschöpfen und dadurch Entwicklungsverluste nachzuholen beziehungsweise seine Zukunftschancen besser zu nutzen. Mittlerweile weiß man, daß hyperaktive Kinder, die keine medikamentöse Behandlung mit Stimulanzien erhielten, später ein höheres Risiko haben, sozial auffällig zu werden und Medikamentenmißbrauch zu betreiben.

Ernährung

Eine diätetische Behandlung ist bei manchen Eltern sehr populär. Deswegen muß man eine solche Möglichkeit gut erklären und den damit verbundenen Aufwand schildern, ehe man andere Behandlungsvorschläge macht. Etwa 5 bis 10% der hyperaktiven Kinder können von einer sogenannten oligoantigenen Diät profitieren. Dies bedeutet, daß man herausfinden muß, welche speziellen Nahrungsstoffe aus ihrer Ernährung gestrichen werden müssen, weil diese die Hyperaktivität eventuell fördern. Ob ein Kind auf eine solche oligoantigene Diät positiv reagiert oder nicht, kann nur durch entsprechende diätetische Auswahlprogramme festgestellt werden. Es gibt keinen Blut- oder Hauttest, der dies feststellen kann. Es geht dabei nicht nur um Nahrungszusatzstoffe, Farbstoffe oder ähnliches; vielmehr können auch Milch, Getreideprodukte, Orangen oder anderes eine Rolle spielen. Wie in Kapitel 32 beschrieben, stellt eine adäquate diätetische Behandlung eine sehr aufwendige und viel Disziplin erfordernde Vorgehensweise für alle Beteiligten dar, so daß ein solches Vorgehen in der Alltagspraxis kaum eine Rolle spielt.

Prognose

Die allgemeine motorische Unruhe läßt im Jugendalter etwas nach, obwohl viele betroffene Individuen noch Restprobleme mit allgemeiner motorischer Unruhe, vor allem aber mit Aufmerksamkeitsstörungen bis in das Erwachsenenalter hinein haben. Die Schulabschlüsse liegen meistens unter den grundsätzlichen geistigen Leistungsmöglichkeiten. Die Gefahr, in einen Verkehrsunfall verwickelt zu werden, ist höher als bei anderen Jugendlichen (Impulsivität). Kinder, die sowohl Hyperaktivität als auch Störungen des Sozialverhaltens zeigen, tragen ein besonders hohes Risiko später als sogenannte antisoziale Persönlichkeiten aufzufallen und im Erwachsenenalter Substanzmißbrauch zu betreiben. Kinder mit „reiner“ Hyperaktivität tragen ein wesentlich geringeres Risiko, obwohl sie auch in diesen Punkten vulnerabel sind.

Übersichten zum Thema

Barkley RA (1998) Attention Deficit Hyperactivity Disorder – A Handbook for Diagnosis and Treatment, 2nd edn. Guilford Press, London

Hinshaw SP (1994) Attention Deficits and Hyperactivity in Children. Sage, Thousand Oaks, CA

Sergeant J (1995) Eunethydis – European approaches to hyperkinetic disorder. Trümpi, Zürich

Steinhausen H-C (Hrsg) (1995) Hyperkinetische Störungen im Kindes- und Jugendalter. Kohlhammer, Stuttgart

Taylor E (1994) Syndromes of attention deficit and overactivity. In: Rutter M, Taylor E, Hersov L (eds) Child and Adolescent Psychiatry: Modern Approaches, 3rd edn. Blackwell Science, Oxford, pp 285–307

Weitere Leseempfehlungen

Döpfner M, Schürmann S, Frölich J (1997) THOP – Therapieprogramm für Kinder mit hyperkinetischem und oppositionellem Problemverhalten. Beltz, Weinheim

Döpfner M, Schürmann S, Lehmkuhl G (1999) Wackelpeter und Trotzkopf. Hilfen bei hyperkinetischem und oppositionellem Verhalten. Beltz, Weinheim
(Dieser Text ist auch für interessierte Laien/Betroffene geeignet)

Rothenberger A (1995) Electrical brain activity in children with hyperkinetic syndrome: evidence of frontal cortical dysfunction. In: Sergeant J (ed) Eunethydis – European approaches to hyperkinetic disorder. Trümpi, Zürich, pp 255–270

Rothenberger A, Höger C, Moll GH (1998) Rationaler Einsatz von Psychostimulantien bei hyperkinetischen Störungen des Kindes- und Jugendalters. Arzneiverordnung in der Praxis, pp 6–8

Rothenberger A, Moll GH (1999) Klassifikation und neurobiologische Grundlagen des Hyperkinetischen Syndroms (HKS). In: Franke U (Hrsg) Therapie aggressiver und hyperaktiver Kinder, 3. Aufl. Urban und Fischer, Stuttgart, pp 13–39

Schachar R et al (1987) Changes in family function and relationships in children who respond to methylphenidate. Journal of the American Academy of Child and Adolescent Psychiatry 26:728–732

Taylor E et al (1996) Hyperactivity and conduct problems as risk factors for adolescent development. Journal of the American Academy of Child and Adolescent Psychiatry 35:1213–1226

Kapitel 7 Störung des Sozialverhaltens

Störung des Sozialverhaltens (SSV) ist eine Bezeichnung, die ein Syndrom benennt, dessen Kernmerkmale charakterisiert sind durch andauernde Unfähigkeit, *eigenes Verhalten innerhalb sozial definierter Regeln angemessen zu kontrollieren.* Nach den meisten epidemiologischen Studien ist SSV die häufigste kinderpsychiatrische Störung. Sie ist oft persistierend, zieht hohe Kosten für die Gesellschaft nach sich und hat sich weitgehend als unbehandelbar herausgestellt. Diese Verhaltensprobleme beinhalten drei, sich überschneidende Verhaltensbereiche: Trotz und Widerstand gegenüber Autoritätspersonen, Aggressivität und antisoziales Verhalten, das Rechte, Eigentum sowie Leib und Leben anderer Personen verletzt. Keines dieser Merkmale ist von vornherein in einem psychiatrischen Sinn als auffällig zu werten. Vielmehr läßt es eher an den sozialpolitischen Bereich denken. Zudem ist ungehorsames und destruktives Verhalten in gewissen Grenzen auch Teil der normalen Entwicklung und vermindert sich mit der persönlichen Reifung des Kindes. Daher sollte eine psychiatrische Diagnose nur dann gestellt werden, wenn das angesprochene Verhalten sowohl äußerst extrem als auch andauernd ist.

Psychiatrische Etikettierung und soziale Kontrolle

Warum sollte man Kindern einen psychiatrischen Stempel aufdrücken, nur weil ihr Verhalten von gesellschaftlichen Autoritäten als nicht akzeptabel angesehen wird? Schließlich haben totalitäre Regierungen ähnliche Überlegungen angestellt, um politische Dissidenten in psychiatrische Krankenhäuser einzusperren. Unter anderem benutzen viele Psychiater aus diesem Grund den diagnostischen Begriff einer SSV nur, wenn weitere Kriterien zutreffen, nämlich, wenn Sozialverhaltensprobleme Beeinträchtigungen im Alltagsleben bedingen (z. B. in der zwischenpersonellen Beziehung oder bei Schularbeiten oder in der Lehre). Dieses Störungskriterium ist in DSM-IV, aber nicht in ICD-10 eingeschlossen.

Dimension oder Kategorie?

Verständlicherweise ist es angemessener, Probleme des Sozialverhaltens eher in einer dimensionalen (wie Blutdruck) als in einer Alles-oder-Nichts-Kategorie (normal versus hypertensiv) zu sehen. In der Medizin werden Schnittpunkte oft auf kontinuierlich verlaufende Variablen angewendet, um zwischen Normalität und Abnormität zu unterscheiden. In der Psychologie wird das Denken mehr von dimensionalen Überlegungen bestimmt, um die Kontinuierlichkeit der Variablen zu erhalten und zu untersuchen, in welchem Maße die zunehmend abnormen Werte zu zunehmend unangepaßtem Verhalten mit entsprechendem Ergebnis führen bzw. mit diesen zusammenhängen. Im Falle der Probleme des Sozialverhaltens hat der dimensionale Ansatz viel für sich, denn je vielfältiger und schwerer die Probleme des Sozialverhaltens werden, um so schlechter ist die Prognose. Es gibt keinen relativ plötzlichen Übergang von einer guten Prognose für Kinder, deren Werte gerade unterhalb des SSV-Schwellenwertes liegen und einer schlechten für Kinder, die gerade oberhalb dieses Schwellenwertes angesiedelt werden könne (obwohl es den Anschein hat, daß Fälle von Kindern mit Problemen im Sozialverhalten, die sich nur auf eine bestimmte Art der Störung beziehen – wie zum Beispiel Aggressivität – eher eine gute Prognose erwarten dürfen). Weiterhin besteht ein Risiko darin, daß eine Alles-oder-Nichts-Klassifikation, die Kinder in solche mit und ohne SSV unterteilt, einen Graben zwischen ihnen und uns (mit einer entsprechenden Haltung der Gesellschaft) errichtet, der dazu beiträgt, die ohnehin sozial belasteten Familien noch weiter auszugrenzen. Dennoch ist der kategoriale Ansatz nicht nur einfacher, er hat auch gewisse Vorteile, da er den Blick auf die am schwersten betroffenen Individuen schneller freigibt. Diese Gruppe von Menschen ist klinisch und sozial besonders bedeutsam, weshalb sich die meisten Untersuchungen auf die Ursache und Behandlung gerade bei dieser Gruppe bezogen haben.

Ist Störung des Sozialverhaltens ein psychiatrisches Problem?

Es bleibt nach wie vor strittig, ob Probleme des Sozialverhaltens durch Fachleute des Gesundheitswesens erfaßt, diagnostiziert und behandelt werden sollen. Gewiß, hier besteht eine Verhaltensschwierigkeit, die über die normale Bandbreite hinausgeht und nicht nur für die Betroffenen Beeinträchtigungen mit sich bringt, sondern darüber hinaus auch eine Last für unbeteiligte Dritte darstellt. Dies gilt allerdings auch für andere Verhaltensweisen. Raucht ein Teenager 40 Zigaretten pro Tag oder fährt er mit seinem Motorrad mit 150 km/h über die Landstraße, so wird dies doch eher als ein soziales oder moralisches Problem, denn als ein Gesundheitsproblem angesehen.

Vielleicht muß man besser unterscheiden und die Fälle von Störungen des Sozialverhaltens, die klar einen sozialen Hintergrund mit sich bringen und wo es alleine um Management und Lenkung von Disziplin und Regelbeachtung geht, rasch und eindeutig den sozialen Diensten, Erziehungsdiensten oder sozial engagierten Freiwilligenvereinigungen zuführen. Damit diese Dienste effektiv arbeiten können, benötigen sie in den meisten Fällen Untersuchungsinstrumente und Managementfähigkeiten, die ursprünglich im Rahmen des Gesundheitswesens entwickelt wurden. Man muß in der Lage sein, die Kinder und Jugendlichen herauszufinden, deren Störung des Sozialverhaltens eng mit Problemen von Hyperaktivität, Angst und Depression verbunden ist – dieser Personenkreis kann von Fachleuten des Gesundheitswesens profitieren. Ebenfalls muß man darauf achten, daß nicht Lernprobleme (z.B. umschriebene Lese-Rechtschreibschwierigkeiten) oder Überforderung durch geringe geistige Leistungsfähigkeit vorliegen. Deswegen ist eine entsprechende psychopathologische und neuropsychologische Untersuchung zur Differentialdiagnose erforderlich. Gerade weil Probleme des Sozialverhaltens so häufig vorkommen und die Kapazitäten im Bereich der Kinder- und Jugendpsychiatrie doch sehr begrenzt sind, ist es sinnvoll, diese Kapazitäten nur gezielt zu nutzen und die Bereiche des Jugendhilfesystems so weit wie möglich einzubeziehen.

Symptome und Zeichen

Die Manifestationsart ändert sich mit dem Alter. Jüngere Kinder zeigen mehr Zeichen einer oppositionell-trotzigen Störung (englisch: oppositional-deviant disorder, ODD), die als Subtyp von SSV nach ICD-10 gilt, aber eine getrennte und gleichwertige Störungsbedingung in DSM-IV darstellt. Die Kriterien zur Erfüllung einer ODD-Diagnose (Box 7.1) sollten „deutlich häufiger als bei anderen Kindern mit dem gleichen Entwicklungsalter" auftreten. Die DSM-IV-Kriterien für SSV (Box 7.2) werden eher durch ältere Kinder erfüllt und ähneln denen, die für eine antisoziale Persönlichkeitsstörung im Erwachsenenalter angeführt werden. Diese Definition schließt die Mädchen weniger häufig ein (im Vergleich zu früheren Definitionen), da frühzeitige sexuelle Erfahrungen, frühzeitiger Substanzmißbrauch und chronische Verletzung von Regeln herausgenommen wurden.

Box 7.1 DSM-IV-Kriterien für oppositionell-trotzige Störung

In den letzten sechs Monaten kam es zu mindestens vier der folgenden Merkmale:

(1) Häufige Temperamentsausbrüche
(2) Häufig rechthaberisch gegenüber Erwachsenen
(3) Trotzt häufig den Anforderungen und Regeln von Erwachsenen
(4) Ärgert of gezielt andere
(5) Schiebt die Schuld oft auf andere
(6) Häufig reizbar und leicht ärgerlich
(7) Oft wütend und vorwurfsvoll
(8) Oft gehässig und rachsüchtig

Box 7.2 DSM-IV-Kriterien für Störung des Sozialverhaltens

Die Störung sollte 12 Monate vorliegen und mindestens drei der folgenden Merkmale enthalten:

(1) Oft unverschämt, drohend oder einschüchternd
(2) Fängt oft Streit an
(3) Hat beim Streiten gefährliche Waffen benutzt
(4) Körperlich grausam gegenüber Menschen
(5) Körperlich grausam gegenüber Tieren
(6) Stehlen mit Gewaltanwendung
(7) Hat jemand zu sexuellen Handlungen gezwungen
(8) Feuerlegen um Schaden anzurichten
(9) Hat Eigentum anderer zerstört
(10) Einbrüche in Autos und Häuser
(11) Betrügt/bestiehlt andere
(12) Stehlen ohne Gewaltanwendung
(13) Oft nachts unterwegs (ohne Erlaubnis)
(14) Zweimal nächtliches Fernbleiben von zu Hause
(15) Häufiges Schuleschwänzen mit Beginn vor dem 13. Lebensjahr

Assoziierte Merkmale

Psychiatrische Symptome

- *Hyperaktivität.* Allgemeine motorische Unruhe, Unaufmerksamkeit, mangelnde Impulskontrolle und generalisierte Überaktivität besteht oft gleichzeitig. Die Kombination verschlechtert die Zukunftsaussichten.
- *Depression.* Etwa ein Drittel zeigt deutliche emotionale Symptome, meistens Unglücklichsein und Verzweiflung. Ob man hier von einer getrennten komorbiden Bedingung sprechen soll oder ob man die Symptomatik als Teil der vorliegenden Gesamtbelastung sehen muß, ist strittig. Die Diagnose der SSV scheint dadurch nicht entscheidend beeinflußt zu werden. Es scheint damit auch kein eindeutiger Risikofaktor für eine Depression im Erwachsenenalter vorzuliegen.
- *Angst.* Falls Angst auftritt, ist dies eher ein Faktor, der die Umsetzung von sozial störenden Verhaltenweisen hemmt.

Ausbildungsversagen

Viele erreichen nur schlechte Schulabschlüsse beziehungsweise Ausbildungs- und Arbeitsziele, zumal oft umschriebene Lernstörungen vorliegen. In Tests zeigt ein Drittel der Kinder mit SSV Lese-Rechtschreibstörungen (Definition: entsprechende Leistung unterhalb von zwei Standardabweichungen bezogen auf Alter und Intelligenz, siehe Kapitel 27). Von der anderen Seite betrachtet weist ein Drittel der Kinder mit Lese-Rechtschreibstörungen (LRS) auch eine Störung des Sozialverhaltens auf. Das gleichzeitige Vorkommen von SSV und LRS kann verschiedene Gründe haben. Erstens kann das störende Verhalten mit der schulischen Lernsituation interferieren. Zum zweiten kann es sein, daß Kinder, die nur eine mangelnde Fähigkeit haben, das zu verstehen und an dem teilzunehmen, was in der

Klasse verlangt wird, frustriert sind und sich nicht anders als durch Störverhalten zu helfen wissen. Zum dritten können sowohl Störverhalten als auch Lese-Rechtschreibprobleme von einem dritten Faktor, wie zum Beispiel der Hyperaktivität herrühren. Niedriger IQ ist häufig mit SSV verbunden, allerdings nicht so häufig wie mit dem schlechten Leistungsverhalten.

Schlechte interpersonelle Beziehungen

Störende Kinder werden rasch unbeliebt und gewinnen kaum dauerhaft Freunde. Sie zeigen sowohl im Umgang mit Gleichaltrigen als auch Erwachsenen mangelnde soziale Fähigkeiten, so daß sie zum Beispiel Schwierigkeiten haben, ein gemeinsames Spiel durchzuhalten, oder positiven sozialen Austausch in Gang zu setzen. Schlechte Beziehungen zu Altersgenossen lassen ebenfalls eine ungünstige Zukunft erwarten. ICD-10 unterteilt SSV in „unsozialisierte" und „sozialisierte" Typen, je nachdem, ob die junge Person ein adäquates Verhältnis zu ihren Altersgenossen hat oder nicht. Sozialisiert wäre demnach ein in einer Bande adäquates Verhalten, wobei die Bande selbst nach außen dissozial handelt. DSM-IV weist keine vergleichbaren Kategorien auf. In der klinischen Praxis zeigen die meisten Kinder mit SSV gestörte Beziehungen zu ihren Altersgenossen. Dennoch gibt es eine kleine Gruppe von Kindern mit Störungen des Sozialverhaltens, die durchaus länger anhaltende Freundschaften und altruistisches Verhalten entwickeln können, die sich auch schuldig oder reumütig zeigen können, sich zurückhalten, anderen die Schuld zuzuschieben und die sich auch um andere kümmern. Diese Personen mit sozialisierter Störung des Sozialverhaltens zählen eher zu den älteren und sind seltener oder nie an aggressiven Handlungen beteiligt (z. B. Stehlen, Schule schwänzen, Alkohol trinken). Man könnte sie als „gut angepaßte Kriminelle" bezeichnen, die in ihrer eigenen Subkultur nicht als abweichend angesehen werden.

Differentialdiagnose

Selten besteht großer Zweifel an einer Diagnose, wenn detaillierte Informationen von mehr als einer Quelle erhalten werden können. Multiple Informanten sind in diesem Falle wesentlich, da Probleme im Sozialverhalten in einem Umfeld auftauchen können (z. B. nur zu Hause oder nur in der Schule), in einem anderen aber überhaupt nicht. Epidemiologische Studien haben gezeigt, daß es eine sehr niedrige Korrelation gibt zwischen Einschätzungen von Lehrern und Eltern, wenn es um Probleme des Sozialverhaltens geht.

Differentialdiagnosen, die in Betracht zu ziehen sind:

- *Anpassungsstörung.* Sie kann diagnostiziert werden, wenn der Beginn unmittelbar nach einem klar identifizierbaren psychosozialen Streß wie einer Ehescheidung, Adoption, Trauma, Mißbrauch oder schmerzlichem

Verlust passiert (innerhalb eines Monats nach ICD-10 und innerhalb von 3 Monaten nach DSM-IV) und wenn die Symptome nicht länger als sechs Monate anhalten, nachdem die Belastung oder die damit verbundenen Konsequenzen aufgehört haben.

- *Hyperaktivität.* Störung des Sozialverhaltens kann mitunter für eine Hyperaktivitätsstörung gehalten werden oder umgekehrt. Dies liegt teilweise an der Überlappung von Symptomen (siehe Box 7.3). Trotzigkeit, Aggressivität und intendiertes Störverhalten sind nicht Teil der reinen Hyperaktivitätsstörung. In klinisch vorgestellten Populationen finden sich SSV und Hyperaktivität oft in Kombination, so daß die Gefahr besteht, die Hyperaktivität zu übersehen.
- *Normale Kinder.* Das Verhalten des Kindes liegt noch im normalen Rahmen der altersbezogenen Entwicklung, aber Eltern und Lehrer haben unrealistisch hohe Erwartungen.
- *Subkulturelle Abweichung.* Manche Jugendlichen verhalten sich zwar antisozial, sind aber nicht besonders aggressiv oder trotzig. Innerhalb einer sogenannten Subkultur zeigen sie sich durchaus sozial angepaßt (z.B. Drogenparties, Klauwettbewerbe, Schwarzfahren usw.). Im Rahmen von ICD-10 würden sie die diagnostische Zuordnung einer sozialisierten Störung des Sozialverhaltens erfüllen. Man muß also sehr darauf achten, nicht das zu psychiatrisieren, was mitunter lediglich eine kulturelle Variante darstellt.
- *Autistische Störungen.* Diese werden oft von markanten Temperaments- und Wutausbrüchen oder zerstörerischem Handeln (unter anderem auch selbstverletzend) begleitet. Dabei sind derartige Probleme im Sozialverhalten gelegentlich der Hauptgrund für die Vorstellung eines solchen Kindes.

Box 7.3 Die Symptome von Hyperaktivität und Störung des Sozialverhaltens überlappen sich in der mangelnden Impulskontrolle

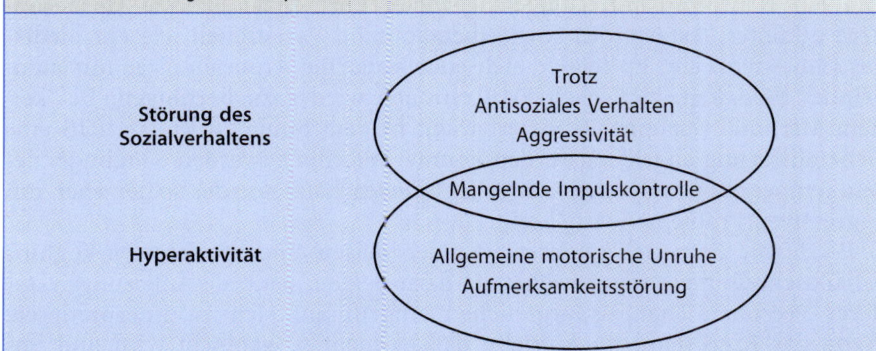

Epidemiologie

SSV wurde im Rahmen der Isle-of-Wight-Studie bei 4% der Kinder festgestellt. Viele Folgestudien berichten sogar von höheren Raten. Die Prävalenz ist besonders hoch in deprivierten innerstädtischen Bezirken. Jungen sind etwa dreimal häufiger von SSV betroffen als Mädchen. Das Alter des Beginns kann sehr stark variieren. SSV ist mit niedrigem sozioökonomischem Status assoziiert (hier fließen eine Vielzahl von Variablen ein), sowie mit einer großen Anzahl von Familienmitgliedern.

Ursachen

Gene oder Umgebung?

Obwohl SSV sich häufig in Familien verdichtet, scheint die gemeinsam erlebte Umgebungssituation einflußreicher als die gemeinsamen Gene der Familienmitglieder. Dies wird unterstützt durch Befunde aus Zwillingsstudien, die eine hohe Konkordanz für monozygote, aber auch für dizygote Zwillingspaare zeigen. Adoptionsstudien konnten belegen, daß der Einfluß der biologischen Eltern deutlich geringer ist, als der der Adoptiveltern. Genetische Einflüsse scheinen eine größere Rolle im Hinblick auf die Entwicklung einer antisozialen Persönlichkeit und der Kriminalität im Erwachsenenalter zu spielen. Zytogenetische und molekulargenetische Studien haben bisher wenig zusätzliche Erkenntnis gebracht. Epidemiologische Studien unterstützen nicht die Meinung, daß Individuen mit einem XYY-Kariotyp besonders stark zu schwerer Aggression neigen.

Kindgebundene Mechanismen

Konstitutionelle Charakteristika, die hier Bedeutung haben könnten, schließen ein Neurotransmitterungleichgewicht, hormonale Exzesse (insbesondere erhöhtes Testosteron) sowie metabolische Variationen wie ein niedriges Cholesterol ein. Es zeigten sich auch abnorme Arousalmuster mit mangelnder Fähigkeit, sich nach Frustrationen wieder zu beruhigen. Bei keinem Merkmal war eine Replizierbarkeit in dem Sinne zu finden, daß eine Generalisierung abgeleitet werden konnte. Allerdings werden Säuglinge, deren Temperament als „eher schwierig“ eingeschätzt wurde, später eher mit aggressiven Problemen vorgestellt.

Psychische Prozesse. Aggressive Kinder weisen einen gerichteten kognitiven Zuschreibungsstil auf, wobei sie dazu neigen, neutrale Äußerungen anderer Personen eher als ärgerlichen Angriff auf sich zu interpretieren. Wenn das Kind dann noch erlebt, daß es nicht so gemocht wird und immer wieder Zurückweisungen erlebt, kann sich diese Sichtweise nach und nach verfestigen. Adäquate soziale Fähigkeiten sind gering ausgeprägt. Emotionale Vorgänge bei SSV-Kindern wurden bisher wenig untersucht, obwohl ihr Selbstwertgefühl oft niedrig ist und sie sich oft in einer verzweifelten Lage fühlen. Die schulischen Leistungsmöglichkeiten wurden bereits oben erwähnt.

Unmittelbare Umgebung

- *Psychische Störungen der Eltern.* Dies ist ein bedeutsamer Einfluß, der sich hauptsächlich durch Ehestreitigkeiten und abweichende Erziehungspraktiken vermittelt. Er bezieht sich nicht spezifisch auf die psychischen/psychiatrischen Bedingungen der Eltern.
- *Elterliche Kriminalität.* Hier gelten ähnliche Betrachtungsweisen.
- *Erziehungspraktiken.* SSV hängt sehr eng zusammen mit Streitbeziehungen zwischen den Eltern, Wut und Ärger gegenüber dem Kind sowie dem Mangel an elterlicher Wärme. Auch wenn diese Faktoren teilweise eine Reaktion auf das kindliche Verhalten sein mögen, so konnten doch Längsschnitt- und Interventionsstudien wahrscheinlich machen, daß sie ebenfalls eine wesentliche Rolle für Auslösung und Aufrechterhaltung der kindlichen Störung spielen. Ein Mangel an Aufsicht und Steuerung sowie inkonsistente Disziplinierung sind ebenfalls mit SSV verbunden, vielleicht weil das Kind unter solchen Bedingungen nicht die Gelegenheit erhält, vorhersehbare soziale Regeln kennen, erfahren und üben zu lernen. Übermäßige, harsche Disziplinierung ist ebenfalls mit SSV verbunden.
- *Eltern-Kind-Interaktionsmuster.* Feinanalysen durch Patterson (1994) zeigten, daß das störende Verhalten des Kindes zunimmt, wenn ihm die Gelegenheit geboten wird, dadurch mehr Aufmerksamkeit zu erreichen, unangenehme Aufforderungen zu vermeiden oder häufiger seinen eigenen Kopf durchzusetzen. Beantworten Eltern störendes Verhalten mit solcherlei Belohnung und vergessen sie, sozial akzeptables Verhalten zu ermutigen, so üben sie das Kind in antisoziale Verhaltensweisen ein. Interventionen, die diesen Teufelskreis durchbrechen, haben sich als effektiv erwiesen.
- *Sexueller Mißbrauch* kann zum Auftreten von Problemen des Sozialverhaltens bei Mädchen oder auch bei Jungen führen, bei denen bisher solche Schwierigkeiten nicht gesehen wurden.

Erweitertes Umfeld

- *Schulfaktoren* können das Vorkommen von SSV unabhängig von dem heimischen Hintergrund beeinflussen: Schlecht organisierte, unfreundliche Schulen mit schlecht motiviertem, nachlässigem Personal und häufigem Personalwechsel (seltene Kontakte mit den Eltern eingeschlossen) tragen zur Erhöhung der SSV-Raten bei, selbst wenn man Charakteristika der Wohngegend außer acht läßt.
- *Weitere soziale Einflüsse.* Obwohl Probleme des Sozialverhaltens vielfach mit Überbevölkerung, schlechten Wohnbedingungen und ärmlichen

Nachbarschaftssituationen verbunden sind, ist es nach wie vor unklar, ob diese Faktoren ursächlich oder aufrechterhaltend beteiligt sind oder vielmehr nur den Ausdruck anderer familiärer oder sozioökonomischer Variablen darstellen.

Untersuchung/Abklärung

Der Schweregrad und die Häufigkeit von Trotz, Aggressivität und antisozialen Handlungen in den letzten vier, sechs Wochen sollten genau erfaßt werden. Einige Eltern sind geneigt, alle schlechten Verhaltensweisen des Kindes im letzten Jahr oder sogar seit Geburt aufzulisten. Man sollte aber auch Aufmerksamkeitsleistung und motorische Aktivität in gleicher Weise betrachten (siehe Kapitel 6), da Hyperaktivität sehr häufig und leicht als Begleitsymptomatik (oder als Differentialdiagnose) im Kontext mit Problemen des Sozialverhaltens übersehen werden kann. Obwohl es bedeutsam ist, genau nach Impulsivität zu fragen, so muß doch bedacht werden, daß dies sowohl Teil der Hyperaktivität als auch der Probleme des Sozialverhaltens darstellen kann (siehe Box 7.3). Man sollte nicht vergessen, auch nach emotionalen Symptomen, insbesondere Unglücklichsein und Verzweiflung zu fragen. Schließlich kann ein Teil der Gesamtproblematik daher rühren, daß ein Kind mit der derzeitigen psychosozialen Situation nicht zurecht kommt (z.B. ein Vater, der oft versprochene Besuche nicht einhält, oder eine Mutter, die Anstrengungen des Kindes nie schätzt, gleichglültig wie hart das Kind dafür arbeitet). Die Bedeutung solcher Überlegungen und Erlebnisse kann nur dann richtig eingeschätzt werden, wenn ein Gespräch mit dem Kind alleine stattfindet. Sieht man die Familie stets gemeinsam, können Kinder mitunter nicht ausreichend frei zu Wort kommen.

Erziehungsweisen müssen ebenfalls im Detail erfragt werden, dabei muß man Punkt für Punkt bestimmte Situationen durchgehen. (Was geschah vor, während und nach der letzten Episode schlechten Verhaltens? Wer „gewann" bei der Begegnung? Was wurde gesagt? Wie lange hat man gebraucht, um wieder zur Normalsituation zurückzukehren?) Darüber hinaus darf man nicht vergessen, sich danach zu erkundigen, wieviel Lob und Ermutigung für konstruktives und sozial erwünschtes Verhalten gegeben wurde, wieviel Zeit man mit gemeinsamen Aktivitäten verbringt und so weiter. Man muß versuchen, die Sensitivität der Eltern für die Seelenlage und Stimmung des Kindes herauszufinden, und wie weit sie dies berücksichtigen, wenn sie vor dem Kind streiten, oder sie über die weitere Zukunft des Kindes untereinander oder mit dem Kind sprechen.

Im Interview selber sollte man die emotionale Tönung und die grundsätzliche Haltung der Eltern gegenüber dem Kind gut im Auge behalten. Man sollte auch nach den guten Fähigkeiten des Kindes fragen. Gibt es hier elterliche Wärme und Zuneigung, obwohl das Kind solche Schwierigkeiten mit sich bringt, oder ist die gesamte Situation durch negatives Denken, Fühlen und Handeln bestimmt? Je mehr man sich Behandlungsfragen nähert, um so bedeutender werden eventuelle Voreingenommenheiten und Erklärungsmodelle (z. B. Mutter: „Bei dem stimmt etwas im Kopf nicht", oder „Der ist genauso faul wie sein Vater").

Die direkte Beobachtung von Eltern und Kind ist unschätzbar, um ein genaues Bild ihrer Interaktionen zu erhalten, obwohl man in der Untersuchungssituation sicher keine typischen familiären Umstände zugrundelegen kann. Werden klare Grenzen gesetzt oder wird dem Kind alles erlaubt? Wie reagieren die Eltern, wenn das Kind versucht, den Raum zu verlassen oder in dem fremden Zimmer ungefragt alles anzufassen? Wird gutes Verhalten gelobt oder ignoriert? Wird das Kind mit einer gewissen Sensitivität behandelt oder sehr grob?

Ein Bericht der Schule ist unausweichlich. Er sollte Hinweise auf das Sozialverhalten, die Konzentrationsfähigkeit, das Stillsitzen, Beziehungen zu Klassenkameraden, schulisches Leistungsvermögen – eventuell mit Testergebnissen – enthalten. Mitunter kann das störende Verhalten im Klassenzimmer soviel von des Lehrers Zeit und Energie in Anspruch nehmen, daß bedeutsame und entscheidende Lese-Rechtschreibschwierigkeiten übersehen oder einfach als Konsequenz des schlechten Verhaltens, welches zu Leistungslücken geführt hat, betrachtet werden.

Behandlung

Kindbezogen

- *Verhaltensmodifikation* kann sehr effektiv sein, indem man ein oder zwei spezifische antisoziale Verhaltensweisen versucht zu modifizieren. Man darf aber nicht davon ausgehen, daß dadurch eine Generalisierung auf anderes Störverhalten eintritt.
- *Training von Problemlösungsfähigkeiten und Sozialfähigkeiten.* Beide Möglichkeiten bringen Chancen auf Verbesserungen, auch wenn die bisher gemessenen Effekte eher mäßig zu sein scheinen.
- *Einzelpsychotherapie* ist in der Regel nutzlos, da diese Kinder wenig Einsicht in ihr Verhalten und dessen Hintergründe haben. Weiterhin sind sie gewöhnlich nicht in der Lage, ihr Verhalten zu ändern oder andere Wege des Umgangs zu entwickeln, auch wenn sie mitunter ihre Situation einigermaßen einschätzen können. Schließlich sind sie an Einzelpsychotherapie selten interessiert.
- *Medikation und Ernährung.* Wenn Kinder sowohl eine Hyperaktivitätsstörung als auch eine Störung des Sozialverhaltens aufweisen, ist es durchaus sinnvoll, ihre allgemeine motorische Unruhe und ihr Aufmerksamkeitsdefizit (mitunter kommt auch ein positiver Effekt auf die Impulskontrolle zustande) mit Stimulanzien oder Diät zu behandeln (siehe Kapitel 6 und 32). Wenn die Stimulanzienmedikation die allgemeine motorische Unruhe und Unaufmerksamkeit lindert, kann sie begleitend durchaus auch Trotzigkeit, Aggressivität und antisoziales Verhalten verbessern. Es gibt kein Anlaß an-

zunehmen, daß Stimulanzien Störungen des Sozialverhaltens bei Kindern reduzieren, es sei denn, sie weisen gleichzeitig eine Hyperaktivitätsstörung auf. Für manche Kinder mit SSV kann Lithium eine gewisse Hilfe darstellen, aber nur wenn emotional-explosive Ausbrüche nach minimalen Provokationen festgestellt werden können. Bei willentlich-gezielten antisozialen Verhaltensweisen ist mit Lithium keine Besserung zu erwarten. Das Medikament sollte erst dann zum Einsatz kommen, wenn heilpädagogisch-psychologische Maßnahmen versagt haben oder nur mangelhaft ansprechen. Falls eine oligoantigene Diät bei überaktiven Störungen hilft, kann sie oft auch die soziale und emotionale Irritabilität verbessern.

Familienbezogen

- *Familienberatung und soziale Unterstützung* ist essentiell, um die großen Rahmenbedingungen zu setzen, damit danach ein gezieltes therapeutisches Fein-Programm aufgestellt werden kann.
- *Familientherapie* wird häufig eingesetzt, aber ist bis jetzt in ihrer Wirkung nicht ausreichend geprüft. Wenn man von allgemeinen klinischen Erfahrungen ausgeht, kann sie durchaus bei nicht zu sehr gestörten familiären Zusammenhängen eingesetzt werden. Nach wenigen Sitzungen kann man Eltern und Familie eventuell dazu führen, sich besser miteinander abzusprechen, klare Grenzen für das Kind zu setzen, diese von dem Kind auch akzeptieren zu lassen und insgesamt die emotionale Atmosphäre und die Offenheit sowie das Verständnis füreinander zu verbessern. Familientherapie ist weniger hilfreich für chaotische, desorganisierte Familien, die eine mangelnde Mitarbeitswilligkeit und Fähigkeit zeigen.
- *Elterntraining* ist wahrscheinlich der hoffnungsvollste Ansatz, der auch recht gut untersucht ist. Elterntraining versucht, die Eltern in ihrem alltäglichen Umgang mit sich und dem Kind zu schulen. Dabei soll der Blick auf das erwünschte Verhalten gerichtet werden. Man sollte sich nicht auf rechthaberische Kämpfe und lang hingezogene Schlammschlachten vergangener oder aktueller Konfliktsituationen einlassen. Die positiven Ressourcen der Familie sowie die positiven Aspekte der Eltern-Kind-Beziehung müssen in den Vordergrund treten. Gleichzeitig müssen die Eltern effektivere Erziehungstechniken für die Handhabung unerwünschter Verhaltensweisen lernen.

Gemeindegebunden

- *Präventionsprogramme* (z.B. in Schulen) werden derzeit durchgeführt und geprüft.

Kontinuität und Verlauf

- Vorausschauende Kontinuität: 40% der Kinder mit SSV werden zu delinquenten jungen Erwachsenen mit sich fortsetzendem Problemverhalten und gestörten sozialen Beziehungen.
- Rückwärts betrachtete Kontinuität: 90% junger erwachsener Delinquenter hatten als Kinder eine Störung des Sozialverhaltens

Faktoren, die den Verlauf vorhersagen

Beim Kind: Ein schlechter Verlauf wird durch den frühen Beginn, eine große Spannbreite und eine hohe Anzahl von Symptomen, einen hohen Schweregrad und die Häufigkeit einzelner Symptome, situative Durchgängigkeit (zu Hause, Schule und andernorts) sowie assoziierte Hyperaktivität vorhergesagt. Umgekehrt, wenn man nur einen Problembereich des Sozialverhaltens zeigt, wie zum Beispiel Aggressvität, darf man mit einer guten Prognose rechnen, vorausgesetzt es gibt keine Probleme in anderen Bereichen (z.B. Beziehung mit Gleichaltrigen und Erreichen von Ausbildungszielen). Das Vorhandensein oder die Abwesenheit einer bestimmten *Konstellation von Problemen* ist es, was zählt.

Bei der Familie: Ein schlechter Verlauf wird vorhergesagt, wenn Eltern psychiatrische Auffälligkeiten zeigen, sich kriminell verhalten, einen hohen Grad an allgemeiner Feindseligkeit aufweisen und eine hohe Abneigungshaltung gegenüber dem Kind sichtbar werden lassen.

Art des Verlaufs ins Erwachsenenalter

- *Homotypische* Kontinuität wird mehr beim männlichen Geschlecht gesehen (d.h. die Symptome bleiben mehr oder weniger die gleichen): Aggressivität und Gewalt, antisoziale Persönlichkeit, Alkohol- und Drogenprobleme, Kriminalität.
- *Heterotypische* Kontinuität wird eher beim weiblichen Geschlecht gesehen (d.h. unterschiedliche Arten von Symptomen können dominieren): eine breite Palette von emotionalen und Persönlichkeitsstörungen, weniger Aggressivität und Kriminalität.

Zusätzlich zu der Tatsache, daß Personen mit einer SSV ein größeres Risiko für psychiatrische und forensische Probleme haben, so werden sie auch häufiger im Erwachsenenalter sozial auffällig werden, geringere oder gar keine beruflichen Qualifikationen aufweisen, häufiger arbeitslos oder mit geringwertigeren Arbeiten beschäftigt sein. Sie werden vielfach gestörte soziale Beziehungen haben (z.B. höhere Scheidungsraten, Partnerwechsel).

Übersichten zum Thema

Blanz B (1998) Biologische Korrelate aggressiven Verhaltens. Zeitschrift für Kinder- und Jugendpsychiatrie und Psychotherapie 26:43–52

Earls F (1994) Oppositional-defiant and conduct disorders. In: Rutter M, Taylor E, Hersov L (eds) Child and Adolescent Psychiatry: Modern Approaches, 3rd edn. Blackwell Science, Oxford, pp 308–329

Kazdin AE (1995) Conduct Disorders in Childhood and Adolescence, 2nd edn. Sage, Beverly Hills, CA

Schmidt MH (1998) Dissozialität und Aggressivität: Wissen, Handeln, Nichtwissen. Zeitschrift für Kinder- und Jugendpsychiatrie und Psychotherapie 26:53–62

Van Engeland H, Matthys W (1998) Ergebnisse von Jugendhilfemaßnahmen bei dissozialen Störungen. Zeitschrift für Kinder- und Jugendpsychiatrie und Psychotherapie 26:63–69

Weitere Leseempfehlungen

Loeber R, Hay DF (1994) Developmental approaches to aggression and conduct problems. In: Rutter M, Hay DF (eds) Development Through Life: A Handbook for Clinicans. Blackwell Science, Oxford, pp 488–516

Quay HC (1993) The psychobiology of undersocialised aggressive conduct disorder: a theoretical perspective. Development and Psychopathology 5:165–180

Patterson GR (1994) Some alternatives to seven myths about treating families of antisocial children. In: Henricson C (ed) Crime and the Family. Family Policy Studies Centre, London, pp 26–49
(Dies ist eine gute Einführung in das Denken einer der einflußreichsten Personen auf diesem Gebiet.)

Webster-Stratton C et al (1989) The long-term effectiveness and clinical significance of three cost-effective training programs for families with conduct-problem children. Journal of Consulting and Clinical Psychology 57:550–553

Kapitel 8 Jugendliche Delinquenz

In Großbritannien sind damit Personen im Alter zwischen 10 und 17 Jahren gemeint, die für eine Übertretung schuldig gesprochen wurden, die im Erwachsenenalter als kriminell betrachtet würde. Damit liegt hier eine juristische Definition vor, die sich nicht unmittelbar auf die seelische Gesundheit bezieht. Im Gegensatz zu landläufigen Meinungen richten sich etwa 90% der Übertretungen gegen Eigentum und nicht gegen Personen: Stehlen, Autos verschieben, Einbrechen, destruktiver Vandalismus. Dagegen stellen Gewalt gegen Personen, Arzneimittelvergehen und sexuelle Übertretungen weniger als 10% dar. Wenn man die offiziellen Statistiken mit den Selbstbeurteilungen der Straftäter und den Ergebnissen aus Opferberichten vergleicht, so kann man zu dem Schluß kommen, daß nur etwa ein Zehntel aller Übertretungen entdeckt werden. Diese Diskrepanz zwischen tatsächlichen und berichteten Übertretungen bezieht sich hauptsächlich auf Kleinkriminalität, während sich die schweren Straftaten meistens in den offiziellen Berichten wiederfinden. Für relativ kleine Übertretungen ist die Chance der Entdeckung geringer, falls der Verursacher nicht jemand mit schwarzer Hautfarbe ist, eine gute Schule besucht, aus einem ordentlichen Haushalt kommt, und er von durchschnittlicher Intelligenz ist. Dies gilt nicht für die schweren Delikte. Hier sind persönliche und demographische Charakteristika sehr ähnlich, gleichgültig, ob sie durch Eigenbeurteilung oder die offiziellen Berichte gegeben werden. Wenn der Verursacher einmal gefaßt ist, so ist die Wahrscheinlichkeit einer Verurteilung höher, falls bereits eine Kriminalakte vorliegt, die Art der Übertretung besonders schwer ist und die Person älter oder von schwarzer Hautfarbe ist.

Epidemiologie

- **Alter.** Im späten Jugendalter findet sich ein Höhepunkt im Hinblick auf Gesetzesübertretungen, wobei Diebstahl und Eigentumsdelikte besonders zu beachten sind; Gewalttaten sind in den frühen 20er Jahren am deutlichsten ausgeprägt. Danach gibt es einen raschen Abfall bei allen Delikten bis zum 30. Lebensjahr. 50–75% der Menschen, die einmal einer Straftat überführt wurden, werden kein zweites Mal straffällig, so daß ein harter Kern von etwa 25% übrig bleibt, der als Wiederholungstäter gelten kann. Die Charakteristika, die solche Wiederholungstäter kennzeichnen, entsprechen denen, die die Voraussage delinquenten Verhaltens insgesamt erlauben, sie sind aber stärker ausgeprägt. Wenn kriminelles Verhalten sehr früh beginnt, ist es ein Prädiktor für lang anhaltendes kriminelles Verhalten. Die einflußreiche „Cambridge"-Längsschnittstudie, die in innerstädtischen Bezirken Londons von West und Farrington durchgeführt wurde, zeigt, daß 75% von denen, die als Jugendliche mehr als dreimal einer Straftat überführt wurden, schließlich als junge Erwachsene fortgesetzt Straftaten begingen.

- **Geschlecht.** Sowohl in Europa als auch in Nordamerika finden sich männliche Straftäter 3 bis 10mal häufiger als weibliche Straftäter, unabhängig davon ob man sich auf offizielle Berichte oder Selbsteinschätzungen bezieht. Das Vorherrschen des männlichen Geschlechtes ist am stärksten ausgeprägt für Straftaten mit aggressiven Handlungen. Einige Straftaten, insbesondere Ladendiebstahl, werden häufiger von Frauen begangen. Es gibt viele mögliche Erklärungen dieser Geschlechtsdifferenzen. Sie reichen von biologischen Hintergründen, die von transkulturellen Häufigkeitsverteilungen unterstützt werden, und von ähnlichen Geschlechtsdifferenzen bei Primaten bis hin zu kulturellen Merkmalen, die sich auf die unterschiedliche Art und Weise beziehen, wie man bestimmtes Verhalten bei Jungen bzw. bei Mädchen ermutigt oder bestraft. Soweit man derzeit sagen kann, spielen sowohl biologische Prädispositionen wie auch psychosoziale Faktoren eine entscheidende Rolle. Bei Jungen zum Beispiel findet man als biologisch begründetes Risiko häufiger eine hyperkinetische Störung, die die Wahrscheinlichkeit für das Begehen von Straftaten erhöht. Gleichzeitig werden Jungen eher akzeptiert und gelobt, wenn sie sich körperlich durchsetzen können und in diesem Zusammenhang mitunter auch aggressive Verhaltensweisen zeigen.
- **Sozioökonomischer Status (SÖS).** Möglicherweise hat der SÖS einen großen Einfluß, obwohl viele Autoren dies herunterspielen und darauf hinweisen, daß der SÖS von vielen Faktoren abhängt. Die Ausprägung des SÖS-Gradienten wird aus Untersuchungen in England deutlich. Es konnte gezeigt werden, daß die Häufigkeit juveniler Delinquenz bei etwa 5% lag, wenn innerfamiliär Arbeit vorhanden war und das Zusammenleben gut gestaltet werden konnte. Hingegen lag die Zahl um 25% bei Hilfsarbeiterfamilien. Selbst Berichte von Betroffenen unterstützen diesen Trend für die schweren Straftaten, aber das Verhältnis liegt lediglich bei 2:1 für weniger schwerwiegende. Zum Vergleich: Störungen des Sozialverhaltens weisen einen geringeren SÖS-Gradienten auf.
- **Rasse.** In England legen die offiziellen Berichte und die Mitteilungen von Opfern nahe, daß afro-karibische Jugendliche zwischen fünf- und zehnmal häufiger als ihre weißen Altersgenossen an tätlichen Angriffen, Raub, Gewalt und Diebstahl beteiligt sind. Dies galt nicht für die erste Generation der afro-karibischen Immigranten vor 30 Jahren. Für andere jugendliche Straftaten liegen die derzeitigen afro-karibischen Raten etwa bei dem Doppelten der weißen Bevölkerung. Diese Schwarz-Weiß-Differenz kann nur teilweise durch sozioökonomische Faktoren und Familiencharakteristika

erklärt werden; Jahrzehnte der Vorurteilsbildung und rassenbezogener Störeinflüsse können hier auch bedeutsam sein. Man muß aber wissen, daß derzeit die Kriminalitätsraten für „asiatische" Jugendliche niedriger liegen oder ähnlich sind wie die ihrer weißen Altersgenossen.

- **Epoche.** Eine historische Betrachtung läßt annehmen, daß Gewaltkriminalität in der Mitte des 18. Jahrhunderts sehr verbreitet war, dann abnahm und im späten 19. Jahrhundert und zu Beginn des 20. Jahrhunderts einen Tiefpunkt erreichte, bevor ein erneuter Anstieg begann. Die letzten 50 Jahre haben wahrscheinlich einen allmählichen und stetigen Anstieg jugendlicher Straftaten erlebt. International gesehen sind die offiziell berichteten Kriminalitätsraten um einen Faktor zwischen 2 und 6 angestiegen. Dies gilt für die meisten Länder und ist natürlich teilweise auch auf eine bessere Erfassung dieser Verhaltensweisen zurückzuführen. Veränderungen der offiziell festgestellten juvenilen Delinquenz-Raten sind inkonsistenter; zumindest teilweise deshalb, weil die offiziellen Raten sehr von den Veränderungen der politischen Haltung und deren Umsetzung abhängig sind. So würden die offiziellen Kriminalitätsraten dramatisch ansteigen oder abfallen, wenn die Polizei alle mündlich ausgesprochenen Verwarnungen in schriftlich festgelegte Verwarnungen umwandelt oder umgekehrt. In den letzten Jahrzehnten ist der Anteil der Straftaten, der mit körperlicher Gewalt zusammenhängt, relativ gleich geblieben und lag deutlich unter 10%, aber der Anteil weiblicher Gesetzesbrecher daran hat von etwa 10 auf etwa 20% zugenommen.
- **Lokale Bedingungen.** Es ist bekannt, daß es zwischen verschiedenen Wohnvierteln deutliche Unterschiede in der Kriminalitätsrate geben kann, die nicht vollständig durch sozioökonomische Faktoren oder die sozialen Klassen der entsprechenden Wohnbevölkerung erklärt werden können. Es konnte auch gezeigt werden, daß stadtplanerische und gebäudeplanerische Aspekte einen Einfluß nehmen können. Wenn die Wohnumgebung unübersichtlich wird, wenn man sich nicht mehr mit den anderen verbunden und verantwortlich fühlen kann, der soziale Austausch behindert wird, man sich nicht mehr gut kennt (das alles kann als „verteidigbarer Raum" bezeichnet werden), dann wachsen die Risiken, so daß unter diesen anonymen Bedingungen soziale Kontrollmechanismen nicht mehr ausreichend funktionieren und einzelne Menschen ihre Handlungsimpulse nicht immer in die sozial passende Richtung lenken. Auf einer breiteren Ebene zeigte sich bei einem Vergleich der Isle of Wight mit dem innerstädtischen London eine doppelt so hohe Rate an Störungen des Sozialverhaltens bei Kindern und Jugendlichen in den innerstädtischen Gebieten verglichen zur ländlichen Umgebung, auch wenn man psychosoziale familiäre Faktoren wie psychiatrische Störung der Eltern, kriminelles Verhalten der Eltern oder Familienzwist berücksichtigte. Immer wieder zeigte sich, daß stabile zusammenhängende Nachbarschaftsbereiche, die über lange Zeit in ihrer Zusammensetzung stabil bleiben, ein soziales Netzwerk entwickeln, das hilft, Kriminalitätsverhalten gar nicht erst aufkommen zu lassen.

Die „Cambridge"-Studie belegt, daß überführte Jugendliche, die danach aus dieser schwierigen innerstädtischen Londoner Umgebung wegzogen, eine deutlich niedrigere Rückfallrate aufwiesen als solche, die in ihrem schwierigen Umfeld blieben. Dies galt auch, wenn für alle anderen Einflußfaktoren entsprechende statistische Kontrollen wahrgenommen wurden.

Assoziierte Faktoren

Familie

- *Größe.* Besonders in niedrigen sozioökonomischen Schichten gibt es eine enge Assoziation mit der Familiengröße, insbesondere, wenn dort viele Brüder und wenige Schwestern vorhanden sind. Auf der anderen Seite sind Kriminalitätsraten besonders niedrig bei Einzelkindern.
- *Einkommen.* Niedriges Einkommen ist sehr eng mit stärkerer Delinquenz verknüpft.
- *Kriminalität.* Schwere jugendliche Straftaten sind besonders eng mit der Geschichte kriminellen Verhaltens von Eltern und Geschwistern verbunden. Die Frage ist, ob dies auf gemeinsame Gene, gemeinsame Deprivation oder soziales Lernen unabhängig von genetischen Randbedingungen zurückzuführen ist? Zwillings- und Adoptionsstudien von erwachsenen rückfälligen Kriminellen weisen auf einen mäßiggradigen genetischen Einfluß hin. Studien von jugendlichen Delinquenten sprechen ebenfalls für einen leichten genetischen Einfluß, aber die Umgebungseinflüsse scheinen bei ihnen generell wichtiger zu sein.
- *Erziehungserfahrungen.* Jugendliche Delinquenz ist ebenso wie Störung des Sozialverhaltens sehr eng mit einem Mangel an Fürsorge, Aufsicht und mit schwierigen familiären Verhältnissen verbunden. Die emotionale Atmosphäre ist häufig ablehnend, ärgerlich und streitbesetzt. Es gibt oft einen Mangel an häuslichen Regeln. Man kümmert sich wenig um das Verhalten und die Gefühle des Kindes, die Eltern antworten selten auf erwünschtes oder abweichendes Verhalten, legen eine gewisse Gleichgültigkeit an den Tag, so daß jeder erzieherische Lenkungsversuch inkonsistent ist, für das Kind nicht zu durchschauen und dadurch auch Zusammenhänge nicht zu erlernen sind, wenn Strafe und Lob unregelmäßig und zufällig erfolgen. Wenn schließlich die Fähigkeiten und Fertigkeiten, um mit Krisensituationen leichter, mittlerer oder schwerer Art erfolgreich umgehen zu können, nicht ausreichend vorhanden sind, so setzen sich schwelende Konflikte fort und tragen zu stetigen Spannungen und Streitereien bei.

Individuelle Faktoren

- *Verhalten.* Etwa 90% der Wiederholungstäter waren antisozial genug, um die Kriterien für eine Störung des Sozialverhaltens während der mittleren Kindheit zu erfüllen. Damit ist die Meinung widerlegt, daß die Mehrheit der dauerhaft delinquenten Gruppe sich ursprünglich unauffällig verhalten habe und danach „wegen schlechter Umgebung“ abgeglitten sei, ein Mythos des Jugendalters. Andererseits zeigen Jugendliche, die nur einmal straffällig geworden waren, eine unspektakuläre frühere psychosoziale Entwicklung. Bei ihnen darf tatsächlich davon gesprochen werden, daß sie „eine von Teenagern häufig durchlaufene Phase“ gut überstehen.

- *Intelligenz.* Es gibt einen sehr engen Zusammenhang zwischen niedrigem IQ und ausgeprägter Delinquenz. In einer Studie waren 20% der Jugendlichen mit einem IQ unter 90 Wiederholungstäter, während dies nur bei 2% der Jugendlichen mit einem IQ über 110 der Fall war. Selbstberichte weisen darauf hin, daß der Zusammenhang zwischen Delinquenz und niedrigem IQ nicht alleine darauf zurückzuführen ist, daß intelligentere Delinquente leichter dem Zugriff entgehen können. Eher scheint die Verbindung zwischen niedrigem IQ und Delinquenz über mangelnden schulischen Erfolg, mangelndes Selbstvertrauen und Frustration vermittelt zu werden. Alternativ kann auch ein niedriger IQ einfach ein Marker anderer biologischer und sozialer Benachteiligungen sein. Es ist interessant, daß die Verbindung zwischen niedrigem IQ und Problemen des Sozialverhaltens schon im Alter von drei Jahren zu finden war.
- *Biologie.* Der genetische Beitrag zur Kriminalität im Erwachsenenalter wurde bereits erwähnt. Im Vergleich zu Kontrollpersonen zeigten erwachsene Kriminelle weniger autonome Reaktivität auf Streß, gestörtes passives Vermeidungslernen, vermehrt Aggressionen, schlechtere Aufmerksamkeitsfähigkeiten und eine stärkere Tendenz zu einem „sensation seeking“. Ob diese Charakteristika erworben oder ererbt wurden, ist noch unklar. Das Begehen von Straftaten kann nur selten auf spezielle organische Syndrome zurückgeführt werden. Obwohl EEG-Untersuchungen von Delinquenten keine konsistenten Abnormitäten aufdecken konnten, wird doch bei sehr schweren aggressiven Durchbrüchen manchmal auf ein sogenanntes „episodisches Dyskontrollsyndrom“ hingewiesen. Ob dieses in Verbindung mit einer Temporallappenpathologie im Sinne von komplex partiellen Anfällen steht, ist noch nicht geklärt. Das XYY-Chromosom-Muster steht in keinem Zusammenhang mit vermehrter Gewaltkriminalität. Es scheint aber mit einem Übermaß an Kleinkriminalität in Verbindung zu stehen; möglicherweise wird es über die Verbindung mit der niedrigen Intelligenz vermittelt.
- *Sozialbeziehungen.* Juvenile Delinquente haben häufiger als Nicht-Delinquente gestörte und disharmonische Sozialbeziehungen mit Altersgenossen beiderlei Geschlechtes.
- *Innere Haltungen.* Haben Delinquente eine stetige Antihaltung gegenüber etablierten Gesellschaftsformen? Die meisten Studien verneinen das. Wenn man den Personenkreis fragt, warum er die Straftaten begeht, so erwähnen junge Delinquente meistens den damit verbundenen prickelnden Reiz, das Vertreiben von Langeweile und die Befriedigung,

gegenüber Altersgenossen ihre Tapferkeit zu zeigen. Es scheint ihnen auch weniger daran zu liegen, in den Besitz von Gegenständen oder Geld zu kommen. Wenn man Studien glauben darf, die sich mit moralischen Überlegungen jugendlicher Straftäter befaßt haben, so scheinen diese Jugendlichen mehr Egoismus und weniger Altruismus zu kennen, sie sind weniger in der Lage, sich in das Erleben und die Sichtweisen anderer Menschen hineinversetzen zu können und/oder sie sind weniger in der Lage, über die Folgen ihrer Handlungen rechtzeitig nachzudenken (mangelnde Impulskontrolle und Weitsicht).

- *Persönlichkeit.* Es ergaben sich bisher keine durchgängigen Unterschiede im Hinblick auf Persönlichkeitsprofile.

Management

Die Bemühungen der Fachleute und Gesellschaft richten sich vor allem auf die 25% der jugendlichen Straftäter, die wiederholt das Gesetz brechen. Es gibt kaum Belege dafür, daß Gefängnisstrafen oder andere juristische Vorgehensweisen (z.B. der Glaube an kurze, sofortige und intensive Strafen einerseits oder langzeitige Einzeltherapie mit Sozialtraining auf der anderen Seite) wesentlichen Einfluß auf die weitere Entwicklung dieser Jugendlichen haben. Die Bewertung solcher Vorgehensweisen ist mehr von Modeerscheinungen, politischen Ideologien und Wunschdenken geprägt als durch kontrollierte empirische Erfahrung geprüft.

Lediglich zwei Behandlungsansätze wurden bisher gut untersucht und scheinen sich auch als effektiv darzustellen. Funktionelle Familientherapie und die etwas breiter begründete multisystemische Therapie (MST) haben in replizierten Studien zeigen können, daß ein erneutes Straffälligwerden (ohne solche Intervention bei etwa 50% der Straftäter) reduziert werden kann und daß das sozial verträgliche Verhalten sich verbessern ließ. MST beinhaltet sechs Elemente, die flexibel angewendet werden können, entsprechen den Problemen und Erfordernissen der straffällig gewordenen jungen Person (Box 8.1). Elterntraining erwies sich ebenfalls als hilfreich, um die Kriminalitätsraten zu senken. Diese wie auch die anderen Hilfsmaßnahmen gehen auf Kosten enormer emotionaler und sozialer Belastung der beteiligten Fachpersonen.

Präventive Programme sind theoretisch attraktiv, da sie ins Spiel kommen sollen, bevor antisoziales Verhalten sich breit macht. Diese Programme zielen auf die frühe und mittlere Kindheit und können sich auf einer von drei Ebenen abspielen: *universelle* Interventionen für alle Kinder; Interventionen mit *Hochrisikogruppen* für eventuelle Straftaten; und Interventionen, die sich auf eine *sekundäre Prävention* von straffälligem Verhalten in solchen Bevölkerungsgruppen beziehen, in denen bereits Störung des Sozialverhaltens beobachtet wurden. Von den universellen Programmen wurden nur wenige überprüft. Es scheint aber erfolgversprechende Hochrisikoprogramme zu geben, die von folgenden Komponenten getragen

Box 8.1 Elemente der multisystemischen Therapie (MST)

(1) Familientherapie, die sich auf eine effektive Kommunikation, systematische Belohnungs- und Bestrafungssysteme, Problemlösungsverhalten in alltäglichen Konflikten bezieht.
(2) Ermutigung, mehr Zeit mit solchen Altersgenossen zu verbringen, die keine sozialen Probleme haben, zudem ist die Beziehung zu anderen Delinquenten abzubrechen.
(3) Verbindungen mit der Schule halten, um Lernverhalten und Hausarbeitsverhalten zu verbessern sowie die Zeit außerhalb der Schule gut zu strukturieren.
(4) Individuelle Entwicklung, einschließlich Selbstbehauptungstraining gegenüber negativen Einflüssen von Altersgenossen.
(5) Stärkung der Jugendlichen und ihrer Eltern, um mit Problemen in Familie, Schule, Freundeskreis und Wohngebiet besser umgehen zu können. Besonderes Gewicht soll darauf gelegt werden, die familiären Ressourcen und adäquates Problemlöseverhalten zu fördern, damit man nicht immer wieder auf alte, untaugliche Antwortmuster zurückgreifen muß.
(6) Koordination mit anderen Institutionen (z.B. Jugendhilfe, Jugendgerichtshilfe, Sozialarbeit, Gesundheitsdienst, Erziehungswesen).

werden: Elterntraining, Leseschulung und Lehrertraining (Management im Klassenraum). Sekundäre Prävention scheint durchaus umsetzbar zu sein. Elterntraining stellt dabei einen wichtigen Faktor dar, um Probleme des Sozialverhaltens in der mittleren Kindheit zu reduzieren, obwohl damit noch nicht etabliert ist, daß Elterntraining auch vorbeugend auf spätere Delinquenz wirken kann. Ein Problem der Präventionsprogramme liegt darin, daß die Familien, deren Kinder am ehesten solche Hilfen brauchen, nicht ohne weiteres bereit sind, an solchen Programmen teilzunehmen.

Übersichten zum Thema

Rutter ML, Giller H, Hagell A (1998) Antisocial behavior by young people. Cambridge University Press, New York

Sheldrick C (1994) Treatment of delinquents. In: Rutter M, Taylor E, Hersov L (eds) Child and Adolescent Psychiatry: Modern Approaches, 3rd edn. Blackwell Science, Oxford, pp 968–982

Weitere Leseempfehlungen

Borduin CM et al (1995) The development of offending and antisocial behaviour from childhood: key findings from the Cambridge study in delinquent development. Journal of Child Psychology and Psychiatry 36:929–964
(Hier wird eine besonders einflußreiche Langzeitstudie zu Delinquenz und ihren Vorläufern zusammengefaßt)

Henggeler SW, Schoenwald SK (1994) Boot camps for juvenile offenders: Just say no. Journal of Child and Family Studies 3:243–248

Robins L (1978) Sturdy childhood predictors of adult antisocial behaviour: replications from longitudinal studies. Psychological Medicine 8:611–622

KAPITEL 9 Schulverweigerung

Etwa 5% der Kinder, die beim Kinderpsychiater vorgestellt werden, weisen Schulverweigerungsverhalten, verbunden mit Ängstlichkeit und Verzweifeltsein, auf. Die Bezeichnung „Schulverweigerung" ist passender als die Bezeichnung „Schulphobie", denn die Weigerung, zur Schule zu gehen, hängt oft mehr damit zusammen, daß die Kinder es nicht wagen oder sich schwer damit tun, von zu Hause wegzugehen. Es ist weniger die Furcht vor der Schule oder bestimmten Lehrern. Es ist wichtig zu bedenken, daß Schulverweigerung keine psychiatrische Diagnose darstellt. Vielmehr ist sie das Bild einer Klage, hinter der eine ganze Breite von Problemen stecken kann, die sowohl das Kind, die Familie oder das Schulsystem als ganzes betreffen können. Es ist also wichtig zu bemerken, daß Schulverweigerung auch damit zusammenhängt, daß wir in einer Gesellschaft leben, die einen besonders hohen Wert auf Schulbesuch legt und dies zur Pflicht macht. Andererseits gibt es keine Verwaltungs- oder psychiatrische Kategorie, die man „Einkaufsverweigerung" oder „Geschirrspülverweigerung" oder „Zimmerputzverweigerung" nennen könnte, obwohl so etwas kreiert werden könnte, wenn man von Kindern pflichtmäßig erwarten würde, daß sie diese Verrichtungen genauso wahrnehmen sollten wie den Schulbesuch. Gleichwohl wäre bei innerhäuslichen Verrichtungen das Problem vielleicht nicht so gravierend wie es bei der Schulverweigerung ist, die einmal in die Nähe eines gestörten Sozialverhaltens, aber auch in die Nähe einer trennungsängstlich bestimmten Verhaltensweise gerückt werden kann.

Epidemiologie

Schulverweigerung hat ihre Häufigkeitsgipfel in drei Altersbereichen: mit Schulbeginn; um das 10., 11. Lebensjahr, wenn der Übergang von Grundschule zu anderen Schulformen stattfindet und mit Beginn der Teenagerzeit. Obwohl viele Grundschulkinder ihre Abneigung gegenüber einem Schulbesuch ausdrücken, gelingt es den meisten Eltern ganz gut, sie dennoch zum Schulbesuch zu bewegen – und nach und nach geht das in den meisten Fällen „wie von selbst". „Erfolgreiche" Schulverweigerung ist häufiger bei Kindern nach der Grundschulzeit, wohl wegen der größeren Mühe, diese Kinder zu überzeugen und zu bewegen, gegen ihre Willenseinstellung dem Schulunterricht beizuwohnen. In der Isle-of-Wight-Übersicht wurde unter 2000 Kindern kein einziger Fall von Schulverweigerung bei Kindern in den letzten beiden Jahren der Grundschulzeit gefunden. Als dieselben Kinder erneut im Alter von 14 und 15 Jahren untersucht wurden, ergaben sich 15 Fälle von Schulverweigerung (dies entspricht einer Prävalenzrate von 0,7%).

Schulverweigerung ist häufiger bei Jungen als bei Mädchen. Es gibt keine bestimmte sozioökonomische Gruppe, die besondes anfällig dafür wäre.

Charakteristische Merkmale

Die Kinder verweigern den Schulbesuch entweder sofort zu Hause, oder sie scheinen zur Schule zu gehen, kehren dann aber wieder um und gehen nach Hause zurück. In einigen Fällen zeigt das Kind eindeutig, daß es sich geängstigt fühlt, wenn es das Haus verlassen soll oder am Schulunterricht teilnehmen muß. In anderen Fällen kann sich Schulverweigerung auch hinter körperlichen Beschwerden verstecken, ohne daß Befürchtungen offen nach außen getragen werden. Es handelt sich dann meist um Klagen über Kopfschmerz, Bauchweh, allgemeine Schwäche und Übelkeit oder Herzklopfen und andere vegetative Reaktionen, bevor das Kind sich auf den Schulweg machen soll, oder wenn es gerade in der Schule angekommen ist, vielleicht die erste Stunde im Klassenverband verbracht hat. Treten solche Beschwerden weder am Wochenende noch in den Ferien noch sonst außerhalb der Schulzeit auf, ist das ein wichtiger Hinweis für die diagnostische Zuordnung.

Versuche, das widerstrebende Kind doch noch zur Schule zu führen, werden meistens von Tränen, Wutausbrüchen, Klagen und körperlichem Widerstand begleitet. Im Gegensatz zum Schuleschwänzen machen die Kinder kein Geheimnis daraus, daß sie nicht in der Schule waren. Die Eltern wissen in der Regel, wo sich ihr Kind befindet, vor allem deshalb, weil das Kind bestrebt ist, sich am ehesten im oder in der Nähe des Hauses aufzuhalten, auch außerhalb der Schulzeiten nicht gerne zu anderen Kindern geht und schon gar nicht bei ihnen übernachten will.

Der Beginn der Schulverweigerung kann plötzlich auftreten oder sich allmählich entwickeln, wenn das Kind nach und nach einen Widerwillen gegen den Schulbesuch artikuliert und immer häufiger versucht, dem Unterricht fernzubleiben. Auslösende Faktoren können vielfach festgestellt werden, z.B. Lehrerwechsel, Schulwechsel, Verlust eines Freundes, Umzug, körperliche Erkrankung, verändertes Schulprogramm. Im jugendlichen Alter stellt sich der Beginn mehr schleichend dar, kann als erstes Anzeichen einen Rückzug aus der Gruppe der Altersgenossen und deren Aktivitäten aufweisen, obwohl dies vorher von dem Kind gerne wahrgenommen wurde. Beginn oder Wiederauftreten der Schulverweigerung ist besonders häufig dann zu bemerken, wenn eine Zeitlang kein Schulunterricht war, sei es aufgrund von Ferien oder Erkrankungen.

Die Schulverweigerung resultiert gewöhnlich aus einer Kombination von mangelnder Bereitschaft des Kindes zur Schule zu gehen und der elterlichen Unfähigkeit oder dem Nichtwollen, das Kind dazu zu bewegen, zur Schule zu gehen. So kann dieses Verhalten eine Manifestation verschiedener zugrundeliegender psychiatrischer Störungen und familiärer Interaktionsprobleme sein. Diese Störungen werden dann durch Symptome erkennbar, die mit denen der Schulverweigerung selbst nichts zu tun haben. Solche zusätzlichen Symptome können einem helfen, den komplexen Hintergrund einer Schulverweigerung besser zu erfassen. Zum Beispiel kann ein Kind den Schulbesuch verweigern, weil es massive Trennungsängste hat und deswegen auch nicht zu den Pfadfindern oder Geburtstagsfeiern geht, während ein anderes Kind die Schule nicht besuchen möchte, weil es sich davor fürchtet, gehänselt und schikaniert zu werden, während es sich in anderen Kindergruppen gut aufgehoben fühlt. Symptome von Verzweifeltsein und Hoffnungslosigkeit sowie Unglücklichsein signalisieren eher, wenn äußerer Druck auf das Kind kaum stattfindet, daß hier eine depressive Störung im Hintergrund steht.

Assoziierte Merkmale

Familienfaktoren

Ebenso wie die mangelnde Bereitschaft des Kindes zum Schulbesuch das Thema bestimmen kann, können oft auch mangelnde Erziehungswilligkeit/-fähigkeit der Eltern mitspielen, weil diese dem Kind nicht gut genug klargemacht haben, wie wichtig und pflichtbelegt ein Schulbesuch ist, auch wenn dadurch eine gewisse emotionale Belastung durch das Kind ertragen werden muß. Vielfach läßt sich eine Kombination von drei familiären Prozessen erkennen:

- *Ineffektive häusliche Organisation und Disziplin.* Hier steht ein lang andauernder Mangel an klaren und verpflichtenden Hausregeln im Hintergrund. Solches ist eher dann zu finden, wenn der Vater häufig abwesend ist oder mit der Mutter nicht die gleiche Erziehungsrichtung einschlägt, sich an der Erziehung nicht oder ineffektiv beteiligt.
- *Übermäßige emotionale Bindung an das Kind*, die keinen Freiraum mehr für sachlich notwendige Erziehungsentscheidungen läßt. Die Mutter kann sehr ängstlich und unsicher sein, sich davor fürchten, das Kind zu verprellen, dem Kind etwas zuzumuten, was ihr seine Liebe entziehen könnte. Sie möchte alles tun, um von dem Kind gemocht zu werden, ihm nicht zuviel abzuverlangen. Es kann auch sein, daß sie sich freut, wenn das Kind den ganzen Tag um sie herum ist. Das Kind kann ferner als besonders wertvoll und vulnerabel angesehen werden (z.B. wenn es eine schwierige Geburt oder eine langwierige Erkrankung durchzustehen hatte).
- *Schwierigkeiten mit Institutionen umzugehen* z.B. sich eng mit der Schule und dem Klassenlehrer absprechen, damit das Kind eine klare Leit-

linie vermittelt bekommt oder sich mit der Schule wegen Lern-Leistungsmöglichkeiten, schulischem Streß oder Hänseleien in Verbindung setzen bzw. rechtzeitig kinderpsychiatrischen Rat aufsuchen, wenn man emotionale Schwierigkeiten erkennt.

Intelligenz und Abschlüsse

Als Gruppe zeigen Schulverweigerer eine durchschnittliche Intelligenz sowie durchschnittliche schulische Fähigkeiten. Probleme im Lern- und Leistungsverhalten können vorkommen, stellen aber in der Regel keinen wichtigen Faktor dar, der mit der Schulverweigerung in Zusammenhang zu sehen ist. Dennoch ist es von Vorteil, die Lern- und Leistungsmöglichkeiten eines Kindes neuropsychologisch zu untersuchen, um zum einen den Eltern und dem Kind zu versichern, daß derartige Schwierigkeiten nicht vorliegen und zum anderen, damit man eventuelle umschriebene Entwicklungsstörungen im Lern- und Leistungsbereich nicht übersieht.

Persönlichkeit des Kindes

Das Kind könnte schon immer ein recht ruhiges, anpassungswilliges Wesen gewesen sein, das relativ wenig Freunde hatte und leicht durch irgendwelche Mißgeschicke und Widerstände aus der Bahn zu werfen war. Auf der anderen Seite können auch Temperaments- und Persönlichkeitszüge vorkommen, die wenig bedeutsam sind oder jetzt nicht mehr beobachtet werden können. In der Regel gibt es eine Vorgeschichte mit Trennungsängstlichkeit bei Kindergartenbesuchen oder im Vorschulalter.

Zusammensetzung der Familie

Die Familiengröße ist unbedeutend, das heißt, es gibt kein überzufälliges Vorkommen von Schulverweigerung bei Einzelkindern oder Kindern aus großen Familien. Die jüngsten Kinder sind offenbar stärker als die älteren Geschwister gefährdet, dieses Problem zu entwickeln („Nesthäkchen“).

Differentialdiagnose

Schulschwänzer gehen scheinbar in die Schule, kehren aber nicht nach Hause zurück, sondern widmen sich anderen Aktivitäten, ohne daß die Eltern davon wissen oder es ihnen erlauben. In vielen Schulen ist das der häufigste Grund, wenn Kinder nicht anwesend sind. Die meisten Schulschwänzer verbringen ihren Tag innerhalb einer Gruppe, mit der sie herumstreunen. Während Schulverweigerung oft die Folge einer emotionalen Störung darstellt, ist das Schuleschwänzen in der Regel mit einer Störung des Sozialverhaltens verbunden. Daher ist das Schuleschwänzen mit Prädiktoren verbunden, die auch eine Störung des Sozialverhaltens voraussagen lassen: männliches Geschlecht, sozial benachteiligte Situation, große Familien, elterliche Kriminalität, Ehestreitigkeiten, schlechte Schulabschlüsse, inkonsistente Disziplinierung und Mangel an Aufsicht und Steuerung.

Einige Eltern halten ihre Kinder auch bewußt von der Schule fern, entweder weil sie denken, daß die Schule sinnlos sei oder weil sie die Hilfe und den Beistand ihres Kindes zu benötigen meinen. Eine psychisch oder körperlich kranke Mutter zum Beispiel kann sich vielleicht dazu entschließen, daß eines ihrer Kinder immer zu Hause bleibt, um in ihrer Nähe zu sein und die Hausarbeiten zu verrichten. Die Unterscheidung zwischen einer solchen Situation für das Kind und der Schulverweigerung ist nicht immer klar zu treffen, da die Eltern von Schulverweigerern oft selbst ängstlich und unsicher sind und eine „unheilige Allianz“ mit der Entscheidung ihres Kindes eingehen, so daß es unbedingt zu Hause bleiben möchte.

Körperliche Erkrankung ist der weitaus häufigste Grund, die Schule nicht zu besuchen, ausgenommen während der letzten Schuljahre, wenn die Verpflichtung zur Schule zu gehen die Schulschwänzerraten deutlich ansteigen läßt. Es ist nicht immer einfach, zwischen Schuleschwänzen und Schulverweigerung zu unterscheiden, wenn beides sich hinter körperlichen Beschwerden verbirgt. Allein die Tatsache, daß solche körperlichen Beschwerden am Wochenende verschwinden, ist kein sicheres Unterscheidungskriterium. Manche Erkrankungen können sich durchaus im Rahmen von schulbezogenem Streß verstärken, zudem sind die meisten Kinder in der Lage, tatsächlich vorhandene Symptome willentlich zu verstärken, wenn es ihnen angemessen erscheint, und sie dadurch einen Vorteil für sich erzielen können (z.B. Übelkeit und Unwohlsein durch streßbedingte Anspannungszustände, die einem helfen, unliebsame Situationen zu vermeiden und bei denen man sicher sein kann, daß sie nach einer solchen „Flucht“ auch rasch wieder verschwinden, wodurch die angestrebte Situation wieder positiv erlebt werden kann).

Zugrundeliegende psychiatrische Bedingungen beim Kind

Schulverweigerung kann der Punkt sein, der zur Vorstellung bei einem Kinder- und Jugendpsychiater führt, obwohl eine Reihe zugrundeliegender Störungen beteiligt sein können. Hier geht es vor allem um *Trennungsangst* als häufigste Diagnose, insbesondere bei jüngeren Kindern. In vielen Fällen kommt es zu Schulverweigerung, wenn sich das Kind nicht von den Eltern trennen will oder trennen kann, und die Eltern auch nicht darauf bestehen, es mit dem Kind auch nicht geübt haben, sich von ihnen zu lösen und den Schulbesuch positiv darzustellen. Dies mag zum einen daran liegen, daß sie nicht intensiv genug auf einen Schulbesuch dringen, weil sie zu schwach sind, um Grenzen zu setzen, oder weil sie die Trennungsängstlichkeit des Kindes gut verstehen können, ihm darin folgen und hoffen, das Problem durch weitere Zuwendung zu lindern. Daß sie dabei genau die falsche Richtung einschlagen, erkennen sie oft erst zu spät.

Bei einer Minderheit von Fällen liegt der Schulverweigerung keine Angst zugrunde, sich von zu Hause zu lösen, sondern eine *spezifische Phobie,* die sich auf die Schule oder einen Ausflug oder ähnliches bezieht. Es kann sich dabei um eine spezifische Reisephobie, eine Furcht vor Hänseleien und Schikanen, Angst vor einem speziellen Lehrer oder einem speziellen Schüler handeln. So können die Klagen von Kindern über die Schule und die damit verbundenen angstbesetzten Personen und Situationen sowohl vorgetäuscht als auch realistisch gegeben sein; eine entsprechende objektive Überprüfung muß vonstatten gehen, um die Sachlage fachgerecht beurteilen und angehen zu können.

- **Depression** stellt eine besonders wichtige Ursache im Zusammenhang mit Schulverweigerung bei Teenagern dar, obwohl verschiedene Studien sehr niedrige Prävalenzschätzungen ergaben.
- **Psychose,** beziehungsweise deren Prodromalphase, ist eine seltene Ursache im Zusammenhang mit Schulverweigerung bei Jugendlichen.
- **Nebenwirkungen von Medikamenten.** Bei der Behandlung von Kindern mit Tic-Störungen können Dopamin-2-Rezeptoren blockierende Mittel (z.B. Pimozid, Tiaprid) in Einzelfällen zu Symptomen mit Schulunlust, Antriebsschwäche und daraus resultierender Schulverweigerung führen.

Behandlung

Am erfolgreichsten ist es, die Kinder so schnell wie möglich in den üblichen Schulbetrieb zurückzuführen. Dies gilt besonders dann, wenn der Beginn der Schulverweigerung noch nicht lange zurückliegt und relativ plötzlich begann. Eine *rasche Rückführung* in einen vollzeitigen Schulalltag ist oft dann möglich, wenn die Eltern einmal davon überzeugt werden konnten, daß ein solches Vorgehen im Interesse von Kind und Familie ist. Mit motivierten Eltern und unterstützenden Lehrern kann diese Vorgehensweise sehr rasch effektive Resultate erzielen. Wenn aber die Angst bei Kind oder Eltern besonders hoch ist, oder das Kind für sehr lange Zeit den Schulbesuch verweigert hat, so ist eine stufenweise Rückführung in den Schulalltag angemessener („schrittweise Annäherung", „graduelle Desensibilisierung"). Man muß dann den Besuch des Schulgeländes und des Klassenraumes ins Auge fassen, ohne daß dort Schulbetrieb herrscht, Schulbesuch im Rahmen einer Klinikschule anbieten und dann auf Kind und Eltern bezogene Schritte entwickeln, die eine zügige Wiedereingliederung des Kindes erlauben und gleichzeitig die vorhandenen psychischen Schwierigkeiten von Kind und Familie kinderpsychiatrisch bearbeiten.

Wenn man die Eltern auf die nachteiligen Effekte für die psychosoziale Entwicklung ihres Kindes hinweist, die durch fehlenden Schulbesuch entstehen können, so hilft das sehr, ihre Unterstützung für ein solches „Rückführungsprogramm" zu gewinnen. Gerade bei längeren Fehlzeiten ist ihnen klar, welche Ausbildungsprobleme und eventuelle soziale Ausgrenzungen auf das Kind zukommen können. *Familientherapeutische Ansätze* können die Eltern ermutigen, klarere Grenzen zu setzen, mehr Außensteuerung auf das Kind wirken zu lassen und ihre emotionale Entflechtung mit dem Kind (trotz Beibehaltung einer liebevoll-warmherzigen Beziehung) adäquat zu entwickeln.

Wurde die Schulverweigerung zu einem chronischen Problem, muß man einige zusätzliche Hindernisse überwinden, um das Kind wieder an seinen Platz in der Schule zurückzuführen. Schließlich verliert das Kind mit zunehmender Abwesenheit von der Schule nicht nur den sozialen Kontakt zu den Gleichaltrigen, vielmehr entstehen Leistungslücken, frühere Freunde wenden sich anderen Kindern zu, und es wird immer schwerer, gegenüber Kindern, Nachbarn, Verwandten und sich selbst die schulische Abwesenheit des Kindes vernünftig zu begründen. Gleichzeitig wird es das Kind als Belohnung und schließlich als Selbstverständlichkeit erleben, daß ein Elternteil den ganzen Tag für es da ist. Hier ist es wichtig, die Motivation eines Kindes zu stützen, sei es über ambulante, teilstationäre oder auch stationäre Maßnahmen. Man muß dem Kind helfen, akzeptable Erklärungen für seine Abwesenheit zu entwickeln, ihm in der neuen Situation ausreichend Belohnungen und erstrebenswerte Ziele vor Augen führen, ihm helfen gewisse Frustrationen und Verzichtsleistungen auszuhalten und dafür die Vorteile einer Teilnahme am Schulunterricht gegenüber einer Nichtteilnahme erarbeiten. Die Verbindung zum *Erziehungsbereich* ist essentiell. Mit den Lehrern sollten die Vorbereitungen so gut wie möglich getroffen werden, um es dem Kind zu erleichtern, in die Schule zurückzukehren. Wenn nötig muß hier noch eine Unterstützung durch pädagogische Sozialarbeiter und pädagogische Psychologen erfolgen. Auf jeden Fall sollte man mit Hausunterricht äußerst zurückhaltend sein, denn im Grunde ist dieser bei Kindern mit Schulverweigerung nicht angebracht, da er den Druck in Richtung einer adäquaten Lösung des Problems mindert sowie das Kind (mitunter auch Eltern) dazu verführt, eine solche Lösung auf Dauer zu favorisieren und so dem Kind seinen eigentlichen (aber pathologischen und zukunftsabträglichen) Wunsch erfüllt, den ganzen Tag zu Hause bleiben zu können. Für eine schrittweise Annäherung an die übliche Schulsituation ist eher Einzel- und Gruppenunterricht außer Haus als mögliche Zwischenlösung in Betracht zu ziehen. Dem oft geäußerten Wunsch von Eltern und Kind, einen Schulwechsel zu vollziehen, der dann alle Probleme lösen würde, sollte man nicht so rasch entsprechen, da dies meist gar keinen oder nur vorübergehenden Fortschritt bringt, weil man sich vor der Lösung des Kernproblems drückt. Daher kann die Verzögerung eines Wunsches nach Besuch einer anderen Schule eher hilfreich sein, um eine passendere Lösung zu finden. Selbst wenn schulische Faktoren wie zum Beispiel Hänseleien und Ausgrenzung in bestimmten Fällen von Bedeutung sein können, sollte man der derzeitigen Schule des Kindes eine angemessene Chance geben, die Probleme von ihrer Seite zu lösen, als daß man ein durchsichtiges Ausweichmanöver zuläßt.

Man darf auch nicht zu große Hoffnung in eine medikamentöse Behandlung setzen in der Annahme, wenn die Angststörung (Trennungsangst) beseitigt wäre, würden sich alle anderen Dinge von selbst regeln (siehe Kapitel 10). Dennoch sind *Psychopharmaka* für bestimmte Konstellationen durchaus eine große Hilfe. Wenn zum Beispiel Schulverweigerung mit Panikattacken verbunden ist, so kommen Serotonin-wiederaufnahmehemmende Substanzen in Frage. Man sollte auch für die aktuellen Angstsituationen im Rahmen einer *Verhaltenstherapie* (allmähliche Desensibilisierung) an den kurzfristigen Einsatz von akut angstlindernden Mitteln wie Lorazepam denken, um so dem Kind den Schritt nach vorne und sein Erfolgserlebnis leichter zu vermitteln. Schließlich kann auch eine antidepressive Medikation gerechtfertigt sein, wenn entsprechende depressive Merkmale vorliegen. Dabei kommen die Serotonin-Wiederaufnahmehemmer eher ins Spiel als die bisher üblichen trizyklischen Antidepressiva. Der Effekt der letzteren bei der Behandlung kindlicher und jugendlicher Depression ist nicht gesichert, während dies von den SSRIs mittlerweile belegt ist (siehe Kapitel 11).

In manchen Fällen ist eine stationäre Behandlung angezeigt. Vor allem dann, wenn die Probleme des Kindes und der Familie so schwerwiegend, so lange dauernd und verstrickt sind, daß eine andere Form der Behandlung keinen Erfolg erwarten läßt. Hier ist der Aspekt wichtig, Kind und Familie zu entflechten, um aufrechterhaltende Bedingungen auszuschließen und mit gegenseitiger Distanz bearbeiten zu können.

Prognose

Auch wenn in den berichteten Studien unterschiedlich hohe Raten an schwerwiegenden Fällen eingeschlossen sind, so darf die allgemeine Erfolgsrate für die Rückkehr zur Schule doch im großen und ganzen bei etwa 70% oder höher angesetzt werden. Diese Rate liegt höher, wenn das Kind noch jünger ist, wenn die Symptome weniger schwer sind, und wenn die Intervention rasch nach Beginn der Schulverweigerung erfolgt. Selbst wenn die Rückkehr zur Schule erfolgreich ist, können emotionale Symptome und Beziehungsprobleme noch lange anhalten. Man muß daher Kind und Eltern ermutigen, daß sie, trotz Entschärfung der Situation, auch an diesen Punkten weiter arbeiten, da sie ansonsten als Risikofaktor für einen Rückfall angesehen werden müssen. Auch wenn die meisten Schulverweigerer irgendwann einmal normale Erwachsene werden, so bleiben ihre sozialen Beziehungen doch in gewisser Weise begrenzt und etwa ein Drittel der Betroffenen weist persistierende emotionale Störungen auf. Nur eine kleine Minderheit entwickelt Agoraphobie oder wird unfähig, später einer regelmäßigen Arbeit nachzugehen.

Übersichten zum Thema

Berg I (1992) Absence from school and mental health. British Journal of Psychiatry 161:154–166

Weitere Leseempfehlungen

Bernstein GA, Garfinkel BD (1986) School phobia: the overlap of affective and anxiety disorders. Journal of the American Academy of Child Psychiatry 25:235–241

Flakierska N et al (1988) School refusal: a 15–20 year follow-up of 35 Swedish urban children. British Journal of Psychiatry 152:834–837

Overmeyer S, Blanz B, Schmidt MH, Rose F, Schmidbauer M (1995) Schulverweigerung – Eine katamnestische Untersuchung zu dem diagnostischen Konzept von „Schulphobie“ und „Schulangst“. Zeitschrift für Kinder- und Jugendpsychiatrie 23: 35-43

KAPITEL 10 Angststörungen

Sorgen, Befürchtungen, Unglücklich- und Verzweifeltsein kommen oft gemeinsam und in Verbindung mit somatischen Beschwerden vor. Wenn man diese beträchtliche Überschneidung berücksichtigt, ist es verständlich, daß Befürchtungen, Sorgen und Unglücklichsein, die auch soziale Beeinträchtigung mit sich brachten, traditionsgemäß in eine Art Breitbandkategorie eingeordnet wurden, die man *emotionale Störungen des Kindesalters* nannte. Später wurden solche Fachleute einflußreich, die für eine Unterteilung dieser Gruppierung waren. So kam es zur Bildung einer großen Zahl von Angststörungen und depressiven Störungen, wie wir sie heute in ICD-10 und DSM-IV finden. Allerdings hat dieser Versuch, die diagnostische Präzision zu verbessern, auch seine Nachteile. Manche Kinder erfüllen nicht wie gewünscht die operationalisierten diagnostischen Kriterien, während andere Kinder mit einer Breitbandsymptomatologie gleichzeitig mit verschiedenen diagnostischen Begriffen versehen werden müssen.

Epidemiologie

Die Isle-of-Wight-Studie diagnostizierte klinisch bedeutsame Angststörungen in 2% der zehn- und elfjährigen Kinder, wohingegen jüngste Studien bei Kindern und Jugendlichen eine Prävalenz von etwa 5–10% angeben. Diese Prävalenzschätzungen hängen von den Erhebungsmethoden ab. So ergaben Studien, in denen sowohl Kinder als auch Eltern befragt wurden, höhere Raten an Angststörungen als Studien, die sich nur auf den Bericht der Eltern bezogen. Die Definition einer derartigen Störung beeinflußt ebenfalls die offensichtliche Prävalenz, wobei die höchsten Schätzungen in der Regel aus Studien zu entnehmen sind, die nicht voraussetzen, daß das Kind durch seine Sorgen und Befürchtungen sozial beeinträchtigt ist. Generell muß die Frage gestellt werden, ob man dann, wenn Sorgen, Befürchtungen, Unglücklichsein die soziale Funktionstüchtigkeit nicht beeinträchtigen, wirklich eine Störung hat oder sich in der Variationsbreite normaler Erlebens- und Verhaltensweisen aufhält? Derzeit kann keine allgemein gültige und definitive Antwort gegeben werden, aber Längsschnittuntersuchungen oder Behandlungsstudien bei Jugendlichen und Kindern, die solche Symptome haben, ohne daß soziale Beeinträchtigungen vorliegen, können uns vielleicht besser helfen, hier eine Antwort zu finden. Die Bedeutung von Geschlecht, Alter und sozioökonomischem Status auf die Prävalenzraten variiert von einer Angststörung zur anderen.

Ursache

Angststörungen kommen familiär gehäuft vor. Betroffene Eltern müssen vermehrt damit rechnen, daß auch ihre Kinder betroffen sind, und umgekehrt. Die Zwillings- und Adoptionsstudien, die nötig wären, um zwischen kulturellen und genetischen Einflußfaktoren zu unterscheiden, müssen noch ausgeführt werden. Katastrophale Lebensereignisse sind relevant im Hinblick auf posttraumatische Belastungsstörungen. Andere Angststörungen können ebenfalls mit ungünstigen Lebensereignissen verbunden sein und schließen die kumulative Wirkung einer Serie von unangenehmen Lebensereignissen ein, wobei jedes für sich nur gering ausgeprägt zu sein braucht und alleine keine psychopathologischen Merkmale bewirken würde.

Viele Theorien nehmen an, daß Angst eng mit Erfahrungen von Bedrohtsein zusammenhängt, während Depression eher mit Erfahrungen von Verlusten verbunden wird. Entsprechend den einflußreichen Formulierungen von Bowlby, basierend auf seiner Bindungstheorie (siehe Kapitel 28), entsteht Angst – und insbesondere Trennungsangst – aus bedrohlichen und aktuellen Trennungsereignissen, die mit engen Bezugspersonen verbunden sind (z. B. wenn Eltern ihr Kind dadurch bestrafen wollen, daß sie ihm drohen, es wegzuschicken oder wegzusperren). Psychodynamische Theorien sprechen von Bedrohung im Sinne von intrapsychischen Konflikten.

Klassisches Konditionieren kann den Weg recht gut erklären, auf dem anfänglich neutrale Stimuli mit furchterregenden Erfahrungen verbunden werden und dadurch schließlich selber zu furchtauslösenden Stimuli werden können. Die Theorie des operanten Konditionierens sagt eine nachfolgende Vermeidung dieser Stimuli voraus. Dadurch werden die Möglichkeiten blockiert und ausgelassen, sich auf natürliche Weise diesen Stimuli auszusetzen, und so lassen sich durch die Erfahrung, daß die Furcht sich nicht verstärkt, sondern eher nachläßt, die Befürchtungen wieder löschen.

Arten der Angststörung

Die drei häufigsten Angststörungen sind Trennungsangststörung, generalisierte Angststörung und spezifische Phobien. Vermeidungsstörung und Panikstörung sind weniger häufig. Dies gilt auch für die posttraumatische Belastungsstörung (post-traumatic stress disorder – PTSD), wie sie in Kapitel 13 beschrieben wird.

Trennungsangststörung

Die Angst vor der Trennung von den Eltern oder anderen wichtigen Bezugspersonen ist in der Regel erstmals um den 6. Lebensmonat sichtbar und bleibt weiterhin deutlich bis in die Vorschuljahre, um anschließend allmählich nachzulassen, und zwar in dem Maße, wie das Kind es schafft, sichere Beziehungen aufzubauen, die auch dann als „sicher" erlebt werden, wenn die entsprechende Person nicht körperlich anwesend ist, wenn also lang dauerndes und situationsüberdauerndes Vertrauen erlernt wurde. Eine Trennungsangststörung wird dann diagnostiziert, wenn die Intensität der Trennungsangst entwicklungsbezogen unangemessen ist und zu bedeutenden sozialen Beeinträchtigungen führt. Wir haben das im Rahmen der Schulverweigerung gesehen.

Charakteristische Merkmale

Die betroffenen Kinder sorgen sich in einer unrealistischen Weise darüber, daß ihren Eltern etwas zustoßen könnte, oder sie weggehen und nicht mehr wiederkommen. Sie sorgen sich ebenfalls um ihr eigenes Wohl. Sie befürchten, irgendwo verloren zu gehen, entführt zu werden, plötzlich in ein Krankenhaus aufgenommen werden zu müssen oder durch irgendwelche unvorhersehbaren Umstände plötzlich von ihren Eltern getrennt zu werden.

Solche Sorgen können auch als Themen bei wiederkehrenden Alpträumen auftreten. Es kann sogar so weit führen, daß die kleinen Kinder nicht mehr vom Rockzipfel der Mutter weichen und ihr innerhalb des Hauses auf Schritt und Tritt folgen wollen. Trennungsängstlichkeit kann sich auch in Widerstand oder Verweigerung hinsichtlich des Schulbesuches auswirken. Ferner kann es zu abendlichen Trennungsproblemen kommen, die ein alleiniges Schlafen in einem Zimmer verhindern oder zumindest ein überlanges und kompliziertes Einschlafritual mit sich bringen, wobei Einschlafen außerhalb bei Freunden schon gar nicht mehr möglich wird. Trennungssituationen selbst oder gar die Erwartung von Trennungssituationen kann zu Klagen, Wutausbrüchen, Tränen oder Körperbeschwerden wie Kopfschmerzen, Bauchschmerzen und Übelkeit oder Schwindel führen.

Epidemiologie

Verschiedene Übersichten sprechen bei Trennungsangst von einem Vorkommen von 2–4% bei Kindern. Es ist die häufigste Angststörung bei präpubertären Kindern, die Störung ist weniger häufig im Jugendalter. Die Störung kann häufiger bei Mädchen und bei Kindern aus niedrigen sozioökonomischen Schichten auftreten.

Behandlung

Operante Techniken (z. B. Punkte-/Sternkarten oder Kontingenzmanagement) können eingesetzt werden, um die Balance zwischen Belohnung und Entsagung (letztere führt eher zur Anklammerung als zur Trennung) herzustellen. Ein gestuftes Vorgehen mit immer höheren Ansprüchen an Trennungsfähigkeit kann hilfreich sein. Die *kognitive Therapie* mag ihren Platz bei entsprechend entwickelten Kindern haben, die in der Lage sind, die anstehenden Situationen und Beziehungen zu durchdenken und mit daraus zu entwickelnden Selbstinstruktionen und Merksätzen umzugehen. Manchmal wird das anklammernde Verhalten der Kinder durch das elterliche Verhalten verstärkt, weil die Eltern ihr Kind gerne in der Nähe haben möchten, selber enorm ängstlich sind, keine sicheren Regeln vorgeben können, oder weil die Eltern die Fähigkeit zur Selbständigkeit des Kindes unterschätzen. All dies kann zum Inhalt von Eltern- und Familiengesprächen werden, um unter Benutzung der Ressourcen von Kind und Familie eine bessere gedankliche und reale Situation zu schaffen. Hierzu gehören auch *praktische Übungen*, die dem Kind mehr Sicherheit verleihen sollen. So sollte eine Trennungssituation (z. B. abendliches Ausgehen der Eltern, während ein Babysitter im Haus bleibt) adäquat vorbereitet, erklärt und umgesetzt werden. *Psychopharmaka* können in Form von Serotonin-Wiederaufnahmehemmern (trizyklische Antidepressiva scheinen hier weniger hilfreich) und Benzodiazepinen zum Einsatz kommen (siehe Kapitel Schulverweigerung).

Verlauf

Bei manchen Kindern findet sich eine grenzwertige Ausprägung der Trennungsängstlichkeit, die punktuell von kurzen Episoden behandlungsbedürftiger Symptomatik gekennzeichnet ist, wenn zum Beispiel bei Schulwechsel oder nach längeren Ferienzeiten oder bei Erkrankung der Eltern kurzfristig eine trennungsängstliche Symptomatik sichtbar wird. Im Laufe der Jahre können Ängste in Verbindung mit Trennungsproblemen mitunter durch ein weiteres Spektrum von Ängsten ersetzt werden und schließlich das Bild einer generalisierten Angsterkrankung annehmen. Es ist unklar, ob es hier Verbindungen zur Agoraphobie oder zu Panikstörungen gibt. Trennungsängstlichkeit findet sich vielfach in der Vorgeschichte von Schulkindern mit Tic-Störungen und Zwangsstörungen.

Generalisierte Angststörung

Dies ist eine Kategorie, die sowohl für Kinder als auch für Erwachsene benutzt wird (siehe DSM-IV und ICD-10). Die Kategorie schließt das ein, was früher als kindspezifische überängstliche Störung nach DSM-III-R benannt wurde.

Charakteristische Merkmale

Kinder und Jugendliche mit generalisierten Angststörungen sind markante und persistierend sorgenvolle Menschen, deren Ängste nicht auf irgendwelche Personen, Tiere, Objekte oder Situationen bezogen sind. Typische Sorgen beziehen sich auf die Zukunft, früheres Verhalten und persönliche Kompetenzen. Diese Sorgen werden häufig von innerer Anspannung, mangelnder Entspannungsfähigkeit, niedrigem Selbstwertgefühl, der Notwendigkeit nach häufigen Rückversicherungen und somatischen Beschwerden (z.B. Kopfschmerzen, Bauchschmerzen) begleitet. DSM-IV-Kriterien fordern, daß die Symptome klinisch bedeutsame Belastungen oder soziale Beeinträchtigungen mit sich bringen. ICD-10 hat keine entsprechenden Einschlußkriterien. Dadurch wird die Wahrscheinlichkeit erhöht, daß Kinder, die sich häufig sorgen (im Sinne eines Temperamentsmerkmals) durchaus eine diagnostische Zuschreibung erhalten können, obwohl ihre Lebensqualität kaum oder gar nicht durch ihre Ängste beeinträchtigt ist.

Epidemiologie

Etwa 3% der Kinder sind betroffen. Die Raten bei Jugendlichen liegen etwas höher. Das Geschlechtsverhältnis ist ausgeglichen, manchmal scheint es auch ein leicht vermehrtes Vorkommen bei Mädchen zu geben. Kinder aus hohen sozioökonomischen Schichten sind überrepräsentiert. Viele Kinder mit generalisierten Angststörungen erfüllen ebenfalls die Kriterien anderer DSM-IV- und ICD-10-Diagnosen, insbesondere in Bezug auf Trennungsangst, Depression und spezifische Phobien.

Behandlung

Entspannungstraining und kognitive Therapie können hilfreich sein. Die Nützlichkeit einer medikamentösen Behandlung ist bisher nicht gut belegt.

Verlauf

Die Erkrankung bleibt oft über Jahre bestehen und kann bis in das Erwachsenenalter hineinreichen.

Spezifische Phobien

Charakteristische Merkmale

Spezifische und persistierende Befürchtungen, bezogen auf umschriebene Stimuli, sind in der Kindheit nicht selten, wobei sich unterschiedliche Befürchtungen zu unterschiedlichen Lebensaltern häufen. So kommt die Angst vor Tieren am häufigsten zwischen dem 2. und 4. Lebensjahr vor, die Furcht vor Dunkelheit oder Phantasiefiguren zeigt sich am deutlichsten zwischen dem 4. und 6. Lebensjahr, während die Furcht vor Tod oder Krieg besonders häufig bei Jugendlichen auftritt. Damit eine spezifische Phobie klassifiziert werden kann, fordern sowohl ICD-10 als auch DSM-IV, daß das befürchtete Objekt oder Ereignis vermieden werden muß oder nur unter höchstem Angsterleben ausgehalten werden kann. DSM-IV fordert ebenfalls, daß die Vermeidung, die angstvolle Erwartung oder die massive Belastung in der befürchteten Situation zu bedeutsamen sozialen Beeinträchtigungen und Unfähigkeiten führt (z.B. wird das Kind durch die Angst von altersangemessenen Freizeitaktivitäten abgehalten; oder es besteht eine starke angstvolle Besorgtheit, daß man eine solche Phobie haben könnte). Kinder können mitunter nicht die kognitive Reife haben, um das Irrationale ihrer Furcht zu erkennen.

Epidemiologie

Spezifische Phobien betreffen etwa 2–4% der Kinder und Jugendlichen, obwohl die große Mehrheit dieser Phobien relativ wenig ausgeprägt ist. Mädchen berichten über mehr Befürchtungen als Jungen. Dies gilt für alle Altersgruppen. Phobien sind in der Regel auch bei Mädchen häufiger. Obwohl jüngere Kinder mehr über Befürchtungen berichten als Jugendliche, gibt es keine klaren Alterstrends für klinisch signifikante Phobien.

Behandlung

Schrittweise Desensibilisierung, Kontingenzmanagement und kognitive Techniken sind alle hilfreich.

Verlauf

Obwohl schwach ausgeprägte Befürchtungen oft vorübergehend sind, können richtige Phobien – insbesondere wenn sie schwer ausgeprägt sind – lange bestehen bleiben und mitunter bis in das Erwachsenenalter hineinreichen.

Soziale Angststörungen des Kindesalters

Diese ICD-10-Diagnose entspricht der DSM-III-R-Kategorie der Vermeidungsstörung, aber hat keine Entsprechung bei DSM-IV. Die Störungskategorie kann als eine Verstärkung und ein unpassendes Überdauern der normalen Phase einer Fremdenangst angesehen werden. Die letztere kann bei durchschnittlichen Kindern bis zum Alter von etwa 30 Monaten auffallen. Die betroffenen Kinder zeigen gute soziale Beziehungen zu den Familienmitgliedern und zu anderen vertrauten Personen, aber lassen deutliches Kontaktvermeidungsverhalten gegenüber unbekannten Menschen erkennen, welches dann in soziale Unfähigkeit mündet (z. B. in mangelndem oder fehlendem Austausch mit Altersgenossen). So können diese Kinder bis in das Jugendalter hinein sich als schlecht durchsetzungsfähig und sozial beeinträchtigt zeigen, es kann aber auch zur spontanen Besserung kommen. Es ist nicht klar, ob es hilfreich ist, bei diesen Kindern an eine Angststörung zu denken oder ob es sich eher um extrem scheue Persönlichkeiten handelt. In der klinischen Praxis erfüllen derlei betroffene Kinder häufig auch die Kriterien für andere Angststörungen, meistens handelt es sich dann um eine generalisierte Angststörung. Die soziale Angststörung im Kindesalter ist deutlich von der sozialen Phobie abgrenzbar. Letztere beginnt typischerweise im mittleren Jugendalter und beinhaltet unter anderem die Furcht vor öffentlichen Auftritten und Ansammlungen, wo man prüfenden Blicken ausgesetzt sein könnte. Sozialphobie kann sich durchaus auf dem Hintergrund einer langdauernden übermäßigen Scheu und Gehemmtheit im Kindesalter entwickeln. Dies legt nahe, daß sich eine soziale Angststörung manchmal in eine typische soziale Phobie hinein entwickeln kann. Die Beziehung zu einer vermeidenden Persönlichkeitsstörung im Erwachsenenalter ist unbekannt.

Panikstörung

Das Hauptmerkmal einer Panikstörung, sei sie durch eine Agoraphobie begleitet oder nicht, ist das Vorhandensein von umschriebenen Panikattacken, von denen zumindest einige unerwartet und ohne offensichtliche Auslöser auftreten. Am häufigsten beginnt die Erkrankung um das 15. bis 19. Lebensjahr. Panikattacken kommen selten bei präpubertären Kindern vor. Falls dies doch passiert, so findet sich bei derlei betroffenen Kindern mit hoher Wahrscheinlichkeit eine positive Familienanamnese. Frühere Trennungsängstlichkeit ist häufig festzustellen. An Behandlungsmöglichkeiten ist in erster Linie an Serotonin-Wiederaufnahmehemmer und an kognitive Verhaltenstherapie zu denken.

Übersichten zum Thema

Bernstein GA et al (1996) Anxiety disorders in children and adolescents: a review of the past 10 years. Journal of the American Academy of Child Psychology and Psychiatry 35:1110–1119

Klein RG (1994) Anxiety disorders. In: Rutter M, Taylor E, Hersov L (eds) Child and Adolescent Psychiatry: Modern Approaches, 3rd edn. Blackwell Science, Oxford, pp 351–374

Weitere Leseempfehlungen

Biederman J et al (1993) A 3-year follow-up of children with and without behavioral inhibition. Journal of the American Academy of Child Psychology and Psychiatry 32:814–821
(Hier wird untersucht, in welchem Ausmaß Angststörungen in der Kindheit die Fortsetzung eines der am besten untersuchten kindlichen Persönlichkeitsmerkmale sind)

Engel NA et al (1994) Parent-child agreement on ratings of anxiety in children. Psychological Reports 75:1251–1260
(Es ist ernüchternd festzustellen, wie wenig Eltern und Kinder hinsichtlich der Angstsymptome übereinstimmen)

Hüther G (1997) Biologie der Angst – Wie aus Streß Gefühle werden. Vandenhoeck und Ruprecht, Göttingen
(Hier werden die neuesten Erkenntnisse über die biologischen Funktionen der Streßreaktionen im Gehirn, die empirischen Belege hinsichtlich frühkindlicher neuronaler Verschaltungsmuster sowie die damit verknüpften emotionalen Konstrukte wie Vertrauen, Liebe, Haß, Agression, Abhängigkeit in neuartiger Weise zusammengeführt)

KAPITEL 11 Depression und Manie

Depression

Die Bezeichnung Depression kann sich auf ein einziges Symptom, ein Symptommuster oder eine Störung beziehen.

Depression als Einzelsymptom

Epidemiologische Studien weisen aus, daß sich viele Kinder stimmungsmäßig nicht gut fühlen. In der Isle-of-Wight-Studie schätzten die Eltern 10% der 10jährigen Kinder als unglücklich ein, und über 40% der 14jährigen waren nach ihren eigenen Angaben unglücklich (dabei konnte bei 15% im Interview die niedergedrückte Stimmung wahrgenommen werden). Unter Kindern mit einer psychiatrischen Störung sind Niedergeschlagenheit und Unglücklichsein noch häufiger. Beides ist vielfach mit Störungen des Sozialverhaltens wie auch mit emotionalen Störungen verbunden. Es ist unsicher, ob sich das Symptom der Depression von alltagsüblicher Traurigkeit qualitativ unterscheidet oder ob es lediglich ein quantitativer Unterschied ist. Mögliche Unterscheidungsmerkmale zwischen normaler Traurigkeit und abnormer Depression beinhalten den Schweregrad, die Dauer und die Qualität der Stimmung, d.h. das Kind beschreibt seine Stimmung als qualitativ unterschiedlich gegenüber der sonst von ihm erlebten Traurigkeit. Meist fällt es den Kindern aber schwer, diesen Unterschied in Worte zu fassen.

Depression als ein Symptommuster

Sowohl bei Kindern als auch bei Erwachsenen stellt das Symptom der Depression manchmal nur einen Teil einer breiteren Konstellation affektiver, kognitiver und verhaltensbezogener Symptome dar. Assoziierte Symptome beinhalten: die Reduktion oder der Verlust der Fähigkeit, Freude zu empfinden (Anhedonie); niedriges Selbstwertgefühl; Selbstvorwürfe; Schuldgefühle; Hilflosigkeit; Hoffnungslosigkeit; Selbstmordgedanken und Selbstmordhandlungen; Verlust von Antrieb und Energie; mangelnde Konzentrationsfähigkeit; Vergeßlichkeit; äußere und innere Unruhezustände und Änderungen von Appetit, Gewicht und Schlaf (entweder zuviel oder zuwenig). Das Symptommuster der Depression ist nicht notwendigerweise abnorm – es kann in all seinen Anteilen auch Teil normaler Sorgen und Bedrücktheit sein.

Depression als Störung

Ab wann sollte ein Kind mit dem Symptommuster einer Depression schließlich als ein Kind bezeichnet werden, welches an einer depressiven Störung leidet? Es gibt diesbezüglich bisher keine eindeutige Übereinkunft, aber die Kriterien schlossen in den letzten 10 Jahren immer mehr Kinder ein, so daß die Auffälligkeitsraten an diagnostizierter Depression deutlich angestiegen sind. DSM-IV und die Forschungsversion von ICD-10 spezifizieren beide, daß die Symptome für mindestens zwei Wochen bestehen müssen, ehe eine depressive Episode festgestellt werden kann. Zudem müssen die Kernsymptome fast den ganzen Tag lang anhalten und zwar für die Mehrheit dieser 14 Tage. Einige dieser Definitionen sagen aus, daß eine Störung nur dann vorliegt, wenn die depressive Symptomatik zu einer sozialen Beeinträchtigung ebenso wie einer persönlichen Belastung geführt hat: ein zusätzliches Kriterium, das dabei hilft, den Unterschied zwischen Normalität und Abnormität zu schärfen, aber den Nachteil hat, daß es Kinder ausschließt, die trotz einer schweren depressiven Symptomatik noch mit ihrem Alltagsleben einigermaßen zurechtkommen. Einige Kinder, die nicht die vollen diagnostischen Kriterien für eine depressive Störung erfüllen, haben depressive Symptome als Teil einer relativ undifferenzierten emotionalen Störung, die zum Beispiel Symptome der Angst, der Furchtsamkeit oder Zwanghaftigkeit einschließt. Solche Kinder gibt es häufig, aber es ist anhand der heutigen diagnostischen Zuordnungssysteme schwierig, für sie eine passende Störungskategorie zu benennen. Nach vorliegender Übereinkunft wird eine depressive Störung dann nicht diagnostiziert, wenn das Kind ebenfalls die Kriterien für eine Schizophrenie erfüllt.

Merkmale der Depression in verschiedenen Lebensaltern

Kinder vor dem 5. Lebensjahr, die von ihren Bezugspersonen getrennt werden, gehen oft durch eine Phase der Hoffnungslosigkeit und Verunsicherung, aber es ist unklar, ob derlei Auffälligkeiten einer Depression entsprechen. Etwa ab dem Alter von 8 Jahren erfahren einige Kinder bereits depressive Störungen, die phänomenologisch sehr ähnlich einer depressiven Störung im Erwachsenenalter sind. Diese Ähnlichkeit erlaubt es, depressive Störungen der Kindheit anhand der nicht-modifizierten (oder leicht modifizierten) Erwachsenenkriterien zu stellen. Schlaf- und Appetitstörungen scheinen bei Kindern seltener zu sein als bei Erwachsenen. Schuldgefühl und Hoffnungslosigkeit sind bei depressiven Kindern seltener als bei depressiven Jugendlichen und Erwachsenen (vielleicht reflektiert dies die kognitive Komplexität, die erforderlich ist, um Schuld und Hoffnungslosigkeit zu erleben und zu begreifen). Die suizidalen Pläne depressiver Kinder stellen sich typischerweise weniger lebensgefährlich dar als die Pläne depressiver Jugendlicher und Erwachsener (wenn Kinder z.B. versuchen sich zu ertränken, indem sie den Kopf in der Badewanne unter Wasser halten). Im Kindesalter kann die Konstellation depressiver Symptome auch Verweigerungshaltung, Widerwillen, die Schule zu besuchen, leichte Irritierbarkeit, Bauchschmerzen und Kopfweh beinhalten. In der Tat sind somatische Beschwerden eher die Regel als die Ausnahme. Sie sind auch nicht immer mit gleichzeitig bestehender Angst verbunden und sollten immer hinterfragt werden. Gleichzeitig muß man mit solchen Zuschreibungen sehr vorsichtig sein, denn nicht jede somatische Beschwerde hat mit einer psychischen Auffälligkeit zu tun und der diesen Zusammenhang herstellende Begriff der „larvierten Depression" reflektiert ein schlecht geprüftes Konzept.

Depressive Äquivalente

Das zuletzt Gesagte bezieht sich auch auf die sogenannten depressiven Äquivalente. Es wurde angenommen, daß viele kinderpsychiatrische Störungen (von der Enuresis bis zur Hyperaktivität und Störung des Sozialverhaltens) kindheitsbezogene Äquivalente einer Depression seien, wie wir sie im Erwachsenenalter kennen, obwohl diese Kinder in keiner Weise traurig, niedergeschlagen und unglücklich erscheinen. Da es keine guten Belege für eine derartige Sichtweise gibt, sollten auch Kinder nur dann als depressiv eingeschätzt werden, wenn sie klare affektive Symptome zeigen.

Epidemiologie

In der Isle-of-Wight-Studie waren 0,2% der Zehnjährigen und 2% der 14jährigen depressiv. Neuere Untersuchungen, die eine breitere diagnostische Kategorie angewandt haben, ergaben höhere Raten, wobei eine major depressive Störung bei etwa 1–2% der präpubertären Kinder und bei etwa 2–5% der Jugendlichen genannt wurde. Der Anstieg im Jugendalter scheint enger mit dem pubertären Status als mit dem chronologischen Alter in Zusammenhang zu stehen. Studien, die sich in erster Linie auf Aussagen von Informanten (Eltern und Lehrer) beziehen, berichten niedrigere Depressionsraten als Studien, die in erster Linie die Aussagen der Kinder und Jugendlichen zur Einschätzung benutzen. Die langzeitige Bedeutung eines Zustands der seelischen Unausgeglichenheit mit Unglücklichsein und Traurigkeit, der weder den Eltern noch den Lehrern auffällt, ist noch unklar. Das Vorherrschen des weiblichen Geschlechtes, welches bei Depressionen im Erwachsenenalter klar zu erkennen ist, stellt sich noch nicht in der Kindheit, sondern erst in der mittleren bis späteren Adoleszenz ein. So ist das Geschlechterverhältnis präpubertär ausgeglichen, manchmal kann sogar ein

Vorherrschen des männlichen Geschlechtes beobachtet werden. Manchmal wird eine Verbindung zu sozialen Benachteilungssituationen hergestellt, aber hier gibt es auch widersprüchliche Befunde. In den letzten Jahrzehnten meinte man, Hinweise dafür gefunden zu haben, daß die Häufigkeit kindlicher Depressionen zugenommen habe und das durchschnittliche Alter bei Beginn niedriger geworden sei. Diese Trends sind wahrscheinlich realistisch und nicht nur eine Reflektion der zunehmenden Aufmerksamkeit, Erkennung oder weniger stringenter diagnostischer Kriterien.

Klassifikation

Kinder und Jugendliche, die eine ausreichend persistierende depressive Symptomatik aufweisen, um die Kriterien für eine depressive Episode zu erfüllen, können verschiedenen Diagnoseuntergruppen zugeordnet werden, abhängig davon, wie viele Episoden sie gehabt haben und ob sie ebenso irgendwelche manische, hypomanische und gemischte Episoden durchlebt haben. So werden Kinder mit zwei oder mehr major depressiven Episoden, aber keinen manischen, hypomanischen oder gemischten Episoden, unter DSM-IV als „major depressive Störung, wiederholend" eingeordnet. Kinder mit einer weniger ausgeprägten Symptomatik können die diagnostischen Kriterien für Dysthymie oder Anpassungsstörung mit depressiver Stimmung erfüllen. Dysthymie beinhaltet chronische milde Symptome für wenigstens ein Jahr (im Gegensatz zu dem Kriterium für zwei Jahre, welches für Erwachsene gefordert wird). Eine Anpassungsstörung kann diagnostiziert werden, wenn die Symptome kurz nach einem identifizierbaren Belastungsereignis (innerhalb eines Monats nach ICD-10 und innerhalb von drei Monaten nach DSM-IV) auftreten und die Belastung um nicht mehr als sechs Monate überdauern.

Assoziierte Merkmale

- *Komorbidität.* Etwa 50% der depressiven Kinder aus epidemiologischen Stichproben haben zumindest eine andere psychiatrische Störung zusätzlich (typischerweise Störung des Sozialverhaltens oder Angststörung), und die Komorbiditätsrate ist oft sogar höher als in klinischen Stichproben. Gemischte depressive Störungen können sich recht unterschiedlich gegenüber reinen depressiven Störungen verhalten. Wenn man vom Verlauf bis ins Erwachsenenalter ausgeht, so scheinen gemischte Depression und Störung des Sozialverhaltens eher mit „reiner" Störung des Sozialverhaltens als mit „reiner" Depression verwandt zu sein.
- *Beziehungsschwierigkeiten* sind während depressiver Episoden sehr häufig. Sie können auch solchen Episoden vorausgehen oder sie in Gang setzen.
- *Biologische Merkmale.* Schlaf- und Cortisoluntersuchungen zeigen bei Kindern und Jugendlichen nicht die gleichen Auffälligkeiten wie im Erwachsenenalter (sie sind aber auch bei jungen Erwachsenen nicht so

ausgeprägt). Präpubertäre depressive Kinder zeigen eine niedrigere Sekretion von Wachstumshormon als Antwort auf eine hypoglykämische Provokation. Die nächtliche Wachstumshormonsekretion ist bei depressiven Jugendlichen erhöht.

Differentialdiagnose

- *Normale Traurigkeit* (eingeschlossen die unvermeidlichen schmerzhaften Verluste mit entsprechenden Trauerreaktionen), obwohl DSM-IV es erlaubt, eine depressive Episode zu diagnostizieren, wenn das depressive Symptommuster mehr als zwei Monate nach einem wesentlichen Verlust auftaucht oder besonders schwer ist (z.B. Suizidgedanken, psychotische Symptome oder bedeutsame funktionelle Einschränkungen).
- *Unglücklichsein* ist oft ein Merkmal anderer psychiatrischer Störungen, ohne daß die zusätzlichen affektiven, kognitiven und verhaltensmäßigen Merkmale es nötig machen, tatsächlich eine depressive Störung zu diagnostizieren. Man muß sich andererseits aber darüber im Klaren sein, daß eine komorbide Depression bei Kindern mit anderen Störungen deshalb auch zu selten diagnostiziert werden kann.

Ursache

Depressionen finden sich überzufällig gehäuft in Familien. Depressive Kinder haben (im Vergleich zu Kindern mit anderen psychiatrischen Störungen) häufiger Eltern oder Geschwister, die ebenfalls depressiv sind. Eltern mit Depressionen haben häufiger depressive Kinder. Die Bedeutsamkeit von genetischen und Umgebungsfaktoren (z.B. frühe Mutter-Kind-Interaktion) wird immer deutlicher, bedarf aber noch weiterer Stütze. Die familiäre Dysfunktion und widrige Lebensereignisse sind in der Regel mit höheren Raten kindlicher Depression verbunden. Dies trifft auch für andere kinderpsychiatrische Störungen zu.

Behandlung

Familientherapie, Zusammenarbeit mit der Schule, unterstützende Therapie für Kind oder Jugendlichen werden am häufigsten benutzt, um die Faktoren zu beeinflussen, von denen man am ehesten denkt, daß sie besonders viel Streß für das Kind darstellen. Diese allgemein anerkannten Merkmale sind gleichermaßen relevant für die „Breitband" emotionalen Störungen mit depressiven Komponenten wie auch für die „reine" depressive Störung. Es gibt ein verstärktes Interesse an der kognitiv behavioralen Therapie (CBT) und der interpersonalen Therapie (IPT), die im Kapitel 34 näher besprochen werden. Die *kognitive Komponente der CBT* soll dazu dienen, die negativen Kognitionen umzugestalten und zwar hin zu mehr positiven Denkweisen, das Selbstwertgefühl soll verbessert und die Fähigkeiten zur Krankheitsbewältigung gestärkt werden. Die *behaviorale Komponente*, die genauso wichtig erscheint wie die kognitive Komponente, zielt darauf ab, den jungen Menschen in normale alltagsübliche und für ihn belohnend und positiv erlebbare Aktivitäten einzubinden. Training von sozialen Fertigkeiten oder spezielle Hilfen bei eventuellen Lernproblemen müssen im Bedarfsfall auch angeboten werden. Allmählich werden diese psychosozialen Interventionen genauer anhand von sorgfältig geplanten Studien überprüft, um ihren Anteil an der Besserung abschätzen zu können und damit eine natürliche Remission, unspezifische Placeboeffekte und spezifische Behandlungseffekte besser benennen zu können. Erste Ergebnisse weisen auf einige behandlungsspezifische Effekte hin. So hat ein jüngst durchgeführter Vergleich von kurzer CBT und Entspannungstherapie einen klaren Vorteil für die depressiven Kinder und Jugendlichen erbracht, die einer CBT-Behandlung zugeordnet waren. Dieser Vorteil hatte sich aber sechs Monate nach Beendigung der Therapie weitgehend wieder verloren.

Die Rolle der *Medikation* stellt sich mittlerweile differenziert dar. Obwohl offene Untersuchungen mit verschiedenen trizyklischen Antidepressiva über erfolgreiche Linderung depressiver Merkmale bei Kindern und Jugendlichen berichtet haben, mußten Metaanalysen klarstellen, daß kontrollierte Doppelblinduntersuchungen in diesem Altersbereich für trizyklische Antidepressiva nur einen geringen oder nicht besseren Effekt als Placebo erreichen konnten. Man muß aber anmerken, daß Dosierung und Dauer der Behandlung sowie Fragen des Schweregrades nicht immer optimal angepaßt waren, so daß hier noch Behandlungsreserven zu vermuten sind. Seitdem die selektiven Serotonin-Wiederaufnahmehemmer (SSRIs) auf dem Markt sind und bei Kindern auch eingesetzt werden können, haben verschiedene Studien gezeigt, daß SSRIs deutlich effektiver sind als Placebos. Weitere Bestätigungen sind aber wünschenswert. Man muß bei diesen Untersuchungen immer bedenken, daß unterschiedliche Schweregrade depressiver Merkmale behandelt wurden, die Dosierungen oft festgeschrieben sind und nicht voll ausgeschöpft werden konnten, so daß dem klinischen Eindruck doch gefolgt werden kann, vorrangig SSRIs (für manche Fälle aber auch trizyklische Antidepressiva) einzusetzen; vor allem wenn es sich um schwer depressive Kinder und Jugendliche handelt und gerade bei solchen psychopathologischen Profilen, die dem Erwachsenentyp einer endogenen Symptomatik nahekommen oder auch ähnliche Symptommuster wie erwachsene Verwandte aufweisen oder urplötzlich aufgetretene depressive Störungen, die keine Vorläufersymptomatik in Form von Störung des Sozialverhaltens oder Trennungsangststörung hatten. Wahrscheinlich schließt die derzeitige Definition der Depression im Kindesalter zu viele verschiedene Kinder ein, so daß der tatsächliche Wert der Medikation für eine kleine Gruppe von Kindern mit ausgeprägter und „wahrer" Depression überschattet wird durch die mangelnde Hilfe für den Großteil der Kinder, die zwar eine einfühlbare Traurigkeit, Niedergeschlagenheit und Hoffnungslosigkeit haben, aber nicht wirklich depressiv sind. Eine solche Annahme muß natürlich noch gegengeprüft werden und rechtfertigt nicht den kritiklosen Einsatz von trizyklischen Antidepressiva und SSRIs bei depressiven Kindern. Falls Medikation in Betracht kommt, so sollten an erster Stelle die SSRIs stehen; wenn trizyklische Antidepressiva benutzt werden sollen, muß man daran denken, daß sie mitunter in sehr hohen Dosen verabreicht werden müssen, um Blutspiegel zu erreichen, die zur Behandlung im Erwachsenenalter nötig sind. Bei derart hohen Dosen (insbesondere bei Desipramin oder auch Clomipramin) besteht allerdings ein hohes Risiko, daß Herzreizleitungsstörungen und erhöhte zerebrale Erregbarkeit mit zerebralen Anfällen auftreten können. Daher ist eine engmaschige EKG- und EEG-Kontrolle zwingend (siehe Kapitel 32). Für bipolare Störungen ist Lithium wahrscheinlich bei jungen Leuten genauso effizient wie bei Erwachsenen. Auch Carbamazepin kann man in diesen Zusammenhang einbeziehen. Reichen diese Mittel nicht aus, um eine Depression zu lindern, kann auch an eine Kombination verschiedener Medikamente oder an repetitive transkranielle Magnetstimulation beziehungsweise Elektrokrampfbehandlung gedacht werden. Solche Techniken sollten aber nur in Zentren angewandt werden, wo eine entsprechende Erfahrung besteht.

Prognose

Eine Anpassungsstörung mit depressiver Verstimmung dauert gewöhnlich nur wenige Monate und tritt dann nicht wieder auf. Major depressive Episoden dauern oft sechs bis neun Monate und kommen häufig wieder. Eine Dysthymie persistiert typischerweise über einige Jahre. Dysthymische Kinder sind einem erhöhten Risiko ausgesetzt, später eine major depressive Episode zu erleiden. Kinder mit „doppelter Depression“ (d.h. major depressive Episode, die sich einer Dysthymie überlagert) sind besonders gefährdet, sich wiederholende major Episoden zu erleiden. Koexistierende Störung des Sozialverhaltens kann den Verlauf beeinflussen. So erhöhen gemischte Depression und Störung des Sozialverhaltens das Risiko, im Erwachsenenalter kriminell zu werden, aber nicht das Risiko, im Erwachsenenalter depressiv zu werden. Eine „reine“ Depression im Kindesalter erhöht das Risiko für eine Depression im Erwachsenenalter, aber nicht für Kriminalität im Erwachsenenalter. Ein präpubertärer Beginn der depressiven Symptomatik läßt eine bessere Prognose erwarten.

Manie

Klassische Manie und Hypomanie treten zwar im Kindesalter auf, sind aber sehr selten. Die neurochemische Unreife des zentralen Nervensystems könnte am ehesten dafür verantwortlich sein, da präpubertäre Kinder in der Regel keine euphorischen Reaktionen auf Amphetamine oder andere Stimulanzien zeigen. Leichte Irritierbarkeit kann eher eine mit Manie zusammenhängende Symptomatik sein als eine Euphorie. Chronische Manie im Kindesalter wurde beschrieben, könnte aber auch mit besonders ausgeprägtem hyperkinetischen Verhalten verwechselt worden sein. Dies ist ein durchaus verständlicher Fehler, da hyperkinetische Kinder eine bestimmte Art von „manischen Merkmalen" aufweisen können (einschließlich sozial enthemmtem Verhalten, alberner Gelockertheit, hohem Energiepegel und einer Tendenz, phantastische und manchmal von Größenideen geprägte Geschichten zu erzählen). Man muß zur Kenntnis nehmen, daß mittlerweile Untersuchungen existieren, die eine maniforme und bipolare Untergruppe hyperkinetischer Kinder erkennen lassen.

Die Manie sollte im Kindesalter nur dann als typisch und sicher diagnostiziert werden, wenn die Symptome zu einem bestimmten Zeitpunkt begonnen haben und sich deutlich und mehr oder weniger plötzlich von den bisherigen kindlichen Persönlichkeitsmerkmalen abheben. In der Jugendzeit finden sich Manie und Depression etwa gleich häufig im Rahmen einer ersten Episode einer bipolaren Störung, wobei Manie danach häufiger auftritt. Eine Manie im Jugendalter kann mitunter als Schizophrenie fehlgedeutet werden, weil Stimmungsveränderungen oft von eindrucksvollen Störungen der Perzeption und des Denkens begleitet werden, die eine Art „Erste-Rang-Symptome" im Sinne von Wahn und Halluzination, wie sie für Schizophrenie charakteristisch sind, aufweisen. Die Schwierigkeit der Differentialdiagnose wird auch dadurch deutlich, daß manisches Verhalten bei Jugendlichen oft mit dysphorischen, dissozialen wie auch gleichzeitig vorkommenden manisch-depressiven Merkmalen auftreten kann.

Neuroleptika in Kombination mit Benzodiazepinderivaten (manchmal auch Lithium) werden meist zur Behandlung der akuten manischen Episode eingesetzt, während Lithium (oder Carbamazepin oder Valproinsäure) am ehesten dazu benutzt wird, das Wiederauftreten der Störung zu verhindern (siehe Kapitel 32).

Übersichten zum Thema

Harrington R (1994) Affective disorders. In: Rutter M, Taylor E, Hersov L (eds) Child and Adolescent Psychiatry: Modern Approaches, 3rd edn. Blackwell Science, Oxford, pp 330–350

Weitere Leseempfehlungen

Harrington R et al (1990) Adult outcomes of childhood and adolescent depression – I. Psychiatric status. Archives of General Psychiatry 47:465–473

Harrington R et al (1991) Adult outcomes of childhood and adolescent depression – II. Links with antisocial disorders. Journal of the American Academy of Child and Adolescent Psychiatry 30:434–439

Hazell P et al (1995) Efficacy of tricyclic drugs in treating child and adolescent depression: a meta-analysis. British Medical Journal 310:897–901

Rothenberger A (Hrsg) (1992) Behandlung von affektiven Psychosen bei Jugendlichen. Zuckschwerdt, München
(Diese Übersicht bezieht auch die Besonderheit der „periodischen Psychose der Adoleszenz“ ein und schlägt die Brücke zu assoziierter Epilepsie)

Wood A et al (1996) Controlled trial of a brief cognitive-behavioural intervention in adolescent patients with depressive disorders. Journal of Child Psychology and Psychiatry 37:737–746

KAPITEL 12 Selbstmord und Selbstmordversuch

Selbstmord

Epidemiologie

Ein „erfolgreicher" Selbstmord ist vor dem 12. Lebensjahr sehr selten und wird danach zunehmend häufiger, wobei die höchsten Raten bei alten Menschen zu beobachten sind. In Großbritannien registriert man etwa 5 Selbstmorde pro 1 Million Kinder im Alter von 10 – 14 Jahren (hier sind als entsprechende Handlung gesicherte Selbstmorde ebenso beinhaltet wie die Zuordnung „unbestimmbare Todesursache", die häufig auch Selbstmorde sind). Diese Rate steigt auf etwa 30 Selbstmorde pro Million für die Altersgruppe der 15 – 19Jährigen und liegt noch deutlich niedriger als die angegebenen Häufigkeiten im Erwachsenenalter. Jungen zeigen dieses Verhalten wesentlich häufiger als Mädchen. Möglicherweise reflektiert das die dem männlichen Geschlecht eigene Neigung zur Gewalt und „todessicheren" Methoden (Erhängen, Erschießen, Stromleitungen anfassen), während das weibliche Geschlecht eher Vergiftungen (meistens Schmerzmittel und Antidepressiva) bevorzugt. Die Häufigkeitsangaben schwanken von Land zu Land und ethnischer Gruppe zu ethnischer Gruppe. So liegen die Raten in den USA höher als in Großbritannien und bei der weißen Bevölkerung zweimal höher als bei der schwarzen. Zwischen Anfang 1950 und Anfang 1980 stiegen die Selbstmordraten der Teenager in Europa und den USA, vor allem bei den Jungen. Während der letzten Dekade sind die Suizidraten bei jungen Frauen im großen und ganzen gleich geblieben, während die für das männliche Geschlecht in einigen Ländern weiter angestiegen sind.

Was schützt jüngere Kinder?

Obwohl Kinder üblicherweise glauben, daß der Tod reversibel sei, scheint es nicht plausibel, daß diese Überzeugung die Kinder davor bewahrt, suizidale Ideen oder Handlungen zu entwickeln. Plausiblere protektive Faktoren beinhalten: die relative Seltenheit von schweren depressiven Störungen vor der Pubertät; der Mangel an ausreichender kognitiver Reife, um tiefe Hoffnungslosigkeit zu erleben oder einen „erfolgreichen" Selbstmord zu planen; begrenzte Möglichkeiten „todessichere Methoden“ zu kennen oder Zugang dazu zu haben und das Vorhandensein eines unterstützenden und beaufsichtigenden Netzwerkes von Beziehungen sowohl zu Hause als auch in der Schule.

Hintergrundfaktoren

- *Gestörte häusliche Verhältnisse* (z.B. zerbrochene Familien, Ehestreitigkeiten, Todesfälle – „Ich will zum Opa in den Himmel“).
- *Familienmitglieder mit psychiatrischen Störungen.* Hier handelt es sich vor allem um Alkohol- und Drogenmißbrauch, Depression und andere emotionale Störungen sowie Selbstmorde und Selbstmordversuche.
- *Psychiatrische Störungen von Kind/Jugendlichem.* Bei älteren Teenagern, die sich selbst getötet hatten, hat man rückblickend versucht, im Sinne einer „psychologischen Autopsie“, deren seelische Situation zu erfassen. Dabei stellte sich heraus, daß über 90% an einer psychiatrischen Störung gelitten haben, wobei affektive Störungen besonders häufig und bei beiden Geschlechtern vorkamen; Störungen des Sozialverhaltens und Substanzmißbrauch waren ebenfalls häufig, besonders bei Jungen. Über die Hälfte der Teenager war während ihres gesundheitlichen Problems vorher mit Fachleuten in Kontakt. Der Anteil derjenigen mit einer psychiatrischen Störung ist wahrscheinlich bei den jüngeren Teenagern etwas niedriger. Bei ihnen ist es eher wahrscheinlich, daß sie unbedacht auf eine einschneidende, schmerzliche Turbulenz reagierten (z.B. Erwartung eines drohenden schlechten Zeugnisses; Gefühl der Ausweglosigkeit).
- *Modelle* eines erfolgreichen oder versuchten Selbstmordes. Dies zielt auf Familien, Freunde, Medien und Bücher (sogenannter Werther-Effekt).
- *Vorhergehende suizidale Drohungen* oder Suizidversuche waren in etwa der Hälfte der Fälle zu beobachten, oft sogar innerhalb der 24 Stunden, bevor sich die junge Person umbrachte (Merke: Suiziddrohungen immer ernst nehmen!).
- *Verfügbarkeit* von „todessicheren“ Mitteln (z.B. Feuerwaffen, Kohlenmonoxydgas).

Auslösende Faktoren und Motivation

Oft gibt es einen Auslöser. Für junge Teenager ist der häufigste Auslöser eine disziplinäre Krise, weil die junge Person in Nöte mit der Schule oder der Polizei gekommen ist und die Eltern, die vorher nichts davon wußten, nun damit konfrontiert werden sollen. Andere Auslöser beinhalten Probleme mit einem psychotischen Elternteil oder Auseinandersetzungen mit Eltern, Freunden oder dem Liebespartner. Gerade solche jungen Leute sind besonders gefährdet, die keine Einbindung mehr in die Schule, soziale Gruppen oder die Familie haben, da bei ihnen die Unterstützung durch das soziale Netzwerk fehlt. Wenn man den Abschiedsbriefen glauben darf, so besteht vielfach der Wunsch, aus einer aktuellen Krise herauszufinden, einfach seine Ruhe zu haben und zu entkommen. Die Motivation kann auch von Ärger und Wut gegenüber anderen Menschen geleitet sein, so daß Gründe eher außerhalb der eigenen Person als bei sich selbst gesucht werden.

Selbstmordversuch

Versuchter Selbstmord oder auch Parasuizide sind bei Kindern und Jugendlichen etwa hundertmal häufiger als die vorgenannten Selbstmorde. Viele solcher Episoden werden den Fachleuten niemals bekannt. Die Rate von Selbstmordversuchen ist in der Kindheit relativ niedrig. Sie erreicht ihren Höhepunkt in der Adoleszenz und im frühen Erwachsenenalter. Dann fällt sie ab. Repräsentative Stichproben unter Jugendlichen zeigen, daß etwa 10–20% bereits relativ ernsthafte Suizidideen im Jahr vor der Befragung gehabt haben, obwohl nur eine kleine Minderheit der Jugendlichen solche Ideen in Handlungen umsetzt. Suizidgedanken und Drohungen mit Selbstmordhandlungen sind recht häufig bei kinderpsychiatrischen Patienten zu sehen und führen auch manchmal zu Suizidversuchen (dies betrifft sogar Vorschulkinder). Vor dem 12. Lebensjahr sind Suizidversuche bei Jungen häufiger als bei Mädchen. Das Geschlechtsverhältnis dreht sich dramatisch um während der Teenagerjahre. Hier kommen Suizidversuche bei Mädchen fünfmal häufiger vor als bei Jungen. Der Versuch der Selbstvergiftung ist die häufigste Form eines Selbstmordversuches, insbesondere unter Mädchen. Die Raten wuchsen seit den frühen 1950er Jahren deutlich an, haben sich aber in den letzten Jahren eher auf einem bestimmten Niveau stabilisiert.

Hintergrundfaktoren

- Mangel an unterstützenden *familiären Beziehungen*. Assoziation mit zerbrochenen Familien, Aufenthalt außerhalb der Familie, disharmonische familiäre Umgebung mit geringer emotionaler Bindung. Mädchen scheinen besonders häufig in Konflikt mit ihren Vätern zu stehen und unfähig zu sein, ihre Probleme mit ihnen zu besprechen. Für die Jungen gibt es vielfach Konflikte mit ihrer Mutter, insbesondere wenn kein Vater im Haus ist und sie sich unter dem Druck fühlen, daß sie der Mann im Haus sein sollen.
- Familienmitglieder mit *psychiatrischen Störungen*. Alkoholmißbrauch ist bei Eltern häufig, insbesondere bei den Vätern.
- Eine Minderheit hat eine klar umschriebene psychiatrische Störung. Hierbei kann es sich um Störungen des Sozialverhaltens oder um eine emotionale Störung handeln. Die überwiegende Mehrheit derjenigen, die einen Selbstmordversuch durchführen, ist *nicht* schwer depressiv. Die

Wahrscheinlichkeit eines assoziierten Substanzmißbrauches variiert sehr stark von Land zu Land.

- Eine Anamnese mit körperlichem oder sexuellem *Mißbrauch*. Kinder aus solchen sozialen Verhältnissen sind besonders gefährdet, sich selbst zu hassen. Siehe auch selbstverletzendes Verhalten ohne Suizidversuch.
- Probleme in *Schule und am Arbeitsplatz* sind häufig. Die schulischen Abschlüsse sind meist unterdurchschnittlich und in der Regel bestanden Probleme mit Altersgenossen und Lehrern. Unter älteren Jugendlichen ist Arbeitslosigkeit sehr häufig.
- Familienmitglieder, Freunde oder Berichte in den Medien können mitunter *Modelle* für die immitative Durchführung eines Selbstmordversuches geliefert haben (Werther-Effekt). Selbstmordverhalten kann sich auch innerhalb einer jugendpsychiatrischen Station „endemisch" ausbreiten, da viele psychiatrisch auffällige Kinder für solche Ideen und Handlungen anfällig sind.
- Etwa 20% haben bereits einen *früheren Suizidversuch* unternommen.
- Da Selbstmordverhalten meistens auch von der *aktuellen Situation* mitbestimmt wird, werden derartige Impulse am ehesten dann umgesetzt, wenn sofortiger Zugang zu verschriebenen oder ohne Rezept zugänglichen Medikamenten möglich ist (z. B. elterlicher Arzneimittelschrank nicht verschlossen, „Apothekenrunde" in der Stadt).

Auslösende Faktoren

Ein klarer auslösender Faktor innerhalb von zwei Tagen vor dem Selbstmordversuch kann bei etwa zwei Drittel der Fälle herausgefunden werden. Ist ein solcher auslösender Faktor nicht eindeutig festzulegen, muß an das Vorliegen einer psychiatrischen Störung gedacht werden. In vielen Fällen kann auch ein für die Umgebung relativ wenig bedeutsamer zusätzlicher Streß dazu führen, daß er von dem Kind oder dem Jugendlichen als „der Tropfen, der das Faß zum Überlaufen bringt", empfunden werden kann, weil durch eine Vielfalt von früheren und gegenwärtigen Widrigkeiten die Vulnerabilität soweit gesteigert wurde, daß hier nur noch wenig kompensatorische Ressourcen verfügbar waren. Akute Auslöser könnten auch mitunter Selbstmordverhalten bei jungen Menschen anstoßen, die ansonsten gut angepaßt erschienen. Die häufigsten Auslöser sind Streit und Auseinandersetzungen innerhalb der Familie, mit Freunden oder Liebespartnern. Gleiches gilt für Episoden mit körperlichem oder sexuellem Mißbrauch.

Motivation

Zu dem Zeitpunkt, zu dem sich die Kinder und Jugendlichen selbst Schaden zufügen, ärgern sie sich in der Regel über irgendjemanden, fühlen sich alleine oder abgelehnt. Die Sorge um die Zukunft findet sich eher bei älteren

Teenagern. Hoffnungslosigkeit spielt nur bei einer geringen Anzahl der Depressiven eine wesentliche Rolle. Selbstmordversuche reflektieren typischerweise den Wunsch, sich für eine gewisse Zeit von belastenden Umständen frei zu machen oder dem Wunsch, Familie und Freunde in eine bestimmte Richtung zu beeinflussen. Es ist weniger der „Schrei nach Hilfe" gegenüber den Fachleuten. Dies ist auch mit ein Grund, warum Hilfsangebote von Fachleuten vielfach zurückgewiesen werden. Die Umstände des Selbstmordversuches weisen weniger auf eine geplante Handlung hin, noch darauf, daß eine ernsthafte Absicht bestand, sterben zu wollen. Selbstmordversuche entstehen gewöhnlich aus impulsiven Regungen heraus: Etwa die Hälfte der jungen Menschen haben sich solche Absichten weniger als 15 Minuten durch den Kopf gehen lassen, ehe sie zur Ausführung geschritten sind.

Untersuchung

Alle Kinder und Jugendlichen, die sich selber Schaden zufügen, sollten kinderpsychiatrisch untersucht werden. Die Informanten um das Kind können und sollen möglichst rasch zum Fachgespräch kommen, während die Untersuchung des Betroffenen selber durchaus warten kann, bis die wesentlichen toxischen Effekte einer Überdosierung von Tabletten oder die Wundversorgung bei Manipulationen mit Gegenständen vorbei sind. Die Untersuchung sollte folgende Bereiche abdecken:

- Die Umstände des Selbstmordversuches und die Intensität der suizidalen Absicht (Box 12.1).
- Mögliche auslösende Faktoren während der vorangegangenen Tage.
- Prädisponierende Faktoren – frühere und derzeitige Lebensumstände, Familiengeschichte, Modell für suizidales Verhalten, soziales Netzwerk.
- Erhebung der Anamnese und Untersuchung der seelischen Verfassung, um den derzeitigen psychiatrischen Zustand sowie das Risiko für weitere suizidale Handlungen abschätzen zu können. Haben Äußerungen über suizidale Vorhaben oder suizidales Verhalten im Vorfeld stetig zugenommen?
- War die Episode im Zusammenhang mit der suizidalen Handlung typisch für eine lang andauernde Schwierigkeit im Umgang mit Streß

Box 12.1 Charakteristika, die für eine ernsthafte suizidale Absicht sprechen

(1) Handlung wurde ausgeführt, während Betroffener alleine war
(2) Wahl des Zeitpunktes so, daß eine Intervention durch andere kaum möglich schien
(3) Es wurden Vorsichtsmaßnahmen getroffen, um nicht entdeckt zu werden
(4) Es wurden Vorbereitungen getroffen, weil der Tod erwartet wurde
(5) Es wurden andere Leute im Vorhinein von der suizidalen Absicht informiert
(6) Extensive Vorüberlegungen
(7) Abschiedsbrief zurückgelassen
(8) Die Episode hatte nicht zur Folge, daß andere Menschen aufmerksam wurden.

oder wurde versucht, auf angemessenere Art und Weise Unterstützung zu erhalten?
- Haltung von Individuum und Familie gegenüber professioneller Hilfe?

Management

Wenn ein Selbstmordversuch im Zusammenhang mit einer akuten Belastung eine für das Temperament und die Persönlichkeit des Betroffenen vollkommen unerwartete Reaktionsweise darstellt, weil die junge Person ansonsten sehr angepaßt und kompensationsfähig ist sowie ein gutes soziales Netzwerk besteht, kann nach einer kurzen Krisenintervention die Weiterbetreuung durchaus beim niedergelassenen Arzt erfolgen. Andererseits ist eine psychiatrische Einweisung manchmal erforderlich, um mit Ruhe eine ausführliche Bestandsaufnahme der Situation herbeizuführen, die Behandlung einer eventuellen psychiatrischen Störung einzuleiten oder weil nach wie vor eine akute suizidale Gefährdung nicht auszuschließen ist. Auf jeden Fall sollte allen Menschen nach einem Suizidversuch eine ambulante Behandlung angeboten werden, obwohl man weiß, daß viele die Termine gar nicht erst wahrnehmen werden. Bei Kindern und Jugendlichen ist oft ein familientherapeutischer Ansatz indiziert, auch wenn die Familien sich schwer tun, sich mit dem Thema adäquat auseinander zu setzen und notwendige Veränderungen in ihrem System durchzuführen. In einigen Familien wird die Episode als unbedeutend heruntergespielt. Diese sollte man ermutigen, sich ernsthaft mit einem solchen Vorgang auseinanderzusetzen, um nunmehr die Chance zu ergreifen, die Probleme miteinander zu lösen, die den gemeinsamen Streß mindern und das Risiko für weitere psychiatrische Probleme auflösen können. Eine kurze Einzeltherapie von Kind oder Jugendlichem kann ebenfalls hilfreich sein, insbesondere wenn sie sich darauf beschränkt, die Problemlösungsfähigkeiten des Kindes zu verbessern und den Streß in einer besseren und adaptiven Art und Weise zu bewältigen. Gelegentlich kann eine solche Krisenintervention oder Kurzzeitbehandlung die Notwendigkeit für eine langzeitige Psychotherapie offenlegen. Insgesamt ist es wichtig, von der Akutsituation über die Krisenintervention, die Kurzzeittherapie bis hin zur Langzeittherapie für die Betroffenen eine Kontinuität zu gewährleisten, denn so sind sie eher in der Lage, die vorgeschlagene Behandlung zu akzeptieren und sich konstruktiv daran zu beteiligen.

Prognose

Es gibt nur wenige gute Langzeitstudien über junge Menschen, die Suizidversuche begangen haben, denn es ist schwierig, ihren Lebenslauf zu verfolgen und sie immer wieder zu Gesprächen zu gewinnen. *Einen Monat* nach der suizidalen Handlung ist die Gesamtanpassung in der Regel wesentlich besser als zur Zeit des Suizidversuches. Allerdings weist eine bedeutende Minderheit auch *nach einem Jahr* noch beachtliche psychosoziale Schwierigkeiten auf. Andauernde Schwierigkeiten sind vielfach mit antisozialen Verhaltensmerkmalen verbunden. So haben Kinder und Jugendliche, die während einer akuten Persönlichkeitskrise einen Selbstmordversuch durchführen, aber ansonsten wohl angepaßt und kompensationsfähig waren, eine besonders gute Prognose. Etwa 10% der jungen Menschen, die sich selber solchen Schaden zufügen, wiederholen dies innerhalb des nächsten Jahres. Prädiktoren einer solchen Wiederholung beinhalten Zugehörigkeit zum männlichen Geschlecht, mehr als eine vorhergehende Episode mit suizidalem Verhalten, ausgeprägte familiäre Psychopathologie, mangelnde soziale Anpassung und eine psychiatrische Störung (einschließlich Substanzmißbrauch). Die nachfolgenden Episoden können fatale Auswirkungen haben; zum einen weil sie zielgerichteter geplant werden oder weil das Individuum die tödliche Wirksamkeit von Medikamenten oder beigebrachten Verletzungen unterschätzt. Etwa 1% der jungen Leute, die sich selbst Schaden zufügen, töten sich später selbst, in der Regel innerhalb der nächsten *zwei Jahre.* Faktoren, die das Risiko eines „erfolgreichen“ Selbstmordes vermehren, beinhalten die Zugehörigkeit zum männlichen Geschlecht, zu der Gruppe der älteren Jugendlichen, das Vorliegen einer psychiatrischen Störung (z. B. Psychose, Depression) und die Anwendung eher aktiver als passiver Mittel (z. B. Erhängen eher als Überdosierung mit Medikamenten) während der erstmaligen Durchführung eines Suizidversuchs.

Übersichten zum Thema

Shaffer D, Piacentini J (1994) Suicide and attempted suicide. In: Rutter M, Taylor E, Hersov L (eds) Child and Adolescent Psychiatry: Modern Approaches, 3rd edn. Blackwell Science, Oxford, pp 407–424

Hawton K (1986) Suicide and Attempted Suicide Among Children and Adolescents. Sage, Beverly Hills

Weitere Leseempfehlungen

Hawton K, Fagg J (1992) Deliberate self-poisoning and self-injury in adolescents. A study of characteristics and trends in Oxford, 1976–89. British Journal of Psychiatry 161:816–823

Kerfoot M et al (1995) Brief home-based intervention with young suicide attempters and their families. Journal of Adolescence 18:557–568
(Eine Beschreibung des Programms, das evaluiert wird)

Shaffer D (1974) Suicide in childhood and early adolescence. Journal of Child Psychology and Psychiatry 15:275–291
(Dies ist eine exzellente beschreibende Studie über vollendeten Suizid bei 12–14jährigen; die meisten anderen Studien beziehen sich auf ältere Jugendliche)

Shaffer D et al (1996) Psychiatric diagnosis in child and adolescent suicide. Arcives of General Psychiatry 53:339–348

Kapitel 13 Akute Reaktionen auf Streß

Dieses Kapitel bezieht sich eher auf zeitlich umschriebene starke Belastungen als auf starke langanhaltende Streßfaktoren wie elterliche Streitbeziehungen, chronisch psychosoziale Widrigkeiten, behindernde organische Erkrankungen, psychiatrische Erkrankung eines Elternteils, Schulprobleme und wiederholte soziale Verpflanzungen. Die kurzzeitigen Reaktionen auf den schmerzhaften Verlust einer Person sollen hier auch beachtet werden, aber nicht die damit zusammenhängenden Langzeiteffekte.

Bisher haben die Forscher die Schwere der kindlichen oder jugendlichen *Reaktion* auf solche Ereignisse in erster Linie von Eltern und Lehrern erfragt, ohne daß den Äußerungen der Kinder und Jugendlichen wesentliche Beachtung geschenkt wurde. Mittlerweile hat sich das Bild in dieser Hinsicht dramatisch geändert, weil man die Bedeutung von Emotionen, Kognitionen und Verhaltensweisen des gestreßten Kindes besser erkannt hat. So ist es akzeptiert, daß die Betrachtung spezifischer umschriebener Befürchtungen und nicht nur die generelle Furchtsamkeit wichtig ist. Es muß also speziell nach aufdringlichen Gedanken oder Vorstellungen, nach Vermeidungsverhalten und anderem gefragt werden. Es ist auch wesentlich, die Auswirkungen solcher Sachverhalte auf die psychosoziale Funktionsfähigkeit, wie man sie an Freundschaften oder schulischen Leistungen ablesen kann, zu betrachten.

Schmerzhafte Verluste von Personen

Bei Kindern wurden *drei Stadien des Kummers* beschrieben und zwar von Psychoanalytikern wie Anna Freud und John Bowlby; empirische Beobachtungen haben im großen und ganzen diese Sichtweise bestätigt. Zuerst kommt es zu einer *initialen Krisenantwort* mit „Schock", Ablehnung und Nichtwahrhabenwollen, emotionaler Stumpfheit und Gefühlen der Ablösung; Gedanken und Verhalten sind hauptsächlich auf die Person gerichtet, deren schmerzhafter Verlust beklagt wird. Dann folgt die *emotionale Desorganisation* mit Traurigkeit und Schreien, Ärger und Ressentiment, Gefühlen der Verzweiflung, Enttäuschung, Hoffnungslosigkeit und Wertlosigkeit, schlechtem Schlaf und Appetit sowie manchmal Schuldgefühlen und Selbstvorwürfen. Schließlich wird die *Anpassung* an den Verlust in einer sich reduzierenden Ängstlichkeit, zunehmender Freude am Leben, größerem Engagement in Alltagsaktivitäten und in der Herstellung neuer Verbindungen sichtbar. Diese Stadien gehen ineinander über und können auch gleichzeitig existieren. Das Maß des Fortschrittes von einem Stadium in das nächste ist sehr variabel, und die Übergänge sind nicht irreversibel, das heißt das Kind kann auch vorübergehend in ein vorhergehendes Stadium zurückrutschen, vor allem wenn weitere Streßfaktoren auftauchen.

Posttraumatische Belastungsstörung (englisch: post-traumatic stress disorder, PTSD)

Es wird jetzt weitgehend anerkannt, daß eine PTSD bei Kindern in einer ähnlichen Form auftreten kann wie das bei Erwachsenen bekannt ist. Ebenso wie eine PTSD nach Geiselnahmen oder Gewalttaten erfahren werden kann, kann sie auch nach sexuellem oder körperlichem Mißbrauch, lebensbedrohlichen Erkrankungen und medizinischen Untersuchungen auftreten. Große Katastrophen sind glücklicherweise selten, während körperlicher oder sexueller Mißbrauch oder Vernachlässigung öfter vorkommen. Kinder können auch Zeugen schwerwiegender häuslicher Gewalt werden oder in Kriegen gräßliche, sie nicht unmittelbar bedrohende Situationen erleben (z. B. Erschießung des Vaters vor den Augen der Kinder, Vergewaltigung der Mutter vor den Augen der Kinder). Es wurde geschätzt, daß bei etwa 10–20% der Tötungsdelikte Kinder Augenzeuge sind (die Mehrheit der Morde entwickelt sich aus häuslichen Auseinandersetzungen heraus). Kinder, die sich wegen schwerer Verletzungen oder anderer Erkrankungen in Krankenhäusern aufhalten, tragen ebenfalls ein erhöhtes Risiko, wie dies auch für Flüchtlingskinder aus Kriegs- und Krisengebieten der Welt gilt. In einem Extrem belegt eine Studie, die DSM-Kriterien benutzte, daß 100% der sexuell belästigten Kinder eine PTSD haben und daß dies für 70% derjenigen gilt, die körperlich mißbraucht wurden und für 60% derjenigen, die einer Katastrophe ausgesetzt waren. In vielen solcher Fälle bleibt aber eine PTSD unerkannt und unbehandelt. Wenngleich es sehr wichtig ist, eine PTSD zu erkennen und zu behandeln, muß der Blick doch darüber hinaus gehen und ein breites diagnostisches Management angedacht werden, denn die Probleme reichen sicher weiter als die Symptome einer PTSD, das heißt erzieherische, schulische, sozialdienstliche und andere Bereiche müssen in ein gut gebautes und abgestimmtes Unterstützungssystem eingebettet werden.

Diagnostische Kriterien für PTSD

In der Nachwirkung eines Ereignisses, das fast jeden massiv belastet hätte, entwickelt das Kind für mindestens einen Monat einige Symptome aus jeder der folgenden drei Gruppen:

- Das traumatische Ereignis wird *stetig wieder erfahren* (z. B. als sich aufdrängende Vorstellung, traumatische Träume, wiederholendes Einbauen in Spielsituationen, massive Belastung bei Erinnerung an die Situation).

- Es besteht eine stetige *Vermeidung* der Stimuli, die mit dem Trauma verbunden sind oder eine Abstumpfung der Reagibilität: Vermeiden von Gedanken, Gefühlen, Örtlichkeiten, Situationen; Gefühle allein zu sein oder abgewiesen zu sein, verminderte Interessen und eingeschränkte emotionale Bandbreite; schlechtes Gedächtnis für wichtige Aspekte des Traumas; Verlust von Glauben an eine gute Zukunft.
- Es kommen neue Symptome hinzu, die auf ein *erhöhtes Arousal* hinweisen. Dies beinhaltet Schlafstörungen, erhöhte Irritierbarkeit, mangelnde Konzentrationsfähigkeit, Aufgedrehtsein und übermäßige Wachheit, verstärkte Schreckreaktionen.

Die üblichen psychiatrischen Inventare, wie sie von Lehrern oder Eltern ausgefüllt werden, können mitunter bei den betroffenen Kindern kein Problem ans Tageslicht fördern. Tatsächlich können Kinder, auch wenn sie sehr beschäftigt und wie betäubt von ihren Erlebnissen sind, dennoch als recht wohlerzogene und folgsame Kinder erscheinen. Sogar Fragebögen, die an die Kinder selbst gerichtet sind, können eine PTSD übersehen, da die generellen Screening-Fragen die speziellen PTSD-Symptome nicht gut genug ansprechen. Es braucht schon spezielle Hinterfragungen sowie PTSD-Module aus strukturierten Interviews und Zeit. Dann sind die betroffenen Kinder in der Regel fähig und willig, eine zutreffende Auskunft zu geben. Dies soll bereits für dreijährige Kinder gelten. Viele der Kinder bitten die Untersucher, mit den Kindeseltern nicht über das Thema zu sprechen, denn man wolle diese ja nicht beunruhigen.

Das Ausmaß, in dem Kinder dem Trauma ausgesetzt waren, beeinflußt auch die Ausprägung der Symptomatik. Insgesamt sind Erfahrungen unmittelbarer Schmerzerduldung oder Todesbedrohung mit den stärksten Auswirkungen verbunden. Es besteht natürlicherweise eine markante Furcht und eine intensive Vermeidung von Objekten oder Ereignissen oder Personen, die direkt mit der Last des Traumas verknüpft werden, während sich weniger Befürchtungen und Vermeidungen auf Stimuli beziehen, die eher am Rande des Traumas wahrgenommen wurden. So ist es verständlich, wenn Kinder, die sich an Bord eines sinkenden Schiffes befanden, danach große Befürchtungen in bezug auf Boote äußern, aber weniger Befürchtungen im Hinblick auf Reisen mit dem Zug oder dem Flugzeug entwickeln, das heißt sie werden nicht mehr und nicht weniger furchtsam sein als ihre Altersgenossen hinsichtlich Objekten oder Ereignissen, die mit der Katastrophe gar nichts zu tun hatten. Während generelle Ängstlichkeit und Depression dazu neigt, im Laufe der Zeit zu verschwinden, können sich spezifische Befürchtungen und Vermeidungshaltungen langfristig und hartnäckig zeigen.

Moderierende Variablen

Sowohl in der Kindheit als auch im Erwachsenenalter können ähnliche Traumata sehr unterschiedliche Effekte auf sehr unterschiedliche Individuen haben. Dies kann teilweise an Temperamentsunterschieden liegen, Persönlichkeitsprofilen oder genetischen Neigungen für spezifische psychiatrische Störungen. Einige kognitive Merkmale, wie zum Beispiel die Fähigkeit Probleme zu lösen, können hier auch relevant werden. Wenn man die Literatur zur psychosozialen Widerstandsfähigkeit von Kindern betrachtet, so scheinen solche Kinder Streß besser abpuffern zu können, die eine gute Beziehung zu einem Elternteil haben, eine harmonische Familie mit gutem Zusammenhalt und eine gute Unterstützung durch das erweiterte soziale Netzwerk von Altersgenossen und Lehrern haben. Gegensinnig wirken familiäre Dysfunktion, Probleme mit Altersgenossen und schwere soziale Benachteiligung. Diese Faktoren können die Widerstandsfähigkeit der Kinder schwächen.

Behandlung

Viele traumatisierte Kinder hatten nie die Gelegenheit, mit einem einfühlsamen und mit der Sache vertrauten Erwachsenen über ihre schlimmen Erfahrungen zu *sprechen*. Sie mögen befürchtet haben, daß sie verrückt würden, als sie die Erfahrung von sich aufdrängenden Gedanken machten und mögen äußerst erschrocken gewesen sein, durch Erfahrungen, die für sie unerklärliche Panikattacken darstellten. Wenn diese Kinder dann hören, daß derlei Reaktionen auf abnorme Erfahrungen durchaus bekannt und üblich sind, so kann das diesen Kindern helfen, wieder mehr Halt und Sinn in ihre verstörte Welt zu bringen und allmählich wieder mehr innere Kraft und Sicherheit zu gewinnen.

Auch Eltern und Lehrer benötigen Hilfe, um zu begreifen, was geschehen ist. Wenn die Erwachsenen meinen, daß das Trauma und seine Auswirkungen totgeschwiegen werden sollten oder wenn sie sich über das, was ausgesprochen werden könnte, erschrocken und beunruhigt fühlen könnten, so erkennen Kinder diskrete Hinweise darauf durchaus und nehmen dies als Aufforderung, sich gefällig und ruhig zu verhalten. Frühere Erfahrung läßt annehmen, daß Gruppendiskussionen mit Opfern und ihren Eltern auch hilfreich sein können.

Eine Reihe *kognitiver Vorgehensweisen*, die sich im Umgang mit Erwachsenen bewährt haben, können ebenfalls bei Kindern angewandt werden. Auslöser für Angstattacken können identifiziert werden, um sie dann durch Entspannungsübungen und andere angstreduzierende Techniken anzugehen. Dem kann eine graduierte Exposition in vitro (Vorstellung) erfolgen, bei der die belastenden Szenerie gedanklich zugelassen, in ihrer Lebhaftigkeit und ausreichenden Länge mitvollzogen wird, um dann den andrängenden Reaktionsweisen beziehungsweise dem Vermeidungsverhalten zu widerstehen, so daß nach und nach die Angst geringer und die Sicherheit der Bewältigung solcher gedanklicher Vorstellungen größer wird. Andere kognitive Techniken beinhalten, daß man herausfordernde, unangepaßte Gedanken zuläßt und man auch eine geführte Vorstellungswelt hinsichtlich des Traumas entwickelt, um die Beherrschung der belastenden Gefühle zu erlernen.

Liegen Schwierigkeiten beim Einschlafen vor, so können einfache Techniken nützlich sein (z.B. angenehme Musik oder eine beliebte Geschichte hören, um unangenehme und aufdringliche Gedanken zu bannen). Schlechte Träume können am Tag Erwachsenen erzählt werden, deren Aufgabe es dann ist, mit dem Kind gemeinsam einen guten Ausgang der Geschichte zu entwickeln.

In Ergänzung der Behandlung spezifischer Symptome von PTSD kann es nötig sein, auch breitere Schwierigkeitsfelder anzugehen. Wenn zum Beispiel ein Kind durch eine Katastrophe seine Eltern verloren hat und durch eine andere Familie aufgenommen werden kann, so ist es entscheidend, dem Kind und den neuen Sorgeberechtigten zu helfen, mit den gegenseitigen Bedürfnissen, Wünschen und Erwartungen zurecht zu kommen.

Übersichten zum Thema

Udwin O (1993) Children's reactions to traumatic events. Journal of Child Psychology and Psychiatry 34:115–127

Schepker R (1997) Posttraumatische Belastungsstörungen im Kindesalter – Diagnose, Verlaufsprädiktoren und therapeutische Strategien. Zeitschrift für Kinder- und Jugendpsychiatrie und Psychotherapie 25:46–56

Yule W (1994) Post-traumatic stress disorder. In: Rutter M, Taylor E, Hersov L (eds) Child and Adolescent Psychiatry: Modern Approaches, 3rd edn. Blackwell Science, Oxford, pp 392–406

Weitere Leseempfehlungen

Deblinger E et al (1990) Cognitive behavioral treatment for sexually abused children suffering from post-traumatic stress: preliminary findings. Journal of the American Academy of Child and Adolescent Psychiatry 29:747–752
(In diesem Aufsatz wird ein beeindruckendes Behandlungspaket dargestellt, das auf PTSD-Symptome und viel, viel mehr abzielt)

Esser G, Schmidt B, Blanz B (1993) Der Einfluß von Zeitpunkt und Chronizität von Stressoren auf die seelische Entwicklung von Kindern und Jugendlichen. Zeitschrift für Kinder- und Jugendpsychiatrie 21:82–89

Essau CA, Conradt J, Petermann F (1999) Häufigkeit der Posttraumatischen Belastungsstörung bei Jugendlichen. Ergebnisse der Bremer Jugendstudie. Zeitschrift für Kinder- und Jugendpsychiatrie und Psychotherapie 27:37–46

Sack W et al (1996) Multiple forms of stress in Cambodian adolescents refugees. Child Development 67:107–116

Kapitel 14 Zwangsstörungen

Kinderpsychiater waren sich schon lange darüber im Klaren, daß Kinder manchmal aufreibende und belastende Rituale und Grübeleien entwickeln. Bis vor kurzem wurden sie in der Regel als recht unspezifische Symptome einer breitbandigen emotionalen Störung betrachtet. Jüngere Untersuchungen haben aber klarstellen können, daß diese Art der emotionalen Störungen eine eigene kategorielle Zuordnung verdienen, denn Zwangsstörungen besitzen eine gut abgrenzbare eigene Symptomatologie, Ätiologie, Pathophysiologie, ein eigenes Behandlungsvorgehen und eine eigene Prognose.

Epidemiologie

Etwa 40–50% der Erwachsenen mit einer Zwangsstörung entwickeln ihre ersten Symptome vor dem 15. Lebensalter. Epidemiologische Studien nehmen eine Prävalenzrate von etwa 0,5–2% bei Jugendlichen an, wobei die Symptome manchmal bis in die Vorschuljahre zurück reichen. Beide Geschlechter sind im jugendlichen Alter gleichermaßen betroffen, präpubertäre Zwangsstörungen finden sich häufiger bei Jungen.

Charakteristische Merkmale

Es gibt überraschenderweise wenig Unterschiede zwischen der Erscheinungsform bei einem 5jährigen und einem 25jährigen. Die häufigsten *Zwangshandlungen* beinhalten Waschen, Säubern, Wiederholen, Kontrollieren und Berühren. Die häufigsten *Zwangsgedanken* beziehen sich auf Beschmutzung, Katastrophen und Symmetrie. Der Widerstand gegen Zwangsgedanken und Zwangshandlungen ist nicht immer nachweisbar.

Assoziierte Merkmale

Sekundäre Angst und Depression sind häufig und können für sich selbst der Grund für eine psychiatrische Vorstellung sein, zumal Kinder (auch Erwachsene) versuchen, ihre psychiatrischen Probleme so lange es geht zu verbergen, selbst wenn sie direkt danach gefragt werden. Hier gilt das Schlagwort von der

„verschwiegenen Krankheit". Eltern und Geschwister können in verschiedene Rituale und Frageprozeduren zur Rückversicherung eingebunden sein (hier gilt das Schlagwort „Krankheit des Zweifels"). Etwa 20% weisen prämorbid Merkmale einer zwanghaften Persönlichkeit auf. Prämorbid gibt es keine besondere Auffälligkeit in bezug auf Bettgehrituale. Kinder mit Zwangsstörung können in der Regel gut und klar zwischen ihren Zwangssymptomen und ihren alltagsüblichen Ritualen sowie abergläubischen Merkmalen unterscheiden.

Differentialdiagnose

- *Normale Kindheitsrituale.* Bettgehrituale kommen besonders häufig um das zweite und dritte Lebensjahr vor und persistieren selten über das achte Lebensjahr hinaus. Regelgebundenes Spielen nimmt ab dem fünften Lebensjahr zu. Sammelleidenschaften beginnen oft um das 7. Lebensjahr. Jugendliche „Obsessionen" mit irgendeiner Aktivität oder bezogen auf ein Idol werden kulturell getragen und helfen bei der Integration in die Gruppe der Altersgenossen. Zwangsstörungen gleichen manchmal normalen Ritualen, wie sie gewissen szenischen Abläufen beim Zubettgehen, Nachtgeschichte vorlesen, Reime abzählen, nicht auf Ritzen treten und so weiter im Kindesalter entsprechen. Zwangsstörungen unterscheiden sich von normalen Ritualen aber dadurch, daß es bei Zwangsritualen keinen Alterstrend gibt und durch Zwangssymptome die Sozialisation und die Entwicklung von Unabhängigkeit und Eigenständigkeit eher behindert als gefördert werden.
- *Primäre depressive Störungen* können in sekundären Zwangssymptomen auslaufen. Es ist daher wichtig, eine sorgfältige Anamnese zu erheben, um zu klären, ob die depressiven oder die Zwangssymptome zuerst begannen.
- *Undifferenzierte emotionale Störungen.* Wie bei Erwachsenen so kann auch bei Kindern eine relativ undifferenzierte emotionale Störung vorliegen, in die leichte Zwangssymptome mit Befürchtungen, Sorgen, Unglücklichsein eingewoben sind, ohne daß ein Element dominiert.
- *Autistische Störungen.* Die ritualistischen und sich wiederholenden Verhaltensweisen, die für autistische Störungen charakteristisch sind, werden durch andere autistische Störungen im Hinblick auf Kommunikationsfähigkeit und soziale Interaktion begleitet und stellen sich oft einfacher dar als Zwangsrituale. Zudem sind sie nicht Ich-dyston, obgleich bei Kindern manche Zwangssymptomatik auch Ich-synton sein kann. Auf jeden Fall sollte man bedenken, daß Kinder und Teenager mit autistischen Störungen manchmal eine zusätzliche Zwangsstörung entwickeln, die gut auf Verhaltenstherapie und/oder Medikation mit SSRIs anspricht.
- *Schizophrenie* (psychotische Episode) kann von Zwangsgedanken und Zwangshandlungen angekündigt, begleitet oder gefolgt werden. Man muß Zwangsgedanken mitunter von Stimmenhören abgrenzen und Zwangshandlungen von Befehlen, die aus Wahngedanken resultieren.

- *Anorexia nervosa* besitzt deutliche Färbungen von Zwangsmerkmalen, die sich hier allerdings mehr auf das Essen und körperliche Aktivitäten beziehen. Sie können aber auch durch Zwangshandlungen mit Waschen, Kontrollieren, Zählen und komplexen Ritualen gekennzeichnet sein. Eine Zwangsstörung, bei der das Vermeiden von vermeintlich vergifteten Lebensmitteln oder eine massive Zwanghaftigkeit zu körperlichen Übungen und Verrenkungen besteht, kann durchaus Symptomüberschneidungen mit Anorexia nervosa darstellen, allerdings liegt bei Zwangsstörungen in der Regel keine anorexietypische Körperschemastörung vor (Cave: Abgrenzung zur körperdysmorphen Störung).
- *Tourette-Syndrom und andere Tic-Störungen* werden häufig von Zwangsmerkmalen begleitet (siehe Kapitel 15). Komplexe Tics, denen ein Drang oder ein Vorgefühl vorausgeht, können manchmal mit Zwangsimpulsen verwechselt werden (Tic: sensomotorisches Vorgefühl; Zwang: kognitiv-emotionales Vorgefühl).

Ursache

Der frühere Enthusiasmus, Zwangsstörungen psychodynamisch erklären zu wollen, hat mittlerweile biologischen und lernpsychologischen Erklärungen Platz machen müssen. Neurologische und bildgebende Untersuchungen weisen auf strukturelle und funktionelle Abnormitäten im Bereich der *Basalganglien*, des *Gyrus cinguli* und des *orbito-frontalen Kortex* hin. Es gibt auch ein wachsendes Interesse, die Zwangssymptomatik ethologisch erklären zu wollen. Man vermutet, daß Zwangshandlungen im Laufe der menschlichen Entwicklung fixierte Handlungsmuster darstellen, die mit Pflegeverhalten und Säuberungsverhalten in Verbindung stehen, im Laufe der Zeit aber aus der Kontrolle höherer zentralnervöser Zentren „ausgebrochen" sind und dann ein „neuronales Eigenleben" entwickelt haben.

Wenn die Rituale einmal in Gang gesetzt wurden, können sie lange bestehen bleiben, weil sie einen kurzen, angstreduzierenden Effekt bewirken, der mit dem subjektiven Gefühl der Entlastung verbunden wird und so zu einer positiven Verstärkung führt. Eine positive Familiengeschichte mit Zwangsstörungen ist sehr häufig. Tic-Störungen und Zwangsstörungen können gleichzeitig in einer Familie vermehrt vorkommen und legen nahe, daß beide Störungen manchmal eine unterschiedliche phänotypische Ausprägung der gleichen zugrundeliegenden genetischen Auffälligkeit darstellen (siehe Kapitel 15). Es mag aber auch andere *Gene* geben, die alleine zu Zwangsstörungen und nicht zu Tic-Störungen prädestinieren. Sie können mit erhöhten Liquorspiegeln von Oxytocin verbunden sein. Wiederum andere Fälle könne Phänokopien darstellen, die durch Borrelien- oder Streptokokken*infektionen* zustande gekommen sind, wobei durch die bakterielle Infektion eine Autoimmunantwort entstand, deren Antikörper gegen Nervenzellen, zum Beispiel in den Basalganglien, gerichtet waren und dort Schädigungen verursachten.

Behandlung

Sowohl *Verhaltenstherapie* als auch die Medikation scheinen bei Kindern hilfreich zu sein, obwohl die medikamentöse Behandlung bisher besser evaluiert ist. Das Verhaltensmanagement von Zwangshandlungen beginnt oft damit, daß zu Anfang ein Tagebuch geführt wird. Danach versucht man, mit den Kindern eine Belastungshierarchie der Zwangshandlungen festzulegen. Anschließend wird die einfachste Zwangshandlung in Angriff genommen, um allmählich bis zur schwerwiegendsten (die die meiste Angst auslöst) vorzudringen. Beginnt man mit der weniger belastenden Zwangshandlung, so ist das Kind eher zu ermutigen, kann rascher Erfolge verbuchen und so sein Vermeidungsverhalten besser kontrollieren. Bei erfolgreicher Arbeit führt diese Vorgehensweise schließlich nur noch zu kurzen, vorübergehenden Angstzuständen, die von einer länger dauernden Reduktion des zwanghaften Dranges gefolgt werden, bis dieser Vorgang schließlich weitgehend automatisiert werden kann. Zwangsgedanken, denen kein Handlungsmuster folgt (z. B. Grübeln, gedanklich Zahlenreihen bilden) sind wesentlich schwieriger mit verhaltenstherapeutischen Vorgehensweisen zu lindern, aber auch hier gibt es entsprechende Techniken (z. B. verbales und schriftliches Ausformulieren der Gedanken). Bei Kindern und Jugendlichen ist es sehr wichtig und hilfreich, die Familie in die Diagnostik und Behandlung intensiv mit einzubeziehen, zumal wenn bereits Familienmitglieder in die Zwangsrituale verwoben, vielleicht sogar eine ganze Familie damit tyrannisiert wurde. Gerade bei Zwangsstörungen stellt die *medikamentöse Behandlung* eine wesentliche Chance zur Linderung der Symptomatik dar. Wird sie bei Zwangshandlungen und die Familie einschließenden Ritualen eher als zusätzliche Behandlungsmaßnahme zu oben genannten Vorgehensweisen eingesetzt, so steht sie bei der Behandlung von Zwangsgedanken an erster Stelle. Hier sind es die Serotonin-Wiederaufnahmehemmer wie Fluvoxamin, Sertralin und Fluoxetin und, wegen der möglichen kardialen Nebenwirkungen erst an zweiter Stelle, auch das Medikament Clomipramin. Die Medikamente sind selbst bei Grundschulkindern gut verträglich und dürften, wie in den USA, auch nach und nach bei uns zur Behandlung von Zwangsstörungen bei Kindern und Jugendlichen offiziell zugelassen werden.

Eine eher ungewöhnliche und selten einzusetzende Behandlungsweise stellt die Plasmapharese dar, wenn es sich um sicher nachgewiesene und hoch akut auftretende Zwangsstörungen im Rahmen einer Streptokokkeninfektion handelt. Resultate kontrollierter Studien stehen noch aus.

Prognose

Wie viele andere emotionale Störungen der Kindheit sind auch Zwangsstörungen sehr hartnäckig und langdauernd. Nur etwa 25% der Kinder und Jugendlichen werden ihre Zwangsmerkmale nach zwei bis fünf Jahren wieder vollständig los.

Übersichten zum Thema

Rapoport JL et al (1994) Obsessive-compulsive disorder. In: Rutter M, Taylor E, Hersov L (eds) Child and Adolescent Psychiatry: Modern Approaches, 3rd edn. Blackwell Science, Oxford, pp 441–454

Thomsen PH (1999) From thoughts to obsessions. Kingsley, London

Weitere Leseempfehlungen

Allen AJ et al (1995) Case study: a new infection-triggered, autoimmune subtype of pediatric OCD and Tourette's syndrome. Journal of the American Academy of Child and Adolescent Psychiatry 34:307–311

Döpfner M, Rothenberger A (1997) Zwangsstörungen bei Kindern und Jugendlichen – Fragen und Antworten. Information für Betroffene und ihre Eltern. Osnabrück, Deutsche Gesellschaft Zwangserkrankungen e.V.

Leckman JF et al (1994) Elevated cerebrospinal fluid level of oxytocin in obsessive-compulsive disorder. Archives of General Psychiatry 51:782–792

Moll GH, Huether G, Rothenberger A (1999). Neurobiologische Modellvorstellung zur Linderung von Zwängen. Verhaltenstherapie und Verhaltensmedizin 20:449–463

Moll GH, Rothenberger A (1999) Nachbarschaft von Tic und Zwang. Nervenarzt 70: 1–10

Thomsen PH (1996) Treatment of obsessive-compulsive disorder in children and adolescents: a review of the literature. European Child and Adolescent Psychiatry 5:55–66

Kapitel 15 Tourette-Syndrom und andere Tic-Störungen

Tics sind plötzliche, sich wiederholende, stereotype motorische Bewegungen oder Lautäußerungen. Sie treten entweder unwillentlich auf (meistens vor dem 10. Lebensjahr) oder teilweise willensgesteuert als Antwort auf ein sensomotorisches Vorgefühl. Einfache motorische Tics (wie Augenblinzeln, Grimassieren oder Schulterrucken) und einfache vokale Tics (wie Grunzen, Schnüffeln, Bellen) sind eindeutig unzweckmäßig, während komplexe motorische Tics (wie Haare zurückstreichen, Berühren, sich im Kreis drehen) und komplexe vokale Tics (z. B. Wörter oder Sätze ausstoßen) eher eine gewisse Zweckdienlichkeit reflektieren, aber außerhalb eines bestimmten Kontextes stehen. Tics variieren an Zahl, Art, Häufigkeit und Intensität von Stunde zu Stunde, von Tag zu Tag und von Woche zu Woche, können auch monatelang verschwinden (zumindest anfangs). Sie können mitunter für kurze Zeit unterdrückt werden, lassen während des Schlafes nach, werden bei konzentrativ-entspannenden Tätigkeiten weniger und verschlimmern sich in der Regel bei emotionaler Aktivierung (sei sie ärgerlich oder freudig).

Klassifikation

Beim Tourette-Syndrom (TS) müssen chronische motorische und vokale Tics vorliegen, entweder anamnestisch oder gleichzeitig. Mindestens zwei motorische Tics plus zumindest ein vokaler Tic werden gefordert und müssen länger als ein Jahr andauern sowie vor dem 21. Lebensjahr aufgetreten sein. Andere Störungen, die in DSM-IV und ICD-10 aufgeführt sind, nennen sich „chronische motorische" oder „chronische vokale Tic-Störung" sowie „vorübergehende Tic-Störung des Kindesalters".

Epidemiologie

TS betrifft etwa 5 von Zehntausend Personen. Jungen sind drei- bis neunmal häufiger betroffen als Mädchen. Chronische motorische Tics kommen mindestens dreimal häufiger vor als das TS. Vorübergehende Tics sind noch häufiger. Etwa 4–16% aller Kinder haben zu irgendeinem Zeitpunkt ihrer Entwicklung einmal einen Tic gehabt. Von 400 solcher Kinder entwikkelt später etwa ein Kind ein Tourette-Syndrom. Das TS ist bei Kindern und Jugendlichen zehnmal häufiger als im Erwachsenenalter.

Charakteristische Merkmale

Motorische Tics beginnen durchschnittlich um das 7. Lebensjahr. Der Beginn vor dem 2. oder nach dem 15. Lebenjahr ist eher selten. Motorische Tics sind in der Regel einfach und betreffen in erster Linie den Augenbereich, das Gesicht, den Hals oder den Nacken (z.B. Kopfrucken). Es kommen aber auch komplexe motorische Tics vor (z.B. Hüpfen). Einfache vokale Tics (z.B. Räuspern) beginnen in der Regel später (etwa zwischen dem 8. und 15. Lebensjahr). Komplexe vokale Tics können auch das Ausstoßen von obszönen Wörtern (Koprolalie) beinhalten, treten aber nur bei einer geringen Anzahl von TS-Patienten auf. Die Koprolalie tritt etwa vier bis acht Jahre nach den ersten Tics auf. Die Koprolalie ist kein essentielles diagnostisches Merkmal für ein Tourette-Syndrom. Das Wiederholen von Wörtern oder Sätzen anderer (Echolalie), Handlungsweisen anderer (Echopraxie) und obszöner Aktionen oder Gesten anderer (Kopropraxie) können ebenfalls auftreten.

Assoziierte Merkmale

- *Zwangsmerkmale* (manchmal bis hin zu einer Zwangsstörung) finden sich bei einen Drittel bis zwei Drittel der Betroffenen, insbesondere bei älteren Patienten. Ticbezogene Zwangsmerkmale äußern sich in Zählzwängen, ritualistischem Berühren von Sachen und Personen, Kontrollieren, Symmetrie und darin, Handlungsweisen „genau richtig" hinzubekommen. Eindeutig seltener sind sonstige Zwangsmerkmale (z.B. Verschmutzungsbefürchtungen, Waschzwänge).
- Merkmale einer *Aufmerksamkeits-Hyperaktivitätsstörung* treten in etwa 50% der Fälle auf, bei schweren TS-Syndromen häufiger. Die Störung geht den Tics in der Regel voraus. Auffälligkeiten außerhalb der Tic-Symptomatik sind eng mit der Hyperaktivitätsstörung verbunden (z.B. Lernschwierigkeiten, Schlafstörungen).
- *Andere assoziierte Störungen* beinhalten selbstverletzendes Verhalten, Impulskontrollstörungen mit verstärkter Aggressivität, Schlafprobleme, affektive Störungen, schizotype Persönlichkeitsmerkmale, tiefgreifende Entwicklungsstörungen – es könne fast alle anderen kinderpsychiatrischen Störungen mit einer Tic-Störung verbunden sein!

Differentialdiagnose

- *Andere Bewegungsstörungen* (z.B. Chorea, Athetose) können mitunter den Tics etwas ähneln. Bei näherem Hinsehen unterscheiden sie sich aber in irgendeiner Weise doch von den Tics (z. B. Unterdrückbarkeit versus Nichtunterdrückbarkeit, kopfnaher versus kopfferner Beginn).

- Die *Stereotypien*, die man üblicherweise bei schweren intellektuellen Behinderungen und bei autistischen Störungen sehen kann, sind manchmal den komplexen motorischen Tics sehr ähnlich, aber es ist sehr selten, daß man derartige komplexe Bewegungsstörungen (als Tics) hat, ohne daß gleichzeitig auch einfache Tics vorhanden sind und eine entsprechende „Tic-Anamnese" zu erheben ist.
- *Zwangshandlungen* können nicht immer klar von komplexen, sich wiederholenden Ticmustern abgegrenzt werden, ohne daß man den Betroffenen über die Vorgefühle (den Drang) befragt und das Gesamtmuster der Tic-Störung ins Auge faßt. Manchmal wird ein unwillentlich aufgetretener motorischer Tic von dem Betroffenen als „nicht richtig ausgeführt" erlebt, und es folgt dann eine Sequenz von tic-imitierenden Zwangshandlungen, um dieses unangenehme Gefühl loszuwerden.
- *Epilepsie* (z. B. bei Augenrolltic; wg. evtl. Absencen).

Ursache

TS, chronische Tics und Zwangsstörungen kommen oft gemeinsam in Familien vor. Dies weist auf einen deutlichen gemeinsamen genetischen Hintergrund hin. Mittlerweile ist man von der Annahme eines einzelnen zugrundeliegenden Gens abgerückt. Die neuesten genetischen Ergebnisse legen eher einen *multigenetischen Hintergrund* nahe, ohne daß bisher genauere Festlegungen gemacht werden konnten. Ungeachtet dessen gibt es eine nicht kleine Zahl von Tic-Störungen, bei denen keinerlei genetischer Zusammenhang belegt werden kann, es handelt sich hier um sogenannte *„sporadische" Fälle*. Wie in jüngster Zeit festgestellt und im Zusammenhang mit den Zwangsstörungen schon erwähnt, kann auch eine bakterielle *Infektion* mit zum Beispiel beta-hämolysierenden Streptokokken, Mykoplasmen und Borrelien zu einer TS-Symptomatik führen. Es ist auch noch nicht geklärt, welcher genetische Zusammenhang zwischen TS und ADHD besteht. Möglicherweise gibt es Gene, die die Kombination von TS plus ADHD hervorbringen und andere, die eine „reine" Aufmerksamkeits-Hyperaktivitätsstörung bedingen.

Behandlung

Ganz wichtig ist die fachlich gut begründete *Beratung* von Kind, Eltern und Schule. TS ist eine medizinische Störung, die weitgehend außerhalb der Kontrolle des Kindes liegt. Man darf die Kinder nicht als frech oder als „von allen guten Geistern verlassen" einstufen, sondern muß die vorliegenden neurodynamischen Zusammenhänge erläutern können (mangelnde neuronale Hemmung im kortiko-subkortikalen motorischen Regelkreis bei gleichzeitiger Kompensationsfähigkeit durch Aktivierung frontaler Netzwerke). Ob Tics, seien diese leicht oder schwer, einer Behandlung zuzuführen sind, hängt von der subjektiven Gestörtheit ab. Auf jeden Fall sollte eine Behandlung eingeleitet werden, wenn die Tics zu Verhaltensänderungen bei dem Kind geführt haben und mit Hänseleien, Ausgrenzungen, Leistungsproblemen sowie familiären Interaktionsstörungen zusammenhängen. *Psychologische Behandlungsmaßnahmen* wie Entspannungstraining und Verhaltenstherapie (Habit reversal Programm; Relaxationstechniken zum „Drang-Stop") können in einzelnen Fällen durchaus die Tics lindern und den Umgang mit der Symptomatik erleichtern. Diese Vorgehensweisen sind aber in ihrer Effizienz bisher nicht ausreichend überprüft. Dennoch erscheinen sie angemessen für Kinder mit relativ schwach ausgeprägten Tic-Störungen. Sie können auch bei schwerer betroffenen Kindern und Jugendlichen eingesetzt werden. Auf jeden Fall ist eine starke Motivation der Patienten und Unterstützung durch die Familie erforderlich. Sollten trotz ausreichender Psychoedukation und Verhaltenstherapie (das Angebot für letztere ist noch nicht ausreichend gegeben) noch weitere Indikationen zur Behandlung bestehen, so kann eine medikamentöse Behandlung eingeleitet werden.

Die *Medikamente* erster Wahl zur Linderung der Tics sind Benzamide (Tiaprid und Sulpirid) sowie Neuroleptika (Pimozid, Risperidon, Haloperidol). Bei etwa 70% der Kinder darf man einen Rückgang der Tics erwarten (bei optimaler Dosierung bis auf 10–20% der Ausgangssymptomatik). Manche Neuroleptika (z.B. Haloperidol) können zu unangenehmen extrapyramidal-motorischen Nebenwirkungen führen und auch eine gewisse Benommenheit mit sich bringen. Stets ist in Absprache mit Eltern und Kind eine optimale Dosierung anzustreben, die zum einen die Tics lindert und zum anderen die psychosozialen Funktionen des Kindes nicht beeinträchtigt. Lange Zeit war Haloperidol das am meisten angewendete Neuroleptikum. Jetzt ist es durch Pimozid und Risperidon abgelöst worden. Bei Pimozid muß man auf eventuelle Herzreizleitungsstörungen achten und entsprechend das EKG kontrollieren. Daher sind die anderen Mittel (Tiaprid, Sulpirid, Risperidon) als Mittel der ersten Wahl vorzuziehen. Wenn man die passende Dosierung gefunden hat, so sollte diese nach Möglichkeit über ein Jahr beibehalten werden, ehe überprüft wird, ob man mit der Medikation fortfahren soll oder einen langsam ausschleichenden Auslaßversuch ins Auge fassen muß.

Von manchen Klinikern wird noch Clonidin eingesetzt. Seine positive Wirkung auf die Tics ist geringer als die der oben genannten Medikamente (Reduktion der Tics um etwa 30%), es kann leicht zu Müdigkeit und Kreislaufdestabilisierung führen und zählt deswegen als Mittel der zweiten Wahl.

Wird eine Tic-Störung durch Zwangsmerkmale begleitet, kann hier die Verhaltenstherapie oder die ergänzende medikamentöse Gabe von selektiven Serotonin-Wiederaufnahmehemmern (SSRIs) beziehungsweise Clomipramin zur Geltung kommen. Liegen bedeutsame Schwierigkeiten hinsichtlich Unaufmerksamkeit, allgemeiner motorischer Unruhe und mangelnder

Impulskontrolle vor (z. B. bei assoziiertem ADHD), können durchaus auch Stimulanzien benutzt werden, wohlwissend, daß sie mitunter Tics verstärken können. Hier ist seriöse fachliche Aufklärung von Kind und Eltern gefragt, um mit ihnen gemeinsam eine medikamentöse Vorgehensweise festlegen zu können, die dem Kind die bestmögliche psychosoziale Entwicklung erlaubt.

Prognose des TS

Der natürliche Verlauf läßt eine Abschwächung der Tics im späten Jugendalter und frühen Erwachsenenalter (bis etwa 35. Lebensjahr) erwarten. Auch wenn die Tic-Symptomatik das ganze Leben begleiten kann, so lernen die meisten Betroffenen doch immer besser (vielfach dann ohne Medikamente), mit ihren Tics umzugehen, zumal sie im Laufe des Lebens mit einer weiteren Abschwächung rechnen dürfen.

Übersichten zum Thema

Banaschewski T, Rothenberger A (1997) Verhaltenstherapie bei Tic-Störungen. In: Petermann F (Hrsg) Kinderverhaltenstherapie – Grundlagen und Anwendungen. Schneider, Hohengehren, pp 204–243

Banaschewski T, Rothenberger A (1998) Tic-Störungen: Diagnostische Leitlinien und Verhaltenstherapie. Kindheit und Entwicklung 7:99–111

Leckman JF, Cohen DJ (1994) Tic disorders. In: Rutter M, Taylor E, Hersov L (eds) Child and Adolescent Psychiatry: Modern Approaches, 3rd edn. Blackwell Science, Oxford, pp 455–466

Rothenberger A (1996) Tourette-Syndrom und assoziierte neuropsychiatrische Auffälligkeiten. Zeitschrift für Klinische Psychologie 25:259–279

Rothenberger A, Banaschewski T (im Druck) Tic-Störungen. In: Schlottke PF et al (Hrsg) Enzyklopädie der Psychologie, Bd 5, Störungen des Kindes- und Jugendalters. Hogrefe, Göttingen

Weitere Leseempfehlungen

Leckman JF, Cohen DJ (eds) (1999) Tourette's Syndrome: Tics, obsessions, compulsions. Developmental psychopathology and clinical care. Wiley, Chichester

Rothenberger A (1991) Wenn Kinder Tics entwickeln – Beginn einer komplexen kinderpsychiatrischen Störung. Fischer, Stuttgart, New York

KAPITEL 16 Selektiver Mutismus

Kinder mit einem selektiven Mutismus sprechen nur zu einer kleinen Gruppe von vertrauten Menschen und meist nur unter speziellen Umständen. Typischerweise spricht das Kind frei gegenüber Eltern und Geschwistern zu Hause, aber es redet kein Wort mit den Klassenkameraden oder Lehrern in der Schule, obwohl es alles ganz normal versteht. Es ist viel seltener, daß ein Kind zwar in der Schule, aber nicht zu Hause spricht. Mutismus entwickelt sich meistens zwischen dem dritten und fünften Lebensjahr. Die Kinder werden aber häufig nicht einem Spezialisten vorgestellt, weil sich das Kind in einer Spielgruppe befindet und dort nicht herausgerissen werden soll. So kommt es häufiger zur ersten Vorstellung nach der Einschulung. Viele Kliniker stellen die Diagnose eines Mutismus nur dann, wenn das entsprechende Verhalten mindestens sechs Monate andauert, obwohl DSM-IV und ICD-10 nur eine Periode von einem Monat fordern.

Epidemiologie

Die Verweigerung, in der Schule zu sprechen, ist relativ häufig während der ersten zwei Monate nach Schulbeginn und betrifft etwa 1% der Kinder (in einer Studie wurden noch höhere Raten bei Kindern von Immigranten erwähnt). Diese Probleme sind fast alle von kurzer Dauer und legen sich von selbst. Im Alter von sechs oder sieben Jahren fällt diese Schätzrate auf etwa 2–5 pro Zehntausend (fast identisch mit der Rate des eng definierten Autismus oder des Tourette-Syndroms). Während Jungen gegenüber Sprachentwicklungsstörungen offenbar störungsanfälliger sind als Mädchen, findet sich selektiver Mutismus entweder gleich häufig oder sogar häufiger bei Mädchen. Es gibt keine eindeutige Beziehung zu sozioökonomischer Situation, Familiengröße oder Reihenfolge bei der Geburt.

Assoziierte Merkmale

- *Andere psychiatrische Probleme.* Erhöhte Raten an Angst, Depression, Enuresis, Enkopresis, Hyperaktivität und Tics wurden beschrieben. Jüngste Studien haben insbesondere die hohe Rate an sozialer Ängstlichkeit hervorgehoben, wobei die meisten Kinder diagnostische Kriterien für

Sozialphobie (DSM-IV) oder soziale Angststörung der Kindheit (ICD-10) erfüllten. In der Tat sind manche Kliniker dafür, den selektiven Mutismus lediglich als Symptom einer sozialen Angststörung zu sehen, denn als eine eigenständige diagnostische Einheit zu beschreiben.

- *Sprachprobleme.* Definitionsgemäß muß das Kind in der Lage sein, in einigen Situationen etwa normal zu sprechen. Aber oft findet sich eine Anamnese mit etwas verzögerter Sprechentwicklung oder mit kontinuierlich kleineren Problemen hinsichtlich der Artikulation. Da Kinder mit selektivem Mutismus kaum zu einem Untersucher sprechen werden, ist es wichtig, die Sprech- und Sprachfähigkeit solcher Kinder auf andere Art und Weise zu erfassen (z.B. Videoband oder Tonbandaufnahme vom Sprechen zu Hause oder Anschauen von Diktat- und Aufsatzheften). Falls möglich sollte eine neuropsychologische Untersuchung der Sprech- und Sprachleistungen erfolgen. Man kann dabei mit dem Sprachverständnis beginnen, indem man im „Bild-Vokabel-Test" das Verständnis über das Zeigen von Bildern prüft.
- *Intelligenz.* Selbstverständlich muß darauf abgezielt werden, auch die allgemeine geistige Leistungsfähigkeit eines mutistischen Kindes zu erfassen (z.B. visuoräumliche Subtests bestimmter Intelligenzverfahren). Der durchschnittliche nicht-verbale IQ bei selektivem Mutismus lag in einer Studie bei 85, aber hatte eine Spannweite von 70–100. Selektiver Mutismus kann bei Kindern mit leichter oder schwerer intellektueller Beeinträchtigung gehäuft auftreten.
- *Sozialbeziehungen.* Die meisten Kinder sind von früher her als sehr scheu und zu Rückzug neigend bekannt (Vorschule, Zugang nur zu einzelnen Erwachsenen oder einzelnen Kindern).
- *Persönlichkeit.* Die schier unumstößliche Festigkeit, in bestimmten sozialen Umfeldern nicht sprechen zu wollen, wird oft von anderen Zeichen eines sehr starken Willens begleitet. Einige Kinder schmollen gegenüber Fremden und sind zu Hause aggressiv; andere Kinder sind gegenüber Fremden scheu und zu Hause unterwürfig; und wieder andere Kinder sind übersensibel und fühlen sich leicht belastet, sowohl zu Hause als auch andernorts. Natürlich gibt es auch Mischformen all dieser Merkmale.
- *Familienfaktoren.* Es läßt sich oft eine Familiengeschichte mit sozialen Ängsten oder selektivem Mutismus bei Eltern oder Geschwistern erfahren. Mütterliche Überbehütung wird immer wieder beschrieben, ebenso wie selektiver Mutismus in Verbindung mit ehelichem Zwist (aber nicht mit Auflösung der Partnerschaft), elterlichen seelischen Störungen (neurotische oder depressive Störungen sowie elterliche Aggressivität, Gehemmtheit).
- *Traumatische Erfahrungen.* Obwohl Studien zu selektivem Mutismus eher Persönlichkeitsfaktoren hervorgehoben haben als spezifische Traumata, so konnte eine jüngste Studie berichten, daß selektiv mutistische Kinder gesicherte oder vermutete Mißbrauchserfahrungen gemacht hatten, während ihre Klassenkameraden oder Kinder mit Sprachentwicklungsstörungen diesbezüglich seltener betroffen waren. Die Bedeutung

von Mißbrauch oder anderen traumatischen Erfahrungen im Zusammenhang mit selektivem Mutismus bedarf noch weiterer Abklärung.

Differentialdiagnose

- *Normalität.* Gerade jüngere Kinder verhalten sich sehr unterschiedlich im Hinblick auf unbekannte Situationen und fremde Menschen. Es bleibt daher die Frage, ob vorübergehender Mutismus (verbunden mit dem Schuleintritt) eine im normalen Rahmen liegende Verstärkung einer gewissen Gehemmtheit und Scheu darstellt. Weiterhin bleibt zu klären, ob persistierender Mutismus lediglich eine besondere Ausprägung auf einem Kontinuum ist, das bis in den Normalbereich hinübergeht, oder ob Mutismus eine qualitativ andere Dimension darstellt.
- *Schwere Sprachstörung (entwicklungsbezogen oder erworben)* kann nur dann ausgeschlossen werden, wenn überzeugende Belege dafür erhalten werden, daß die Sprache des Kindes zumindest in einigen Situationen altersgemäß ist.
- *Autistische Störungen* werden auf die selbe Art und Weise des Vorgehens überprüft und ausgeschlossen. Sicherlich fällt derartiges Verhalten auch bei einer direkten Spielbeobachtung auf. Die Familien werden bei autistischen Kindern über entsprechende Störungen der sozialen Interaktion berichten.
- *Histrionische Stummheit* beinhaltet in der Regel den Verlust des Sprechens in allen Situationen. Meist ist ein plötzlicher Beginn festzustellen (manchmal folgt dieser einer umschriebenen Streßbelastung), und der Symptomatik geht typischerweise keine auffallende und langdauernde Gehemmtheit und Scheu voraus.

Ursache

Diese seltene Störung resultiert am ehesten aus einer *Kombination von konstitutionellen und Umgebungsfaktoren.* Vielleicht spielt eine Gehemmtheit und Scheu eine wesentliche Rolle, die durch familiäre Belastungen, Immigration oder durch Selbstwertprobleme im Zusammenhang mit Sprech- und Sprachstörungen oder anderen kognitiven Problemen zustande kam. Der Mutismus kann sich auch durch zusätzliche Aufmerksamkeit und Zuneigung, die dem Kind zu Hause und in der Schule gewährt wird, langfristig festigen. Da weder Zwillings- noch Adoptionsstudien vorliegen, ist es unmöglich zu bestimmen, ob familiäre Häufungen im Sinne einer genetischen Belastung oder einer sozialen Modellbildung vorliegen. So bleibt die Frage zu beantworten, ob ängstliche und überbehütende Eltern ihr Kind mit sozialen Ängsten füllen, oder ob die gleichen Gene, die bei den Eltern zu ängstlichem und überbehütendem Verhalten geführt haben, ebenso das Kind für ängstliches und selektiv mutistisches Verhalten prädestinieren.

Behandlung

Verhaltenstherapeutische Techniken sind hier sehr wichtig (z.B. stufenweise Desensibilisierung, Modellbildung), indem man das Kind über partnerschaftliches Sprechen mit einem anderen Kind, Sprechen auf Band oder über Telefon etc. schlußendlich zum Sprechen in Gruppen bewegt. Um hier Erfolg zu haben, ist es besonders wichtig, sich der Verstärkungsmittel zu versichern. Das Kind muß die angebotenen Verstärker subjektiv für so bedeutsam erachten, daß es dafür seine Sprechverweigerung überwinden kann. Parallel dazu müssen alle Verstärkungselemente für das Nicht-Sprechen (Zuwendung, schriftliche Kommunikation, Rückzugsmöglichkeiten) weitgehend ausgeschaltet werden. Da der selektive Mutismus in der Regel ein schulbezogenes Problem darstellt, ist es auch die Aufgabe des Kinderpsychiaters, Lehrer und Mitschüler in das Verhaltensprogramm einzubinden. Am günstigsten ist es, die Betreuungsperson des Kindes als schützenden und gleichzeitig fordernden Begleiter bei allen Schritten einzubinden. Sprechtherapie kann ergänzend hilfreich sein, um Artikulationsprobleme zu bewältigen und dabei die Verlegenheit des Kindes zu reduzieren, wenn es vor anderen sprechen soll. Je nach Sachlage müssen auch Übungen zur Erlernung besseren Sozialverhaltens und *Familientherapie* einbezogen werden, um die entsprechenden Probleme und Sozialbeziehungen zu bearbeiten.

In jüngster Zeit gibt es Hinweise darauf, daß eventuell selektive Serotonin-Wiederaufnahmehemmer (*SSRIs*) erfolgreich zur Behandlung der Sozialphobie und des elektiven Mutismus eingesetzt werden können. Die entsprechende doppelblind plazebokontrollierte Studie mit Fluoxetin für selektiven Mutismus zeigte allerdings nur einen kleinen Vorteil dieser Medikation. Möglicherweise können die Effekte noch gesteigert werden, wenn das Medikament individuell dosiert und länger verabreicht wird.

Prognose

Obwohl der Mutismus bei Schulbeginn sich bald wieder verliert, sinkt die Chance dafür rasch und sehr deutlich, wenn der Mutismus für etwa sechs bis zwölf Monate bestanden hat. Eine Studie zeigte sogar, daß die Hälfte der Fälle innerhalb von 5 bis 10 Jahren nur eine kleine oder gar keine Verbesserung zeigte. Wenn eine Verbesserung zu erwarten ist, dann am ehesten in der Grundschulzeit, auch wenn Rückfälle in späteren Lebensaltern vorkommen können. Wesentlich für die Verbesserung des Mutismus ist nicht nur die Stärkung der Persönlichkeit und deren sprachgebundenen Ziele, sondern auch die Hilfe bei der Verbesserung von sozialen Zielen und persönlichen Bindungen.

Übersichten zum Thema

Dow SP et al (1995) Practical guidelines for the assessment and treatment of selective mutism. Journal of the American Academy of Child and Adolescent Psychiatry 34:836–846

Isensee B, Haselbacher M, Ruoß M (1997) Elektiver Mutismus. Ein Überblick zu Therapie und Praxis. Zeitschrift für Kinder- und Jugendpsychiatrie und Psychotherapie: 25:247–262

Weitere Leseempfehlungen

Black B, Uhde TW (1995) Psychiatric characteristics of children with selective mutism: a pilot study. Journal of the American Academy of Child and Adolescent Psychiatry 34:847–856

MacGregor R et al (1994) Silent at school - elective mutism and abuse. Archives of Disease in Childhood 70:540–541

Marcus A, Müller R, Rothenberger A, Schmidt MH (1993) Total mutism - a case report of a rare psychiatric disorder and approaches for behavior therapy. Acta Paedopsychiatrica 56:41–46

Steinhausen HC (1996) Elective mutism: an analysis of 100 cases. Journal of the American Academy of Child and Adoelscent Psychiatry 35:606–614

Kapitel 17 Bindungsstörungen

Die Bindung der Kinder an ihre Eltern und andere Sorgeberechtigte ist von großer Bedeutung für ihre psychosoziale Entwicklung, denn die Qualität dieser selektiven Bindungen läßt gewisse Voraussagen auf die zukünftige Entwicklung des Kindes zu. Wie in Kapitel 28 diskutiert, erwartet Kinder mit unsicherem Bindungsverhalten (im Vergleich zu Kindern mit sicheren Bindungen) ein weit schlechteres Schicksal hinsichtlich verschiedener Aspekte psychologischer und sozialer Entwicklung. Dennoch darf ein unsicheres Bindungsverhalten höchstens als Risikofaktor für eine mangelnde psychosoziale Anpassung gelten und nicht als eine kinderpsychiatrische Störung. Darüber hinaus kommen auch Kinder trotz unsicherem Bindungsverhalten mit ihrer Umwelt gut zurecht und entwickeln keine psychiatrischen Probleme. Einige Kinder allerdings, die ein extrem auffälliges Bindungsmuster erleben, sind wenig belastbar und sozial störanfällig. Bei dieser Gruppe von Kindern kann am ehesten von einer Bindungsstörung gesprochen werden.

Spielarten der Bindungsstörungen

Sowohl ICD-10 als auch DSM-IV nennen zwei Spielarten von Bindungsstörungen: *Mangelnde Bindung mit emotionalem Rückzug*, die typischerweise durch Mißbrauch erklärbar ist, sowie *mangelnde Bindung mit wahllosem Kontaktverhalten*. Dies sind typische Ergebnisse von wiederholten Veränderungen in bezug auf die Fürsorgenden (z. B. häufig wechselnde Heimbetreuungen oder Heimbetreuung mit häufig wechselndem Personal).

Die mangelnde Bindung mit emotionalem Rückzug nennt man reaktive Bindungsstörungen (ICD-10) bzw. *reaktive Bindungsstörung, gehemmter Typ* (DSM-IV). Die sozialen Interaktionen sind gehemmt, ambivalent oder übervorsichtig. So kann das Kind auf den Sorgeberechtigten mit einer Mischung von Verhaltensweisen reagieren (Annäherung, Vermeidung, Widerstand gegen Schutz/Trost oder frostige Wachsamkeit). Diese Kinder neigen zum Unglücklichsein, ihnen fehlt die emotionale Reagibilität, und sie können aggressiv reagieren, wenn sie sich selbst oder durch andere Personen bedingt in Belastungssituationen sehen.

Mangelnde Bindung mit wahllosem Kontaktverhalten nennt man auch „Bindungsstörung mit Enthemmung“ (ICD-10) bzw. *reaktive Bindungsstö-*

rung, enthemmter Typ in DSM-IV. Das Kind sucht Schutz und Unterstützung, wenn es sich belastet fühlt, aber es ist nicht in der Lage, sich diesbezüglich die passenden Menschen auszusuchen, sondern geht fast zu jedem hin. Die sozialen Interaktionen mit unbekannten Menschen werden wenig moduliert, anklammerndes Verhalten im Säuglingsalter wird schnell sichtbar, oder auch aufmerksamkeitssuchendes sowie wahllos freundliches Verhalten in der frühen und mittleren Kindheit.

Diagnose

Obwohl sowohl ICD-10 als auch DSM-IV Bindungsstörungen einschließen, weil sie offensichtlich von großer klinischer Bedeutung sind, so liegt nahezu keinerlei empirische Forschung vor, die die Validität und die vorliegenden Definitionen sorgfältig überprüft hat. Derzeit scheinen die folgenden diagnostischen Kriterien als relevant betrachtet zu werden:

- *Schweregrad.* Die Kinder sind in vielerlei Weise nicht bedeutsam an Personen gebunden. Sie haben keine andauernden Beziehungen zu Personen, die ihnen eine sichere Basis oder Geborgenheit geben.
- *Durchgängigkeit.* Eine schwere Beziehungsstörung zu einem Elternteil oder einer anderen Betreuungsperson ist nicht ausreichend. Die Bindungsprobleme müssen bei einer Vielzahl von unterschiedlichen Betreuungspersonen sichtbar sein.
- *Belastung und Unfähigkeit.* Bindungsstörungen verursachen bei dem Kind durchgängig eine seelische Belastung oder soziale Behinderung, die teilweise daraus resultieren, daß es an normalen beziehungsrelevanten Kontakten mangelt und auch noch weitere damit assoziierte soziale Schwierigkeiten vorliegen (z. B. schwierige Beziehungen zu Gleichaltrigen).
- *Beginn vor dem 5. Lebensjahr.* Ebenso wie Autismus zählen Bindungsstörungen zu den wenigen psychiatrischen Störungen, die beim Kind bereits vor dem 3. Lebensjahr diagnostiziert werden können.
- *Nicht-autistisch.* Die gestörten Sozialbeziehungen des Kindes können nicht autistischen Verhaltensweisen oder anderen tiefgreifenden Entwicklungsstörungen (siehe Kapitel 5) zugeordnet werden. Relevant dafür ist das Fehlen anderer autistischer Störungen wie ritualistisches und stereotyp sich wiederholendes Verhalten oder Kommunikationsprobleme. So sind bei Bindungsstörungen gewisse Fähigkeiten der sozialen Gegenseitigkeit und Reagibilität im Umgang mit Erwachsenen vorhanden. In extremen Fällen von Bindungsstörungen kann es sein, daß die sozialen Möglichkeiten des Kindes solange nicht sichtbar werden, solange das Kind in sehr widrigen sozialen Umständen leben muß. Das kindliche Verhalten in einer förderlichen, umsorgenden Umgebung ist dann von diagnostischem Wert. So spricht die schnelle Veränderung des Verhaltens im Sinne einer sozialen Reagibilität und Gegenseitigkeit, wenn sie in einem heilpädagogischen Heim sichtbar wird, eher für eine Bindungsstörung als für eine autistische Störung.

- *Mentales Alter über 10–12 Monate.* Schwer intellektuell behinderte Kinder können selektive Bindungsprobleme zeigen, weil sie nicht die kognitive Entwicklung erreicht haben, die für ein solches Verhalten erforderlich ist. Hier ist die zusätzliche Diagnose einer Bindungsstörung nicht angebracht.
- *Pathogene Betreuungssituation.* DSM-IV besteht auf dem Vorhandensein einer abnormen Betreuungssituation (z.B. wiederholter Wechsel der Hauptbetreuungsperson und dadurch Verhinderung stabilen Bindungsverhaltens oder durchgängige Mißachtung grundlegender emotionaler und körperlicher Bedürfnisse des Kindes). ICD-10 macht auch klar, daß eine Bindungsstörung üblicherweise mit einer krankmachenden Umgebung verbunden sein muß, erhebt aber solche Hinweise nicht zu einer Voraussetzung für die Diagnosestellung. Dies macht Sinn, wenn auch nur deswegen, weil einige transnational adoptierte Kinder zwar alle anderen Kriterien einer Bindungsstörung erfüllen, ohne daß viel über ihre bisherige Betreuungssituation bekannt wird.

Bindungsstörungen vs. unsichere Bindungen

Bindungsverhalten war über Jahrzehnte ein zentrales Thema der Entwicklungsforschung, und es wurde viel über sichere und unsichere Bindung (siehe Kapitel 28) geschrieben. Wie unterscheiden sich Bindungsstörungen von unsicherem Bindungsverhalten? In gewisser Weise ist das lediglich eine Frage des Ausmaßes: Recht wenige unsicher gebundene Kinder zeigen Probleme, die stark genug sind, um die diagnostischen Kriterien für eine Bindungsstörung zu erfüllen. Darüber hinaus kann ein Kind unsicher an eine Betreuungsperson (z.B. die Mutter), aber nicht an die andere (z.B. den Vater) gebunden sein, wohingegen Bindungsstörungen Probleme beinhalten, die durchgängig mehrere Betreuungspersonen betreffen und sehr stark ausgeprägt sind. Weiterhin führt unsicheres Bindungsverhalten nicht notwendigerweise zu dem Gefühl der starken Belastung oder der sozialen Störung, wohingegen dies für Bindungsstörungen gilt. Schließlich wurden bis zu 40% aller Kinder von Entwicklungsforschern als „unsicher gebunden" bezeichnet, wohingegen Bindungsstörungen sehr selten sind.

Untersuchung/Abklärung

Kind

Wenn man Kinder untersucht, die eine Bindungsstörung haben könnten, ist es nicht ausreichend, eine der Standardprozeduren sicheren Bindungsverhaltens im Blick zu haben (z.B. „Ainsworth Strange Situation Procedure", siehe Kapitel 28). Es ist wichtig, eine sorgfältige Krankengeschichte zu erheben und zwar von verschiedenen Informanten. Darüber hinaus muß man das Kind in verschiedenen Situationen beobachten. Dabei ist die Achtsamkeit auf verschiedene Aspekte des Bindungsverhaltens zu richten.

- *Geborgenheit?* Kann das Kind in Zeiten seelischer Belastung sich vertrauensvoll an bestimmte Personen wenden, um von ihnen Trost und Erneuerung des Vertrauens zu erhalten? Kinder mit Bindungsstörungen suchen selten Trost oder können ambivalent sein oder können Trost auf unübliche und ineffektive Weise suchen (sich rückwärts an die Betreuungsperson herandrücken anstatt vorwärts auf sie zugehen und den Augenkontakt suchen).
- *Sichere Basis?* Kann das Kind sich weg bewegen, um seine Umgebung zu erkunden, aber rasch wieder zu seiner Bindungsperson zurückkehren, wenn es Sicherheit braucht? Das Kind mit einer Bindungsstörung kann extrem gehemmt sein, wenn es darum geht, Dinge zu erkunden oder kann auch mit Enthemmung reagieren, wobei es einfach drauf los geht, ohne auf seine eigene Sicherheit zu achten.
- *Affektive Bindung?* Das Kind mit einer Bindungsstörung kann einen Mangel an affektiver Bindung zeigen oder wahllos affektive Kontakte suchen.
- *Selektivität?* Versucht das Kind, mit ihm weitgehend unbekannten Erwachsenen rasch Bindungen aufzunehmen, bei ihnen Trost zu suchen, sich an sie zu klammern oder ihnen gegenüber eine unangemessene Art und Weise der emotionalen Zuneigung zu zeigen?
- *Rollenumkehr?* Handelt das Kind gegenüber bestimmten Erwachsenen wie ein Betreuer oder verhält es sich in einer besonders kontrollierenden Art und Weise gegenüber Erwachsenen?

Eine vollständige Untersuchung muß ebenso nach dem Lebensalter fragen, in dem die Probleme begannen und gleichzeitig Art und Weise sowie Qualität der gegenwärtigen und früheren Versorgung des Kindes prüfen. Weitere soziale Störungen muß man ebenfalls in Betracht ziehen. Die Frage stellt sich nach der Beziehung des Kindes zu anderen Kindern. Neigt das Kind dazu, andere Kinder zu ignorieren oder anzugreifen, wenn diese sich genervt fühlen? Man muß auch nach Hinweisen auf autistische Störungen oder schweren intellektuellen Beeinträchtigungen schauen. Dies sind mögliche Differentialdiagnosen und müssen ausgeschlossen werden, wenn die diagnostischen Kriterien einer Bindungsstörung erfüllt werden. Weiterhin ist an Aufmerksamkeits-Hyperaktivitätsstörung oder Schädelhirntrauma zu denken, wenn es um zu rasche und übermäßige Vertrautheit mit Erwachsenen, enthemmte, ungerichtete Exploration der Umgebung und schlechte Beziehungen zu Altersgenossen geht. Natürlich wird weder eine Hyperaktivitätsstörung noch ein Schädelhirntrauma dafür verantwortlich gemacht werden, daß ein Kind keinen Trost bei seinen Bezugspersonen sucht, wenn es sich belastet fühlt.

Betreuungssituation

Eine sorgfältige Entwicklungsgeschichte sollte von der Schwangerschaft an erhoben werden. Wesentlich ist, zu erfahren, welche konstante Betreuung die Hauptbezugsperson geben konnte, beziehungsweise wie häufig hier Wechsel von Bezugspersonen erfolgte. Dann sollte auf die Qualität der Betreuung, einschließlich menschlicher Wärme, emotionaler Verfügbarkeit, Streit oder Vernachlässigung beziehungsweise Mißbrauch geachtet werden. Informanten, die das Kind gut kennen, sollten eindringlich befragt werden. Hier muß man an Mitarbeiter des Jugendamtes, Verwandte und andere denken. Eine direkte Beobachtung der Interaktion zwischen Kind und seiner derzeitigen Betreuungsperson muß unbedingt durchgeführt werden, wobei uneinfühlsames und unangemessenes Interagieren sowie ungewöhnliches Verhalten des Kindes, wie auch seine entsprechenden „gesunden" Anteile registriert werden sollten.

Verlauf und Prognose

Der natürliche Verlauf einer Bindungsstörung muß noch empirisch sorgfältig untersucht werden. Allerdings kann man einige vorläufige Schlußfolgerungen aus Untersuchungen ziehen, bei denen im Sinne einer „Follow-up"-Studie Kinder untersucht wurden, die ihre ersten Jahre in Erziehungsinstitutionen verbrachten oder die ein unsicheres Bindungsverhalten aufwiesen. Im großen und ganzen ergab sich, daß sich frühe Bindungsprobleme zwar auf spätere Freundschaften und intime Beziehungen ungünstig auswirkten, aber weniger zu Verhaltensproblemen führten und am allerwenigsten die kognitive Entwicklung beeinträchtigten. Die Auswirkung früher Bindungsstörungen wird deutlich dadurch vermindert, aber nicht vollkommen ausgeschaltet, wenn die sozialen Umstände der entsprechenden Kinder zum besseren hin verändert werden, das heißt wenn sie durch stabile und umsorgende Familien adoptiert werden. Wenn sie schließlich ihre eigenen Kinder und ihre eigene Familie haben, werden sie dann ihre eigenen Kinder vernachlässigen oder mißbrauchen? Dies könnte teilweise von den Umständen abhängen, in denen sie sich hernach als Erwachsene befinden, und zum anderen Teil davon, wie gut sie es geschafft haben, ihre Vergangenheit zu bewältigen, nachdem sie erkannt haben, wie ihre Betreuungsperson mit ihnen umgegangen ist und wie sie sich selbst als Betroffene im weiteren Verlauf ihres Lebens davon entfernt haben.

Management

Das große Ziel ist es, die Betreuungssituation der Kinder entscheidend zu verändern. Der Hauptbeitrag, den die Fachpersonen im Gesundheits- und Sozialwesen hier leisten können, liegt in einer gut abgestimmten Zusammenarbeit, wenn nötig mit den Gerichten. Falls bei einem vorgestellten Kind noch die Gefahr einer aktuellen Mißhandlung besteht, so ist, wenn die aktuelle Betreuungsperson nicht zu einer entscheidenden und sicher überprüfbaren Veränderung in der Lage ist, eine sofortige alternative Unterbringung des Kindes zwingend. Falls ein Kind in Folge mehrere kurze

Heimaufenthalte hinter sich bringen mußte oder in einer Institution aufgewachsen ist, in der die Betreuungspersonen sehr rasch wechselten, so muß unbedingt darauf geachtet werden, daß diesem Kind eine Gelegenheit geschaffen wird, in der es lernen kann, langfristige Bindungen einzugehen, am besten dauerhaft bei Pflege- oder Adoptiveltern.

Übersichten zum Thema

Zeanah CH, Emde RN (1994) Attachment disorders in infancy and childhood. In: Rutter M, Taylor E, Hersov L (eds) Child and Adolescent Psychiatry: Modern Approaches, 3rd edn. Blackwell Science, Oxford, pp 490–504

Weitere Leseempfehlungen

Zeanah CH (1996) Beyond insecurity: a reconceptualization of attachment disorders of infancy. Journal of Consulting and Clinical Psychology 64:42–52

Kapitel 18 Enuresis

Obwohl die Enuresis manchmal als eine psychiatrische Störung betrachtet wird, weil viele Eltern und auch manche Fachleute sich vorstellen, daß dahinter sich ein tiefsitzendes emotionales Problem verbirgt, so ist die Enuresis doch eher als ein Gewohnheitsverhalten oder als ein Entwicklungsproblem zu begreifen denn als psychische Auffälligkeit. Dennoch werden viele Kinder wegen Einnässens bei Kinderärzten, Kinderpsychologen und Kinderpsychiatern vorgestellt. Weiterhin halten viele Untersucher Enuresis nach wie vor für ein kinderpsychiatrisches Thema, daher auch dieses Kapitel! Bei der Untersuchung muß man sorgfältig zwischen Enuresis nocturna (Bettnässen) und Enuresis diurna (Einnässen über Tag) unterscheiden. Enuresis nocturna und Enuresis diurna unterscheiden sich in vielerlei Hinsicht. Es muß daher beim klinischen Interview darauf geachtet werden, beide Störungsbereiche nicht zu vermischen. Jungen zeigen häufiger nächtliches Einnässen, während Mädchen eher vom Einnässen bei Tag betroffen sind. Enuresis nocturna ist häufiger als Enuresis diurna und weniger häufig von Harnwegsinfektionen oder psychiatrischen Störungen begleitet (Box 18.1).

Primär und sekundär

Man spricht von einer *primären Enuresis*, wenn Kinder noch nie trocken gewesen sind. Wenn aber ein Kind schon einmal für mindestens sechs Mo-

Box 18.1 Überlappung und relatives Vorkommen von Enuresis nocturna bzw. diurna

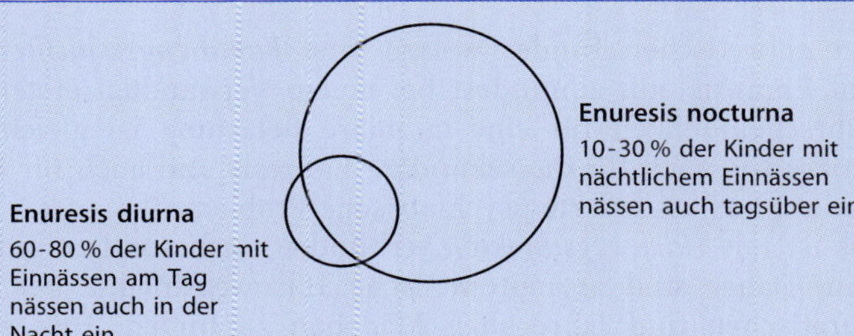

Tabelle 18.1. Prävalenz der Enuresis nocturna (ein- oder mehrmals pro Woche Bettnässen; nach Rutter et al. 1970)

Alter	Prävalenz (%)	Jungen/Mädchen
5	13	1:1
7	5	1,4:1
9	2,5	1,6:1
14	0,8	1,8:1

nate trocken war und dann wieder die Fähigkeit der Blasenkontrolle verliert (ohne daß es sich um eine organisch bedingte Harninkontinenz oder Dranginkontinenz handelt), so spricht man von einer *sekundären Enuresis*. Der Rückfall findet meist um das 5., 6. Lebensjahr statt, selten nach dem 11. Lebensjahr. Hat man zwischen primärer und sekundärer Enuresis unterschieden, so ist es wichtig zu betonen, daß es ansonsten relativ wenige Differenzen zwischen beiden gibt! Es finden sich bei Kindern mit primärer oder sekundärer Enuresis gleichhäufig eine positive Familiengeschichte oder assoziierte psychiatrische Auffälligkeiten. Allerdings ist die Prognose für die sekundäre Enuresis schlechter.

Tabelle 18.1 zeigt die Prävalenz der nächtlichen Enuresis in der Isle-of-Wight-Studie. Das Vorherrschen des männlichen Geschlechtes reflektiert zwei Prozesse:

- Bei Jungen dauert es länger, bis sie trocken werden (d.h. langsameres Auflösen einer primären Enuresis).
- Jungen neigen eher zu einem Rückfall (d.h. bei ihnen ist eine sekundäre Enuresis wahrscheinlicher als bei Mädchen).

Nach dem Alter von 7 Jahren ist eine sekundäre Enuresis häufiger als eine primäre.

Eine Enuresis diurna, die mindestens zweimal in der Woche ein Einnässen aufweist, betrifft 2% der Fünfjährigen und herrscht in allen Altersgruppen bei Mädchen vor.

Anhaltspunkte für die Ätiologie: Belegte Zusammenhänge

- 70% der enuretischen Kinder weisen eine *Familiengeschichte* im Hinblick auf Enuresis auf, zumindest bei einem Verwandten ersten Grades. Die Wahrscheinlichkeit für eine familiäre Belastung ist gleichhoch für die primäre wie auch für die sekundäre Enuresis und auch für Verwandte mit oder ohne assoziierte psychiatrische Probleme.
- Enuresis ist mit *Harnwegsinfekten* verbunden, insbesondere gilt dies für Mädchen. Daher sind asymptomatische Harnwegsinfekte bei über 5% der enuretischen fünf Jahre alten Mädchen zu finden. Dies stellt eine fünffach höhere Rate im Vergleich zu nicht-enuretischen Kontrollen dar.

Die Wahrscheinlichkeit einer assoziierten Harnwegsinfektion bei Enuresis ist noch häufiger, wenn es sich um eine Enuresis diurna handelt oder die Einnässfrequenz besonders hoch ist.

- *Belastende Lebensereignisse* im Alter von drei oder vier Jahren sind mit einem doppelt so hohen Risiko an Enuresis verbunden. Relevante Ereignisse beinhalten zerbrechende Familien, Trennung von der Mutter für mehr als einen Monat, Umzug, die Geburt eines Geschwisters, Krankenhausaufenthalt und Unfälle. Häufige Krankenhausaufenthalte sind besonders eng mit dem Auftreten des Einnässens verbunden.
- Enuresis ist mit *sozialer Benachteiligung* verbunden: Niedriger sozioökonomischer Status, beengte Wohnverhältnisse und Heimerziehung spielen hier eine wesentliche Rolle.
- *Andere Entwicklungsprobleme*, einschließlich Sprachentwicklungsstörung und motorische Entwicklungsverzögerung sind doppelt so häufig bei enuretischen Kindern zu finden wie bei Kontrollgruppen.
- Beginn der *Sauberkeitserziehung* nach dem 20. Lebensmonat ist mit einer hohen Rate an nachfolgender Enuresis verbunden. Die Rolle spezieller Sauberkeitserziehungsmethoden ist unklar. Auf jeden Fall ist ein harsches und sehr forderndes Sauberkeitstraining nicht erwünscht, da es die Kinder unter Druck setzt und seelische Turbulenzen hervorrufen kann. Es gibt aber keinen Hinweis dafür, daß dadurch häufiger Enuresis zustande kommt.

Drei unwahrscheinliche Ursachen

- Wenn weder in der Anamnese, noch in der aktuellen Symptomatik ein Hinweis auf eine stetige Tröpfelinkontinenz oder gar einen schwachen Urinstrom gegeben ist, so ist es sehr unwahrscheinlich, daß die Enuresis mit *strukturellen Auffälligkeiten im harnableitenden System* zusammenhängt (z. B. Stenosen oder ektopischer Ureter). Die funktionelle Blasenkapazität kann niedriger liegen, aber dies hängt eher damit zusammen, daß der Blasendruck von den Kindern früher wahrgenommen wird und entsprechend die Entleerung stattfindet. Es besteht hier offenbar kein Zusammenhang mit einer weniger dehnfähigen Blase. Es gibt aber Hinweise darauf, daß bei enuretischen Kindern eine verzögerte Reifung der Blasenhalsfunktion vorliegt.
- Nächtliches Einnässen ist kein Problem des besonders *tiefen Schlafes*. Enuresis nocturna kommt zufälligerweise in allen Schlafstadien vor. Es gibt keine Hinweis darauf, daß nachts einnässende Kinder besonders tief schlafen.
- Auch wenn ein epileptischer Anfall durchaus mit Harninkontinenz verbunden sein kann, so besteht kein Hinweis darauf, daß die übliche Enuresis als ein *epileptisches Äquivalent* angesehen werden kann. Bei enuretischen Kindern ist die hirnelektrische Aktivität (EEG) gleichhäufig abnorm wie bei anderen Kindern.

Die Verbindung zu psychiatrischen Problemen

Die Assoziation zwischen Enuresis und psychiatrischen Problemen wurde in epidemiologischen Stichproben klar gezeigt, das heißt diese Verbindung ist nicht einfach ein Artefakt von institutionsbedingten Zuweisungsraten. Obwohl die Häufigkeit psychiatrischer Störungen bei enuretischen Kindern zwei- bis sechsmal höher liegt als bei nicht-enuretischen Kontrollen, so ist es doch wichtig daran zu denken, daß *mehr als die Hälfte der enuretischen Kinder psychiatrisch unauffällig* sind. Prädiktoren hinsichtlich einer psychiatrischen Erkrankung beinhalten Enuresis diurna, weitere Entwicklungsprobleme und weibliches Geschlecht. Die Wahrscheinlichkeit an einer assoziierten psychiatrischen Störung zu erkranken hängt nicht von der Häufigkeit des Einnässens ab, nicht von einer positiven Familiengeschichte und auch nicht davon, ob eine primäre oder sekundäre Enuresis vorliegt. Unter den enuretischen Kindern, die eine psychiatrische Störung aufweisen, ist die Art und Weise der Störung nicht enuresisspezifisch: Man findet vorrangig Störungen des Sozialverhaltens und emotionale Störungen. Dies entspricht der allgemeinen Verteilung in einer üblichen kinderpsychiatrischen Praxis. Die Verbindung zwischen *Enuresis und psychiatrischer Störung* kann drei mögliche Mechanismen reflektieren:

- *Psychiatrische Probleme verursachen Enuresis.* Es gibt einige Kinder, bei denen Bettnässen dann vorkommt, wenn sie in vermehrte Ängstlichkeit geraten, zum Beispiel bei der Einschulung. Andererseits gibt es enuretische Kinder, die weniger einnässen, wenn sie ängstlich werden (z.B. wenn sie in fremden Betten schlafen müssen). Eine prospektive Studie konnte zeigen, daß Kinder, die eine sekundäre Enuresis entwickelten im Vergleich zu nicht-enuretischen Kontrollen häufiger emotionale oder Verhaltensprobleme aufwiesen, bevor die Enuresis begann.
- *Enuresis verursacht psychiatrische Probleme.* Verschiedene Studien haben gezeigt, daß eine erfolgreiche Behandlung oder eine spontane Remission der Enuresis von einem Rückgang der Häufigkeit psychiatrischer Probleme begleitet war. Dennoch hatten diese enuretischen Kinder immer noch höhere Raten psychiatrischer Probleme im Vergleich zu nicht-enuretischen Kontrollen.
- Sowohl enuretische als auch psychiatrische Probleme ergeben sich aus der *Einwirkung eines dritten Faktors* (z.B. soziale Benachteiligung oder biologische Entwicklungsprobleme). Insgesamt ist letzterer der am besten belegte ursächliche Mechanismus, obwohl die anderen beiden für einige enuretische Kinder auch von Bedeutung sein können.

Untersuchung

Eine genaue Anamnese des Einnässens und anderer urologischer Symptome ist für alle Fälle zu fordern, dazu gehört auch eine mikroskopische Untersuchung des Urins sowie eine Urinkultur. Körperliche Untersuchungen und eingehende urologische Untersuchungen müssen nicht sofort stattfinden, wenn das Einnässen nicht von anderen neurologischen oder urologischen Symptomen begleitet ist. Man sollte sich aber die Frage nach einer entsprechenden fachärztlichen Untersuchung immer wieder stellen, wenn die Situation sich nicht ausreichend klar darstellt. Es ist nach assoziierten psychiatrischen Problemen zu fragen, wobei man insbesondere Informationen zu eventuellem Einkoten nicht vergessen darf. Weiterhin muß geklärt werden, welche Behandlungsmaßnahmen bisher aufgesucht worden sind und wie Kind und Familie dazu stehen. Sind Kind und Eltern motiviert, daß das Einnässen wirklich aufhört? Wollen die Eltern intensiv an verhaltenstherapeutischen Maßnahmen mitarbeiten (z. B. mitten in der Nacht aufstehen, um das Kind zur Toilette zu führen und das Kind beim Bettwäschewechsel unterstützen, um danach das Alarmgerät wieder einzuschalten?). Besteht lediglich Sorge im Hinblick auf Einnässen außerhalb der Familie? Ist dies der Fall, so ist eventuell nur die kurzzeitige Unterdrückung des vorliegenden Einnässens erforderlich. Dann wäre alleine eine Medikation angebracht.

Prognose

Schlechte prognostische Faktoren bei Enuresis nocturna sind: männliches Geschlecht, niedriger sozioökonomischer Status, sekundäre eher als primäre Enuresis, nächtliches eher als intermittierendes Einnässen. Zum Zeitpunkt der Pubertät sind etwa noch 2–5% der Kinder enuretisch, aber die Spontanheilung setzt sich bis in das Jugendalter hin fort (pro weiterem Jahr etwa 15% der jeweiligen Vorjahresrate), so daß nur noch etwa 1–3% der Erwachsenen eine unbehandelbare Enuresis aufweisen.

Behandlung

Da die unkomplizierte Enuresis am ehesten als eine *zentralnervöse Entwicklungsverzögerung denn als eine seelische Störung* angesehen werden kann, ist es verständlich, daß fachliche Hilfe meistens bei Allgemeinärzten und Kinderärzten gesucht wird und weniger bei Kinderpsychologen und Kinderpsychiatern. Gleichgültig, welche berufliche Sparte einbezogen wird, so ist bei Kindern vor dem 5. oder 6. Lebensjahr große Zurückhaltung mit Therapieempfehlungen angeraten. Es reicht meistens aus, die Eltern über den Sachverhalt *aufzuklären* und ihnen zu versichern, daß sich nächtliches Einnässen nach und nach meist von selbst verliert. Manchmal wird versucht, die Flüssigkeitszufuhr vor dem Zubettgehen einzuschränken oder das Kind vorsorglich vor dem Zubettgehen noch einmal zur Toilette zu führen oder es auch noch einmal zu wecken und auf die Toilette zu setzen, bevor die Eltern selbst zu Bett gehen. Es ist nicht klar, ob derartige Maßnahmen wirklich helfen. In den meisten Fällen haben aber Eltern solches schon ohne Erfolg versucht, ehe sie sich entschlossen, ihr Kind zu professionellen Helfern zu bringen.

Sowohl verhaltenstherapeutische als auch pharmakologische Maßnahmen haben sich bei der Behandlung der Enuresis als wertvoll erwiesen. Aus der lernpsychologischen Perspektive scheint es wichtig, daß die Eltern das Einnässen nicht in ungeschickter Weise belohnen und dadurch dieses Verhalten verstärken (z. B. das Kind ins elterliche Bett nehmen, weil es sein eigenes naß gemacht hat). Die lobende Unterstützung und Aufmerksamkeit sowie andere Belohnungen sollten sich auf „trockene" Nächte beziehen. Von Kritik und Bestrafung für „nasse Nächte" sollte man Abstand nehmen. Bei sehr vielen Kindern mit nächtlichem Einnässen reicht schon ein sogenannter „*Enuresis-Kalender*", in dem die trockenen und nassen Nächte für einen Monat lang eingetragen werden. Dabei werden die trockenen Nächte zum Beispiel mit einem Stern oder einer Sonne, die nassen Nächte mit einer Regenwolke oder einem traurigen Gesicht eingetragen. Es gibt keine sicheren Belege dafür, daß Blasenkontrolltraining (tagsüber trainieren die Kinder, den Drang zum Wasserlassen länger und länger zurückzuhalten) nützlich ist.

Falls die Enuresis weiter bestehen bleibt und die Familie ausreichend motiviert werden kann, sollte die bisher erfolgreichste verhaltenstherapeutische Technik eingesetzt werden, die auch langfristige Erfolge sichern kann. Hier ist der Einsatz eines *Alarmgerätes* gemeint. Einnässen aktiviert den Alarm und weckt das Kind auf, so daß es dann aufstehen, zur Toilette gehen und die Blase vollständig entleeren kann. Dabei ist die Unterstützung der Eltern besonders wichtig, damit das Kind vollständig wach wird, die Prozedur ganz und gar wahrnimmt und daraus allmählich automatisierte Lernmuster entwickeln kann, die offenbar auch die weitere neuronale Reifung des Blasenkontrollsystems unterstützen.

Früher waren diese Alarmgeräte als „Klingelmatratze" konstruiert und befanden sich unter dem Bettlaken. Heutzutage gibt es kleine Feuchtigkeitssensoren, die im Schlafanzug oder der Unterhose eines Kindes angebracht werden können. Die Alarmmeldung kann dann durch kleine Vibratoren oder akustische Signalgeber in der Tasche oder am Handgelenk vermittelt werden Wenn der Alarm loslegt, wird von dem Kind erwartet, daß es aufsteht, zur Toilette geht, seinen Schlafanzug und das nasse Bettzeug wechselt. Falls nötig können die Eltern dabei helfen. Erfolgreiche Behandlungsraten liegen zwischen 50 und 100%, wobei Kinder typischerweise im zweiten Monat der Anwendung 14 aufeinanderfolgende trockene Nächte aufweisen. Bei intellektuell beeinträchtigten Kindern kann dieser Effekt bis zu sechs Monate auf sich warten lassen. Die Aussicht auf Heilung oder Besserung wird nicht davon beeinflußt, ob eine primäre oder sekundäre Enuresis vorliegt oder ob eine positive Familiengeschichte vorliegt oder nicht. Die Heilungsrate liegt niedriger, wenn der familiäre Streß besonders stark ist, wenn das Kind auch tagsüber einnäßt, eine psychiatrische Störung vorliegt, oder das Kind sich um das Einnässen überhaupt nicht kümmert. Bei etwa einem Drittel der Kinder, die während der Benutzung eines Alarmgerätes trocken werden, kommt es nachfolgend zu Rückfällen. Sie nässen innerhalb eine Jahres nach Beendigung der Behandlung wieder recht häufig ein. Man kann solche Rückfälle deutlich mindern, indem man sogenannte „Überlerntechniken" (eine Art Belastungserprobung) einsetzt: D.h. wenn ein Kind einmal gelernt hat, daß es nachts trocken sein kann, so wird es ermutigt, eine große Menge Flüssigkeit vor dem Zubettgehen zu trinken. Dann wird das Alarmgerät weiterhin eingeschaltet, bis das Kind trotz der übermäßigen Flüssigkeitsaufnahme trocken bleibt.

Wie kann man sich den *psychologischen Mechanismus* vorstellen, über den ein solches Alarmgerät wirkt? Hier gibt es zum einen Elemente des klassischen Konditionierens: Das Alarmsignal (unkonditionierter Stimulus genannt) führt zum Aufwachen, koppelt dieses mit dem nachfolgenden Empfinden des Kindes zum Harndrang und Wasserlassen (der konditionierte Stimulus), bis schließlich letzteres alleine zum Wachwerden und zur Blasenentleerung führt. Es fließen auch Elemente des operanten Konditionierens ein: Das Alarmsignal kann auch als aversiver Stimulus verstanden werden, und das Kind lernt danach, diesen zu vermeiden, indem es nicht einnäßt. Schließlich würden Theoretiker des sozialen Lernens noch einen Punkt hinzufügen. Denn der Gebrauch der gesamten Apparatur hilft der Familie, die trockenen Nächte wahrzunehmen. Dies führt am nächsten Tag dann zu mehr Zuwendung, Lob und besserer Familienatmosphäre, so daß eine verstärkte Motivation erwächst, weitere trockene Nächte zustande zu bringen.

Wenn ein Alarmgerät nicht zum Erfolg führt, so kann man eventuell an die Kombination von Alarmgerät und Desmopressin (siehe unten) denken; oder man versucht eine medikamentöse Behandlung mit dem Ziel, zuerst einmal eine Symptomreduktion oder Symptombefreiung zu erreichen, um Kind und Familie überhaupt einmal zu zeigen, daß Linderung möglich ist. Man kann aber, so die Familie dem zustimmt, auch für eine gewisse Zeit alle Behandlungsmaßnahmen einstellen, ehe man die Situation neu berät und eine neue verhaltenstherapeutisch orientierte Behandlung in Gang setzt. Eine weitere Möglichkeit dieser Art läßt sich für ältere und hochmotivierte Kinder einsetzen. Es handelt sich dabei um das „Trockenbett-Training". Dies ist eine intensive Form der Verhaltenstherapie. Dabei weckt man das Kind in Abständen von einer Stunde in der ersten Nacht, läßt es viel Flüssigkeit zu sich nehmen und prüft häufig nach, ob ein adäquater Toilettengang stattgefunden hat. So können manche scheinbar resistenten Fälle doch noch zu einem guten Ende gebracht werden. Allerdings ist die Technik für junge und schlecht motivierte Kinder nicht geeignet, denn sie erleben eine derart eindringliche Vorgehensweise eher als Tortur.

Zur Behandlung der Enuresis wurde bereits eine Vielzahl von *Medikamenten* eingesetzt. Das Mittel erster Wahl sollte Desmopressin (DDAVP) sein, ein synthetisches Analogon des antidiuretischen Hormons. Das Medikament sollte erst ab dem 7. Lebensjahr gegeben werden (auf keinen Fall vor dem Alter von 5 Jahren). Die Medikation, richtig angewendet, ist relativ sicher, obwohl es besonders wichtig ist, die Eltern eingehend und genau aufzuklären. Insbesondere müssen größere Flüssigkeitsaufnahmen am Abend vermieden werden, damit das zwar seltene, aber doch gefährliche Risiko einer Wasserintoxikation vermieden wird. Wenn man das Medikament vor dem Schlafengehen gibt, entweder als Tablette oder als nasaler Spray, so wird das Einnässen bei etwa 70% der Kinder beendet oder entscheidend verringert. Allerdings tritt das Einnässen sofort wieder auf, wenn die Medikation ausgelassen wird. Trotzdem ist Desmopressin eine wichtige symptomatische Behandlung, die es manchem Kind erstmals erlauben kann, außerhalb des elterlichen Hauses zu übernachten (Schulfreizeiten, Besuch von Freunden), ohne Angst vor einer Blamage wegen eines nassen Bettes zu haben. Weiterhin kann die Kombination von Desmopressin und Alarmgerät durchaus nützlicher sein als das Alarmgerät alleine und so zu einer längerfristigen Besserungsrate führen. Dies soll insbesondere für Kinder mit schwerem Einnässen und begleitenden Verhaltens- und Familienproblemen gelten. Allerdings müssen diese Aussagen noch besser geprüft werden.

Trizyklische Antidepressiva in relativ niedriger Dosierung (z.B. 25–75 mg Imipramin vor dem Zubettgehen) haben sich ebenfalls als eine effektive symptomatische Behandlung der nächtlichen Enuresis erwiesen. Der Effekt wird innerhalb einer Woche sichtbar und scheint nicht auf die antidepressive, anticholinerge oder schlafverändernde Wirkung des Trizyklikums zurückzuführen zu sein. Die Enuresis wird in 85% gebessert, wobei etwa 30% der Kinder vollkommen trocken werden. Toleranzentwicklung gegenüber dem Medikament kann nach zwei bis sechs Wochen erfolgen und sofortiger oder leicht verzögerter Rückfall mit dem Einnässen wird in der Regel nach dem Absetzen der Medikation beobachtet. Wenn man die potentielle Toxizität von trizyklischen Medikamenten bedenkt, so sind die mit Desmopressin verbundenen Risiken leichter durch Vorsichtsmaßnahmen zu bewältigen, weswegen dieses Mittel meistens bevorzugt wird.

Anticholinerge Medikationen können manchmal bei Enuresis diurna helfen. Sie sind aber im Hinblick auf Enuresis nocturna nicht besser als Plazebo-Effekte. Chirurgische Interventionen sind bei Enuresis *niemals* indiziert.

Die meisten Kinder mit Enuresis zeigen keine assoziierten psychiatrischen Probleme. Bei einer kleinen Minderheit, die auch emotionale und Verhaltensprobleme aufweist, sind derartige Auffälligkeiten losgelöst von der Enuresis zu betrachten, zu untersuchen und zu behandeln.

Übersichten zum Thema

Shaffer D (1994) Enuresis. In: Rutter M, Taylor E, Hersov L (eds) Child and Adolescent Psychiatry: Modern Approaches, 3rd edn. Blackwell Science, Oxford, pp 505–519

v Gontard A, Güls F, Lehmkuhl G (1999) Urodynamik in der Diagnostik und Therapie der „Enuresis"-Relevanz für die Kinder- und Jugendpsychiatrie. Zeitschrift für Kinder- und Jugendpsychiatrie und Psychotherapie 27:47–58

Weitere Leseempfehlungen

Moll GH, Wicker M, Rothenberger A (1999) Zentralnervöse Regulationsmechanismen bei isolierter Enuresis nocturna. Monatsschrift für Kinderheilkunde 147:90–98

Rutter M, Tizard J, Withore K (eds) (1970) Education, Health and Behaviour. Longman, London

Schulpen TW et al (1996) Going Dutch in nocturnal enuresis. Acta Paediatrica 85: 199–203 (In diesem kurzen Artikel wird ein umfassendes, in den Niederlanden entwickeltes Bewertungs-Behandlungsprotokoll zusammengefaßt wiedergegeben)

Kapitel 19 Einkoten

Kinder haben in der Regel die Mastdarmkontrolle im Alter von drei oder vier Jahren erworben, obwohl es gelegentlich auch danach noch zu kleinen „Unfällen“ kommen kann. Im Alter von 11 Jahren koten weniger als 1% der Kinder einmal oder häufiger pro Monat ein. Im Alter von 16 Jahren kommt Einkoten praktisch gar nicht mehr vor. Sowohl epidemiologische als auch klinische Untersuchungen zeigen, daß das Einkoten etwa dreimal häufiger bei Jungen als bei Mädchen auftritt.

Einkoten kann aus verschiedenen Gründen erfolgen:

- Verstopfung mit Überlauf
- Mißglücktes Sauberkeitstraining
- Toilettenphobie
- Streßbedingter Verlust der Mastdarmkontrolle
- Provokatives Einkoten.

Jeder dieser Gründe bedarf einer spezifischen Behandlung. Der Terminus *Enkopresis* kann durchaus für verschiedene Arten von Kotverschmutzung verwendet werden oder kann im engeren Sinne auch verwendet werden für das Absetzen von normalem Stuhl an unangemessenem Ort, die Unterwäsche eingeschlossen. Auf der Grundlage einer sorgfältigen Anamnese und körperlichen Untersuchung ist es meistens möglich, den Hintergrund oder die Ursachen für das Einkoten zu finden und einen entsprechenden Behandlungsplan zu entwickeln.

Arten des Einkotens und deren Management

Die fünf Arten des Einkotens, die nachfolgend beschrieben werden, treten nicht immer isoliert auf. Kinder, die zur klinischen Vorstellung kommen, lassen üblicherweise Mischformen erkennen, bei denen einzelne Arten etwas hervorgehoben, andere etwas weniger deutlich vorhanden sein können. Für diese Kinder müssen die unterschiedlichen Komponenten ihres Einkotens genau erfaßt und entsprechend in den Behandlungsplan eingebaut werden. Wenn die Symptome sehr schwer ausgeprägt oder komplex sind, so sollte von vornherein eine Zusammenarbeit zwischen Kinderärzten und Kinderpsychiatern erfolgen.

Verstopfung mit Überlauf

Bei Kindern kann eine Verstopfung aus verschiedenen Gründen zustande kommen. Eine konstitutionelle Schwäche kann zum Beispiel mit einer faserarmen Diät zusammentreffen, eine Verstopfung kann aber auch mit einer willkürlichen Zurückhaltung des Stuhles von Seiten des Kindes zusammenhängen (z.B. Analfissur mit schmerzhaftem Stuhlabgang oder „Kraftprobe" mit den Eltern wegen des Sauberkeitstrainings). Wo immer der auslösende Vorgang liegt, die Verstopfung kann rasch zu einem sich selbst aufrechterhaltenden Prozeß führen. Hat sich erst einmal eine große Menge Stuhl im Enddarm angesammelt und sich eventuell verhärtet, so mag das Kind wegen befürchteter unangenehmer Konsequenzen beim Stuhlabsetzen eine weitere Stuhlzurückhaltung versuchen. Wenn das Rektum sich dann mehr und mehr dehnt, kann die natürliche Reagibilität zur Austreibung des Stuhles nachlassen. Es kommt dann zur mangelnden Dehnungsantwort und das Gefühl des vollen Mastdarms wird seltener oder weniger ausgeprägt. Schließlich kann es dazu kommen, daß flüssige oder halbflüssige Stuhlbestandteile diesen Block umfließen und als eher dünner Stuhl nach außen dringen.

Die angemessene Behandlungsweise besteht darin, die aufgestauten Stuhlmassen auszuräumen und das Verhalten einer normalen Sauberkeitsroutine einzuüben. Von Beginn an muß der Familie und dem Kind, deren Angst und Ärger die Sachlage eher verschlimmert, eine klare und einleuchtende *medizinische Erklärung* gegeben werden, so daß sie den Vorgang verstehen können. Besserung wird am ehesten dann erreicht, wenn eine ruhige und besonnene familiäre Atmosphäre mit positiven Erwartungshaltungen hergestellt werden kann. Die Leerung des Enddarmes kann mit Hilfe von stimulierenden Abführmitteln stattfinden (Laxanzien in Kombination mit Laktulose, oder auch Mikroklysmen; selten sind aufwendige Ausräumungen mit hohen Spülungen erforderlich). Verhaltenstherapeutische Programme (z.B. eine Karte der lachenden und weinenden Gesichter) kann im Sinne von Verstärkern eingesetzt werden, um zu einer normalen Sauberkeitsroutine zu kommen. Sobald wie möglich sollte auch von Abführmitteln auf eine faserreiche Diät (evtl. auch gezielte Gabe von Kleie) mit ausreichender Flüssigkeitszufuhr umgestellt werden.

Mißglücktes Sauberkeitstraining

Manche Kinder haben niemals eine Mastdarmkontrolle erlernt. Dies bezeichnet man als primäres Einkoten, analog einer primären Enuresis. Manchmal kann primäres Einkoten mit neurologischen Problemen oder ausgeprägter intellektueller Beeinträchtigung zusammenhängen. Primäres Einkoten kann auch vielfach inkonsistentes, uneinfühlsames oder nachlässiges Sauberkeitstraining reflektieren und ist dann im Zusammenhang mit vielfältigen sozialen und familiären Schwierigkeiten zu sehen. Ein suboptimales Training kann eine besonders markante Auswirkung haben, wenn das Kind während der Krabbeljahre (zu der Zeit wird üblicherweise die Mastdarmkontrolle erworben) chronischen psychologischen Belastungen ausgesetzt ist. Lernpsychologische Behandlungsmaßnahmen, die sich auf sorgfältige Protokollführung, realistische Zielsetzung und angemessene Verstärkerprogramme beziehen, sind generell zu empfehlen. Eine besondere Herausforderung ist es oft, das Behandlungsprogramm der Familie so nahe zu bringen, daß sie es motiviert und überzeugt annimmt und anschließend korrekt und konsistent durchführen kann.

Toilettenphobie

Einige Kinder fürchten sich vor Toiletten, weil sie meinen, daß dort Ungeheuer leben würden oder daß da eine Hand herauskäme und sie hinabziehen würde. Solche Befürchtungen werden nicht immer geäußert, so daß die Eltern davon meist nichts erfahren. Wenn Kinder ängstlich wirken oder diffuse Ängste äußern, ist es sehr wichtig, von dem Kind durch Zeichnungen, Spiele oder Unterhaltung darüber Hinweise zu erhalten, wo das Problem liegt. Der Familie kann dann damit geholfen werden, daß man die Befürchtungen des Kindes offen und einfühlsam sowie mit dem nötigen Ernst bespricht. Auf keinen Fall sollte man das Ganze ins Lächerliche ziehen. Die Befürchtungen des Kindes können dadurch gelindert werden, daß man ihm die Möglichkeit der Rückversicherung gibt, es eventuell über einen gewissen Zeitraum begleitet, damit es sich geschützt fühlt und ihm bei Überwindung der Sorgen und Ängste unmittelbare Verstärker zukommen läßt.

Streßbedingter Verlust der Mastdarmkontrolle

Manche Kinder erwerben die Mastdarmkontrolle zu den üblichen Zeitpunkten, verlieren aber dann diese Fähigkeit, nachdem sie eine massive Streßbelastung erlitten haben (z.B. traumatische Krankenhausaufnahme, Mißbrauchserfahrung). Wenn man mit dem Kind verständnisvoll umgeht, so kann die Mastdarmkontrolle rasch wieder hergestellt werden, vorausgesetzt es kommt zu einer Verminderung des Stresses. Primär geht es also darum, dem Kind das Gefühl der Sicherheit zu vermitteln und die belastenden Faktoren auszuschalten.

Provokatives Einkoten/Kotschmieren

Bei einigen Kindern scheint das Einkoten dazu zu dienen, die Umgebung aus der Fassung zu bringen. Wenn solche Kinder mit Absicht in die Badewanne oder in Möbelstücke defäzieren oder ihren Kot an Wände schmieren und anschließend massiv abstreiten, daß sie mit diesen Handlungen etwas zu tun hätten, so hängt der Haussegen schnell schief. (*Übrigens:* Derartige Handlungsweisen unterscheiden sich deutlich von Kotschmierereien im Rahmen von deliranten oder psychotischen Zuständen. Hier schämen sich die Betroffenen hinterher und sind unglücklich, daß ihnen so etwas passieren konnte.) Beim provokativen Einkoten geht man eher von einer versteckten aggressiven Handlung aus, die auch in anderen Umgangsweisen des Kindes mit seinen Kontakt- und Betreuungspersonen, insbesondere mit Eltern und Geschwistern sichtbar werden kann. So stellt provokatives Einkoten ein Signal für multiple psychosoziale Probleme von Kind und Familie dar. Das Kind hat meistens zusätzliche emotionale und Verhaltensprobleme, und die Familie als Ganzes ist oft schwer in ihrem Zusammenleben gestört, kann vielfach die notwendigsten sozialen und emotionalen Bedürfnisse des Kindes nicht erfüllen. Solche Kinder und Familien brauchen an allen Ecken und Enden Unterstützung, deswegen ist hier nicht nur der Kinderpsychiater gefragt. Vielmehr muß das Zusammenwirken von Erziehungssystem, sozialen Diensten und Gesundheitswesen organisiert werden.

Prognose

Gleichgültig welche Art des Einkotens vorliegt, die Persistenz bis ins Erwachsenenalter ist sehr ungewöhnlich. Das Problem löst sich am schnellsten, wenn es als Einzelsymptomatik vorkommt. Findet sich allerdings zusätzlich eine Aufmerksamkeits-Hyperaktivitätsstörung oder auch ein nächtliches Einkoten, so ist die Prognose deutlich schlechter. Einen chronischen Verlauf muß man erwarten, wenn das Einkoten mit vielen verschiedenen Problemen einher geht (z.B. Verhaltensprobleme, Entwicklungsstörungen, schulische Schwierigkeiten, Familien- und Sozialprobleme).

Übersichten zum Thema

Hersov L (1994) Faecal soiling. In: Rutter M, Taylor E, Hersov L (eds) Child and Adolescent Psychiatry: Modern Approaches, 3rd edn. Blackwell Science, Oxford, pp 520–528

Peschke N, Roth M, Reitzle K, Warnke A (1999) Enkopresis: Ein Literaturüberblick von 1988 bis 1998. Zeitschrift für Kinder- und Jugendpsychiatrie und Psychotherapie 27:267–276

Weitere Leseempfehlungen

Buchanan A in collaboration with Clayden G (1992) Children Who Soil: Assessment and Treatment. Wiley, Chichester

Kapitel 20 Psychosomatik

Die Trennung von Körper und Seele als jeweils eigenständige Einheiten wird in den gegenwärtigen Zeiten sehr beklagt und hat ihren Ursprung im Dualismus von Descartes (17. Jahrhundert). Tatsächlich hat bereits Plato (4. Jahrhundert v. Chr.) gesagt „Es ist ein großer Irrtum unserer Zeit, daß die Ärzte den Geist vom Körper trennen wollen".

Heutzutage akzeptieren es die meisten Kinderärzte und Kinderpsychiater, hier eine ganzheitliche Betrachtung vorzuziehen. Sie erkennen an, daß körperliche Erkrankungen, wie sie in Lehrbüchern der Kinderheilkunde beschrieben werden, auch psychische Dimensionen aufweisen, genau wie die psychischen Störungen, die dieses Buch beschreibt, auch körperliche Dimensionen beinhalten. Kinderheilkunde sollte gleichermaßen Geist und Seele beinhalten wie die Kinderpsychiatrie stets die körperliche Betrachtung!

Streng genommen würde eine Liste aller Störungen, die sowohl Körper und Geist beinhalten, wahrscheinlich alle medizinischen Erkrankungen aufführen. In manchen Fällen entwickelt sich die Richtung primär *somatopsychisch*. Körperliche Vorläufermerkmale führen dann zu psychischen Konsequenzen. Es gibt aber auch die Richtung, bei der primär psychische Vorläufersymptome zu körperlichen Konsequenzen führen. Das nennen die meisten Menschen dann *psychosomatisch*. Will man versuchen, Kategorien von Störungsbedingungen zu definieren, die psychosomatisch sind oder nicht, so wird das Ganze schnell willkürlich und führt leicht zu „Grenzdiskussionen". So würden viele Menschen sich weigern, Asthma als psychosomatische Störung zu bezeichnen, nur weil eine eindeutige Beziehung zwischen psychischem Streß und dem Auftreten oder Verstärken der Atemnot bei einigen prädisponierten Kindern besteht. Schließlich ist Streß nur ein auslösender Faktor unter vielen. Eher würden die Leute darin übereinstimmen, daß kindliche Kopfschmerzen oder Bauchschmerzen oft eine psychosomatische Bedingung darstellen. Dies entspricht auch teilweise unseren derzeitigen Kenntnissen/Unkenntnissen der körperlichen prädisponierenden und auslösenden Faktoren. Es ist sicherlich besser, an Stelle von psychosomatischen Störungen den Begriff eines *psychosomatischen Ansatzes* zu wählen, der für vielerlei psychische Bedingungen eine relevante Betrachtungsweise darstellt.

In diesem Kapitel wird, nach einer allgemeinen Einführung, zu diesem psychosomatischen Ansatz anschließend in drei Abschnitten über drei beispielhafte Störungen berichtet: wiederkehrende Bauchschmerzen, chronisches Mattigkeitssyndrom/Müdigkeits- und Konversionsstörung. Somatopsychische Verbindungen werden im Kapitel 24 dargestellt, welches die häufigen psychischen Komplikationen kindlicher Hirnerkrankungen beschreibt. Ähnliche Betrachtungen können auf Kinder mit einer breiten Palette nicht-neurologischer Störungen und Behinderungen angewendet werden, obwohl die Details von Bedingung zu Bedingung verschieden sind. So hängt die psychische Auswirkung zumindest teilweise davon ab, ob die Störung lebensbedrohlich ist (oder als solche empfunden wird) und ob ihr Verlauf als fluktuierend, gleichbleibend, unvorhersehbar oder massiv verschlechternd zu erwarten ist.

Einige allgemeine Prinzipien

Streß und Angst können somatische Symptome auslösen und verstärken

Die meisten Leser werden aus eigener Erfahrung wissen oder durch direkte Beobachtung festgestellt haben, daß Streß eine Vielzahl von somatischen Symptomen hervorrufen kann. Man denke an Kopfschmerzen, Übelkeit, Bauchweh, Durchfall, häufigeres Wasserlassen. Es ist ebenso bekannt, daß eine ängstliche Fixierung auf ein körperliches Symptom dieses oft verschlimmert, daraus vermehrte Angst entsteht, von daher wieder größere Fixierung auf das Symptom entspringt und so sich ein Teufelskreis entwickelt. Außerdem kann die Angst und die Belastung eines Kindes dazu führen, daß sich Eltern hilflos fühlen und in Panik kopflos handeln. Sind die Eltern nicht in der Lage, solche Intentionen zu kontrollieren, so wird dadurch die Angst des Kindes weiter verstärkt. Derartige Teufelskreise und einige der Faktoren, die dieselben modifizieren oder auslösen, werden in Box 20.1 gezeigt. Familiäre Überzeugungen im Hinblick auf Hintergründe von Erkrankungen spielen natürlich auch eine wesentliche Rolle. So unterscheiden sich die Menschen in der Art und Weise und dem Ausmaß, wie sie die Ursachen somatischer Symptome „normalisieren" oder „pathologisieren", indem sie entsprechende Zuschreibungen machen: Normalisierende Zuschreibungen beziehen die Symptome auf Umgebungsfaktoren oder psychologische Zusammenhänge (z. B. „Ich habe Kopfschmerzen, weil ich unter Streß stehe und gestern abend zu spät ins Bett gegangen bin"), wohingegen pathologisierende Zuschreibungen sich eher auf organische oder pathologische Ursachen beziehen (z. B. „Vielleicht steckt ja ein Hirntumor dahinter"). Normalisierende Zuschreibungen dienen eher der eigenen Rückversicherung und können angstbezogene Teufelskreise dämpfen, während pathologisierende Zuschreibungen das Feuer erst richtig zum Lodern brin-

Box 20.1 Eskalation von Angst und somatischen Symptomen

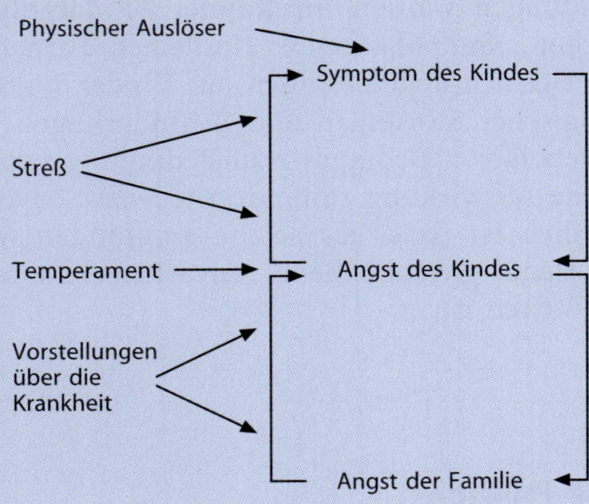

gen können. Innerhalb jeder Familie gibt es ein bestimmtes Verhältnis von normalisierenden und pathologisierenden Zuschreibungen, welches über die Zeit variiert und auch etwas von der Art und Weise der betrachteten Symptomatik abhängt. So wird familiärer Streß normalisierende Zuschreibungen eher ins Wanken bringen, und wenn man einen Freund oder Verwandten hat, der gerade an einem Hirntumor verstorben ist, werden Eltern und Kinder eher eine organische Zuschreibung für die Kopfschmerzen des Kindes annehmen. In den meisten Fällen können angstgeförderte Teufelskreise durch die fachliche Kompetenz und Rückversicherung eines vertrauten Arztes unterbrochen werden, wenn dieser eine adäquate Untersuchung vorgenommen und eine entsprechende Erklärung gegeben hat. Manchmal allerdings werden Ärzte selbst in diese Teufelskreise hineingezogen und verstärken panische und pathologisierende Zuschreibungen (z.B. durch immer mehr Zusatzuntersuchungen, die den Eindruck erwecken, daß hier eine sehr ernste und bedrohliche Erkrankung zu vermuten ist).

Somatische Symptome können manchmal eine Maske sein

Wenn Belastungen in der Folge von psychischen oder sozialen Faktoren entstehen, so können sie manchmal durch somatische Symptome ersetzt werden. Eine besonders einsichtige Version derartiger Betrachtungen ist oft bei kleinen Kindern zu sehen. So kann ein Kind mitunter seine Tränen zurückhalten, wenn es Ärger mit einem Freund gehabt hat, aber jämmerlich schreien, nachdem nur ein unbedeutendes Hinfallen kurze Zeit später stattgefunden hat. Wenn man Entlastung oder Zuwendung auf diese Art und Weise erhält, das heißt durch Fokussierung auf ein „akzeptables" somatisches Symptom wie körperlicher Schmerz, so kann dies als Lerneffekt wirken und das Kind dazu verführen, auch in der Zukunft psychische Belastungen zu somatisieren (Box 20.2). Aufmerksame und einfühlsame Eltern werden ihren Kindern helfen zu lernen, wie man psychische Belastungen kenntlich macht, ohne daß man dazu den Umweg über somatische Symptome gehen muß (Box 20.3). Sowohl für Eltern als auch für Fachleute besteht allerdings eine Gefahr darin, daß man das gegensätzliche Extrem

Box 20.2 Der somatische Blickwinkel einer Familie lehrt das Kind zu somatisieren

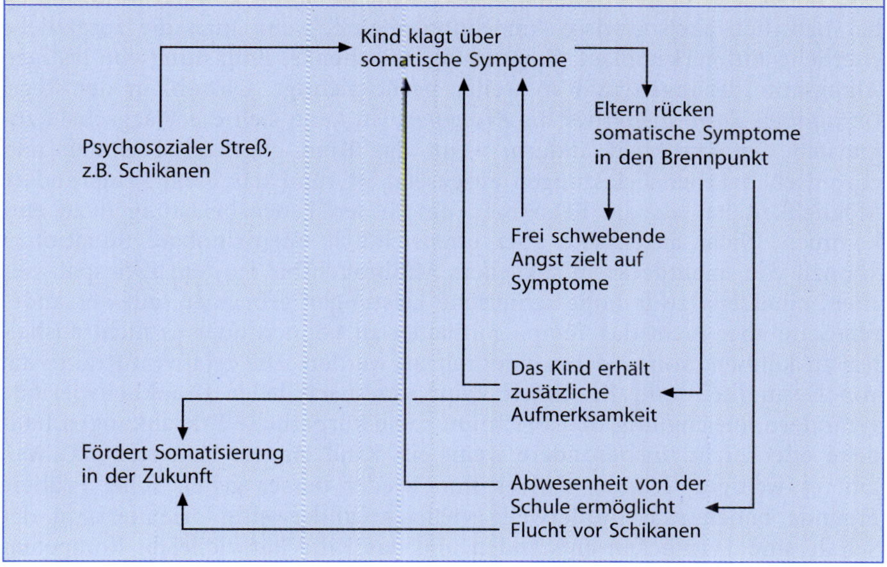

Box 20.3 Psychologisch einfühlsamer Umgang lehrt das Kind psychische Achtsamkeit

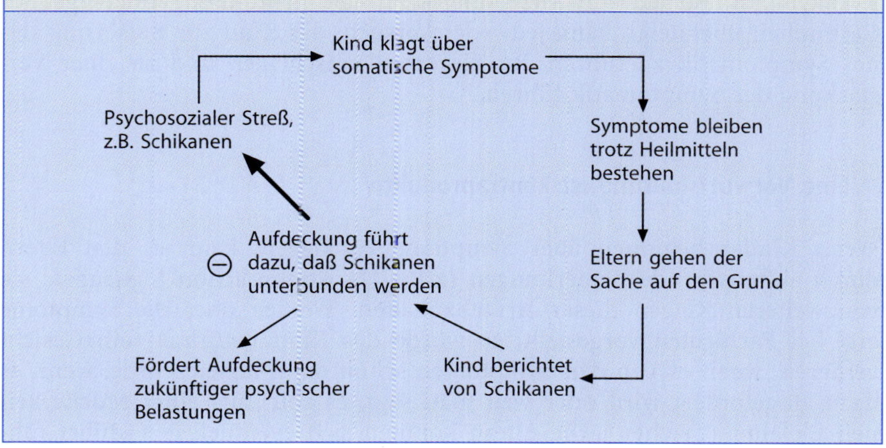

wählt, das heißt Psychologisieren und Besprechen somatischer Symptome kann auch übertrieben werden. Wie so oft besteht auch hier die Kunst darin, das richtige Maß zu finden.

Gesundheit und Krankheit können sich selbst aufrechterhalten

Die große Mehrheit kranker Kinder möchte gesund werden, um in ihr soziales Umfeld, zu den Freunden und Klassenkameraden zurück zu kehren und normale Alltagsaktivitäten wieder aufnehmen zu können. Erkrankung hat natürlich auch gewisse Anziehungspunkte, wenn man die zusätzliche elterliche Aufmerksamkeit, Zuwendung, Geschenke, Entlastung von lästigen Alltagsanforderungen und so weiter berücksichtigt. Obwohl in der Regel *Gesundheit doch attraktiver als Krankheit* ist, kann sich die Waagschale zugunsten der Krankheit ändern, wenn das Kind gleichzeitig akuten und chronischen Lebensbelastungen ausgesetzt ist, und das Kind keine andere Möglichkeit hat als die Krankheit, um diesen Lebensbelastungen zu entkommen. Nicht akzeptable aber offensichtlich unentrinnbare Situationen können von unentdecktem sexuellem Mißbrauch bis zu dem Zwiespalt reichen, einerseits zwar hohe schulische Leistungen erbringen, auf der anderen Seite aber nicht das Tempo mithalten zu können oder es nicht aushalten zu können, von anderen überholt zu werden. Die relative Attraktivität von Gesundheit und Krankheit kann sich nach jeder Krankheitsperiode verändern, gleichgültig ob es sich um reine körperliche Erkrankungen handelte oder nicht. Insbesondere wenn ein Kind längere Zeit erkrankt war, gibt es weniger Gründe, daß es ihm wieder besser gehen solle: Frühere Freunde haben sich mittlerweile vielleicht anderweitig orientiert, in der Schule sind Lernlücken entstanden und das Kind hat vielleicht Kompetenzen und Interessen an früheren Freizeitaktivitäten (z. B. Sport) verloren. Zudem kann eine lange Krankheitsdauer eine gewisse *Neigung für die soziale Welt der kranken Kinder* entstehen lassen, sei es zu Hause oder im Krankenhaus. Sobald die Anziehungskraft der Erkrankung diejenige der Gesundheit übersteigt, kann jedweder Versuch, das Kind zur Besserung seiner Symptomatik zu führen, ins Gegenteil umschlagen und zu einer Verstärkung der Symptomatik führen.

Eine Vorwurfshaltung ist kontraproduktiv

Wenn Kinder beginnen über Symptome zu klagen, kann es den Eltern durch aufmunternde Bemerkungen (z. B. „Na, komm schon“) gelingen, sie von weiteren Klagen dieser Art abzuhalten. Werden aber die Symptome erst bei Fachleuten vorgestellt, so würde das Kind natürlich sein Gesicht verlieren, wenn es von den Symptomen schon dann lassen würde, wenn es dazu aufgefordert wird oder weil man sagt, es soll „aus einer Mücke keinen Elefanten machen“. Die Eltern könnten sich eventuell genasführt fühlen und ärgerlich werden, weil sie wegen so etwas einen Riesenaufwand betrieben haben. So ist vorherzusagen, daß Empfehlungen wie „Nimm dich zusammen und hör auf, uns unsere Zeit zu stehlen" rasch zu mehr Widerstand und Symptomverstärkung führen werden, denn das Kind muß demonstrieren, daß die Symptome tatsächlich vorhanden sind, es selber krank ist. So können nicht nur kritische Kommentare der Eltern kontraproduktiv wirken. Auch Kind und Familie können sehr empfindlich gegenüber jedem Hinweis von Fachleuten sein, der mißbilligend oder überheblich ablehnend ist.

Kindbezogene Faktoren

Kinder mit psychosomatischen Reaktionsweisen werden in der Regel als gewissenhaft, zwanghaft, empfindsam, unsicher oder ängstlich beschrieben; dies gilt im Sinne von Persönlichkeitsmerkmalen und nicht im Sinne einer Störung. Die betroffenen Kinder neigen von ihrer Temperamentsanlage dazu, sich von neuen Situationen zurückzuziehen, und haben manchmal Probleme in ihren Beziehungen zu Altersgenossen. Nur eine kleine Anzahl hat gleichzeitig psychiatrische Störungen. Dann ist es oft schwierig herauszufinden, ob diese als Konsequenz oder als Ursache ihrer somatischen Klagen zu verstehen sind. „Natürlich bin ich depressiv, Herr Doktor. Ginge Ihnen das nicht genauso, wenn Sie meine Symptome hätten?"

Familienbezogene Faktoren

Familienmitglieder mit somatischen Symptomen können durchaus Verhaltensmodelle für das Kind darstellen. Dies gilt für die Symptome selbst genauso wie für die Art und Weise der Krankheitsbewältigung. Falls Verwandte Bauchbeschwerden, Kopfschmerzen oder Ohnmachtsanfälle haben, kann dies dazu führen, daß das Kind solchen Problemen gegenüber empfindsamer ist oder sie sogar als Modell einer bewußten oder unbewußten Imitation nutzt. Falls Erwachsene der Familie typischerweise auf ihre somatischen Symptome mit großer Ängstlichkeit reagieren, weil sie befürchten, daß etwas außerhalb ihrer Kontrolle ernsthaft falsch laufen könnte, so kann dies die Angst beim Kind fördern, zu pathologisierenden Zuschreibungen führen und dem Kind auch das Gefühl geben, daß die Kontrollmöglichkeiten für all das Erlebte außerhalb der eigenen Person zu suchen seien.

Obwohl familiäre Belastungen Gesundheitsprobleme initiieren oder verstärken können, gibt es keine überzeugenden Belege dafür, daß spezifische Arten der familiären Belastung mit spezifischen Typen von Gesundheitsproblemen verbunden sind. „Psychosomatische Familien" zeichnen sich manchmal durch ihre „Geschlossenheit" aus, weil es für sie schwer ist, psychische Schwierigkeiten direkt anzusprechen und man deshalb Aufmerksamkeit gibt, sucht und Rückversicherung herstellt, indem körperliche Schwierigkeiten dargestellt werden.

Andere familiäre Charakteristika, von denen man annimmt, daß sie zu psychosomatischen Störungen prädisponieren, sind:
- ein Elternteil überbehütend, während der andere Elternteil eher distanziert ist,
- elterliche Disharmonie,
- Überbehütung,
- rigide oder desorganisierte Regeln,
- Kommunikationsstörungen ohne adäquate Konfliktlösungsstrategien.

Vorteilhafte Merkmale, die Kinder vor psychosomatischen Störungen schützen können, stellen zum Beispiel psychosoziale Wärme, Zusammenhalt, zufriedenstellende Anpassungsleistungen an Realitäten der familiären Situation dar. Während diese Risiko- und Schutzfaktoren recht plausibel erscheinen, so entstanden sie in erster Linie aus klinischen Eindrücken. Ihnen fehlt die Untermauerung durch empirische Studien.

Externe Stressoren

Sowohl chronische Widrigkeiten und akute belastende Lebensereignisse können ihren Teil zu psychosomatischen Reaktionsweisen beitragen. Mißbrauch scheint nur bei einem kleinen Teil der Kinder eine Rolle zu spielen, während Hänseleien und schulische Belastungen wohl häufiger Einfluß nehmen können.

Management

Kinder mit somatischen Symptomen werden meist zuerst einem Kinderarzt vorgestellt. Familien akzeptieren eher einen psychosomatischen Ansatz in Bezug auf ihre Problematik, wenn ihr Hausarzt oder Kinderarzt nach einer ausführlichen körperlichen Untersuchung zum Schluß kommt, daß eine *ganzheitliche Betrachtung der Problematik* erforderlich ist, der das Zusammenspiel biologischer und psychologischer Faktoren für die weitere Untersuchung und Behandlung notwendig macht. Werden danach Kinderpsychiater eingeschaltet, so ist das für die Familie lediglich eine Veränderung der *Gewichtung* und nicht eine vollkommene Veränderung der Betrachtungsweise, wie sie sich manchmal in folgendem Satz widerspiegelt: „Wir haben ihr Kind ausführlich untersucht und nichts Auffälliges gefunden. Am besten, Sie suchen jetzt einen Psychiater auf“. Was die Familie stattdessen von ihrem Arzt erwartet, ist die Feststellung, daß man nach bestem Wissen und Gewissen eine bedrohliche organische Erkrankung, über die sich die Eltern so viele Sorgen gemacht hatten (z. B. Entzündungen, Tumor, Geschwür, Nervenblockade oder was auch immer) ausgeschlossen hat. Dies dürfe aber nicht heißen, daß die Symptome unwichtig seien. Es bedeute lediglich, daß mit den benutzten Methoden keine Erklärung für die Symptomatik gefunden werden konnte und jetzt andere Fachleute mit ihren Möglichkeiten eine Erklärung finden sollten. Dann könne die Symptomatik entweder mit deren Mitteln behandelt werden, ohne daß man sich Vorwürfe machen müsse, man habe etwas anderes übersehen. Eine solche Botschaft hilft, ängstliche Fixierungen gegenüber der Symptomatik auf einen realistischen Boden zurückzuführen und zur Beruhigung von Kind und Eltern beizutragen. Man darf aber nicht parallel dazu körperliche Untersuchungen fortführen, weil man „auf keinen Fall etwas versäumen möchte". Vielmehr sollte man klar eine Ebene der Untersuchungen favorisieren und verfolgen, wenn man dabei auch nicht vergessen darf, daß sich körperliche Erkrankungen (z. B. Hirntumoren) durch psychiatrische Merkmale vorankündigen können und ihre „rein organische" Symptomatik erst viel später durch heutzutage verfügbare Methoden erfaßbar werden kann. Aber auch dann sind lernpsychologische Vorgehensweisen von Vorteil, denn sie helfen Kindern und Eltern, mit schmerzhaften medizinischen Prozeduren und chronischen körperlichen Symptomen sowie deren Folgen besser umzugehen. Es ist oft hilfreich, Eltern und Familien gewisse psychologische Techniken beizubringen (z. B. Entspannungstraining). Dies gibt ihnen das Gefühl, die Symptomatik selber besser beherrschen und bearbeiten zu können. Derartige Behandlungen während einer akuten Episode können auch für spätere Vorkommnisse prophylaktischen Nutzen haben. Sollten Familien, die auf psychologische Zusammenhänge besonderen Wert legen, noch weiteren Erklärungsbedarf entwickeln und ihr persönliches Erklärungsmodell erarbeiten wollen, so sollte man ihnen durchaus die Gelegenheit dazu geben, einen solchen Wunsch aber nicht ausufern lassen. Familien, denen solche Vorgehensweisen weniger angenehm sind, können dennoch Vorteile aus Selbsthilfetechniken ziehen. Liegt zusätzlich zu den psychosomatischen Beschwerden noch eine Depression vor, sollte diese entsprechend für sich behandelt werden, wenn sie sich nicht im Rahmen der gesamten psychosomatisch orientierten kinderpsychiatrischen Intervention auflöst.

Wiederkehrende Bauchschmerzen

Hiervon sind 10–25% der Kinder betroffen, und zwar vor allem im Alter zwischen drei und neun Jahren. Die meisten Eltern erkennen Zusammenhänge zwischen den schmerzhaften Episoden und psychischen Belastungen der Kinder und entwickeln selbst eine Art psychosomatisches Management, ohne Unterstützung von Fachleuten zu erbitten. Ein kleiner Teil der Kinder wird aber Kinderpsychiatern vorgestellt, um eine fachliche Meinung einzuholen. Solche Kontakte betreffen etwa 10% aller ambulanten pädiatrischen Vorstellungen. Selbst in tertiären pädiatrischen Zentren ist bei weniger als 10% der Kinder mit wiederkehrenden Bauchschmerzen eine ernsthafte organische Erkrankung als Erklärung zu finden. Auch wenn es wahrscheinlich ist, daß bei einigen Kindern gewisse körperliche Prädispositionen zu wiederkehrenden Bauchschmerzen bestehen, so denkt man doch, daß psychische Belastungen die Hauptrolle bei erstmaligen und auch bei sich fortsetzenden Beschwerden spielen.

Kindbezogene Faktoren

Die meisten Kinder mit wiederkehrenden Bauchschmerzen sind psychiatrisch unauffällig. Die leicht erhöhte Rate psychiatrischer Probleme entspricht der von Kindern mit chronisch abdominalen Schmerzen bei bekanntem organischen Hintergrund. Die Kinder werden oft als schüchtern, zart besaitet und übergewissenhaft bezeichnet. Sie suchen die Bestätigung von Erwachsenen. Einige Kinder ziehen sich von neuen Herausforderungen zurück und andere neigen dazu, ungeschickt und irritiert zu werden, wenn sie unter Belastung stehen.

Familienbezogene Faktoren

Die familienbezogenen Beschreibungen betonen die Geschlossenheit der Familie, ihre hohe Erwartungshaltung und die starke elterliche Sorge um das Kind. Die Familienmitglieder weisen eine erhöhte Rate an emotionalen Symptomen und somatischen Klagen auf, insbesondere handelt es sich dabei um gastrointestinale Beschwerden, von denen einige einen organischen Hintergrund haben und andere nicht. Es muß noch geklärt werden, ob diese familiären Häufungen eher Modellverhalten reflektieren, genetische Zusammenhänge abbilden oder gemeinsames Ausgesetztsein gegenüber widrigen Umgebungsbedingungen darstellen.

Externe Stressoren

Es gibt eine Verbindung zu Lebensereignissen. Die meisten Stressoren beziehen sich auf alltagsübliche Belastungen (z. B. Schulwechsel oder drohende Prüfungen). Es ist sehr unwahrscheinlich, daß sich bei Kindern, die einen sexuellen Mißbrauch erlebt haben, lediglich wiederholende abdominale Schmerzen einstellen. Weiter Symptome aus anderen Bereichen sind zu erwarten.

Natürlicher Verlauf

Die Mehrheit der Kinder verliert die Beschwerden mit der Zeit. Bei wenigen stellt sich nach und nach heraus, daß doch eine organische Erkrankung zugrunde liegt. Bei einer anderen Gruppe von Kindern können die in der Kindheit sich wiederholenden Bauchschmerzen auch Vorläufersymptomatik eines irritablen Kolons im Erwachsenenalter sein.

Behandlung

Die Familie braucht überzeugenden medizinischen Beistand, der eine angemessene Untersuchung und Erklärung liefern kann. Wenn Familie und Kind einer begleitenden systematischen Beobachtung und sorgfältigen Registrierung von Symptomatik, deren Vorläufern und deren Konsequenzen unterzogen werden, so ist das für sie sehr hilfreich. Es sollten dabei auch die Beziehungen der Symptomatik zu psychosozialen Stressoren für alle klar gemacht werden. Dem Kind können Techniken beigebracht werden, die ihm helfen, die Symptome unter Kontrolle zu halten (geleitete bildliche Vorstellungen, Selbsthypnose oder Entspannungstraining). Das Kind sollte ermuntert werden, normale Alltagsaktivitäten aufzunehmen, auch wenn es zum Beispiel noch gewisse Schmerzen hat. Die Eltern sollten diese Aktivitäten mit Lob, Anerkennung und Zuwendung unterstützen und gleichzeitig Handlungen und Äußerungen zurücknehmen, die vom Kind als Verstärker zur Aufrechterhaltung der unerwünschten Symptomatik gewertet werden könnten. Wenn man ein derartiges Vorgehen systematisch und langfristig anwendet, so verschwinden die Symptome in der Regel oder es wird zumindest für Kind und Familie leichter, damit umzugehen, auch wenn wieder eine Verschlechterung auftritt.

Chronisches Müdigkeitssyndrom

Dieses ist am ehesten bei Erwachsenen bekannt, kann aber auch im Kindesalter auftreten. Es wird in der Regel auf der Grundlage einer stark beeinträchtigenden *körperlichen Müdigkeit* definiert, die sechs Monate lang anhält und nicht durch andere körperliche oder psychiatrische Ursachen erklärbar ist. Das chronische Müdigkeitssyndrom wird oft von *geistiger Trägheit* und verschiedenen *Körpersymptomen* begleitet, ohne daß eine nachweisbare organische Grundlage zu finden ist. *Schlechte Stimmungslage* ist häufig, wobei Kind und Eltern dies eher als eine Konsequenz denn als eine Ursache des Syndroms betrachten. Die traurige Verstimmung ist nur selten mit Selbstvorwürfen oder dem Gefühl der Wertlosigkeit verbunden. Eine depressive Störung kann nur etwa bei einem Drittel der Fälle festgestellt werden. Wie bei Erwachsenen bringt das chronische Müdigkeitssyndrom bei Kindern kaum Hinweise auf einen organischen Hintergrund mit sich, aber fehlende Belege sind kein Beweis dafür, daß nicht doch organische Faktoren eine Rolle spielen.

Hier handelt es sich um ein Syndrom, bei dem die Frage nach der Bedeutung somatischer und psychischer Faktoren rasch zu Uneinigkeit führen kann, weil der Hintergrund der Symptomatik so schlecht zu fassen ist. Man sollte deswegen vermeiden, hier explizite pathophysiologische Vorstellungen festzuschreiben, da die Datenlage solches nicht erlaubt. Am besten, man konzentriert sich auf eine symptomatische Behandlung und behält differentialdiagnostische Erwägungen weiter in seiner Überlegung. Wichtig ist es, Kind und Familie zu motivieren, damit sie die Problematik besiegen können. Die Kraft des positiven Denkens und stufenweise arbeitende Rehabilitationsansätze müssen besprochen werden. In der Familienarbeit sollte das Ziel sein, das Kind dazu zu bewegen, die Alltagsanforderungen nach und nach etwas besser erfüllen zu können, um schließlich altersübliche Aktivitäten zum Beispiel in Schule und Verein bewältigen zu können und daraus Lebensfreude zu gewinnen. Man muß betonen, daß diese kognitiv-behavioralen Ansätze tatsächlich helfen. Daraus ist aber nicht abzuleiten, daß das chronische Müdigkeitssyndrom voll und ganz ein psychisches Problem ist.

Konversionsstörungen

Konversionsstörungen beinhalten das Vorkommen von Symptomen oder Defiziten, die sich auf *willentliche motorische oder sensorische Funktionen* beziehen. Derartige Symptome oder Defizite lassen anfangs einen organischen Hintergrund vermuten, der sich aber trotz intensiver und adäquater Untersuchungen nicht finden läßt. Gleichzeitig lassen sich Hinweise auf psychologische Zusammenhänge entdecken. Die Kinder präsentieren sich mit bizarrem Gangverhalten, körperlichen Schwächen oder Lähmungen der Beine, merkwürdigen Verwindungsbewegungen, Sensibilitätsstörungen oder vollkommener Unfähigkeit, etwas zu bewegen oder über die Haut zu empfinden. Die Symptome entsprechen den Vorstellungen der Patienten darüber, wie eine bestimmte Erkrankung aussehen sollte. Dabei werden die medizinischen Zusammenhänge und Erscheinungsformen nicht genau getroffen. Es waren gerade diese Diskrepanzen, die dazu führten, solche Erkrankungen als „hysterisch“ zu bezeichnen.

Die Diagnose von Konversionsstörungen ist mit Schwierigkeiten belastet. Bei einer nicht unbeachtlichen Anzahl von diagnostizierten Kindern stellt sich später heraus, daß doch eine *organische Erkrankung* für ihre Symptome verantwortlich zu machen ist (z.B. Gangstörung als Vorläufer einer Leukämie, eines langsam wachsenden Tumors oder einer Syringomyelie). Auch können sich scheinbar bizarre Symptome später als Merkmale einer seltenen Störung herausstellen, an die der untersuchende Arzt niemals gedacht hat, sie vielleicht auch gar nicht kannte. Alternativ dazu können auch Kinder sehr ungewöhnliche Symptommuster einer bekannten Störung aufweisen. Um die Sachlage noch komplizierter zu machen: Organische Faktoren können selbst dann bedeutsam sein, wenn psychische Faktoren in der Tat für einige Symptome verantwortlich sind. Kinder, denen man ihre körperlichen Symptome nicht als solche abnimmt, können eventuell auch diese Symptome verstärken, um endlich ernst genommen zu werden. Zudem können Kinder ihre eigenen organischen episodischen Störungen imitieren (z.B. kann ein Kind manchmal „Pseudo-Anfälle" aufweisen und gleichzeitig „wahrhaftige" epileptische Anfälle haben).

Trotz all dieser *diagnostischen Fallen* sind die meisten Kliniker davon überzeugt, daß Konversionsstörungen tatsächlich existieren. Man kann sie als unbewußte Entwicklung von Erkrankung sehen, die eine Antwort auf einen untragbaren Zustand ist. Einige Kinder reagieren auf Belastungen dadurch, daß sie sich sehr tapfer zeigen, wie Erwachsene benehmen oder pathetisch auftreten; andere antworten darauf, indem sie sich wie krank verhalten. Ärzte müssen sich davor hüten, diese Kinder nicht „noch kranker" zu machen, wenn sie immer wieder neue Untersuchungen und „zweite Meinungen" ansetzen. Sie sollten eher darauf achten, dem Kind dabei zu helfen, angemessene Wege zu finden, um mit den Belastungen besser umgehen zu können, die solche Störungsepisoden auslösen und verstärken.

Viele Berichte legen nahe, daß Konversionsstörungen in Entwicklungsländern besonders häufig sind. In Europa und USA werden diese Störungen deutlich seltener beobachtet. Etwa 1% der stationär behandelten psychiatrischen Patienten sollen eine Konversionsstörung haben, obwohl der Anteil unter ambulant behandelten Patienten wahrscheinlich höher ist, insbesondere unter denen, die von Kinderärzten zugewiesen werden. Konversionsstörungen sind vor dem 5. Lebensjahr selten und betreffen meistens Kinder über 10 Jahren. Mädchen sind offenbar nach der Pubertät besonders empfindlich.

Das Kind

Die prämorbide Anpassung ist oft normal. Manche Kinder scheinen besonders perfektionistisch oder sind übergewissenhafte Schüler. Nur eine Minderheit weist eine andere psychiatrische Diagnose als die Konversionsstörung auf.

Die Familie

Meistens scheint die Familie normal zu sein. Nur etwa 20% zeigen größere Auffälligkeiten. Sie sind meist davon überzeugt, daß die Störung einen organischen Hintergrund hat, verlangen weitere körperliche Untersuchungen und lehnen ab, zum Psychiater geschickt zu werden. Vielfach gibt es eine Familienanamnese, die im Hinblick auf körperliche oder psychiatrische Störungen gewisse Hinweise erlaubt.

Kontext und Verlauf

Das Kind steckt oft in einer schier ausweglosen Lage (z.B. unentdeckter sexueller Mißbrauch oder unangemessen hohe Erwartungen der Umgebung, die vom Kind nicht erfüllt werden können). Die Störung kann durch ein widriges Lebensereignis oder eine leichte körperliche Erkrankung ausgelöst werden, obwohl es vielfach keine klaren Vorläuferhinweise gibt. In 80% der Fälle ist es möglich, ein persönliches Modell der Symptomatik zu entdecken: Erkrankungen in der Familie oder im weiteren sozialen Umfeld des Kindes; oder Erkrankungen, die das Kind früher einmal gehabt hat. Die meisten Kinder gelangen zu einer vollkommenen Genesung. Nur eine Minderzahl weist einen sehr lang dauernden chronischen Verlauf auf.

Behandlung

Ist eine adäquate körperliche Untersuchung abgeschlossen, sollten weitere nur dann stattfinden, wenn massive neue Erkenntnisse in dieser Richtung auftreten (Stichwort: Differentialdiagnose im Verlauf). Eine initiale Fokussierung auf die Symptome erleichtert es der Familie, sich psychosozialen Überlegungen zu öffnen und vielleicht später selbst an mögliche psychosoziale Stressoren zu denken. Dies ist ein Prozeß, der langsam vonstatten geht, behutsam getragen werden muß und bei dem man vor ungeduldiger Eile zu warnen hat. Man sollte sowohl dem Kind als auch der Familie *„eine Brücke bauen“*. Dabei ist eine Mischung von körperlicher Rehabilitation und Krankheitsbewältigungstechniken angebracht, um dem Kind einen ehrenvollen Weg aus seiner Erkrankung zu erlauben, ohne daß es „das Gesicht verliert“. Das Kind benötigt adäquate Verstärker, falls es von seinen Symptomen lassen kann, während auf die „angenehmen Seiten“ der Erkrankung keine Verstärkung erfolgen darf. Vielfach ist dies in einem ambulanten Setting nicht ausreichend machbar, so daß eine stationäre Behandlung erforderlich wird. Falls ein Kind in einer unakzeptablen und mißlichen Lage feststeckt, so sollte man dies rasch erkennen, ansprechen und nach Möglichkeit bessern. Auf lange Sicht muß das Kind dabei unterstützt werden, sein Problemlöseverhalten in schwierigen Situationen besser anzupassen und adäquat entwickeln zu können. Dies kann, unabhängig von der speziellen Symptomatik, an Alltagsbelastungen schon von Anfang an geübt werden.

Übersichten zum Thema

Garralda ME (1996) Somatisation in children. Journal of Child Psychology and Psychiatry 37:13–33

Goodyer IM (1986) Monosymptomatic hysteria in childhood: family and professional systems involvement. Journal of Family Therapy 8:253–266

Jans T, Warnke A (1999) Der Verlauf dissoziativer Störungen im Kindes- und Jugendalter – Eine Literaturübersicht. Zeitschrift für Kinder- und Jugendpsychiatrie und Psychotherapie 27:139–150

Lask B, Fosson A (1989) Childhood Illness: The Psychosomatic Approach. Wiley, Chichester
(Dieses Buch ist eher ein klinischer Erfahrungsbericht denn eine umfassende Forschungsübersicht)

Weitere Leseempfehlungen

Höger C, Witte-Lakemann G (1999) Von Kinderpsychiatern moderierte pädiatrische Qualitätszirkel - eine geeignete Qualitätssicherungsmaßnahme in der Psychosomatischen Grundversorgung? Zeitschrift für Kinderpsychologie und Kinderpsychiatrie 48:723–733

Rothenberger A, Lischewski R (1982) Organische versus funktionelle Faktoren im Rahmen von Konversionsstörungen. Psychiatrische Praxis 9:51–55

Sokel B et al (1991) Getting better with honor: individualized relaxation/self-hypnosis techniques for control of recalcitrant abdominal pain in children. Family Systems Medicine 9:83–91

Taylor DC (1982) The components of sickness: diseases, illnesses and predicaments. In: Apley J, Ounsted C (eds) One Child, Clinics in Developmental Medicine, No 80. SIMP/Heinemann, London, pp 1–13

Kapitel 21 Vorschulprobleme

Obwohl viele Vorschulkinder emotionale und Verhaltensprobleme aufweisen, sind diese oft schwierig zu klassifizieren. Nur eine Minderheit weist eines der gut bekannten und in diesem Buch andernorts beschriebenen Syndrome auf (z.B. Autismus oder Bindungsstörung). Häufiger hat das Kind eine Anzahl von Problemen (z.B. Schlafschwierigkeiten, Wutausbrüche, Befürchtungen), oder einige dieser Probleme sammeln sich an, aber reichen nicht aus, um eine der bekannten Diagnosen festzuschreiben. Daher stellt sich bei Kindern im Vorschulalter oft eine Liste von Problembereichen dar und seltener eine spezifische diagnostische Zuordnung. Dies ist eine nützliche Übung, obwohl man sich auch in diesem Altersbereich (den Übergang in das Grundschulalter eingeschlossen) in Mustererkennung und Syndromerfassung auskennen muß – gerade wenn es um Schlafstörungen im Kontext verschiedener kinderpsychiatrischer Störungen geht.

Häufige Probleme

Die klassische epidemiologische Studie im Hinblick auf Vorschulprobleme und deren Konsequenzen ist die „Preschool-to-School-Studie" (Box 21.1). Vorschulkinder können die gleichen Symptome aufweisen, die bei älteren Kindern zu einer Vorstellung beim Kinderpsychiater führen: Sorgen, Befürchtungen, Unglücklichsein, Verletzlichkeit, Aggressivität, Wutausbrüche, Überaktivität, Unaufmerksamkeit und so weiter. Wie in der Box 21.1 zu sehen, gibt es zwar Alterstrends, sie unterscheiden sich aber von Symptom zu Symptom. So werden mit der Reifung des Kindes Überaktivität und Befürchtungen weniger, dafür werden Sorgen häufiger und die Wahrscheinlichkeit, daß ein Kind schwer lenkbar ist, ist in allen drei genannten Altersgruppen etwa gleich.

Entwicklungs- und Verhaltensprobleme sind bei Vorschulkindern besonders häufig. Verzögerung der Sauberkeitsentwicklung findet sich sehr oft, ebenso wie Verhaltensweisen der „Selbsttröstung" in Form von Schaukeln, Daumenlutschen, Kopfwiegen, Kopfschlagen, Masturbation oder Haare lutschen. Andere übliche Schwierigkeiten beinhalten Appetitstörungen, unangemessenes Eßverhalten, Einschlafprobleme, häufiges nächtliches Erwachen. In Box 21.1 wird auch sichtbar, daß sich mit der Reifung und dem Älterwerden der Kinder viele Entwicklungs- und Verhaltensprobleme von

Box 21.1 Die Preschool-to-School-Studie (Richman et al. 1982)

Methode

Eine randomisierte Stichprobe von drei Jahre alten Kindern aus einer Londoner Vorstadt wurde untersucht (eins von vier in Frage kommenden Kindern). Ein zweistufiges Design (siehe Kapitel 3) beinhaltete ein initiales Screening-Interview, welches durch eine detaillierte Untersuchung im Alter von drei, vier und acht Jahren für alle Screening-positiven und eine parallelisierte Stichprobe von Screening-negativen Kindern durchgeführt wurde.

Wichtigste Ergebnisse im Alter von drei Jahren

Mittelgradige bis schwere Verhaltensprobleme waren bei 7% der Kinder zu sehen. Darüber hinaus gab es noch leichte Probleme bei weiteren 15%. Das männliche Geschlecht überwog leicht. Die Jungen waren hyperaktiver; die Mädchen waren furchtsamer. Psychiatrische Probleme waren häufiger, wenn gleichzeitig spezifische Sprachverzögerung oder widrige soziale familiäre Faktoren vorlagen (einschließlich ehelicher Mißklang, mangelnde Wärme, hohes Kritikverhalten, mütterliche Depression, umfängliche Familiengröße und hochgelegene Wohnung).

Hauptergebnisse im Alter von acht Jahren

Von den Dreijährigen mit Verhaltensproblemen hatten fünf Jahre später weiterhin 73% der Jungen Schwierigkeiten, bei den Mädchen waren es 48%. Überaktivität und niedrige Intelligenz sagten ein Persistieren bei Jungen, aber nicht bei Mädchen voraus. Überaktivität ließ Störung des Sozialverhaltens erwarten, Furchtsamkeit wies auf spätere emotionale Störung hin. Widrige familiäre Faktoren spielten in der Prädisposition eine größere Rolle, denn als aufrechterhaltende Bedingungen, das heißt, sie ließen neue Probleme voraussagen, aber waren nicht gut genug vorherzusagen, ob festgestellte Probleme weiter bestehen bleiben würden oder nicht.

Prozentzahlen einiger spezifischer Probleme in verschiedenen Altersgruppen

	3 Jahre	4 Jahre	8 Jahre
Befürchtungen	10	12	2
Überaktiv, unruhig	17	13	11
Sorgen	4	10	21
Schwierig zu kontrollieren	11	10	11
Einkoten ≥einmal/Woche	16	3	4
Stark trostsuchendes Verhalten	17	14	1
Nächtliches Erwachen ≥dreimal Woche	14	12	3

selbst erledigen. Wenn dies bei einem Kind klar ist (Vorsicht mit zu frühen Festlegungen!), so kann man Eltern auch dazu gewinnen, mit der Entwicklung ihres Kindes Geduld zu haben. Eine entsprechende fachliche Begleitung ist mitunter sinnvoll. Falls die Familie weitere Hilfe wünscht, ist dies von Fall zu Fall und von Zeit zu Zeit zu besprechen und das weitere Vorgehen festzulegen.

Natürlicher Verlauf

Obwohl einige Vorschulprobleme vorübergehend sind, bleiben andere bestehen. Die Chronizität von Vorschulproblemen wird durch prospektive und retrospektive Studien deutlich. Prospektiv konnte die oben genannte Studie zeigen, daß eine nicht unbedeutende Anzahl schwer auffälliger Vorschulkinder schließlich eindeutige psychiatrische Auffälligkeiten wie Störungen des Sozialverhaltens, emotionale Störungen oder Aufmerksamkeits-Hyperaktivitätsstörung entwickelten. Retrospektiv betrachtet, wird diese *Kontinuität* dann sichtbar, wenn man die psychiatrischen Probleme von Schulkindern betrachtet. Die Eltern berichten dann vielfach und sehr einleuchtend, daß die Probleme bereits in den Vorschuljahren begonnen haben. Viele Kinder mit oppositionell-trotziger Störung waren schon immer leicht irritierbar und neigten zu Wutausbrüchen. Viele Kinder mit Trennungsangststörungen waren schon immer sehr anklammernd und furchtsam. Viele Kinder mit Aufmerksamkeitsdefizit-/Hyperaktivitätsstörung (ADHD) waren schon immer allgemein motorisch unruhig und unaufmerksam. Warum ist es dann so selten möglich, die *Diagnose* einer Störung des Sozialverhaltens, einer emotionalen Störung oder eines ADHD mit Sicherheit schon bei drei Jahre alten Kindern zu stellen? Zum Teil ist dies eine Frage des Signal-Rausch-Verhältnisses. Beispiel: Obwohl viele drei Jahre alte Kinder sehr aktiv sind und es schwer ist, sie bei der Sache zu halten, entwickeln doch die meisten von ihnen eine adäquate Aufmerksamkeitsleistung und eine angemessene Kontrolle ihrer motorischen Aktivität; spätestens bis zum Zeitpunkt der Einschulung. Nur eine kleine Minderheit weist dauerhafte Probleme auf, die schließlich die Diagnose eines ADHD rechtfertigen. Sehr früh eine ADHD (d.h. das „Signal") festzustellen ist schwer, weil soviel „Hintergrundrauschen" vorliegt, und zwar in Form des sich bei den meisten Kindern selbst begrenzenden überaktiven und unaufmerksamen Verhaltens. Wir benötigen daher dringend bessere Erfassungsmethoden, die es uns erlauben, vorauszusagen, welche Vorschulprobleme als erste Zeichen späterer chronischer Störungen gewertet werden dürfen. Ließen sich solche Kinder erfassen, könnten sie frühzeitig einer stetigen und speziellen Unterstützung zugeführt werden, bevor sie in ernsthafte psychosoziale Probleme geraten. Im Gegensatz dazu wäre es dann zuverlässiger und leichter, den Eltern beruhigende Rückversicherung oder nur eine kurze Unterstützung zukommen zu lassen, deren Kinder Vorschulprobleme aufweisen, von denen man aber weiß, daß sie sich bald auswachsen werden.

Der Schlaf und seine Störungen

Bei Kindern und Jugendlichen mit psychischen Auffälligkeiten werden oft auch Abweichungen im Hinblick auf den Schlaf-Wachrhythmus und den nächtlichen Schlaf berichtet. Werden solche Sachverhalte spontan mitgeteilt, so sollte man ihnen genauer nachgehen. Ohnehin gehören entsprechende Fragen zu einer üblichen Abklärung dazu. Kinder und Jugendliche verbringen (ebenso wie Erwachsene) einen Großteil ihrer Lebenszeit schlafend im Bett. Die Dauer und Erholsamkeit des Schlafes wirken sich bedeutsam auf ihr Verhalten am Tage aus, spielen bei Entstehung und Heilung einer psychischen Störung eine große Rolle (z.B. Psychosen, Depressivität, Epilepsie).

Üblicherweise sind Schlafprobleme entweder vorübergehende Auffälligkeiten oder stellen sich als die Manifestation bekannter Entwicklungsphasen dar. Sie können aber auch Ausdruck spezifischer Schlafstörungen oder anderer seelischer Störungen des Kindesalters sein. Um dies richtig einordnen zu können, bedarf es sorgfältiger Informationen zum Schlaf und den Schlafmustern sowie deren Störungen.

Schlaf-Wachmuster (zirkadiane Rhythmen)

Die Entwicklung der zirkadianen Rhythmen ist eng mit der Reifung des zentralen Nervensystems verbunden, da die Fähigkeit zur Aufrechterhaltung längerer Phasen von Wachheit und Schlaf abhängig ist von einem zunehmend höheren Niveau der zentralnervösen Organisation. So entwickeln Säuglinge, die einer pränatalen Schädigung oder einer Anoxie ausgesetzt waren, erst verspätet konsistente Schlaf-Wachmuster.

In der Ausbildung solcher Rhythmen spielen auch Lernen und Konditionierung eine Rolle. Hier antwortet das Kind auf familiäre Gewohnheiten im

Box 21.2 Entwicklung des zirkadianen Schlafrhythmus von der neonatalen zur präpubertären Periode (hell = Wachen; dunkel = Schlafen; Zahlen = Tageszeit)

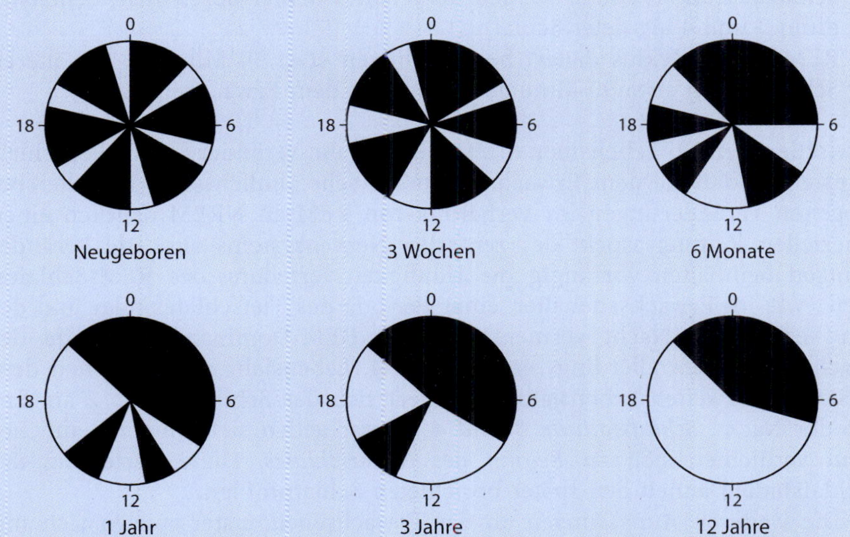

Schlaf-Wachverhalten. Das heißt, praktisch nähert sich das Schlafverhalten eines Säuglings allmählich dem seiner Eltern an und wird daher für diese ein geringerer Störfaktor (nächtliches Durchschlafen des Kindes wird von den Eltern als große Erleichterung erlebt und fördert die Interaktion bei Tage).

Beim Neugeborenen besitzen Umgebungsfaktoren noch wenig Einfluß auf die biologischen Rhythmen. Letztere werden durch endogene Schrittmacher gesteuert, die einen *ultradianen* Rhythmus von vier Stunden vorgeben. Im Verlauf der weiteren Entwicklung gewinnen Umgebungsfaktoren immer mehr Einfluß, die ultradianen Rhythmen verschwinden und werden durch *zirkadiane* Rhythmen ersetzt (Box 21.2).

Es gibt zwei mögliche *Erklärungen für diesen Übergang* zu dem zirkadianen Rhythmus:

- Neuronale Reifung der endogenen Schrittmacher kombiniert mit dem Einfluß von Umgebungsfaktoren.
- Die neuronal gesteuerten endogenen Schrittmacher setzen ihren vierstündigen ultradianen Rhythmus fort (sogar im Erwachsenenalter), aber ihre zirkadiane Expression wird wesentlich von externen Faktoren bestimmt (z. B.Tag-Nacht-Wechsel, Tagesaktivität).

Schlafstadien (Profil des Nachtschlafes)

Im Vorschulalter findet sich bereits die Schlafstadieneinteilung wie bei Erwachsenen:

- REM-Schlaf = Rapid-eye-movement-Schlaf oder aktiver Schlaf/Traumschlaf
- Non-REM-Schlaf
  Schlafstadium 1 und 2 werden als leichter Schlaf bezeichnet, Schlafstadium 3 und 4 als tiefer Schlaf
- REM-NREM-Zyklus dauert bei Säuglingen etwa 50 Minuten, bei älteren Schulkindern etwa 90 Minuten (entspricht dem Erwachsenenalter).

Zwischen dem 8. Lebensmonat und einem Jahr verändern sich die Schlafmuster so, daß sie dem Erwachsenenprofil sehr ähnlich sind. Die altersbezogenen Veränderungen im Verhältnis von REM zu NREM drücken einen speziellen Reifungsaspekt des zentralen Nervensystems aus. Die Veränderungen beinhalten vorrangig die Häufigkeitsverteilung des REM-Schlafes, dem, wie im Erwachsenenalter, einer Periode des Tiefschlafes folgt und der im Verlauf der Nacht vermehrt auftritt. REM-Dominanz am Ende der Nacht bildet sich allerdings erst um das 4. Lebensjahr aus. Zwischen dem ersten und zweiten Lebensjahr verringert sich das Schlafstadium 2 am Ende der Nacht. *Schlafstadium 3 und 4* unterscheiden sich immer deutlicher und verdichten sich *zu Beginn des Nachtschlafes.* Diese Verteilung der Schlafstadien ähnelt den später berichteten Schlafprofilen.

Die weiteren Anpassungen an das Erwachsenenmuster spielen sich mit der Veränderung des Schlafes zwischen dem 6. und 12. Lebensjahr ein. Die

Gesamtschlafzeit nimmt von 10 auf etwa 8 Stunden ab. Schlafstadium 4 nimmt von 18 auf 14% ab, während Schlafstadium 2 parallel dazu zunimmt. Der *REM-Schlaf* bleibt stabil mit einer Rate von etwa 20% der Gesamtschlafzeit und *dominiert in den Morgenstunden*. Die Schlafeffizienz bleibt mit 95% für alle Altersgruppen erhalten. Geschlechtsunterschiede im Hinblick auf den Schlaf sind unklar.

Schlafstörungen

Bei jungen Kindern muß man zwischen Schlafschwierigkeiten als Folge einer Entwicklungsverzögerung des ZNS bzw. organischer Faktoren anderer Art sowie den Auffälligkeiten, die mit einer gestörten Mutter-Kind-Beziehung zusammenhängen, unterscheiden. Leicht fallen diese Unterscheidungen nicht. So kommt es mitunter dazu, daß sich Mütter wegen der Schlafstörung ihres Kindes schuldig fühlen, obwohl das nicht der Fall zu sein braucht. Mit einer evtl. daraus resultierenden seelischen Unausgeglichenheit können sie dann aber die Schlafschwierigkeiten ihres Kindes tatsächlich verstärken.

Man muß auch genau bestimmen, ob ein Schlafproblem bereits seit Geburt oder früher Säuglingszeit vorhanden war, oder ob es sich nach einer unauffälligen *Entwicklung* von Schlafmustern und Verhalten ergab. So können sich Schlafstörungen, die mit Trennungsängstlichkeit verbunden sind, bereits im zweiten Lebensjahr äußern, während chronischer Widerstand des Säuglings gegenüber dem Zubettgehen bereits im ersten Lebensjahr deutlich werden kann. Bei Kindern, die älter als zwei Jahre alt sind, darf man am ehesten von erworbenen Schlafproblemen ausgehen. Bei drei bis fünf Jahre alten Kindern mit Schlafschwierigkeiten muß man alle vorgenannten Faktoren genau betrachten. Zudem muß man noch die Beziehungen zu Gleichaltrigen sowie die Anpassungsfähigkeit im Kindergarten mit überlegen. Bei Kindern ab dem 5. Lebensjahr sind Tagesverhalten, Anpassungsfähigkeit an Tagessituationen und Gruppen (z. B. Schule, Gleichaltrige) sowie die generelle soziale Adaptationsfähigkeit einzubeziehen. Bei Jugendlichen mit Schlafproblemen ist darüber hinaus noch die Beziehung zu den Eltern oder „Elternfiguren“ abzuklären. Hier spielen Fragen von Abhängigkeit und Unabhängigkeit, Verhalten gegenüber Autoritäten und der Drang nach rebellischem Verhalten eine entsprechende Rolle. Das gesamte Schlaf-Wach-Verhalten (Stichwort: harmonischer Biorhythmus) sowie Fragen nach Delinquenz, Depression oder anderen psychiatrischen Störungen sind zu klären.

Wichtigste Spielarten von Schlafstörungen

In jedem Lebensalter finden sich *vier Hauptkategorien* spezifischer Schlafstörungen:

- Einschlaf- und Durchschlafstörungen (Insomnie)
- Störungen des Schlaf-Wach-Zyklus
- Episodisches Auftreten von Verhaltensauffälligkeiten, die sich durch den Schlaf verschlimmern oder nur während des Schlafes auftreten (Parasomnien)
- Exzessive Tagesmüdigkeit (Hypersomnie).

Bei Kindern sollte man zwischen Schlafstörungen und Schlafverhalten unterscheiden. Schlafstörungen stellen sich für jemanden als Problem dar, sei es für die Eltern oder das Kind. Schlafverhaltensweisen sind nicht notwendigerweise problematisch (so kann Schnarchen durchaus toleriert werden, während man bei selbstgefährdendem Schlafwandeln eingreifen muß).

Nächtliches Erwachen

Zwischen dem ersten und fünften Lebensjahr liegt der Anteil der Kinder, die nachts aufwachen (von den Eltern registriert) bei etwa 60%. Allerdings nimmt die *Häufigkeit* im Laufe der Zeit deutlich ab. Wachen im Alter von drei Jahren noch etwa 30% der Kinder jede Nacht auf, so liegt diese Rate im Alter von fünf Jahren noch bei 20%. Es wurden verschiedenste Faktoren untersucht, bei denen ein Zusammenhang vermutet wurde. Lediglich spezielle Aspekte der Umgebungsdesorganisation wie wenig Wohnraum für viele Menschen und mangelhafte allgemeine Wohnbedingungen scheinen bedeutsame Faktoren zu sein. Allerdings gibt es einige Hinweise darauf, daß prä- und perinatale Schwierigkeiten für spätere Schlafprobleme disponieren und insbesondere eine unreife neurophysiologische Organisation des Schlafes bei Frühgeborenen eine eher ungünstige Leistungsentwicklung bis zum 8. Lebensjahr voraussagen läßt. Gehäuftes nächtliches Aufwachen wird allerdings auch dadurch gefördert, daß Kinder im Bett ihrer Eltern schlafen.

Zur *Behandlung* des nächtlichen Aufwachens können zwar auch Psychopharmaka eingesetzt werden. Ihr Nutzen bleibt aber nur während der Medikamentengabe erhalten. Wichtiger erscheint ein Verhaltensmanagement mit der Einübung von Routinen, die am Biorhythmus des Kindes orientiert sein sollen. Dabei ist die Phase vor dem Zubettgehen mit positiver Eltern-Kind-Interaktion zu gestalten. Die meisten Kinder mit nächtlichem Aufwachen verlieren diese Schwierigkeiten bis zum Alter von acht Jahren. Schlafprobleme bis zum Alter von drei Jahren zeigen nur eine schwache Korrelation mit Schlafauffälligkeiten im Alter von sechs Jahren.

Parasomnien

Hierunter versteht man Schlafwandeln/Somnambulismus und nächtliches Aufschrecken/Pavor nocturnus.

Somnambulismus

Beim Schlafwandeln kommt es zu wiederholten Episoden, bei denen das Bett während des Schlafes für weniger als eine halbe Stunde verlassen wird. Die Kinder zeigen einen leeren, starren Gesichtsausdruck, reagieren verhältnismäßig wenig auf die Bemühungen anderer, das Schlafwandeln taktil zu beeinflussen oder sie anzusprechen. Sie sind nur mit größten Schwierigkeiten aufzuwecken. Beim Aufwachen (entweder beim Schlafwandeln oder am anderen Morgen) besteht eine Amnesie für den zurückgelegten Weg und die Ereignisse während der Episode. Innerhalb weniger Minuten nach dem Aufwachen aus dem Schlafwandeln besteht keine Beeinträchtigung der psychischen Aktivität oder des Verhaltens, obgleich anfänglich eine kurzdauernde Phase von Verwirrung oder Desorientiertheit auftreten kann. Es ist nicht ungewöhnlich, daß ein Kind während des Schlafwandelns das Haus verläßt und erst auf der Straße wieder zu sich kommt. Das Ereignis vollzieht sich während der ersten Hälfte des Nachtschlafes. Die Ursache der Störung ist unbekannt. Es finden sich allerding charakteristische EEG-Muster, die auf eine unangepaßte Beendigung des Schlafstadiums 4 hinweisen (Tabelle 21.1). Die Häufigkeit beträgt 2,5%, die Prognose ist gut.

Tabelle 21.1. Spektrum des Verhaltens bei Kindern am Ende einer Schlafperiode mit Stadium 4. Die Intensität nimmt von 1.–8 zu

1. Normale Beendigung des Schlafstadiums 4 ↓	Kurzdauernde Körperbewegungen, evtl. kurzes Augenöffnen, Murmeln, Kauen
2. Sprechen im Schlaf ↓	
3. Ruhiges Aufsitzen im Bett; herumschauen, fahler Gesichtsausdruck	
4. Ruhiges Schlafwandeln ↓	Teilweise wie zweckgerichtet, als ob das Kind nach etwas schauen würde und/oder auf die Eltern oder das Licht zugehen würde; das Handeln kann scheinbar ein Bedürfnis befriedigen wie Hunger und Urinieren, letzteres oft in Abfallkorb, Schuhe oder Schrank
5. Agitiertes Schlafwandeln ↓	Versuch den Raum zu verlassen, Streben „weg von etwas"
6. Ausgedehnte Perioden von konfusem wildem Um-sich-schlagen ↓	Schlagen, Schreien, Treten, bizarres Verhalten, scheint wie „besessen" zu sein
7. Schlaferschrecken ↓	Beängstigender, „bluterstarrender" Schrei, Gesichtsausdruck von Furcht und Panik, weitgeöffnete Augen, Herzrasen, rasches Atmen, profuses Schwitzen
8. Vollausgeprägter Pavor nocturnus	Schrei mit Gesichtsausdruck von Furcht und Panik, aus dem Bett hüpfen, wild herumrennen „weg von etwas", Gefahr der Selbst- und Fremdverletzung

Pavor nocturnus

Hierbei handelt es sich um wiederholte Episoden von plötzlichem Aufwachen (ein bis zehn Minuten Dauer), welches üblicherweise mit einem Aufschrecken beginnt. Der Zustand vollzieht sich in der ersten Hälfte des Nachtschlafes. Er ist gekennzeichnet durch intensive Angst während der Episode und mindestens drei der folgenden Zeichen autonomer Erregung: Tachykardie, schnelle Atmung, erweiterte Pupillen, Schweißausbruch, Piloerektion. Ebenso wie beim Schlafwandeln erfolgt relativ geringe Reaktion auf Bemühungen anderer, den Betroffenen während der Episode zu beruhigen. Fast regelmäßig kommt es zu Verwirrung, Desorientiertheit und perseverierenden motorischen Bewegungen (z. B. Ziehen am Kissen).

Bei allen Parasomnien ist darauf zu achten, daß die Episode nicht während des REM-Schlafes auftrat oder eine abnorme hirnelektrische Aktivität im Schlaf registriert wurde (z. B. epileptiforme Potentiale). Pavor nocturnus findet sich bei etwa 3% der Kinder. Die Prognose ist in der Regel gut. 50% haben ihre Symptome im Alter von 8 Jahren verloren. Etwa ein Drittel behält sie bis ins Jugendalter. Falls Erwachsene noch davon betroffen sind, tragen sie damit einen psychopathologischen Risikofaktor.

Bei den Parasomnien spielen neben genetischen Einflüssen auch Umgebungsfaktoren eine sehr große Rolle (Box 21.3).

Behandlung

An erster Stelle steht die *Beratung*. Hierbei geht es darum, den Eltern ausreichend Information über den Hintergrund der Störung des Kindes zu geben und ihnen zu empfehlen, in der akuten Situation Distanz zum Kind zu

Box 21.3 Parasomnien. Kaskade der pathogenetischen Faktoren

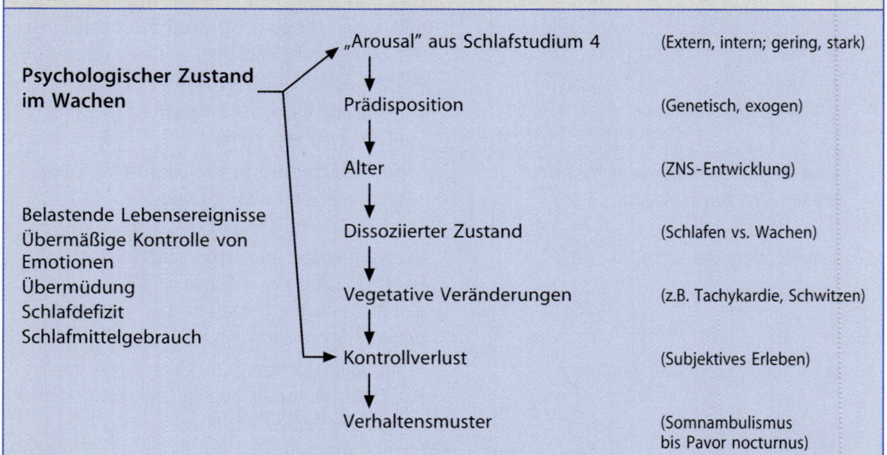

halten, die Situation geduldig abzuwarten und darauf zu achten, daß das Kind sich nicht verletzt. Zweitens braucht das Kind ausreichend Schlaf, da sonst ein „Tiefschlafsog" entstehen kann, der zu Parasomnien stärkerer Art prädestiniert. Weiter muß der Schlaf-Wach-Zyklus mit entsprechenden Empfehlungen und Überwachungen (z.B. Führen von Schlafprotokollen) reguliert werden. Psychotherapie und Psychopharmakotherapie sind nur selten erforderlich.

Alpträume

Das Problem der chronischen Alpträume beginnt bereits sehr früh. Etwa 50% der erwachsenen Patienten mit Alpträumen berichten über einen Beginn vor dem 10. Lebensjahr. Kinder im Alter von sechs bis zwölf Jahren berichteten in 22% von Alpträumen.

Alpträume sind meist mit Furcht vor Angriffen, tiefem Fall oder Tod verbunden, die in gering abgewandelter Form immer wiederkehren. Alpträume treten während der REM-Stadien auf, d.h. sie treten gehäuft am Ende der Nacht auf, wenn die REM-Schlafphasen zunehmen.

Alpträume kommen besonders häufig während der Vorschulzeit und den ersten Grundschuljahren vor, da Kinder im Alter zwischen drei und acht Jahren noch nicht so gut in der Lage sind, zwischen Realität, Phantasie und Trauminhalten zu unterscheiden. Da die Kinder während ihrer aktiven Tagesphase sehr phantasievoll sein können, fürchten sie sich leicht vor bildlich vorgestellten Figuren („Monster"), Fehlinterpretationen von Schatten bzw. Gegenständen (illusionäre Verkennungen), die besonders dann, wenn es dunkel ist und die Bettgehzeit ansteht, zu Befürchtungen und scheinbar unkontrollierbaren Phantasien führen können. Alpträume werden auch oft mit fieberhaften Infekten bei Kindern in Verbindung gebracht. In der späteren Kindheit und Jugend weisen sie eher auf tiefergehende psychische Probleme hin.

Die Familie eines Kindes, welches unter Alpträumen leidet, muß darauf hingewiesen werden, daß Kinder im Rahmen ihrer altersüblichen Entwicklung durchaus Alpträume erleben können. Ansonsten besteht die Gefahr, daß das betroffene Kind ungerechtfertigterweise als psychisch auffällig angesehen und behandelt wird. Man sollte aber nicht die Exploration hinsichtlich Mißhandlung, Mißbrauch oder Vernachlässigung vergessen. Gleichzeitig ist es wichtig, potentielle traumatische Erfahrungen anderer Art (z.B. Horrorfilme, Gruselgeschichten) zu vermeiden. In der Regel ist eine medikamentöse Behandlung nicht erforderlich.

Differentialdiagnose

Es ist nicht immer einfach, die genannten Schlafstörungen voneinander zu unterscheiden, zumal diese vielfach gleichzeitig bei einem Kind vorkommen und sich gegenseitig überlappen können. Hauptsächlich ist die Ab-

Tabelle 21.2 a. Differentialdiagnose Schlafwandeln – Epilepsie

	Schlafwandeln	Epilepsie
Tageszeit	Nur nachts, vor Mitternacht	Nachts und tags
Amnesie	ja	ja
Automatismen	ja	ja
Bewußtsein	Partielles Erwachen	Umdämmerung
Schlafphase	Non-REM	Wechselnd
EEG		
– Anfall	α-Aktivität	Verlangsamung/epileptiforme Potentiale
– Intervall	Meist normal	Häufig pathologisch

Tabelle 21.2 b. Differentialdiagnose Pavor nocturnus – Alpträume

	Pavor	Alptraum
Zeit	Vor Mitternacht (1–4 Stunden nach dem Einschlafen)	Wechselnd, eher nach Mitternacht
Initialschrei	ja	evtl.
Erinnerung	Keine	Lebhaft
Schlafphase	Non-REM	REM
EEG	Rhythmische Aktivität	Desynchronisation
Verhalten	Verschwindet bei Wachheit	Persistiert bei Wachheit
Rekationsweise	Wehrt sich gegen Körpernähe	Sucht Körpernähe
Wiedereinschlafen	Rasch	Verzögert

grenzung zwischen Schlafwandeln und Pavor nocturnus, Pavor nocturnus und Alpträumen sowie die Abgrenzung von Schlafwandeln und Epilepsie wichtig (Tabelle 21.2 a,b).

Differentialdiagnose von Parasomnien

Bei den differentialdiagnostischen Überlegungen sind folgende *Schlafprobleme* einzubeziehen:

- Narkolepsie
- Schlafapnoesyndrom
- Kleine-Lewin-Syndrom
- Prader-Willi-Syndrom
- Jaktationen
- Frontalhirnepilepsie/komplex-partielle Anfälle
- Enuresis nocturna
- Rolandi Epilepsie
- Plötzlicher Kindstod.

Darüber hinaus ist auch an *Schlafprobleme im Rahmen anderer kinderpsychiatrischer Störungen* zu denken:
- Autismus
- Rett-Syndrom
- Aufmerksamkeitsdefizit-Hyperaktivitätsstörung
- Lese-Rechtschreibstörung
- Depression
- Angststörungen (speziell Trennungsangststörungen!)
- Posttraumatische Belastungsstörung
- Tourette-Syndrom
- Geistige Behinderung.

Schlußfolgerung

Schlafschwierigkeiten sind recht häufig. Die Bewertung hängt allerdings wesentlich davon ab, wie diesbezüglich die sozialen Erwartungen an das Kind und seine Entwicklung gerichtet sind und was als ein normales Schlafmuster betrachtet wird. Glücklicherweise handelt es sich meistens um Schwierigkeiten beim Zubettgehen und evtl. beim Einschlafen oder es kommt zu Durchschlafstörungen mit nächtlichem Erwachen. All dies spricht gut auf einfache Psychoedukation und Verhaltensmanagement an, so daß nur selten psychotherapeutische oder medikamentöse Maßnahmen erforderlich sind. Gleichzeitig muß man aber zur Kenntnis nehmen, daß die Vulnerabilität des kindlichen Schlafes wesentlich mit der psychosozialen Entwicklung des Kindes verknüpft ist. Darum muß dieser Teil des kindlichen Lebens (gerade im Vorschulalter) stets bei einer kinderpsychiatrischen Aktivität mit berücksichtigt werden.

Behandlung

Wenn Vorschulkinder ein psychiatrisches Syndrom aufweisen, das in diesem Buch beschrieben ist, so folgt man in der Regel den Empfehlungen, die in dem entsprechenden Kapitel beschrieben sind. Eine *fachliche Abstimmung* mit heilpädagogischen und erzieherischen Anlaufstellen ist insbesondere für die Kinder wichtig, die eine chronische Störung wie den Autismus haben. Für die Betreuungspersonen ist es wichtig, im Vorherein über emotionale, verhaltensmäßige und Lernprobleme Bescheid zu wissen, die möglicherweise spezielle erzieherische Planung und Umgangsweise erfordern. Rechtzeitige Mitteilungen erlauben ebenso, daß das Kind in einer angemessenen Spielgruppe, einem angemessenen Kindergarten oder einer sonstigen pädagogischen Betreuung plaziert werden kann. So kann nicht nur dem Kind, sondern auch den ausgelaugten Eltern geholfen werden.

Falls die Untersuchungen ein oder auch mehrere Problemfelder aufdekken und keine spezifische diagnostische Zuordnung erlauben, so müssen Managementstrategien für alle Problemfelder bedacht werden. Manchmal werden die Eltern auch der Überzeugung sein, daß für ihr Kind gar keine Behandlung erforderlich ist, wenn man ihnen versichert, daß das Problemverhalten des Kindes durchaus noch altersüblich ist und im Laufe der Entwicklung bald verschwinden wird. In diesem Zusammenhang muß mit den Eltern auch klar abgesprochen werden, wann sie wieder mit den Fachleuten in Kontakt treten sollen, für den Fall, daß die Schwierigkeiten doch weiter bestehen oder noch zunehmen. Wenn eine Behandlung indiziert ist, so sind *verhaltenstherapeutische Zugangswege* oft besonders wertvoll. *Beispiel:* Falls Wutausbrüche oder häufiges nächtliches Erwachen durch elterliche Zuwendung und Aufmerksamkeit eher verstärkt werden, so muß ein Weg gefunden werden, daß dem Problem weniger Aufmerksamkeit gewidmet wird und gleichzeitig erwünschte Verhaltensweisen verstärkt werden. Die verhaltenstherapeutischen Programme müssen auf die Bedürfnisse von Kind und Eltern zugeschneidert werden. *Beispiel:* Wenn Eltern keine Nerven wie Stahl haben, so mögen sie es sehr schwierig finden, das nächtliche Aufwachen und Kontaktfordern des Kindes dadurch „zu löschen", daß sie die kindlichen Signale (z. B. Rufen und Schreien nach den Eltern mitten in der Nacht) ignorieren. Man kann dann einen „weicheren" Ansatz wählen, der eher von den Eltern mitgetragen wird, aber durchaus Erfolgsaussichten verspricht: Es wird ein Stufenplan aufgestellt, der nach und nach und für immer mehr Nächte dem Problem weniger Aufmerksamkeit schenkt und gleichzeitig erwünschte Verhaltensweisen verstärkt. Es ist wichtig zu bemerken, daß ein Verhaltenstherapieprogramm, welches die Eltern nicht ausführen können oder wollen, schlimmer ist als nichts zu tun, denn es demoralisiert die Eltern und führt durch seine inkonsistenten Verstärkereinsätze dazu, daß das Kind gegenüber den Versuchen der Verhaltensregulierung durch die Eltern immer besser standhält.

Übersichten zum Thema

Douglas J (1989) Behaviour Problems in Young Children. Tavistock/Routledge, London

Garreau B, Barthélémy C, Bruneau N, Martineau J, Rothenberger A (1990) Sleep disturbances in children: from the physiological to the clinical. In: Rothenberger A (ed) Brain and behavior in child psychiatry. Springer, Heidelberg, pp 317–342

Handford HA, Mattison RF, Kales A (1996) Sleep disturbances and disorders. In: Lewis M (ed) Child and Adolescent Psychiatry. Williams and Wilkins, Baltimore, pp 716–726

Richman N, Lansdown R (1988) Problems of Preschool Children. Wiley, Chichester

Skuse D (1994) Feeding and sleeping disorders. In: Rutter M, Taylor E, Hersov L (eds) Child and Adolescent Psychiatry: Modern Approaches, 3rd edn. Blackwell Science, Oxford, pp 467–489

Weitere Leseempfehlungen

Campbell SB (1995) Behavior problems in preschool children: a review of recent research. Journal of Child Psychology and Psychiatry 36:113–149

Minde K, Minde R (1986) Infant Psychiatry. Sage, Beverly Hills
(Ein Buch über die Probleme von Kindern unter drei Jahren)

Richman N, Stevenson J, Graham PJ (1982) Preschool to School: A Behavioural Study. Academic Press, London

Rothenberger A (1989) Somnambulismus und Pavor nocturnus. Pädiatrische Praxis 38:231–240

Kapitel 22 Störungen während der Adoleszenz

Weil die Adoleszenz den Übergang von der Kindheit zum Erwachsenenalter bildet, überrascht es nicht, daß die meisten in diesem Lebensalter auftretenden psychiatrischen Störungen entweder Fortsetzungen kindlicher Störungen oder frühe Manifestationen der Störungen Erwachsener sind. Die Adoleszenz stellt aber nicht nur einen Übergang dar; sie ist eine Phase mit ganz eigenen biologischen und sozialen Merkmalen, welche normales und anormales Verhalten während der Teenagerjahre färben. Bevor wir uns anormalen Verhaltensweisen widmen, müssen wir uns vor Augen halten, wie einzigartig die Welt ist, in der Jugendliche leben und welche Prozesse geistiger, emotionaler, sozialer und körperlicher Reifung in dieser Lebensphase stattfinden. Die Verhaltensprobleme, die besonders während der Adoleszenz hervorstechen, wie Delinquenz, Substanzmißbrauch, vorsätzliche Selbstverletzungen und Anorexia nervosa sind oft auch übertriebener und mißlungener Ausdruck des für die Adoleszenz typischen Ausprobierens und der dieser Zeit eigenen inneren Drangsal.

Eine kurzer Abriß zur Adoleszenz

Obwohl die Pubertät ein biologischer Prozeß ist, ist die Adoleszenz, wie wir sie heute kennen, ein relativ neues soziales Phänomen. Früher verließen die meisten Menschen die Schule vor oder während der Pubertät und begannen zu arbeiten. Die körperliche Reifung ging Hand in Hand mit der ökonomischen und sozialen. Das galt noch bis vor kurzem, bis das Zusammentreffen der frühen Pubertät (die jetzt durch bessere Ernährung und Gesundheit gekennzeichnet ist) mit längerer Schulbildung zu einem ‚Niemandsland' zwischen Kindheit und Erwachsenenalter führte. Damit ist die ausgedehnte Phase gemeint, in der Teenager zwar erwachsene Körper bekommen, aber nicht die Rolle, die Rechte und Pflichten sowie die Unabhängigkeit Erwachsener. Wenn dies auch eine sehr vereinfachte Darstellung ist, verweist sie doch auf die Notwendigkeit, die Adoleszenz (wie auch jede andere Lebensphase) als sowohl *kulturell wie auch biologisch bestimmt* zu betrachten.

Regeln und Autonomie

Die Adoleszenz ist die Zeit, in der die dem Jugendlichen von anderen auferlegten Regeln und Grenzen nicht mehr ohne weiteres akzeptiert werden. Er will nun seine eigenen Regeln aufstellen und die Grenzen selbst bestimmen. Selbst auferlegte Kontrolle ersetzt die von anderen ausgeübte Kontrolle. Junge Menschen sehen sich einer schwierigen Herausforderung gegenüber, wenn sie versuchen, ihre wachsenden Fähigkeiten und ihren Wunsch nach Selbstbestimmung innerhalb der Grenzen auszudrücken, die von den Eltern und der Gesellschaft akzeptiert werden. Es überrascht daher nicht, daß sich in dieser Lebensphase die häufigsten Streitigkeiten mit den Eltern um Themen drehen, die Regeln und Autonomie betreffen. Wenn diese Bestrebungen den Charakter einer Störung erlangen, kann es geschehen, daß Teenager „außer Kontrolle geraten" und nur noch ihre eigenen Bedürfnisse befriedigen, ohne Rücksicht auf gesellschaftliche Regeln oder die Bedürfnisse ihrer Eltern. Hier gibt es dann weder von anderen auferlegte, noch selbst auferlegte Kontrolle, was es allen Beteiligten, einschließlich Eltern, Sozialarbeitern und Psychiatern so besonders schwierig macht, mit diesen Jugendlichen umzugehen. Wenn die Eltern von der Situation überfordert sind und das Kind in ein Kinderheim eingewiesen wird, wird das Problem oft noch verschlimmert, da es in vielen Heimen den Kindern an Halt fehlt, was sich in einem hohen Maß „unkontrollierter" Handlungen widerspiegelt, wie zum Beispiel frühzeitiger und ungeschützter Geschlechtsverkehr, Überdosen von Medikamenten und Pulsadern öffnen, Substanzmißbrauch, Weglaufen, Diebstahl und Gewaltanwendung.

Biologische und soziale Einflüsse wirken zusammen

Biologische Faktoren tragen zur pubertären Zunahme sexueller und aggressiver Verhaltensweisen bei Menschen wie auch Tieren bei; die Konsequenzen einer verzögerten Pubertät bekräftigen das. Unterschiedliche Kulturen kanalisieren diese biologische Prädisposition jedoch auf verschiedene Weise, indem einige Merkmale verstärkt, andere unterdrückt werden. Auch wenn es dem gesunden Menschenverstand widerspricht, gibt es keinen überzeugenden Beweis dafür, daß der Hormonstatus bei äußerst gewalttätigen Delinquenten oder Sexualstraftätern anormal hoch sei, und die Wirksamkeit (auch nur der Wunsch nach) „chemischer Kastration" bleibt unter diesen Umständen umstritten. Pathologische Ausprägungen postpubertärer sexueller und aggressiver „Triebe" scheinen mehr von sozialen und psychologischen Variablen beeinflußt als von biologischen.

Das Zusammenspiel biologischer und sozialer Faktoren während der adoleszenten Entwicklung wird durch die Ergebnisse einer schwedischen Studie gut illustriert, die die Konsequenzen früh einsetzender Pubertät für Mädchen untersuchte. Ungefähr 10% einer großen und repräsentativen Stichprobe von Mädchen trat mindestens zwei Jahre früher in die Pubertät ein als der Durchschnitt. Als Jugendliche neigten diese *frühreifen Mädchen* mehr als ihre Altersgenossinnen zum Rauchen, Trinken und Stehlen. Sie schwänzten die Schule häufiger, gehorchten ihren Eltern nicht und brachen ihre Schulausbildung oft bei der ersten Gelegenheit ab. Diese Unterschiede rührten aus der Neigung der frühreifen Mädchen her, sich mit älteren Mädchen zusammen zu tun, vielleicht besonders mit solchen, die unzufrieden waren und schlechte Schulleistungen aufwiesen. Ein biologischer Unterschied (frühere Pubertät) führte also zu einem sozialen Unterschied (Wahl der Gleichaltrigengruppe), und dieser soziale Unterschied beeinträchtigte die Anpassung; frühreife Mädchen ohne ältere Freundinnen wiesen kein erhöhtes Risiko für Regelübertretungen auf.

Kognitive Entwicklung

In vielerlei Hinsicht haben Teenager im Alter von 14 oder 15 Jahren kognitive Fähigkeiten, die denen Erwachsener entsprechen, zum Beispiel bei Tests zur abstrakten Denkfähigkeit und hinsichtlich vieler Frontalhirnfunktionen. Konflikte können leicht aus der Tatsache entstehen, daß Teenager hier auf der gleichen Stufe stehen wie ihre Eltern und Lehrer, die Unterschiede bezüglich Erfahrungen und Macht aber enorm sind. Erwachsene können die Fähigkeit der Teenager unterschätzen, Dinge für sich selbst zu durchdenken, während Teenager den Wert der Erfahrung unterschätzen können.

So wie sich die Menschen bezüglich des Alters, in dem sie wirklich erwachsen sind, sehr unterscheiden, erreichen sie auch zu unterschiedlichen Zeitpunkten das kognitive Potential Erwachsener, ein Unterschied, der bedeutsame Konsequenzen für die psychosoziale Anpassung hat. Einige Studien über jugendliche Straftäter verweisen darauf, daß diese in der Entwicklung von Gewissen und Altruismus hinter Gleichaltrigen zurückbleiben, obwohl es sich als schwierig erwies, diese Bereiche zu messen.

Identität

Im Prinzip bietet unsere Gesellschaft Jugendlichen eine verwirrende Vielfalt möglicher erwachsener Rollen an: „Du kannst alles werden, was du willst, wenn du wirklich etwas dafür tust“. In der Praxis sind die Möglichkeiten der meisten Jugendlichen aber begrenzt und bescheiden. Diese Spannung trägt zu den Schwierigkeiten der Adoleszenz bei, da der junge Mensch versucht, eine Identität zu entwickeln, die eine Brücke schlägt zwischen seinem inneren Sehnen und den realistischen Gegebenheiten. Die Verwirrung über die persönliche Identität kann manchmal so ausgeprägt sein, daß sie es einem jungen Menschen unmöglich macht zu funktionieren. In den DSM-IV-Kriterien ist der Begriff *Identitätsproblem* unter der Rubrik „Andere klinisch relevante Probleme“ enthalten. Die ICD-10 enthält keine vergleichbare Kategorie.

Verschiedene Gefahren sind damit verbunden, die von der Erwachsenenwelt angebotenen Identitäten zu akzeptieren oder zurückzuweisen. Eine bescheidene Identität zu akzeptieren, die hinter frühere Wünsche zurückfällt, kann das Selbstwertgefühl schädigen und zu Depressionen führen. Das andere Extrem besteht darin, wenn Jugendliche ihre Identität hauptsächlich über die Auflehnung gegen die Autorität und die Normen Erwachsener definieren, denn das macht sie anfällig für Delinquenz und Substanzmißbrauch. Eine Identität, die auf der Ablehnung der Werte Erwachsener basiert, scheint den kumulativen Einfluß von elterlicher Kritik, Schulversagen und daraus folgender Identifikation mit einer delinquenten Gleichaltrigengruppe widerzuspiegeln.

Die *sexuelle Identität* muß für junge Menschen noch nicht eindeutig festgelegt sein; Statistiken lassen vermuten, daß zumindest 3% eindeutig homosexuell sind, mindestens die gleiche Prozentzahl erlebt eine Phase der Bisexualität, die bei den meisten vorübergehend ist.

Problemlösung und Streßbewältigung

Auch wenn die Kindheit ihre eigenen Streßfaktoren hat, kann der Übergang zum Erwachsenenalter doch größere Belastungen mit sich bringen: Prüfungen, Liebeskummer, Arbeitslosigkeit oder vermehrte Streitigkeiten mit den Eltern. Kinder, die nicht gelernt haben, sich anderen anzupassen und Krisen zu bewältigen, vielleicht weil auch ihre Eltern diese Fähigkeiten nicht hatten, empfinden wahrscheinlich, daß die neuen Streßfaktoren der Adoleszenz schwer zu bewältigen sind. Gewalttätigkeit, Substanzmißbrauch oder Selbstverletzung kann dann ein Mittel sein, Streß zu entschärfen oder Probleme anzugehen, die nicht auf angemessenere Weise gelöst werden können.

Epidemiologie psychiatrischer Störungen der Adoleszenz

Die Isle-of-Wight-Studie an 14- und 15jährigen ist nach wie vor die „klassische" epidemiologische Untersuchung adoleszenter Psychopathologie (Box 22.1). Auch wenn die Hauptergebnisse dieser Studie die Zeit überdauerten, haben doch viele nachfolgende Studien etwas höhere Raten adoleszenter Depression ergeben (bis zu 8%). Zunehmendes Interesse findet auch ein „Zwei-Populationen"-Modell von Störungen des Sozialverhaltens während der Adoleszenz, wobei die eine Gruppe aus dem „harten Kern" von Individuen besteht, die Verhaltensstörungen vor, während und nach der Adoleszenz aufweisen, während eine größere Anzahl zuvor gut angepaßter Individuen eine relativ vorübergehende Phase mit Regelverletzungen und antisozialem Verhalten während der Adoleszenz aufweist.

Emotionale Störungen und Störungen des Sozialverhaltens sind die häufigsten Diagnosen in der Adoleszenz wie auch in der mittleren Kindheit.

Box 22.1 Die Isle-of-Wight-Follow-up-Studie (Rutter et al. 1976)

Methode

Alle 2303 auf der Isle of Wight lebenden Jugendlichen wurden untersucht, wobei ein Zwei-Stufen-Design benutzt wurde (siehe Kapitel 3). Für jeden Probanden wurden Screening-Fragebögen von Eltern und Lehrern ausgefüllt. Diejenigen Jugendlichen, die „screen-positiv" waren, wurden psychiatrisch untersucht, ebenso wie eine randomisierte Stichprobe der „screen-negativen" Jugendlichen. Die meisten Probanden waren bereits vier Jahre zuvor in der ursprünglichen Isle-of-Wight-Studie untersucht worden (siehe Kapitel 3), einige waren auch neu hinzugekommen.

Die wichtigsten Ergebnisse

(1) Wenn man die Beurteilung der Eltern und Lehrer zugrundelegte, waren eindeutige psychiatrische Störungen bei 10% der Stichprobe vorhanden – eine nur geringfügig erhöhte Prozentzahl gegenüber der in der mittleren Kindheit gemessenen Rate. Außerdem berichteten 10% der Jugendlichen über ausgeprägte Gefühle des Unglücklichseins und der Wertlosigkeit, die nicht von signifikanten äußeren Veränderungen begleitet wurden. Ist das mit verdeckter Depression gleichzusetzen? Nur Langzeit-Follow-up-Studien werden die Frage beantworten können, ob verdecktes Unglücklichsein Jugendlicher ein Vorläufer offener Depression im Erwachsenenalter ist.
(2) Von den Störungen, die den Informanten auffielen, waren emotionale und Störungen des Sozialverhaltens die häufigsten. Depressive Störungen waren häufiger als bei den Zehnjährigen – 2% statt damals 0,2%. (Selbstberichtetes Unglücklichsein war sogar noch häufiger: 48% der Mädchen, 42% der Jungen.) Schulverweigerung trat bei den 14jährigen ebenfalls häufiger auf als bei den 10jährigen und schien Teil von umfassenderer Ängstlichkeit und affektiver Störung zu sein.
(3) Weniger als die Hälfte der Jugendlichen, die mit 14 Jahren eine Störung aufwiesen, hatten diese schon mit 10 Jahren gezeigt. Die Störungen, die erstmals nach dem Alter von 10 Jahren auftraten, unterschieden sich in drei Hauptbereichen von den Störungen mit früherem Beginn: Sie waren nicht mit Erziehungsproblemen assoziiert; die Störungen der Jungen waren kaum häufiger als die der Mädchen; widrige familiäre Faktoren waren seltener vorhanden.
(4) Nur eine Minderheit der Jugendlichen war von ihren Eltern entfremdet (bewertet anhand von Streitigkeiten, emotionalem Rückzug und Zurückweisung). Entfremdung war besonders häufig, wenn der junge Mensch eine psychiatrische Störung hatte (vor allem wenn sie chronisch war). Auch wenn Entfremdung, die in die frühe oder mittlere Kindheit zurückreichte, mit psychiatrischen Störungen, die nach dem Alter von 10 Jahren auftraten, verbunden zu sein schien, war eine in den Teenagerjahren beginnende Entfremdung keine häufige Ursache einer psychiatrischen Störung.

Diese werden in den entsprechenden Kapiteln behandelt, wie auch zwei weitere Probleme, die während der Adoleszenz besonders hervorstechen: jugendliche Delinquenz und vorsätzliche Selbstverletzungen/Selbstmordversuche.

Spezifische Störungen

Substanzgebrauch und -mißbrauch

In einer Gesellschaft, in der es Erwachsenen gestattet ist, ausgewählte psychoaktive Substanzen *zum Vergnügen oder zur Streßmilderung* zu gebrauchen, überrascht es nicht, daß die meisten jungen Menschen psychoaktive Substanzen ausprobieren wollen und daß viele diese dann regelmäßig konsumieren, oft mit starken Auswirkungen auf ihre eigene und die öffentliche Gesundheit. Eine neuere *Übersichtsstudie* über 15- und 16jährige britische Jugendliche zeigt, daß mehr als drei Viertel zumindest einmal in ihrem Leben betrunken waren, und fast genauso viele hatten geraucht. Im letzten Monat vor der Befragung hatte ungefähr die Hälfte fünf oder mehr alkoholische Getränke bei einem einzigen Anlaß getrunken, und ein Drittel hatte geraucht. Fast die Hälfte hatte illegale Drogen ausprobiert: Etwa 40% hatten Cannabis konsumiert, etwa 20% hatten flüchtige Substanzen inhaliert (Klebstoff oder Lösungsmittel); LSD, Amphetamine, Tranquillizer und Ecstasy waren jeweils von 5–15% eingenommen worden. Auch wenn die meisten Experimente mit illegalen Drogen nicht zum regelmäßigen Gebrauch führen, sollte doch bedacht werden, daß fast alle jungen Erwachsenen, die Drogen mißbrauchen, in der Schule begannen, Drogen zu nehmen. Es ist um so schwieriger, davon wieder loszukommen, je eher mit den Drogen begonnen wurde.

Es gibt keine einzelne oder einfache *Erklärung* für das Muster des Substanzgebrauchs und -mißbrauchs: Erreichbarkeit, pharmakologische Faktoren, konstitutionelle Prädisposition, Jugendkultur, Werbung und erwachsene Rollenmodelle spielen hier mit. Die psychosoziale Anpassung während der Kindheit ist ein weiterer Faktor unter vielen. Kinder mit Störungen des Sozialverhaltens sind anfälliger für Substanzmißbrauch während der Adoleszenz und im Erwachsenenalter als andere Kinder. Die Kombination von Störungen des Sozialverhaltens und Hyperaktivität birgt ein besonders hohes Risiko. Es hat sich als schwierig erwiesen festzulegen, inwieweit die sozialen und psychiatrischen Probleme Substanzen mißbrauchender Jugendlicher aus dem Drogenkonsum selbst erwachsen, oder inwieweit sie einfach die Fortsetzung von bereits lange vor dem Substanzgebrauch bestehenden Anpassungsproblemen sind.

Das *Inhalieren organischer Lösungsmittel* – bekannt als „volatile substance abuse" (VSA) oder Klebstoffschnüffeln – ist ein Muster von Substanzgebrauch- und -mißbrauch, das besonders mit Jugend und sozialen Widrigkeiten verbunden ist. In Großbritannien ist VSA bei Jugendlichen um 15 Jahre am weitesten verbreitet; ungefähr 1% der britischen Jugendlichen inhalieren regelmäßig Lösungsmittel, wobei die meisten aus schlechten sozialen Verhältnissen kommen. In anderen Ländern ist VSA eher die Regel als die Ausnahme bei einigen besonderes benachteiligten Gruppen von Kindern, zum Beispiel bei den Millionen von Straßenkindern in Brasilien. Für den Benutzer ist das Inhalieren von Lösungsmitteln reizvoll, weil es ein billiges und leicht zugängliches Mittel ist, „high" zu werden, einer unerträglichen Situation zu entfliehen; die Wirkungen ähneln denen von Alkoholkonsum, dauern aber nicht so lange an. Häufige Nebenwirkungen beinhalten Übelkeit, Erbrechen, Kopfschmerzen, Tinnitus, Schleimhautentzündungen und Bauchschmerzen. Das Inhalieren mit Hilfe einer Tüte kann zu Hautausschlag um Mund und Nase führen. Seltenere Nebenwirkungen beinhalten Leber- und Nierenschäden, Atembeschwerden und Enzephalopathie. Durch Herzstillstand, Ersticken an Erbrochenem oder Kelhkopfspasmen (vor allem wenn Feuerzeugbenzin oder Deodorant direkt in den Rachen gesprüht wird) kann es zum Tod kommen. In Großbritannien sterben zur Zeit jährlich ungefähr 100 Jugendliche unter 18 Jahren an VSA, das sind ungefähr 5% aller Todesfälle in dieser Gruppe. Bei bis zu einem Drittel kommt es zum Tod, wenn Kinder zum ersten Mal mit Lösungsmitteln experimentieren. Auch wenn Mädchen genauso häufig wie Jungen Lösungsmittel versuchen, kommt es bei Jungen zu den meisten Todesfällen, wobei sich der Geschlechtsunterschied möglicherweise in der Intensität, Dosis oder der Wahl des Lösungsmittels niederschlägt.

Schizophrenie

Das wichtigste, was man über Schizophrenie in der Kindheit und Adoleszenz wissen muß, ist, daß sie der im Erwachsenenalter auftretenden sehr ähnlich ist, aber seltener vorkommt. Schizophrenie kann zwar schon bei siebenjährigen Kindern ausbrechen, ist aber insgesamt sehr selten vor dem Ende der Pubertät festzustellen. Diese *Seltenheit präpubertärer Schizophrenie* erstaunt im Licht der zunehmenden Erkenntnis, daß Schizophrenie für gewöhnlich eine Störung der neuronalen Entwicklung darstellt, die vielleicht schon aus der frühen pränatalen Phase herrührt. Warum sollte es so viele Jahre dauern, bevor lange bestehende Anormalitäten der neuronalen Entwicklung schließlich in psychotische Symptome münden? Eine plausible Erklärung lautet, daß die zugrundeliegenden Gehirnauffälligkeiten erst allmählich durch normale Entwicklungs- und Adaptationsprozesse zu Tage treten wie Myelinisation und die funktionsgeleitete progressive „Aussonderung“ überschüssiger Synapsen – Prozesse, die bis zur Pubertät und auch darüber hinaus stattfinden.

Genetische Faktoren scheinen bei einer Manifestation in der Kindheit wie auch im Erwachsenenalter gleichermaßen bedeutsam zu sein. Auch wenn Männer im allgemeinen anfälliger sind für einen frühen Ausbruch der Schizophrenie, ändert sich das Geschlechterverhältnis im Alter zwischen 11 und 14 Jahren, wahrscheinlich weil Mädchen eher als Jungen in diesem Alter bereits postpubertär sind. Einer in der Kindheit oder Adoleszenz ausbrechenden Schizophrenie gehen häufig *prämorbide Auffälligkeiten* in der Entwicklung und sozialen Anpassung voraus. Neuronale Entwicklungsstörungen beinhalten verzögerte Sprech- und Sprachentwicklung, Ungeschicklichkeit, Unaufmerksamkeit und niedrigen IQ (im Mittel um 90). Dem Ausbruch einer offenen Psychose gehen vielfach Jahre schlechter sozialer Anpassung voraus. Auch wenn diese prämorbiden Auffälligkeiten in der Rückschau oft eindeutig festzustellen sind, sind sie doch nicht charakteristisch genug, um umgekehrt eine verläßliche prospektive Diagnose einer einsetzenden Schizophrenie zu stellen. Inwieweit hirnelektrische Auffälligkeiten (z. B. niedrige Amplitude bestimmter ereigniskorrelierter Potentiale) bei Kindern schizophrener Eltern hier hilfreich sein können, bleibt noch zu klären.

Schizophrene Symptome sind in allen Altersgruppen fast gleich. Sogar junge Kinder können bereits „positive" Symptome wie Halluzinationen und Wahnvorstellungen entwickeln, ebenso wie Denkstörungen und „negative" Symptome (z.B. Affektabstumpfung und apathischer sozialer Rückzug). In Übereinstimmung mit dem Entwicklungsstand sind Wahnvorstellungen von Kindern im allgemeinen weniger komplex als bei Erwachsenen und beinhalten dementsprechend seltener sexuelle oder andere „erwachsene" Themen. Phänomene von Passivität oder Gedankenarmut sind geringer ausgeprägt als bei Erwachsenen.

Da das Alter hinsichtlich der Symptomatologie wenig Unterschiede macht, können die ICD-10- und DSM-IV-Kriterien für Schizophrenie in allen Altersgruppen angewandt werden. Das funktioniert im allgemeinen gut, auch wenn einige Studien gezeigt haben, daß manische Episoden während der Adoleszenz sehr häufig auch Schneidersche Symptome ersten Ranges beinhalten, was oft zu der Fehldiagnose Schizophrenie führt. Die Diagnose kann bei jüngeren und in ihrer Entwicklung verzögerten Kindern schwieriger zu stellen sein, vor allem wenn der Ausbruch der Symptome schleichend erfolgt. In dieser Altersgruppe kann es schwer sein, Wahnvorstellungen und Halluzinationen von übertriebenen altersentsprechenden Ängsten und Phantasien zu unterscheiden, vor allem bei gleichzeitig bestehender Sprachstörung. Die Unterscheidung zwischen Schizophrenie und Autismus ist nicht schwierig (Box 22.2), aber bei der Untersuchung von besonderer Bedeutung!

Wenn eine Schizophrenie früh im Leben beginnt, ist ihr Ausbruch eher schleichend als akut. Psychotische Episoden beinhalten im allgemeinen Halluzinationen, Wahnvorstellungen und Denkstörungen über einen Zeitraum von einem bis sechs Monaten. Durch die Gabe von *Neuroleptika* können die Symptome oft gelindert werden, die Dauer der Episode wird davon aber nicht unbedingt beeinflußt. Jugendpsychiater verwenden zunehmend neuere Neuroleptika wie Sulpirid, Clozapin, Olanzapin und Risperidon zur Verringerung von Nebenwirkungen, zur Besserung der negativen Symptome oder um den Widerstand gegen traditionellere Neuroleptika wie Haloperidol zu umgehen. Zur Zeit basiert diese Praxis eher auf der Extrapolation von Studien an Erwachsenen, als auf der geprüften Erfahrung an Jugendlichen selbst. Die baldige Auflösung positiver Symptome wird oft gefolgt von einer einige Monate währenden zweiten Behandlungsphase, während der noch bestehende Negativsymptome teilweise oder ganz verschwinden. Wie auch bei den Fällen, in denen die Schizophrenie erst im Erwachsenenalter ausbricht, wird nur eine Minderheit der betroffenen Kinder und Jugendlichen vollständig geheilt und erleidet keine weiteren Episoden. Die *Arbeit mit den Familien* zielt darauf ab, negative Gefühlsäußerungen und Kritik zu vermindern sowie dafür zu sorgen, daß ein stabiler, dem Biorhythmus des Jugendlichen angepaßter Tagesablauf eingehalten wird. Dies kann dazu beitragen, Rückfälle zu verhindern. Gleiches gilt für eine

Box 22.2 Vergleich von Autismus und Schizophrenie

	Autismus	**Schizophrenie**
Charakteristische Merkmale	Schwere soziale Beeinträchtigung (abgewandt oder unempathisch). Schwere Kommunikationsprobleme. Ritualistisches und repetitives Verhalten	Halluzinationen, Wahnvorstellungen, Denkstörungen, negative Symptome
Beginn	Vor dem Alter von 3 Jahren, oft von Geburt an	Nach dem Alter von 7 Jahren, meist postpubertär ± prämorbide Entwicklungsabweichungen (geringfügiger und weniger spezifisch als beim Autismus)
Familiengeschichte	2% der Geschwister sind autistisch, mehr als 10% haben abgeschwächte bzw. einzelne autistische Merkmale	Oft positive Familiengeschichte bezüglich Schizophrenie
Mentale Retardierung	Meistens	Selten
Verlauf	Nicht-episodisch, chronisch Meist leichte Besserung mit dem Älterwerden	Episodisch, oft mit gradueller Verschlechterung der sozialen Anpassung
Nutzen von Neuroleptika	Selten	Meistens
Schwere langzeitige soziale Beeinträchtigung	Meistens	Meistens
Braucht öffentliche Fürsorge und Behandlung	Meistens	Meistens

langfristige Medikamentengabe. Betroffene Kinder und Jugendliche können auch einer speziellen Schulung bedürfen, einem Training von sozialen Fertigkeiten (evtl. im Rahmen einer *Rehabilitationseinrichtung*) und bei entsprechendem Alter einer stufenweisen Eingliederung in die sozialpsychiatrischen Dienste für Erwachsene. Vor allem nach der zweiten und nachfolgenden Episoden findet vielfach nur noch eine unvollständige Heilung statt, und die sozialen Funktionen verschlechtern sich immer mehr. Bei einem frühen Ausbruch ist die Prognose schlechter als bei einem Ausbruch im Erwachsenenalter. Die besten *Prädiktoren* für den Langzeitverlauf der früh einsetzenden Schizophrenie sind das prämorbide Funktionsniveau (hoch ist besser) und der Erholungsgrad von der ersten Episode (rascher ist besser).

Anorexia nervosa

Anorexia nervosa tritt am häufigsten in der Mitte der Teenagerjahre auf und zwar in einem Geschlechtsverhältnis von etwa 10 Mädchen: 1 Jungen. Ein Ausbruch vor der Pubertät ist selten. Die Prävalenz liegt bei ungefähr 0,1% bei 11- bis 15jährigen Mädchen und bei 1% bei 16- bis 18jährigen Mädchen. Die Hauptdiagnosekriterien, die bei ICD-10 und DSM-IV sehr ähnlich sind, finden sich in Box 22.3. In DSM-IV und ICD-10 werden zwei Untergruppen der Anorexia nervosa aufgeführt: ein *restriktiver (passiver und asketischer) Typus*, bei dem der Gewichtsverlust mit Hungern einhergeht, aber nicht mit Freßanfällen oder der Einnahme von Abführmitteln; und *ein aktiver/bulimischer Typus*, bei dem alles drei vorliegt. Ob dies wirklich zwei unterschiedliche Subtypen sind und nicht einfach verschiedene Abschnitte eines Kontinuums ist bisher nicht zweifelsfrei geklärt. Sogenannte Körperschemastörungen mit negativen Kognitionen („Ich bin fett") können die Eßproblematik lange aufrechterhalten und verschwinden später als das gestörte Eßverhalten und das niedrige Körpergewicht. Depressive und zwanghafte Merkmale sind häufig ebenfalls vorhanden. Sie verlangen manchmal eine entsprechende zusätzliche Diagnose und Behandlung.

Zwillingsstudien lassen vermuten, daß *genetische Faktoren* von Bedeutung sein können, vor allem beim Ausbruch des restriktiven Typus der Anorexie während der Adoleszenz. Epidemiologische Studien verweisen darauf, daß *kulturelle Faktoren* ebenfalls von Bedeutung sind. Die Anorexia nervosa tritt vor allem in den hochentwickelten Industrieländern auf, in anderen Ländern tritt sie nur begrenzt in den wohlhabendsten (und am stärksten westlich orientierten) sozialen Schichten auf. Das zeitgenössische westliche weibliche Schönheitsideal beinhaltet eine Schlankheit, die die meisten adoleszenten Mädchen zu Diäten zwingt. Die Notwendigkeit, anorektisch zu sein, ist besonders verbreitet bei Models/Mannequins oder Ballettänzerinnen, bei denen Schlankheit besonders betont wird. Wenn auch die meisten Diäten junger Mädchen nicht gesundheitsschädlich sind,

Box 22.3 Diagnostische Kriterien für Anorexia nervosa

(1) *Untergewicht:* <85% des für Alter und Größe normalen Gewichts (aufgrund von Gewichtsverlust oder bei Kindern aufgrund von mangelnder Gewichtszunahme).
(2) *Verursacht durch:* Vorsätzliche Einschränkung der Nahrungsaufnahme, manchmal verbunden mit übermäßigem Sporttreiben; Appetitzügler oder Abführmittel (z.B. selbst induziertes Erbrechen oder Laxanzien, Einläufe oder Diuretika).
(3) *Assoziierte Kognitionen:* Intensive Furcht vor Dicksein. Gefühl, dick zu sein auch bei Untergewicht (oder Akzeptanz des Körpers nur bei Untergewicht).
(4) *Endokrine Auswirkungen:* Amenorrhoe bei weiblichen Jugendlichen, nachdem die Menarche bereits eingesetzt hatte, außer die „Pille" wird genommen. (Verlust von sexuellem Interesse und Potenz bei männlichen Jugendlichen. Verzögerte oder gehemmte Pubertätsentwicklung bei frühem Beginn.)

so verstärkt der soziale Druck, Diäten zu machen und schlank zu sein doch das Risiko für Anorexie. Es gibt keinen bestimmten „anorexogenen" Familienhintergrund; die Störung ist assoziiert mit einem erhöhten Maß an nichtspezifischen Problemen bezüglich der familiären Kommunikation und Interaktion, wie auch mit erhöhten Raten von Gewichtsproblemen, körperlicher Erkrankung, Depression und Alkoholismus bei Verwandten.

Die prädisponierende Rolle von spezifischen Kindheitserfahrungen einschließlich sexuellem Mißbrauch ist ungewiß. In vielen Fällen scheint die Anorexie durch ein widriges Lebensereignis herbeigeführt worden zu sein, obwohl diese Ereignisse nicht eindeutig charakterisiert werden können. Die der Pubertät eigene Gewichtszunahme und die Veränderung der Körperformen können ebenfalls zum Ausbruch der Krankheit beitragen, vielleicht vor allem dann, wenn das Individuum Angst vor dem Wechsel von kindlicher Abhängigkeit zu sexueller Reife und zur Unabhängigkeit Erwachsener hat.

Auch wenn die Folgerung schlüssig erscheint, daß anorektische Wahrnehmungen anorektisches Verhalten fördern - zum Beispiel, daß eine übermäßige Sorge um das Körpergewicht zu ausgeprägten Diäten führten - kann auch das Gegenteil zutreffen. Unter manchen Umständen kann selbstauferlegtes *Hungern ein Eigenleben* beginnen. Verstopfungen und verzögerte Darmentleerung, die mit Hungern einhergehen, können dem betroffenen Individuum ein Völlegefühl vermitteln, obwohl es wenig ißt. Außerdem kann das Hungern auch zu Belohnungen führen in Form von Endorphinausschüttung oder besonderer Beachtung durch andere. In solchen Fällen kann das Hungern zu einem sich selbst aufrechterhaltenden Verhalten werden, wobei die betroffenen Menschen dann versuchen, ihrer Sucht zu hungern einen Sinn zu geben, indem sie plausible, aber irrelevante Erklärungen suchen, zum Beispiel daß sie sich eben dick fühlen würden. Auch wenn Gewichtsverlust zunächst eine Reaktion auf Streß oder Teil eines kulturell akzeptierten Hungerns darstellt, kann sich dieser Prozeß zu einem Teufelskreis entwickeln, dem nur schwer zu entkommen ist.

Mit entsprechend ausgebildeten Therapeuten kann die *Behandlung* anorektischer Kinder und Jugendlicher, die bei ihrer Familie leben, meist auf ambulanter Basis durchgeführt werden. Graduelle aber stetige Gewichtszunahme ist das erste Hauptziel, bis ein Endgewicht erreicht ist, das bis auf 10% dem Normalgewicht entspricht. Das wird für gewöhnlich erreicht durch häufigere kleine Mahlzeiten (vier bis sechs pro Tag). Gewichtszunahme wird erleichtert durch eine Kombination von Familientherapie und Verhaltenstherapie. Die Familiensitzungen sollen einer Restrukturierung der Familie dienen, die der Heilung förderlich ist, oft indem die Eltern mehr in die Nahrungsaufnahme eingebunden werden, bis eine normale Gewichtskontrolle wieder hergestellt ist. Verhaltenstherapeutische Techniken können zur Belohnung von Nahrungsaufnahme und Gewichtszunahme angewandt werden. Die Einzeltherapie kann eine Mischung aus Unterstützung, kognitivem Training, Diätberatung und dem Erlernen von problemlösenden Verhaltensweisen sein. Ein gut durchgeführter Vergleich von Familien- und Einzeltherapie zeigte, daß die Familientherapie bei Patienten unter 19 Jahren, bei denen die Anorexie noch nicht chronisch war, überlegen war. Es gibt keine eindeutigen Indikationen für die Gabe von Neuroleptika oder Appetitanregern, aber Antidepressiva (vor allem SSRIs) können durchaus einen günstigen Effekt haben bei Gewichtszunahme, komorbider Depression, Zwang sowie mangelnder Impulskontrolle im Übergang zur Bulimie.

Im *Langzeitverlauf* erfahren ungefähr 50% der Betroffenen eine Heilung, bei 30% tritt eine teilweise Besserung ein und bei 20% nimmt die Erkrankung einen chronischen Verlauf. Die Mortalitätsrate liegt unter 5%. Bei einer Minderheit kann die Erkrankung von der restriktiven/passiven zur aktiven/bulimischen Anorexie und dann zur Bulimie übergehen. Negativen Vorhersagewert haben großer Gewichtsverlust, zu rasche Gewichtszunahme bei stationärer Behandlung (sog. „Herausfressen"), Erbrechen, Freßanfälle, stärkere Chronizität und prämorbid bestehende Störungen. Mögliche Indikatoren für einen günstigeren Verlauf beinhalten den frühen Beginn, eine gute Eltern-Kind-Beziehung und frühzeitige Diagnosestellung und Behandlung.

Bulimia nervosa

Bulimia nervosa beinhaltet häufige Episoden von unkontrolliertem Überessen, während der große Mengen an Nahrungsmitteln in kurzer Zeit konsumiert werden; die Störung sollte nicht diagnostiziert werden aufgrund von Freßanfällen, die während einer Phase auftreten, zu der Patienten ebenfalls die Diagnosekriterien für Anorexia nervosa erfüllen. Freßanfälle treten auf vor dem Hintergrund eines durchdringenden Verlangens nach oder der übermäßigen Beschäftigung mit Nahrung. Die Patienten arbeiten den dickmachenden Wirkungen der Freßanfälle unter anderem durch selbstinduziertes Erbrechen, Abführmittel und Hungerperioden entgegen. Das Körpergewicht bewegt sich oft nahe des Normbereichs, die Sorge um Gewichtszunahme ist jedoch erhöht.

Die Bulimie tritt am häufigsten einige Jahre später auf als die Anorexie. Es sind hauptsächlich Frauen betroffen. Auch wenn epidemiologische Studien darauf verweisen, daß Bulimie in der allgemeinen Bevölkerung weiter verbreitet ist als Anorexie, ist sie in klinischen Untersuchungsgruppen unterrepräsentiert. Die meisten betroffenen Patienten können ambulant behandelt werden mit kognitiver Verhaltens- oder Gruppentherapie, beides anscheinend wirksamere Behandlungsarten als eine Medikation. Im Langzeitverlauf bleibt das gestörte Eßverhalten meist bestehen, und Depression tritt häufig auf.

Übersichten zum Thema

Farrell M, Taylor E (1994) Drug and alcohol use and misuse. In: Rutter M, Taylor E, Hersov L (eds) Child and Adolescent Psychiatry: Modern Approaches, 3rd edn. Blackwell Science, Oxford, pp 529–545

Lay B, Schmidt MH (1999) Rückfälle im Krankheitsverlauf der Anorexia nervosa. Zeitschrift für Kinder- und Jugendpsychiatrie und Psychotherapie 27:207–220

Steinhausen H-C (1994) Anorexia and bulimia nervosa. In: Rutter M, Taylor E, Hersov L (eds) Child and Adolescent Psychiatry: Modern Approaches, 3rd edn. Blackwell Science, Oxford, pp 425–440

Steinhausen H-C (1995) Eating disorders in adolescence. Anorexia and Bulimia Nervosa. De Gruyter, Berlin

Warnke A (Hrsg) (1994) Schwerpunktthema „Schizophrene Psychosen im Kindesalter und in der Adoleszenz". Zeitschrift für Kinder- und Jugendpsychiatrie 22:237–298 (In fünf Beiträgen werden frühbeginnende Schizophrenien, Verlauf schizoaffektiver und schizophrener Psychosen in der Adoleszenz sowie psychotherapeutische, soziotherapeutische und psychopharmakologische Aspekte dargestellt)

Werry JS, Taylor E (1994) Schizophrenic and allied disorders. In: Rutter M, Taylor E, Hersov L (eds) Child and Adolescent Psychiatry: Modern Approaches, 3rd edn. Blackwell Science, Oxford, pp 594–615

Weitere Leseempfehlungen

Eggers C, Bunk D (eds) (1999) Early onset schizophrenia: phenomenology, course and outcome. European Child and Adolescent Psychiatry 8 (Supplement 1)

Esmail A et al (1993) Deaths from volatile substance abuse in those under 18 years: results from a national epidemiological study. Archives of Disease in Childhood 69:356–360

Miller P, Plant M (1996) Drinking, smoking and illicit drug use among 15 and 16 year olds in United Kingdom. British Medical Journal 313:394–397

Magnusson E et al (1985) Biological maturation and social development: a longitudinal study of some adjustment processes from mid-adolescence to adulthood. Journal of Youth and Adolescence 14:267–283
(Untersucht die Auswirkungen früh und spät einsetzender Pubertät bei Mädchen)

Russell G et al (1987) An evaluation of family therapy in anorexia and bulimia nervosa. Archives of General Psychiatry 44:1047–1056

Rutter M et al (1976) Adolescent turmoil: fact or fiction? Journal of Child Psychology and Psychiatry 17:35–56
(Hier wird die Isle-of-Wight-Studie an Jugendlichen beschrieben)

KAPITEL 23 Kindesmißhandlung

Kindesmißhandlung trat in den 60er Jahren in den USA immer mehr ins Blickfeld und wurde seitdem auf der ganzen Welt aufgedeckt, wo immer systematische Befragungen stattfanden.

Die meisten Definitionen umfassen *zwei Elemente*:

- Hinweise auf Verhaltensweisen, die gegen das Kind gerichtet sind und dieses möglicherweise beeinträchtigen, und
- Hinweise auf solche Verhaltensweisen, die dem Kind tatsächlich Schaden zufügen.

Zu beachten ist, daß Vorsätzlichkeit nicht in der Definition enthalten ist; manche Eltern mögen der Überzeugung sein, ihr Kind sehr zu lieben, können es aber trotzdem schädigen, wenn auch unabsichtlich. Manchmal ist Mißhandlung einfach zu erkennen, zum *Beispiel* bei einem Mädchen mit verbrühtem Gesäß und Eltern, die zugeben, das Kind in eine Badewanne mit kochendem Wasser gesetzt zu haben, um ihm eine Lektion zu erteilen. In anderen Fällen ist es viel schwieriger. *Beispiel:* bei einem vernachlässigten Jungen mit Störungen des Sozialverhaltens und einem Elternpaar von niedriger Intelligenz. Wieviel vermeidbares Leid ist ihm angetan worden, oder hätte er sich genauso entwickelt bei guter elterlicher Fürsorge? Es gibt bei weitem keine präzisen Informationen darüber, wieviel Vernachlässigung nötig ist, um spezifischen, meßbaren Schaden anzurichten.

Fälle von Kindesmißhandlung und Kindesmißbrauch können die verstörendsten und herzzerreißendsten Erfahrungen in der Kinderpsychiatrie sein, oft rufen sie Grauen hervor und den dringenden Wunsch, das Kind sofort zu retten. Darum ist es wichtig, eine gewisse *Objektivität* zu wahren und zu schauen, wie stichhaltig die Beweise dafür sind, daß ein Mißbrauch wirklich stattgefunden hat. Ebenso wichtig ist ein empathisches Team, das emotionale Unterstützung bietet und verhindert, daß man überwältigt oder erschlagen wird, von dem was man sieht.

Arten der Mißhandlung

- *Körperliche Mißhandlung:* Nicht durch Unfall verursachte Verletzungen: Kopfverletzungen, Knochenbrüche, Brandwunden und Verbrühungen, Blutergüsse. Stellvertretendes Münchhausen-Syndrom (stellvertretende

vorgeschobene Krankheit). Nicht organisch bedingte Gedeihstörungen und psychosozial bedingte Kleinwüchsigkeit.
- *Vernachlässigung*: Mangel an körperlicher und medizinischer Fürsorge, Beaufsichtigung, emotionaler Nähe, Stimulation.
- *Emotionaler Mißbrauch*: Feindseligkeit, Entzug von Aufmerksamkeit, Drohungen das Kind zu verlassen oder „in ein Heim zu stecken“, unangemessene Forderungen.
- *Sexueller Mißbrauch*: Penetrierend, nicht-penetrierend, innerfamiliär, außerfamiliär, von Mädchen, von Jungen.

Epidemiologie

Offensichtlich werden die berichteten Daten *stark von den Ermittlungsmethoden und Definitionen beeinflußt*. In England werden jedes Jahr ungefähr 3% der Kinder unter 13 Jahre mit dem Verdacht auf Mißbrauch zuständigen Ärzten und Institutionen vorgestellt. Ein Zehntel davon, drei pro Tausend, werden im offiziellen Kinderschutzregister für den gesamten Altersbereich von 0–18 Jahren geführt. Diese Häufigkeit ist mehr als doppelt so hoch im ersten Lebensjahr, beläuft sich dann auf 3 pro Tausend bei Kindern zwischen einem und 16 Jahren und nimmt danach stark ab. Andererseits ist es wichtig festzuhalten, daß auch immer noch schwere Mißbrauchsfälle ans Licht kommen, die an Jugendlichen zwischen 10 und 15 Jahren begangen werden. Tödlicher Mißbrauch tritt in einer Häufigkeit von 1 zu 10000 auf, das gleiche gilt für die durch Gewaltanwendung herbeigeführte geistige Behinderung im ersten Lebensjahr.

In England und Wales ist die am häufigsten festgestellte Kategorie von Mißhandlung körperlicher Mißbrauch, gefolgt von sexuellem Mißbrauch und Vernachlässigung, emotionaler Mißbrauch wird selten registriert. Häufiger als all diese Kategorien jedoch ist der unspezifische „ernste Verdacht“, eine Bezeichnung, die in fast der Hälfte aller registrierten Fälle angewandt wird, weil ein ernsthaftes Risiko für Mißbrauch besteht, zum Beispiel weil bekannt ist, daß Geschwister mißbraucht werden oder weil ein Sexualstraftäter in der Familie lebt und so weiter.

In den USA beliefen sich die von der Regierung herausgegebenen Zahlen für die Häufigkeit von Mißhandlungen an Kindern unter 18 Jahren auf 2,5% im Jahr 1998. Am häufigsten ist Vernachlässigung, gefolgt von körperlichem und sexuellem Mißbrauch. In mehr als 2000 bekannten Fällen pro Jahr führte Mißbrauch und Vernachlässigung zum Tod, außerdem wurden jährlich 6000 Kinder unter 8 Jahren aktiv getötet, meist von einem Familienmitglied.

Diese Zahlen geben die hervorstechendsten Arten von Mißhandlung zum Zeitpunkt der Erhebung wieder. Detailliertere Studien zeigen jedoch, daß es eine starke Überlappung gibt und daß meistens multiple Mißhandlungsformen vorliegen. So wird körperliche Mißhandlung, die so schwerwiegend ist, daß sie in einer offiziellen Erhebung als solche bewertet wird, nur selten ohne emotionale Mißhandlung stattfinden, häufig liegt auch Vernachlässigung vor; und innerfamiliärer sexueller Mißbrauch geschieht eher in einer Atmosphäre unzureichender Persönlichkeitsgrenzen und emotionaler Störungen und so weiter.

Klinisches Bild

Körperlicher Mißbrauch

Das Kind wird meist mit irgend einer Verletzung vorgestellt. Der Bericht der Familie kann hilfreiche Hinweise liefern:

- Medizinische Hilfe wurde verzögert oder gar nicht gesucht.
- Der Bericht, wie es zu der Verletzung kam, ist vage, es fehlen spezifische Details, während unwichtige Einzelheiten ausführlich geschildert werden.
- Die Aussagen unterscheiden sich in wichtigen Punkten beim nochmaligen Erzählen.
- Der berichtete Ablauf stimmt nicht mit den vorliegenden Verletzungen überein – zum Beispiel wird behauptet, daß ein Kind, welches starke Blutergüsse und Knochenbrüche zeigt, aus dem Bett auf den Teppichboden gefallen sei.
- Eltern zeigen anormale Affekte, während sie den Hergang berichten, und scheinen nicht so besorgt oder ängstlich zu sein, wie das zu erwarten wäre.
- Das Verhalten der Eltern während der Untersuchung ist merkwürdig, zum Beispiel sind sie feindselig oder verleugnen jegliche Wut auf das Kind, obwohl es sich vor der Verletzung schlecht betragen hat, oder sie versuchen, das Krankenhaus zu verlassen, bevor die medizinischen Untersuchungen abgeschlossen sind.
- Viele mißbrauchte Kinder wirken traurig, zurückgezogen und ängstlich, manche zeigen kalte Wachsamkeit.
- Das Kind kann Äußerungen machen, die sehr auf Mißbrauch hindeuten.

Untersuchung und Befragung können Verletzungen zu Tage fördern, die nur sehr unwahrscheinlich von einem Unfall herrühren. Diese werden in den meisten pädiatrischen Lehrbüchern ausführlich beschrieben und umfassen charakteristische Formen von Knochenbrüchen (einschließlich ältere, verheilte Brüche verschiedener Knochen auf dem Röntgenbild), retinale und intrazerebrale Blutungen durch Schütteln, Verbrennungen und Verbrühungen (einschließlich Zigarettenmalen und Verbrühungen durch Tauchen in zu heißes Badewasser), und charakteristische Blutergüsse (z.B. Quetschungen oder Würgemale).

Andere Formen körperlichen Mißbrauchs umfassen vorsätzliches Ersticken und Vergiften. Erstickungsversuche können vorliegen bei Anfällen von Apnoe oder bei knapp vereiteltem oder tatsächlichem plötzlichen Kindstod. Schätzungen zufolge ist der plötzliche Kindstod in 10% der Fälle die

Folge von Erstickung; die Rate liegt bei Geschwistern von Kindern, die im Kinderschutzregister geführt werden, weit höher als bei Kontrollkindern. Vergiftungen können als Versehen dargestellt werden oder als mysteriöse Erkrankung.

Stellvertretendes Münchhausen-Syndrom (Münchhausen syndrome by proxy), auch bekannt als stellvertretende, vorgeschobene Krankheit liegt bei Kindern vor, die dem Arzt von einem Elternteil vorgestellt werden, der diese Krankheit selbst herbeigeführt hat. Häufig wird das Kind wiederholt von der Mutter in der Klinik zur Untersuchung vorgestellt. Wenn sie aber nicht anwesend ist, verschwinden die Symptome und Krankheitsanzeichen. Die Eltern verleugnen jede Kenntnis der Ursache der Erkrankung. Geschwister waren oft ebenfalls Opfer von den durch Eltern herbeigeführten Erkrankungen. In einer Studie wurde festgestellt, daß eins von zehn dieser Kinder unter mysteriösen Umständen gestorben war. *Herbeigeführte Erkrankungen* umfassen in der Reihenfolge ihrer berichteten Häufigkeit: Atemstillstand durch Ersticken, Vergiftungen, Anfallsleiden, sichtbare Blutungen aus verschiedensten Quellen, Hautausschläge und andere Hauterkrankungen, Fieber und hoher Blutdruck. Wenn die Mutter mehr Zeit auf der Station verbringt, kann erkennbar werden, daß sie medizinische Versorgung gern hat; oft haben solche Mütter eine Ausbildung zur Krankenschwester oder eine andere pflegerische Ausbildung oder Erfahrung. Andere Formen körperlichen Mißbrauchs wie vorsätzliche Verletzungen und nicht-organisch bedingte Gedeihstörungen liegen oft ebenfalls vor.

Gedeihstörung bezieht sich einfach auf eine unter den Erwartungen bleibende Gewichtszunahme. Das ist eine relativ häufige Erscheinung in pädiatrischen Kliniken. Bei der Mehrzahl der Kinder wird ein *medizinischer Grund* gefunden, eine Herzerkrankung, eine Lungenerkrankung, eine Darmerkrankung, Hormonstörungen und vieles andere. Bei einer Minderheit liegt jedoch kein organischer Befund vor, diese Gruppe entspricht der Kategorie „nicht organisch bedingte Gedeihstörung". Bei einigen Kindern, die unter diese Kategorie fallen, liegt einfach ein nicht diagnostizierter medizinischer Grund vor, aber bei vielen ist die Ursache in *abweichenden Interaktionsmustern* zwischen Eltern und Kind zu suchen. Die abweichenden Interaktionen finden besonders häufig zu Essenszeiten statt, mit dem Ergebnis, daß viele dieser Kinder zu wenig Nahrung erhalten (wie das auch oft bei organisch bedingten Gedeihstörungen der Fall ist, in der die Eltern-Kind-Interaktion für gewöhnlich normal verläuft). Um zu beweisen, daß die Ursache in abweichenden Aufzuchtbedingungen liegt, ist es wichtig aufzuzeigen, daß das Gewicht des Kindes zunimmt, wenn es in eine förderliche Umgebung kommt (z. B. Krankenhaus oder Pflegefamilie). Kinder mit nicht-organisch bedingten Gedeihstörungen tragen im Vergleich zu Kontrollkindern ein wesentlich höheres Risiko für spätere Vernachlässigung und Mißbrauch.

Psychosozial bedingter Minderwuchs bezeichnet die Beeinträchtigung des linearen Wachstums in Folge von schwerem Mißbrauch oder Vernachlässigung. Sie tritt seltener auf und ist schwerwiegender als nicht-organisch bedingte Gedeihstörungen. Die Kinder werden über längere Zeit schwer mißhandelt, es liegt schwerwiegender emotionaler Mißbrauch, Vernachlässigung und oft sexueller und körperlicher Mißbrauch vor. Eine spezifische Unterform, manchmal beschrieben als *hyperphagischer Minderwuchs* hat die folgenden Merkmale. Die Kinder sind verkümmert, aber nicht unterernährt, sie haben annähernd normales Gewicht für ihre Größe, aber unterentwickelte Körperproportionen. Das Schlafprofil ist unregelmäßig und gestört. Diese Kinder stehlen oft große Nahrungsmengen von zu Hause oder anderen Kindern, schlingen manchmal soviel in sich hinein, daß sie sich übergeben müssen. Enuresis und Enkopresis treten häufig auf und wirken vorsätzlich. Die Stimmung ist meist gedrückt mit sehr geringem Selbstwertgefühl. Diese Kinder haben nur sehr kümmerliche soziale Beziehungen, sie haben keine Freunde und erfahren aktive Zurückweisung durch andere. Der Intelligenzquotient liegt oft am unteren Rand des Durchschnitts, die Aufmerksamkeitsspanne ist kurz, die Sprachentwicklung verzögert und die Schulleistungen sind sehr schlecht. Die Ausschüttung von Wachstumshormonen ist im allgemeinen vermindert, wenn diese Kinder Streß ausgesetzt sind, erreicht aber normale oder höhere Werte bei einer stationären Aufnahme. Wie auch bei nicht-organisch bedingten Gedeihstörungen verbessern sich die Symptome sichtlich, wenn das Kind die schädigende Umgebung verläßt. Erste Forschungsergebnisse verweisen darauf, daß hyperphagischer Minderwuchs eine seltene Störung ist, die aus einer Kombination von schwerem Mißbrauch und einer konstitutionellen Neigung zur verminderten Wachstumshormonausschüttung unter Streß resultiert.

Vernachlässigung

Vernachlässigung bezeichnet eher den Mangel an angemessener Fürsorge als schädigende Handlungen gegenüber dem Kind. Die Auswirkungen von Vernachlässigung können jedoch für Kinder genauso verheerend sein wie diejenigen von Mißbrauch. Viele Bereiche der Fürsorge können mitspielen:

- *Mangel an körperlicher Fürsorge.* Hierin sind Unterernährung und manchmal nicht-organisch bedingte Gedeihstörungen enthalten, immer wiederkehrende Infektionen, ungepflegte äußere Erscheinung, schmutzige und unordentliche Wohnsituation.
- *Mangel an medizinischer Fürsorge.* Das Kind wird nicht zum Impfen gebracht, bei Unfällen oder Krankheiten wird kein Arzt aufgesucht. Das kann zu eigentlich vermeidbaren Komplikationen bei Erkrankungen führen, wie Sehstörungen durch unbehandeltes Schielen, Hörstörungen aufgrund unbehandelter Mittelohrentzündung, manchmal sogar zum Tod, zum Beispiel in Folge zu hoher Körpertemperatur.
- *Mangel an häuslicher Routine, Regeln und Aufsicht.* Das führt zu vermehrten Unfällen in allen Altersgruppen sowohl zu Hause als auf der Straße. Kleinere Kinder nässen und koten ohne organische Ursache ein. Ältere Kinder streunen auf der Straße herum und werden so einer Vielzahl von Gefahren ausgesetzt, zum Beispiel dem Spielen auf Bahngleisen,

Herumtreiben mit Drogensüchtigen, Kriminellen und Sexualstraftätern. Sie lernen nicht, sich sozialen Regeln anzupassen, und haben Schwierigkeiten im Umgang mit anderen Menschen und gesellschaftlichen Regeln, vor allem in der Schule; Verhaltensstörungen und Störungen des Sozialverhaltens liegen häufig vor.

- *Mangel an emotionaler Wärme und Verfügbarkeit.* Das hat oft tiefgreifende Auswirkungen auf die Fähigkeit eines Kindes, verläßliche und enge Beziehungen einzugehen, da sie nie eine normale, gegenseitige persönliche Beziehung kennengelernt haben. Ihre sozialen und emotionalen Fähigkeiten Freundschaften zu schließen, sind für gewöhnlich gestört, ihr Selbstwertgefühl ist sehr niedrig, was manchmal in offene Depression münden kann, sich aber häufiger in Form von Mutlosigkeit, Mangel an sozialem Interesse und Aufgeschlossenheit zeigt. Andere emotionale Störungen wie Ängstlichkeit und Furcht sind nicht selten. Bindungsmuster jüngerer Kinder, gemessen bei Trennung und Wiedervereinigung, sind oft anormal, wobei häufig die Kategorie „unorganisiert" festgestellt wird (siehe Kapitel 28). Andere vernachlässigte Kinder sind unterschiedslos freundlich, suchen nach Beachtung und Körperkontakt, was sie der erhöhten Gefahr eines Mißbrauchs aussetzt. Schulkinder sind nicht in der Lage, Freundschaften aufrechtzuerhalten. Erwachsene, die in ihrer Kindheit vernachlässigt oder mißbraucht wurden, suchen häufig wahllos und unangemessen enge Beziehungen. Das spiegelt sich wider in abnormen Merkmalen, mit denen sie ihre Beziehungen zu ihren Eltern und anderen nahen Bezugspersonen schildern, wie es das „Adult Attachment Interview" zeigt (siehe Kapitel 28).
- *Mangel an kognitiver Stimulation und Ermutigung durch konstruktiven Zeitvertreib.* Das führt zu verzögertem Spracherwerb, kurzer Aufmerksamkeitsspanne mit geringer Konzentration, niedrigerem IQ, geringem Erwerb von Fertigkeiten, geringen Kenntnissen, mangelndem Schul- und Prüfungserfolg und einem stark verminderten Gefühl für Kompetenz und Initiative.

Emotionaler Mißbrauch

Auch wenn emotionaler Mißbrauch selten der Hauptgrund dafür ist, daß ein Kind im offiziellen Kinderschutzregister aufgenommen wird, ist er doch die hervorstechende Mißhandlungsart in Familien. Außerdem ist er bei allen anderen Arten des registrierten Mißbrauchs unweigerlich vorhanden. Weil die akuten Auswirkungen jedoch weniger dramatisch sind und die Feststellung der Ursachen schwieriger ist, wird hier weniger unternommen. Nicht weil emotionaler Mißbrauch weniger schmerzhaft wäre - die Forschung in den letzten 20 Jahren hat gezeigt, welche tiefgreifenden und langwährenden Schäden Kinder unter solchen Umständen erleiden. Hierzu gehören:

- *Extreme Feindseligkeit und Kritik.* Eltern sehen nur die schlechten Seiten ihres Kindes und setzen es einem vernichtenden Feuer von kritischen und fordernden Kommentaren aus, das das Kinder nicht bewältigen kann. Follow-up-Studien bestätigen, daß Kinder, die einem so harschen emotionalen Klima ausgesetzt waren, anderen gegenüber ebenfalls zu Gewalttätigkeit und Tyrannei neigen.

- *Zurückweisung und Liebesentzug.* Dem Kind wird keine Wärme oder kein Körperkontakt gewährt, es wird bei jedem Annäherungsversuch zurückgestoßen. Das kann zu verzweifelter emotionaler Frustration und gestörten Beziehungen führen, manchmal mit tiefem Mißtrauen gegenüber Intimität und daraus folgendem Rückzug, oder zu einem verzweifelten Bedürfnis nach Nähe um jeden Preis. Oft wird ein Geschwister völlig anders behandelt, wodurch das Gefühl der Zurückweisung verstärkt wird.
- *Aufmerksamkeitsentzug.* Das Kind wird ignoriert, vor allem wenn es sich ruhig und konstruktiv verhält; wenn es einen Spielkameraden sucht oder die Anerkennung für eine Leistung, wird ihm das verwehrt. Das führt zu vermindertem sozial akzeptablem Verhalten und zu vermehrten antisozialen und aggressiven Verhaltensweisen.
- *Unbeständigkeit.* Ein Verhalten, das zu einem Zeitpunkt akzeptiert wird, ruft zu einem anderen Zeitpunkt harsche Kritik und Bestrafung hervor; ein Elternteil, das morgens warm und zugewandt ist, ist am Nachmittag kalt und zurückweisend. Das führt zu Verwirrung und der Unfähigkeit, vorauszusagen oder zu trauen.
- *Drohungen, das Kind zu verlassen.* Bei sehr geringfügigem Fehlverhalten wird dem Kind mit Rauswurf gedroht, es soll vielleicht seinen Koffer packen, wird zu sozialen Einrichtungen gebracht und so weiter. Die konstante Angst vor dem Verlassenwerden verhindert die Entwicklung einer sicheren Grundlage für das Aufbauen von Beziehungen und führt oft zu ängstlichem Anklammern.
- *Unangemessene Belastungen und Forderungen.* Ein Kind kann Zeuge werden, wie seine depressive Mutter wiederholt von ihrem Partner geschlagen wird oder eine Überdosis an Medikamenten nimmt. Ihm kann mitgeteilt werden, es sei Schuld an der Scheidung der Eltern, es kann als Spielball in den darauf folgenden Konflikten benutzt werden mit Forderungen, Partei zu nehmen, Botschaften zu übermitteln, als Friedensstifter zu agieren, Unterstützung, Trost und Schutz zu bieten.

Sexueller Mißbrauch

Eine *Definition* lautet: Die Einbeziehung abhängiger, unreifer Kinder und Jugendlicher in sexuelle Aktivitäten, die sie nicht vollständig verstehen, zu denen sie keine Einwilligung geben können und die die sozialen Tabus der Familienrollen verletzen. Solche Handlungen können unterschiedlichen Schweregrad haben und treten diesem Schweregrad dementsprechend häufig auf. So wird berichtet, daß sexueller Mißbrauch in der Kindheit „ohne Körperkontakt" wie Exhibition von ungefähr der Hälfte aller Frauen erlebt wurde. Mißbrauch „mit Körperkontakt" einschließlich Streicheln haben 15–20% der Frauen während ihrer Kindheit erlebt, wohingegen penetrierende

Handlungen mit vaginalem, analem oder oralem Eindringen von ungefähr 2% berichtet werden. All diese Zahlen sind aufgrund der schwierigen Feststellbarkeit solcher Handlungen ungenau. Allgemeine Statistiken geben an, daß Mädchen öfter mißbraucht werden als Jungen mit einer Rate von 2 oder 3:1, bei klinischen Gruppen liegt die Rate jedoch höher um 4 oder 5:1. In klinischen Gruppen sexuell mißbrauchter Kinder kommt ein geringfügig erhöhter Anteil aus schlechten sozioökonomischen Verhältnissen, der Anteil von körperlichem Mißbrauch und Vernachlässigung ist hier jedoch weit höher und taucht in allgemeinen Statistiken nicht auf.

Sexueller Mißbrauch kann auf unterschiedlichste Weise *bekannt werden.* Am häufigsten erzählt das Kind selbst über den Mißbrauch, meistens einem anderen Kind, einem Elternteil oder einer anderen erwachsenen Vertrauensperson; Telefonhilfsdienste („Sorgentelefon") werden ebenfalls vermehrt angerufen. Betroffene Kinder zeigen oft Verhaltensänderungen. Während frühreifes, sexualisiertes Verhalten den Verdacht auf sexuellen Mißbrauch rasch hervorruft, kommt es seltener dazu bei anderen Verhaltensänderungen wie Verdrossenheit und Rückzug, gesteigerter Reizbarkeit und Aggressivität ohne ersichtlichen Grund, Verschlechterung von Schulnoten und Verlust von Freunden. Andere Kinder können Überdosen von Medikamenten nehmen, von zu Hause weglaufen oder andere Kinder mißbrauchen. Es können direkte Hinweis auf penetrierende Handlungen vorliegen: anale oder vaginale Blutungen oder Infektionen, Infektionen des Harntrakts, Enuresis oder Einkoten, Geschlechtskrankheiten oder Schwangerschaft.

Risikofaktoren für Mißhandlung

Bei körperlichem und emotionalem Mißbrauch ist es kein bestimmter Risikofaktor, der dazu prädisponiert, ein Kind zu mißhandeln, eher gibt es eine Reihe von Einflüssen, die zu einem möglichen Mißbrauch führen können. Sie können grob in die folgenden Kategorien unterteilt werden:

- Geringe elterliche Fertigkeiten mit ungenügenden Moment-zu-Moment-Interaktionsmustern – die schließlich zum Mißbrauch führen.
- Belastende Lebensumstände
- Merkmale des Kindes
- Schwache elterliche Bindung an das Kind.

Diese gut gesicherten Risikofaktoren werden in Box 23.1 zusammengefaßt.

Bei sexuellem Mißbrauch sind die *Täter* für gewöhnlich Männer, obwohl 10% der Taten von Frauen begangen wurden, die sie oft gemeinsam mit Männern begehen, manchmal indem sie das Kind nötigen. Der Anteil von durch Familienmitglieder begangenem sexuellem Mißbrauch schwankt je nach Studie zwischen einem und zwei Dritteln. Innerhalb der Familie sind die Väter die häufigsten Täter, ungefähr in der Hälfte der klinisch vorgestellten Fälle. Stiefväter sind unverhältnismäßig häufig die Täter, ungefähr in einem Viertel der klinisch vorgestellten Fälle. Mädchen, die mit einem Stiefvater leben,

Box 23.1 Faktoren, die Kinder für Mißbrauch prädisponieren

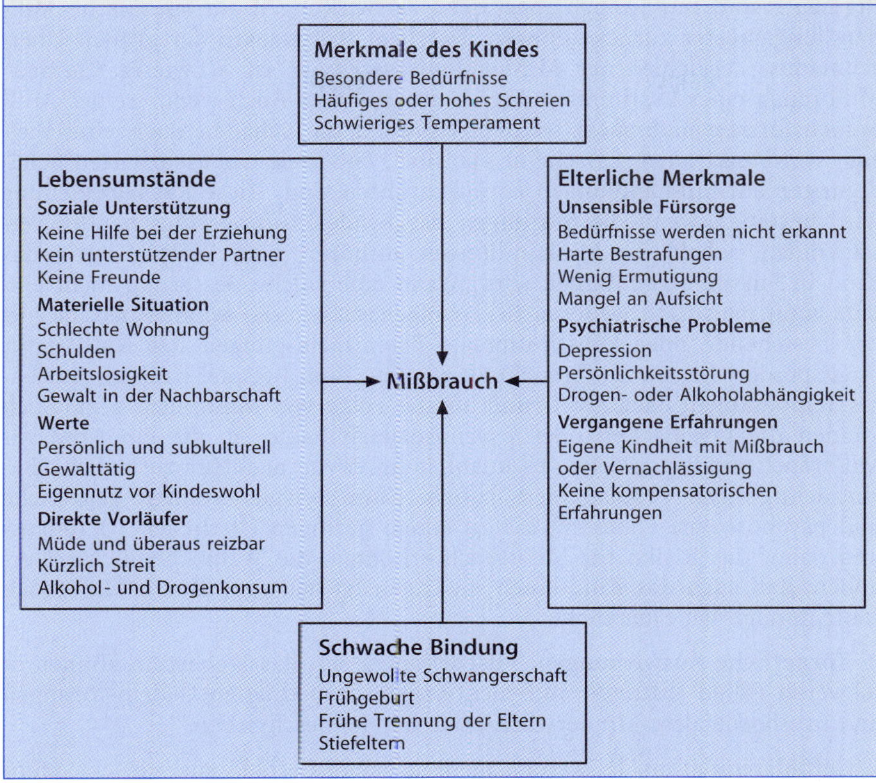

sind sechsmal so stark gefährdet, Opfer eines sexuellen Mißbrauchs zu werden, wie Mädchen, die mit beiden biologischen Eltern leben. Wenn der sexuelle Mißbrauch außerhalb der Familie stattfindet, kennt das Kind den Täter häufig und wurde oft vertrauensvoll seiner/ihrer Obhut überlassen, zum Beispiel Nachbarn, Freunden der Familie, Freund des Kindes, Lehrern, Babysittern, Vereinsleitern und so weiter. Mißbrauch durch Fremde ist relativ selten und tritt in 5–10% aller Fälle auf. Sogenannte Sexringe werden immer häufiger aufgedeckt. Damit wird eine Gruppe von Erwachsenen bezeichnet, die verschiedene Kinder mißbrauchen. Oft werden die Kinder zunächst dazu verführt mitzumachen, dann jedoch werden sie erpreßt, für pornographische Videos mißbraucht oder zu Kinderprostitution gezwungen. Die Prävalenz solcher Fälle ist unbekannt, aber eine in einer englischen Stadt mit einer Dreiviertel Million Einwohnern erhobene zweijährige Statistik deckte 31 Kindersexringe auf, in der 47 männliche Täter 334 Kinder im Alter von 4–15 Jahren mißbrauchten; 90% der Opfer waren Mädchen; zwei Drittel waren zu oralem Geschlechtsverkehr gezwungen worden, ein Drittel zu analem oder vaginalem Geschlechtsverkehr.

Auswirkungen von Mißhandlungen

Bis heute sind nur wenige spezifische Auswirkungen auf spezifische Mißhandlungsmuster zurückzuführen. Das liegt teilweise an der großen Überschneidung verschiedener Mißhandlungsarten; es ist schwierig, „reinen“ Mißbrauch einer bestimmten Art zu untersuchen. Auch wenn „reine“ Mißbrauchsformen untersucht werden, betreffen die Schäden doch eine Vielzahl von Funktionen. Es scheint plausibel, daß viele der assoziierten Schädigungen auf Mißhandlungen zurückzuführen sind. Diese Kausalbeziehung wird bestätigt, wenn die Störungen des Kindes sich verringern oder verschwinden, sobald die Mißhandlungen aufhören, zum Beispiel wenn das Kind in Fürsorge genommen wird. Wenn eine solche Besserung nicht eintritt, muß man nach weiteren Erklärungen suchen. So können bereits vorher bestehende oder konstitutionelle Beeinträchtigungen das Kind dafür prädisponiert haben, mißbraucht zu werden. Zum Beispiel kann ein reizbares Temperament eher der Grund als die Folge von Mißbrauch sein. Auch können die genetischen oder psychosozialen Faktoren, die ein Kind für Mißbrauch prädisponierten, es unabhängig davon auch für zusätzliche Beeinträchtigungen prädisponiert haben. Zum Beispiel können genetische und psychosoziale Faktoren, die zu einem geringen elterlichen IQ führten und daher das Risiko für Mißbrauch erhöhten, die Wahrscheinlichkeit erhöhen, daß auch das Kind einen niedrigen IQ hat, egal ob ein Mißbrauch stattgefunden hat oder nicht.

■ **Körperliche Auswirkungen.** Auswirkungen auf das Wachstum können in schweren Fällen auftreten, mit nicht-organisch bedingten Gedeihstörungen und psychosozialem Minderwuchs, wie bereits beschrieben.

■ **Gefühlsregulation.** Es werden mehr negative Gefühle ausgedrückt, emotionale Erregbarkeit bei Belastungen tritt schneller auf und geht langsamer zurück. Kinder können übererregt und überwachsam sein. Auf die Argumente Erwachsener reagieren sie mit Furcht und Feindseligkeit. Vier allgemeine Verhaltensmuster können festgestellt werden:

- Emotionale Stumpfheit und Mangel an sozialer Aufgeschlossenheit;
- Gedrückte Stimmung mit trauriger Mimik, Rückzug und lustlosem Spielen;
- Emotionale Labilität mit plötzlichen Schwankungen zwischen Beschäftigung und Vergnügtheit zu Rückzug und Wut;
- Ein von Wut geprägter Gefühlszustand mit unorganisiertem Spiel und häufigen Wutausbrüchen bei geringfügigen Frustrationen.

■ **Bindungsmuster.** Mißhandelte Kleinkinder und Säuglinge zeigen eine Neigung zu anormalen Bindungsmustern bei Trennung und Wiedervereinigung mit den Eltern. Besonders häufig ist die unorganisierte Reaktion, die durch Furcht, Desorientierung, Schwankungen zwischen Annäherung und Abwendung, seltsame Äußerungen, Kälte und andere bizarre Verhaltensweisen gekennzeichnet ist (siehe Kapitel 28). Die anormalen Bindungsmuster persistieren häufig während der Kindheit und bis hinein ins Erwachsenenalter.

■ **Entwicklung des Selbstkonzepts.** Mißhandelten Kindern fällt es schwer, über sich selbst zu sprechen, vor allem über ihre negativen Gefühle – möglicherweise weil sie gelernt haben, daß das zu Hause zu Bestrafung geführt hat. Untersuchungen darüber, wie sie sich selbst einschätzen, zeigen geringes Selbstwertgefühl und geringe Selbstkompetenz.

■ **Symbolische und soziale Entwicklung.** Spiel ist quantitativ verringert und qualitativ verarmt mit Häufung von wiederholten, stereotypen Aktivitäten. Das soziale Spiel mit anderen ist beeinträchtigt. Diese Defizite korrelieren stark mit der Qualität und Sensibilität der Mutter-Kind-Interaktion. Mißhandelte Kinder zeigen ein verringertes Einfühlungsvermögen in die Gefühle anderer, mehr negative Erwartungen an andere Menschen, weniger Vertrauen zu ihnen und geringere Vorstellungen darüber, wie soziale Beziehungen herzustellen und zu unterhalten sind. Es liegt eine Neigung vor, zweideutige Stimuli als aggressiv auszulegen und dementsprechend auf sie zu reagieren. Bei Gleichaltrigenkontakten sind mißhandelte Kinder weniger kompetent, sie reagieren unangemessen aggressiv auf freundliche Annäherungsversuche, und die Mischung aus Aggression und Rückzug führt zu einer besonders starken Ablehnung durch Gleichaltrige. Es gibt Hinweise darauf, daß dieses Verhalten eine desorganisierte „Kampf-oder-Flucht"-Reaktion darstellt, die sich aufgrund wiederholter und überwältigender bedrohlicher Erfahrungen entwickelt hat.

■ **Kognitive Entwicklung.** Sowohl verbale wie nonverbale Fähigkeiten sind schlechter entwickelt als bei nicht-mißhandelten Kontrollkindern, die Schulleistungen fallen noch weiter hinter die Gleichaltriger zurück. Das mag zurückzuführen sein auf eine Reihe von Mechanismen, einschließlich beeinträchtigter kognitiver Entwicklung in einer häuslichen Umgebung, in der es an gegenseitigem Austausch und Stimulation mangelt, geringer Konzentrations- und Organisationsfähigkeit bei den Schulaufgaben, Apathie und Mangel an Motivation.

■ **Störungen der Emotionen und des Verhaltens.** Diese Störungen treten häufig bei mißhandelten Kindern auf. Bei Adoleszenten können diese Störungen extreme Ausprägungen annehmen, sowohl als Gewalttätigkeit bei psychopathischer Persönlichkeit, wie auch als Suizid und vorsätzliche Selbstverletzung/Suizidversuch. Ein gehäuftes Vorkommen posttraumatischer Belastungsstörungen wird ebenfalls bei Opfern von schwerem körperlichem Mißbrauch berichtet. Obwohl diese Ergebnisse in Studien gefunden wurden, die mißhandelte Kinder mit Kontrollkindern verglichen, die aus ähnlichen sozioökonomischen Verhältnissen und Wohngegenden stammten, waren bei den Familien der mißhandelten Kinder oft ausgeprägte und andauernde chronische psychosoziale Widrigkeiten und Deprivation festzustellen. Daher ist es manchmal schwierig, die Auswirkungen des Mißbrauchs von denen chronischer Deprivation zu trennen. Wo mehrere Belastungen dieser Art vorliegen, kann der Grad der daraus resultierenden Psychopathologie unverhältnismäßig ansteigen.

■ **Widerstandskraft.** Wie stark ist die Widerstandskraft mißhandelter Kinder, wie sehr sind sie zum Beispiel zu einer normalen Entwicklung fähig, trotz ihrer schlechten Lebenserfahrungen? Auch wenn man das relativ konservative Kriterium des Nichtvorhandenseins schwerwiegender Probleme anwendet, werden nur wenige mißbrauchte Kinder als widerstandskräftig eingestuft. Wenn die Kompetenzen auf verschiedenen Gebieten gemessen werden, erreichen sie sogar noch schlechtere Werte, in manchen Studien gar keine, obwohl viele sich zumindest in einigen Bereichen normal entwickeln.

■ **Weitergabe von Generation zu Generation.** Die Anzahl mißbrauchter Kinder, die zu mißbrauchenden Eltern werden, variiert je nach Studie, durchschnittlich liegt der Anteil bei 30%. Auch wenn Mißbrauchserfahrungen in der Kindheit eindeutig einen mächtigen Einfluß ausüben, sind die schlimmsten Auswirkungen doch keineswegs unvermeidbar. Sogar von den Mädchen, die in Kinderheimen aufwuchsen, weil die Bedingungen bei den Eltern völlig unzureichend waren, ist ungefähr die Hälfte den eigenen Kindern eine gute Mutter.

■ **Auswirkungen sexuellen Mißbrauchs.** Wie bei allen Arten des Mißbrauchs, ist auch beim sexuellen Mißbrauch häufig schwer zu sagen, welche Schädigungen spezifisch auf ihn zurückzuführen sind, und welche auf den desorganisierten und ungeordneten familiären Hintergrund im allgemeinen. Auch wenn in Studien an klinischen Stichproben wahrscheinlich keine Personen enthalten sind, die Mißbrauchserfahrungen unbeschadet überstanden haben, dienen sie doch dazu, den angerichteten Schaden zu beleuchten und eine Vielzahl von negativen Konsequenzen aufzuzeigen, die oft über Jahre fortwähren.

Auf *emotionaler Ebene* fühlen sich die Opfer häufig schuldig und verantwortlich für den Mißbrauch, vor allem, wenn sie die sexuell erregenden Erfahrungen auch genossen haben. Sie können ein Gefühl der Machtlosigkeit verspüren als Reaktion auf ihre Unfähigkeit, das wiederholte Eindringen in ihren Körper zu verhindern. Anderen zu trauen, kann für sie unmöglich sein, vor allem älteren Menschen vom Geschlecht der Tatperson. Das Trauma des Mißbrauchs kann zu Schlaflosigkeit führen, zu Alpträumen, Appetitverlust, anderen somatischen Beschwerden und zu selbstverletzendem Verhalten. Offene Symptome einer posttraumatischen Belastungsstörung können vorhanden sein, mit nicht abzuwehrenden Gedanken an den aktuellen Mißbrauchsprozeß und Vermeidung jeglicher damit assoziierter Menschen und Orte. Das Selbstwertgefühl ist oft äußerst gering, wobei Gefühle von Ekel, Kontaminierung, Schmutzigkeit und Wertlosigkeit vorherrschend sind. Hilf- und Hoffnungslosigkeit ist häufig, oft mit einem Element der Wut. Die Inzidenz für Depression ist erheblich erhöht.

Auf der *Verhaltensebene* werden chronischer Ungehorsam, Aggression, Schlägereien und antisoziale Handlungen bei beiden Geschlechtern in Folge eines sexuellen Mißbrauchs festgestellt, allerdings häufiger bei Jungen. Mädchen neigen eher dazu, sich selbst Schnittverletzungen beizubringen, sich mit Zigaretten zu verbrennen oder anorektisch zu werden. Ein Teil der Kinder zeigt unangemessen sexualisiertes Verhalten, einschließlich sexuellem Kontakt oder Spiel mit anderen Erwachsenen oder Kindern und verführerisches Verhalten gegenüber relativ fremden Personen, zum Beispiel gegenüber dem Personal von Pflegeheimen oder der Klinikstation. Auch kann es zu fortwährender offener Masturbation in der Öffentlichkeit kommen. Eine Reihe der betroffenen Kinder prostituiert sich, wenn sie älter werden. Jungen, die Opfer homosexuellen Mißbrauchs wurden, zeigen gewöhnlich Verwirrung und Angst über ihre sexuelle Identität. Es ist nicht sicher, zu welchem Anteil diese mißbrauchten Kinder später selbst andere sexuell mißbrauchen, aber es ist eindeutig, daß dafür eine große Gefahr besteht.

Faktoren, die die Auswirkungen sexuellen Mißbrauchs beeinflussen:
- wieviel Zwang und Gewalt angewendet wurde,
- die Dauer des Mißbrauchs,
- Art und Schweregrad des Mißbrauchs, ob eine Penetration stattgefunden hat,
- die Beziehung zum Vergewaltiger, wobei Mißbrauch durch eine Vertrauensperson wie dem Vater besonders verstörend wirkt,
- Folgeereignisse wie Herausnahme aus der Familie und wechselnde Unterbringung in Heimen.

Ein weiterer, die Auswirkungen von sexuellem Mißbrauch verschlimmernder Faktor ist die *Ungläubigkeit der Eltern*, meist der Mutter. Ungefähr ein Drittel schwer mißbrauchter Mädchen wird nicht von ihren Müttern unterstützt; diese können den Mißbrauch verleugnen (trotz eindeutiger gegenteiliger Beweise) und sich dazu entschließen, beim Vergewaltiger zu bleiben, die Tochter also zurückzustoßen. Studien über den Einfluß, den das Alter des Kindes beim sexuellen Mißbrauch hat, zeigen keine Lebensphase, in der er weniger schädigend wäre.

Abklärung

Das vorrangige Prinzip bei Verdacht auf Kindesmißbrauch ist es, dem Kind zu helfen. Ein erfahrener Kollege sollte so schnell es geht informiert werden und die örtlichen Sozialdienste sollten einbezogen werden. Körperlicher Mißbrauch wird oft zunächst von Kinderärzten festgestellt und in Zusammenarbeit mit den Sozialdiensten behandelt. Fachleute, die sich mit der seelischen Gesundheit von Kindern befassen, können ebenfalls körperliche Verletzungen feststellen oder andere Formen des Mißbrauchs oder der Vernachlässigung aufdecken, wenn ein Kind wegen emotionalen oder Verhaltensproblemen vorgestellt wird. Wenn Gerichtsentscheidungen anstehen, können diese Fachleute gefragt werden, ob dem Kind bedeutsamer Schaden zugefügt wurde, welche Besserungsaussichten bezüglich des Erziehungsverhaltens der Eltern bestehen und ob das Kind aus der Familie herausgenommen werden sollte.

Eine sorgfältige *allgemeine Bewertung* ist sehr nützlich, weil weniger offensichtliche Aspekte übersehen werden können, wenn das Augenmerk ausschließlich auf die Umstände des Mißbrauchs gerichtet wird. Besonders wichtig ist es, alle Mitglieder des Haushalts zu sehen, seien es nun Blutsverwandte, Stiefeltern, Untermieter und so weiter. Berichte von Außenstehenden sind ebenfalls sehr wichtig. Berichte von Hausärzten oder Mitarbeitern der Gesundheitsfürsorge liefern (nach Entbindung von der Schweigepflicht) Informationen über die Regelmäßigkeit der Inanspruchnahme, frühere Verletzungen des Indexkindes und anderer Familienmitglieder und über die Gesundheit der Eltern sowie deren Verhalten. Berichte aus der Schule sind ebenfalls von Bedeutung. Die Bewertung sollte alle Faktoren enthalten, die in Box 23.1 aufgeführt sind, wie auch eine Befragung über die möglichen mißbrauchenden Praktiken im Rahmen des allgemeinen Erziehungsverhaltens und Familienlebens. Das Kind sollte allein befragt werden, und psychometrische Tests sollten durchgeführt werden, wenn es in der Schule ungenügende Leistungen zeigt. Die Sozialdienste sollten angefragt werden, ob die Familie dort bekannt ist und ob eines der Kinder im Kinderschutzregister geführt wird. Wenn ein starker Verdacht auf Mißbrauch besteht, sollte eine Kinderschutzkonferenz abgehalten werden, zu der eine Reihe von zuständigen Fachleuten eingeladen werden. Heutzutage werden die Eltern für gewöhnlich ebenfalls eingeladen, um zeitweilig oder ganz an der Konferenz teilzunehmen. Es werden Empfehlungen gegeben, die beinhalten können, daß das Kind in das Schutzregister aufgenommen wird oder daß andere Schutzmaßnahmen ergriffen werden sollen.

Die *Nachforschungen* bei vermutetem sexuellem Mißbrauch können sehr zurückhaltend vorgenommen werden, wenn nur Anlaß zu geringer Sorge besteht, oder den gesamten Ermittlungssprozeß umfassen, wenn ein stärkerer Verdacht vorliegt. Es gibt ausführliche Richtlinien für die Durchführung einer solchen Untersuchung, und es ist unerläßlich, den Rat eines auf diesem Gebiet erfahrenen Kollegen einzuholen. Wenn das Kind keine offensichtlichen Störungen zeigt, werden oft Sozialarbeiter eingesetzt, um die Gespräche mit der Familie zu führen. Wenn das Kind jedoch deutliche Störungen aufweist, kann es notwendig werden, daß ein Kinder- und Jugendpsychiater hinzugezogen wird.

Diagnostische Befragungen müssen mit dem Kind allein durchgeführt werden, denn wenn ein Familienmitglied den Mißbrauch begangen hat, wird das Kind dies wahrscheinlich nicht in dessen Gegenwart preisgeben, aus Angst vor den Konsequenzen. Zum Beispiel kann körperliche Züchtigung angedroht worden sein, Liebesentzug, oder das Kind kann Angst haben, daß die Familie auseinanderbricht oder es ein Elternteil verliert, wenn es die Wahrheit sagt. Nach einem allgemein gehaltenen Gespräch darüber, wie die Dinge zu Hause und im weiteren Umfeld bestellt sind, wie die Regeln und die Erziehung aussehen, kann es hilfreich sein, nach Schlaf- und Badegewohnheiten zu fragen und nach der Körperhygiene. Fragen können Geheimnisse betreffen, Dinge, die das Kind noch niemandem erzählen konnte, Personen, denen es sich anvertrauen würden, wenn es Sorgen hätte, und ob irgendjemand ihm etwas getan oder es auf eine Weise berührt hat, die ihm unangenehm war. Es hat sich gezeigt, daß das Stellen solch spezifischer Fragen die Aufdeckungsrate von sexuellem Mißbrauch erhöht. Es ist dabei aber Zurückhaltung und Selbstkritik des Untersuchers gefordert, damit dem Kind die Antworten nicht „suggeriert" werden!

Vollständige Untersuchungsinterviews verlangen sehr spezielle Fertigkeiten und werden oft in Zusammenarbeit mit der Polizei durchgeführt. Sie werden für gewöhnlich per Video aufgezeichnet und gelten in Großbritannien und einigen anderen Ländern als Beweismaterial vor Gericht, anstatt daß das Kind in den Zeugenstand gerufen und ins Kreuzverhör genommen wird. Mit gebotener Skepsis (s.o.) können anatomische Puppen benutzt werden, die oft zur Erinnerung des Kindes beitragen. Manche jüngeren Kinder berichten, was geschehen ist, und demonstrieren es in so lebhaften Details mit den Puppen, daß es kaum möglich ist, ihnen nicht zu glauben. Trotzdem muß man Vorsicht und Objektivität wahren, um das Verhalten des Kindes nicht überzubewerten und nicht voreilig Mißbrauch zu diagnostizieren, wenn noch Zweifel bestehen.

Die *körperliche Untersuchung* des Anus und der äußeren Genitalien ist hilfreich, sollte aber nur von Kinderärzten, Gynäkologen oder von Polizeiärzten durchgeführt werden, die hierfür ausgebildet sind. Während Riß- und Quetschwunden stark auf Mißbrauch hindeuten, gibt es auch Anzeichen, die nicht so augenfällig sind, entsprechende Normen werden gerade erst aufgestellt. Ob Samen vorhanden ist, eine Geschlechtskrankheit oder Schwangerschaft vorliegt, sollte geprüft werden. Weil die körperlichen Folgen schnell wieder heilen können, bedeutet das negative Ergebnis der körperlichen Untersuchung nicht, daß kein sexueller Mißbrauch stattgefunden hat. Bei einer Reihe von Kindern, die eindeutig vergewaltigt worden waren, fanden sich bei weniger als 40% körperliche Anzeichen dafür.

Interventionen

Der Umgang mit vorliegendem Mißbrauch wird von *drei Zielen* geleitet. Das erste lautet, weiteren Mißbrauch zu verhindern. Das zweite, die Auswirkungen dessen, was bereits geschehen ist, zu lindern. Das dritte, die emotionalen, sozialen und erzieherischen Bedürfnisse des Kindes auf lange Sicht zu befriedigen, was die Entscheidung umfassen kann, ob das Kind in der Familie bleiben kann oder ob besondere erzieherische Förderung und die Ermöglichung positiver sozialer Erfahrungen außerhalb seines Zuhauses wichtiger sind. Es kann eine Vielzahl von Methoden angewandt werden, je nach den besonderen Umständen des Falls und den Ressourcen der zuständigen Behörden. Zum *Beispiel* können die Interventionen in einem bestimmten Fall bestehen aus:

- einem Gerichtsurteil, das dem Stiefvater den Umgang mit dem Kind verbietet,
- Elterntraining mit der Mutter, damit diese besser mit den Problemen ihres Kindes umgehen kann,

- antidepressive Therapie der Niedergeschlagenheit der Mutter,
- Einzelgespräche mit dem Kind,
- Förderunterricht aufgrund der Lernprobleme des Kindes,
- das Bemühen um bessere Integration des Kindes in der Schule,
- ein Antrag, der Familie eine geeignetere Wohnung zuzuweisen.

Um all dies erfolgreich durchzuführen, müssen die beteiligten Behörden gut zusammenarbeiten.

Der *Umgang* mit sexuellem Mißbrauch folgt den gleichen drei Zielen.
- Die Möglichkeit eines erneuten Mißbrauchs muß geprüft werden, wenn das Kind in der Familie, in der dieser stattfand, verbleibt oder in sie zurückkehrt.
- Zur Vermeidung eines weiteren Mißbrauchs kann die Entfernung des Täters oder ein verläßliches Schutzsystem notwendig werden.
- Die Fähigkeit der Mutter, das was passiert ist anzuerkennen und ihr Kind zu schützen, ist wichtig, wie auch die Fähigkeit des Täters, seine Verantwortlichkeit für die Tat einzusehen.

Dies alles ist bedeutsam für die Bewertung des Wiederholungsrisikos und dafür, dem Kind dabei zu helfen, Schuldgefühle und Selbstvorwürfe abzubauen; dadurch kann auch der Weg geebnet werden für eine Reintegration des Täters in die Familie. Es kann aber auch notwendig werden, Gerichtsurteile einzuholen, die dem Täter den Umgang mit dem Kind verwehren, wenn das Kind für gefährdet gehalten wird. Eine Linderung der Auswirkungen von Mißbrauch kann durch eine entsprechende *Therapie* erleichtert werden. Das Kind dazu in die Lage zu versetzen, offen über sexuelle Dinge zu sprechen kann ihm ermöglichen, sich mit den furchtbaren Erfahrungen in einem sicheren Setting auseinanderzusetzen und sie nach und nach emotional durchzuarbeiten ohne Dissoziation und Abspaltung oder lähmende Angst und Befürchtungen. Eine Vielzahl von psychotherapeutischen und kognitiv verhaltenstherapeutischen Techniken können bei dieser Aufgabe hilfreich sein. Gruppen können Kindern dabei helfen, kognitiv zu verstehen, ihre Erfahrungen aus der richtigen Perspektive zu sehen, und Unterstützung von anderen zu erhalten, die ähnliche Erfahrungen gemacht haben. Die längerfristigen Bedürfnisse des Kindes zu befriedigen kann beinhalten, sein Gefühl für den eigenen Wert zu stärken und die Fähigkeit, über Gefühle zu sprechen und sich in bedrohlichen Situationen selbst zu behaupten. Das Verständnis der eigenen sexuellen Reaktionen und die Kenntnis der Grenzen zwischen angemessenem und unangemessenem sexuellem Verhalten muß entwickelt werden. In der *Familienarbeit* wird es darum gehen, ob es der Mutter gelungen ist, ihren Loyalitätskonflikt zwischen dem Opfer und dem Täter zu lösen. Schwer mißbrauchte Kinder, bei denen tiefgreifende Störungen der emotionalen Befindlichkeit, schwere Selbstverletzung, Anorexie oder andere Symptome vorliegen, können eines umfassenden Therapieprogramms bedürfen, das oft am besten in einer therapeutischen Gemeinschaft oder in einem heilpädagogischen Heim durchzuführen ist.

Als Kindesmißhandlung immer mehr in das Augenmerk der Öffentlichkeit trat, wurde zunächst stark darauf gedrungen, daß das Kind aus der Familie herausgenommen werden sollte, was oft durch das Volksempfinden von Wut und Empörung beeinflußt war. Folgestudien haben gezeigt, daß es vielen dieser von der Familie getrennten Kindern schlecht erging, oft weil die Fürsorge andernorts nicht ausreichend war. Das traf besonders auf einige Kinderheime zu, in denen eine starke Fluktuation schlecht ausgebildeten Personals herrschte, und in denen das Kind Gefahr lief, von Pflegern oder Mitbewohnern mißbraucht zu werden. Zur Zeit wird verstärkter Wert

Tabelle 23.1. Vorhersage des Interventionserfolgs

Faktor	Bessere Aussichten	Schlechtere Aussichten
Auf Seiten der Eltern	Akzeptieren der Probleme Einverständnis mit Behandlung Normale Persönlichkeit	Verleugnung der Probleme Verweigerung der Zusammenarbeit Persönlichkeitsprobleme – antisozial – sadistisch – aggressiv – selbst als Kind mißbraucht
	Unterstützung durch den Partner Keine psychiatrische Störung	Mißbrauch durch den Partner Alkoholmißbrauch Substanzmißbrauch Psychose
Merkmale des Mißbrauchs	Weniger schwerwiegende Verletzungen	Schwere Verletzungen Verbrennungen und Verbrühungen Gedeihstörungen Gemischter Mißbrauch Penetrierender sexueller Mißbrauch Langwährender sexueller Mißbrauch Sadistischer Mißbrauch Stellvertretendes Münchhausen-Syndrom
Interaktion mit dem Kind	Normale Bindung Fähigkeit, Empathie zu zeigen Einfühlsame Fürsorge Die Bedürfnisse des Kindes stehen an erster Stelle	Gestörte Bindung Unfähigkeit, Empathie zu zeigen Gefühllose Fürsorge Die eigenen Bedürfnisse stehen an erster Stelle
Auf Seiten des Kindes	Gesundes Kind Widerstandskräftige Reaktion auf den Mißbrauch Eine stützende Beziehung	Besondere Bedürfnisse – körperlich oder Lernprobleme Ausgeprägte Psychopathologie Kein positiver Einfluß
Umstände	Gute örtliche Kinderfürsorge Soziales Netzwerk	Keine Einrichtungen Soziale Isolation
Professionelle Intervention	Gut ausgebildet und ausgestattet Therapeutische Beziehung	Geringe Ausstattung oder Ausbildung Mangel an Engagement

darauf gelegt, das Kind wieder in seine Familie einzugliedern, wo immer das möglich ist. Darum ist wichtig, die richtige *Vorhersage* treffen zu können, ob dies erfolgreich sein wird. In klinischen Studien, bei denen eine Behandlung erfolgte und Kinder in ihren Ursprungsfamilien verblieben, lag die Rate von erneutem Mißbrauch bei 20–40%. Vorhersagefaktoren werden in Tabelle 23.1 zusammengefaßt. Die elterliche Einsicht, daß ein Mißbrauch stattgefunden hat, und die Bereitschaft, an einem Behandlungsprogramm teilzunehmen sind zwei der wichtigsten Voraussetzungen für eine erfolgreiche Wiedereingliederung.

Dort, wo nur geringe Chancen auf eine Besserung innerhalb der Familie bestehen, kann das Gericht eine anderweitige Unterbringung des Kindes anordnen, bei einer Pflegefamilie, bei Adoptiveltern, oder im Fall von älteren Kindern in einem Heim. In England und Wales lautet das Kindergesetz (Children Act, 1989):

> „The primary justification for the State to initiate proceedings seeking compulsory powers is actual or likely harm to the child, where harm includes both ill-treatment (which includes sexual abuse and non-physical ill-treatment such as emotional abuse) and the impairment of health or development, *health* meaning physical or mental health, and *development* meaning physical, intellectual, emotional, social, or behavioural development.“

Das Gesetz legt besondere Betonung darauf, daß mit den Eltern auf freiwilliger Basis gearbeitet werden soll, damit das Kind in der Familie verbleiben kann, wo immer das möglich ist.

Die Prävention von Kindesmißbrauch durch intensive Hausbesuchsprogramme, in denen hoch gefährdete Mütter vorsorglich aufgesucht werden, hat sich als nützlich erwiesen; diese Maßnahme ist aber noch nicht weit genug entwickelt.

Übersichten zum Thema

Cicchetti D, Lynch M (1995) Failures in the expectable environment and their impact on individual development: the case of child maltreatment. In: Cicchetti D, Cohen D (eds) Developmental Psychopathology, vol 2. Wiley, London, pp 32–72
(Ein umfassender, gut fundierter Überblick über den Einfluß, den Mißhandlung auf verschiedene Bereiche kindlichen Funktionierens ausübt, und über die Mechanismen, die ihn auslösen)

Skuse D, Bentovim A (1994) Physical and emotional maltreatment. In: Rutter M, Taylor E, Hersov L (eds) Child and Adolescent Psychiatry: Modern Approaches, 3rd edn. Blackwell Science, Oxford, pp 209–229

Smith M, Bentovim A (1994) Sexual abuse. In: Rutter M, Taylor E, Hersov L (eds) Child and Adolescent Psychiatry: Modern Approaches, 3rd edn. Blackwell Science, Oxford, pp 230–251

Weitere Leseempfehlungen

Cohn AH, Daro D (1987) Is treatment too late: what 10 years of evaluative research tells us: Child Abuse and Neglect 11:433–442
(Ernüchternde Übersicht über Interventionsstudien an mehr als 3000 Familien in den USA: Mehr als ein Drittel der Familien setzte die Mißhandlung ihrer Kinder während der Behandlung fort, und bei mehr als der Hälfte wurde die Gefahr erneuter Mißhandlung nach Behandlungsende gesehen)

Jones DPH (1992) Interviewing the Sexual Abused Child: Investigation of Suspected Abuse. Gaskell, London
(Ein exzellentes kleines Handbuch für den Praktiker)

Kendall-Tackett KA et al (1993) Impact of sexual abuse on children: a review and synthesis of recent empirical studies. Psychological Bulletin 113:164–180

Olds DL et al (1986) Preventing child abuse and neglect: a randomised trial of nurse home visitation. Pediatrics 78:65–78
(Diejenigen Mütter, die während der Schwangerschaft und in den ersten beiden Lebensjahren ihres Kindes 14täglich betreut wurden, zeigten eine Abnahme von Mißhandlung und Vernachlässigung, vor allem wenn sie arm, unverheiratet und Teenager waren)

Oliver JE (1988) Successive generations of child maltreatment. British Journal of Psychiatry 153:543–553
(Zeigt, daß einige Familien mit vielfältigen Problemen für einen großen Anteil schweren Mißbrauchs in Wiltshire, UK, verantwortlich waren, einschließlich mehrerer Fälle von durch Gewalteinwirkung hervorgerufener geistiger Behinderung)

Teil III Risikofaktoren

Kapitel 24 Geistige Behinderung

Auch wenn der Begriff *geistige Behinderung* (GB) veraltet ist, wird er doch von Fachleuten und Eltern auf der ganzen Welt verstanden. Das gleiche kann von alternativen Bezeichnungen, die zur Zeit geläufig sind, nicht gesagt werden. So bedeutet *Lernbehinderung* in Großbritannien geistige Behinderung, in den USA jedoch bezeichnet der Begriff spezifische Lernprobleme wie Lesestörung. Umgekehrt wird mit *Entwicklungsbehinderung* in den USA geistige Behinderung bezeichnet, in Großbritannien hingegen sind damit alle Arten von Entwicklungsproblemen gemeint. Bedauernswerterweise führen weitverbreitete Vorurteile dazu, daß jede neue Bezeichnung für GB nach kurzer Zeit abschätzig und stigmatisierend wirkt. Das wird wahrscheinlich auch so bleiben, bis die Gesellschaft gelernt hat, Menschen mit GB mit Wertschätzung zu behandeln.

Definition

Für bestimmte Zwecke wird GB nur in Begriffen intellektueller Störung definiert, für andere Zwecke ist die soziale Beeinträchtigung ebenfalls bedeutsam. Assoziierte Erziehungsprobleme sind für die Definition nicht zentral.

- *Intellektuelle Behinderung.* Am einfachsten wird GB einzig aufgrund des IQ bestimmt: Ein IQ von 50–69 bedeutet eine leichte GB (Debilität); ein IQ unter 50 bedeutet mäßige (35–49, Imbezillität; 20–34, ausgeprägte Imbezillität) und schwerste (unter 29, Idiotie) GB.
- *Soziale Beeinträchtigung.* Die gesetzliche und behördliche Definition von GB verlangen im allgemeinen zusätzlich zur intellektuellen Störung, daß der Grad des sozialen Funktionierens der Betroffenen so eingeschränkt ist, daß sie spezieller Fürsorge und Schutz bedürfen. Im Britischen Gesetz wird im 1983 verabschiedeten Gesetz zur seelischen Gesundheit für die Definition von geistiger Behinderung und schwerer geistiger Behinderung soziale wie auch intellektuelle Beeinträchtigung vorausgesetzt.

Prävalenz

- *Leichte GB*, definiert nach IQ-Kriterien, betrifft ungefähr 2% der allgemeinen Bevölkerung, wenn man die normale Verteilung des IQ voraussetzt (ein IQ von 70 liegt zwei Standardabweichungen unterhalb des Durchschnitts, und 2,3% jeder normal verteilten IQ-Bevölkerungskurve weichen um mehr als zwei Standardabweichungen vom Durchschnitt ab). Viele dieser Personen werden nie von medizinischen, erzieherischen oder sozialen Diensten identifiziert – manchmal, weil ihr soziales Funktionieren adäquat ist und sie in allgemeinen Schulen gut genug zurechtkommen; in anderen Fällen jedoch gehen sie langsam zugrunde, weil sie keine adäquate Hilfe erhalten haben, denn ihre GB war nie erkannt worden.

- *Mäßige bis schwerste GB*, nachfolgend als schwere GB bezeichnet, die durch einen IQ unter 50 definiert wird, betrifft ungefähr 0,4% der Bevölkerung, das ist ein um das Zehnfache erhöhter Wert gegenüber dem erwarteten, wenn man eine normale IQ-Verteilung zugrunde legt, d.h. es gibt einen zusätzlichen kleinen Gipfel am unteren Ende der normalen IQ-Verteilung. Menschen mit schwerer GB sind den Gesundheits-, Erziehungs- und Sozialdiensten nahezu alle bekannt, entweder aufgrund des Schweregrades ihrer Erziehungsprobleme oder aufgrund gleichzeitig bestehender körperlicher Merkmale wie zerebraler Lähmung oder Epilepsie.

Das Zwei-Populationen-Modell

Für bestimmte Zwecke ist es nützlich, zwischen zwei Arten von GB zu unterscheiden: der *organischen* und der *normalen Variante* (manchmal als *subkulturell* beschrieben). Die Unterscheidung kann durch eine Analogie verdeutlicht werden. Genetische Faktoren und Umweltfaktoren, die für die normalen Unterschiede der Körpergröße Erwachsener verantwortlich sind, werden unvermeidbar dazu führen, daß manche Erwachsene im unteren Bereich der Körpergröße liegen. Zusätzlich zu diesen Menschen mit der normalen Variante von Kleinwüchsigkeit gibt es andere, bei denen der Minderwuchs organische Gründe hat, zum Beispiel genetische Syndrome wie Achondroplasie. Die organische Gruppe wird eher kleiner sein und mehr medizinische Probleme aufweisen. Die Gruppe mit normaler Variante wird viele Verwandte haben, die ebenfalls eine Körpergröße unter dem Durchschnitt aufweisen (aufgrund gemeinsamer genetischer und Umweltfaktoren), wohingegen die Verwandten der Kinder aus der „organischen" Gruppe eine durchschnittliche Körpergröße haben werden, weil sie nicht unter demselben organischen Syndrom leiden. Wenn man einen Schwellenwert für Körpergröße anwendet, kann man sehr stark ausgeprägten Minderwuchs definieren (der meist organisch bedingt ist) im Gegensatz zu leicht ausgeprägter Kleinwüchsigkeit (die meist der Normalvariante zuzuordnen ist), aber kein Schwellenwert für Körpergröße kann genau zwischen der organischen Gruppe und der Normalvariante unterscheiden.

Bei GB ist das Äquivalent zum Schwellenwert der Körpergröße ein Wert für den IQ ungefähr um 50. Wie in Tabelle 24.1 dargestellt, ergeben sich bei dieser Herangehensweise zwei relativ unterschiedliche Populationen. Im Vergleich zu leichter GB ist die schwere GB öfter mit einer neurologischen

Tabelle 24.1 Merkmale schwerer und leichter geistiger Behinderung (Daten aus Broman et al. 1987)

	Schwere GB	Leichte GB
Major ZNS-Störung (%)	72	14
Prävalenz (%)		
– Hoher sozioökonomischer Status	0,4	0,3
– Niedriger sozioökonomischer Status	0,8	3,3
Männer (%)	63	46
Durchschnitts-IQ der Geschwister	103	85

Störung assoziiert und seltener mit sozialen Nachteilen. Nur die leichte GB ist mit unterdurchschnittlichem IQ bei Verwandten assoziiert. Es ist nicht überraschend, daß ein IQ-Schwellenwert von 50 nicht eindeutig zwischen organischen Fällen und solchen, die zur Normalvariante zählen, unterscheiden kann. Wenn es als konzeptuelles Modell auch nützlich ist, sollte das Zwei-Populationen-Modell nicht zu pedantisch angewandt werden: Organische Ursachen und solche der Normalvariante können gleichzeitig bestehen, mit zusätzlichen oder synergistischen Auswirkungen.

Ursachen geistiger Behinderung

- *Leichte GB.* Bei den meisten Fällen der leichten GB wird angenommen, daß sie auf den gleichen Arten polygenetischer Faktoren und Umweltfaktoren beruhen, die auch einen IQ im Normalbereich bestimmen. So wie die poligenetische Komponente viele Gene betrifft, von denen jedes einen kleinen, aber zusätzlichen Effekt auf den IQ hat, beinhaltet auch die psychosoziale Komponente viele Faktoren wie elterliche Erziehungsstile, positive Interaktionen mit dem Kind, belastende Lebensereignisse, wobei jeder dieser Faktoren einen kleinen, aber zusätzlichen Effekt auf den IQ hat. Schädliche Umgebungsfaktoren wie zum Beispiel geringe Anleitung können ebenfalls zu den Auswirkungen genetischer und psychosozialer Faktoren beitragen.
- *Schwere GB.* Die organischen Ursachen, die für die Mehrzahl schwerer geistiger Behinderungen (und eine Minderheit leichter geistiger Behinderungen) verantwortlich sind, werden üblicherweise nach der Zeit ihres Auftretens unterteilt:
  - *Pränatal.* Zum Beispiel Chromosomenanormalitäten, Einzelgendefekte, kongenitale Infektionen, fetales Alkoholsyndrom.
  - *Perinatal.* Zum Beispiel intraventrikuläre Blutungen bei Frühgeborenen, schwere Neugeborenengelbsucht. Auch wenn Geburtskomplikationen oft angeführt werden, scheint es heute doch unwahrscheinlich, daß sie häufige Ursachen von GB sind. Wenn ein Kind eine schwierige Geburt durchmacht und sich hinterher herausstellt, daß es schwer gei-

stig behindert ist, war dann die Geburt schuld? Meist nicht. Häufiger sind Geburtskomplikationen hierfür irrelevant oder sie entstehen als Konsequenz bereits bestehender Anormalitäten des ungeborenen Kindes. So tragen Kinder mit Chromosomenproblemen oder pränatalen Hirnschäden ein größeres Risiko für eine anormale Entbindung.
- *Postnatal.* Zum Beispiel Enzephalitis und Meningitis, Trauma durch Kindesmißbrauch oder Unfälle, schwere Bleivergiftung.

Einige Syndrome, wie das Fragile-X-Syndrom und das fetale Alkoholsyndrom wurden bereits in Kapitel 1 behandelt. Weitere relevante Syndrome beinhalten:

- *Down-Syndrom.* Bis zu einer von 600 Geburten sind betroffen, wobei ältere Mütter ein weit höheres Risiko tragen. Dies ist die häufigste Einzelursache für schwere GB, sie ist verantwortlich für bis zu einem Drittel aller Fälle. 95% sind auf ein zusätzliches Chromosom 21 zurückzuführen, das aus einer Nicht-Trennung resultiert, die bei älteren Müttern häufiger auftritt; 4% rühren aus familialen Verlagerungen her, 1% sind mosaikartig. Körperliche Merkmale umfassen: kleiner Kopf, rundes Gesicht, schräge Augenform, epikanthische Hautfalten, große, rissige Zunge, kleine, wenig geformte Ohren, Minderwuchs, Vierfingerfurche der Hand, nach innen gebogene kleine Finger und Hypotonie. Herz- und Darmmißbildungen sind häufig.
- *Einzelgenstörung.* Es gibt viele seltene Genstörungen, die manchmal oder immer zu GB führen. Als Faustregel gilt, daß diese Störungen autosomal rezessiv sind, wenn nicht anders bekannt. Es gibt wenige Ausnahmen: Das Lesch-Nyhan- und das Hunter- (nicht Hurler-) Syndrom sind geschlechtsgebunden, tuberöse Sklerose und Neurofibromatose sind autosomal dominant.
- *Anormalitäten der Geschlechtschromosomen.* Personen mit den häufigeren Anormalitäten – XO (Turner-Syndrom), XXY (Klinefelter-Syndrom), XXX und XYY – haben für gewöhnlich eine normale oder leicht unterdurchschnittliche Intelligenz, obwohl es hier eine leichte Häufung von leichter und schwerer GB gibt.

Diagnostische Beurteilung von GB

Kinder mit schwerer geistiger Behinderung werden meist einem Kinderarzt vorgestellt wegen assoziierter körperlicher Anormalitäten oder wegen Schlafproblemen, entweder von den Eltern oder weil die GB bei einem Entwicklungsscreening festgestellt wurde. Leichte GB kann unbemerkt bleiben, bis es in der Schule zu Lernproblemen kommt. Eltern und Lehrer sind meist ziemlich genaue Beurteiler der Fähigkeitsstufe des Kindes. Wenn sie danach gefragt werden, sind sie oft gut dazu in der Lage, das geistige Alter des Kindes zu schätzen. Trotzdem können auch erfahrene Eltern und Lehrer die Intelligenz eines Kindes manchmal völlig falsch einschätzen. So kann ein Kind mit Autismus und normaler Intelligenz (mit non-verbalen Tests gemessen) für schwer geistig behindert gehalten werden wegen seiner schlechten Leistungen in verbalen Tests und seinem Mangel an „gesundem Menschenverstand". Solche Fehlurteile können zu einer unangemessenen Beschulung in einer Schule für schwer Lerngestörte führen. Noch häufiger kommt es vor, daß Kinder mit einer leichten GB von den Lehrern für nahezu durchschnittlich leistungsfähig gehalten werden, wobei die schlechten Leistungen auf mangelnde Anstrengung, emotionale Probleme oder soziale Benachteiligung zurückgeführt werden. Auch hier führt das Fehlurteil zu unangemessenen Erwartungen und Leistungsdruck. Darum ist es wichtig, die Berichte der Eltern und Lehrer durch psychometrische Tests zu ergänzen. Neben der verläßlichen Messung des IQ ermöglicht die psychometrische Bewertung die Erstellung eines nützlichen Profils der kognitiven Stärken und Schwächen des Kindes. Für Schulkinder bieten der Wechsler-Intelligenztest für Kinder, 3. Aufl. (WISC-III) oder die Kaufman-ABC eine geeignete, breit gefächerte Batterie von verbalen und visuoräumlichen Tests.

Die Diagnose der zugrundeliegenden Ursache von GB basiert auf:

- Einer sorgfältigen *Anamnese* mit besonderer Beachtung der Familiengeschichte, pränataler Infektionen und pränatalem Alkoholeinfluß.
- Einer sorgfältigen *körperlichen Untersuchung*, vor allem hinsichtlich neurologischer Zeichen, dysmorpher Merkmale und den Hautzeichen neurokutaner Syndrome (siehe Kapitel 1).
- Ausgewählten *Spezialuntersuchungen*, vor allem beim Fragilen-X-Syndrom, Chromosomenanormalitäten und metabolischen Erkrankungen.

Auch wenn nur sehr wenige Fälle erfolgreich behandelt werden können, ist die Suche nach der Ursache nützlich für genetische Beratungen und weil viele Eltern durch eine diagnostische Zuschreibung erleichtert sind (zum Teil, weil sie ihnen ermöglicht, sich der entsprechenden Eltern-Selbsthilfegruppe anzuschließen). In Großbritannien wird Diagnose und Beratung bei GB eher von Pädiatern als von Kinderpsychiatern vorgenommen.

Prävention von GB

Es gibt viele Ansätze, durch die die Prävalenz der organischen Syndrome, die manchmal oder immer zu GB führen, verringert werden kann. So kann eine weitreichende Röteln-Schutzimpfung kongenitalen Röteln vorbeugen. Die zusätzliche Gabe von Folsäure um die Zeit der Empfängnis und in der frühen Schwangerschaft kann Defekte des Neuralrohrs vermeiden. Die Aufklärung über Alkoholkonsum während der Schwangerschaft kann das fetale Alkoholsyndrom verhindern. Die pränatale Diagnostik organischer Syndrome wird zunehmend möglich auf der Grundlage von Bluttests, Ultraschalluntersuchungen, Chorionzottenentnahme und Fruchtwasseruntersuchung. Spezifische Behandlungen sind zwar nur selten möglich, aber die Eltern können sich für einen Schwangerschaftsabbruch entscheiden. Durch

Fortschritte in der Geburtshilfe und Neugeborenenversorgung kann die Häufigkeit früher Hirnschäden weiter reduziert werden, zum Beispiel durch Verminderung der Anzahl von und der Komplikationen bei Frühgeburten. Neonatale Untersuchungen bezüglich Phenylketonurie, Galaktosämie und Hypothyreoidismus ermöglichen eine frühe Behandlung, bevor irreparable Hirnschäden aufgetreten sind. Impfungen können Kinder vor Krankheiten schützen, die zu Meningitis (z. B. Haemophilus Influenza Typ B) und Enzephalitis (z. B. Keuchhusten) führen. Maßnahmen zur Verminderung von Unfällen im häuslichen Umfeld und im Straßenverkehr und körperlichem Mißbrauch können Gehirnschäden verhindern, die aus Kopfverletzungen herrühren.

Die Versuche, die Prävalenz von GB der Normalvariante zu verringern, sind weniger erfolgreich. Bei einigen Interventionen hat man sich um Säuglinge von Müttern mit GB in sozial deprivierten Wohngegenden gekümmert. Das kann zu signifikanten Verbesserungen der Schulleistungen und des gemessenen IQ führen, zumindest auf kurze Sicht. Weil es keine bestimmte kritische Periode gibt, nach der ein durch die Umwelt bedingter Schaden irreversibel wäre, gibt es auch keinen bestimmten Zeitpunkt für die Therapie, nach dem eine Bereicherung der Umweltfaktoren nicht länger nötig wäre. Trotzdem sollten die möglichen Auswirkungen umweltbezogener Interventionen nicht überschätzt werden. Eine Adoptionsstudie, die die Auswirkungen vom Aufwachsen bei Eltern in den höchsten bzw. niedrigsten sozioökonomischen Gruppen verglich, belegt, daß dies zu einem Unterschied im IQ von ungefähr 12 Punkten führte. Die dauerhafte Auswirkung eines Unterschiedes dieser Größenordnung geht weit über das hinaus, was Interventionsprojekte bisher erreicht haben.

Fördermaßnahmen für Kinder mit GB

Die Förderung wird in der Regel von der Philosophie der „Normalisierung" geleitet, das heißt, es soll ein möglichst normales Leben in der Gemeinschaft erreicht werden.

Soziale Förderung

Kinder entwickeln sich am besten, wenn sie als Teil einer Familie aufwachsen. Heutzutage leben die meisten Kinder mit GB bei ihrer biologischen Familie. Das kann für Eltern und Geschwister eine sehr positive Erfahrung sein, aber oft ist die Fürsorge für solche Kinder eine große Bürde, vor allem bei schwerer geistiger Behinderung. Diese Bürde kann jedoch durch zusätzliche Hilfe und Unterstützung erleichtert werden, zum Beispiel durch Fahrdienste, tageweise, vorübergehende Betreuung außerhalb der Familie (meist von Sozialdiensten arrangiert). Wenn die Bewältigungsmöglichkeiten der Familie, trotz maximaler Unterstützung vor Ort, erschöpft sind, ist die Unterbringung in einem alternativen familiären Setting äußerst wünschenswert, entweder durch Adoption oder in einer Langzeitpflegestelle. Seltener wird ein Kind die Aufnahme in einem spezialisierten Kinderheim benötigen.

Erzieherische Förderung

Unabhängig vom Schweregrad ihrer Lernschwierigkeiten haben alle Kinder das gesetzliche Recht auf eine angemessene Erziehung. Keinem Kind kann jegliche Schulbildung mit der Begründung, es sei „nicht erziehbar", verweigert werden. Es gibt immer mehr Möglichkeiten für Kinder mit leichter GB, die nötigen Fördermaßnahmen auch in allgemeinen Schulen zu erhalten. Kinder mit schwerer GB besuchen für gewöhnlich Spezialschulen. Die Berichte von Ärzten und anderen Fachleuten des Gesundheitswesens können den Schulbehörden dabei helfen, die speziellen Bedürfnisse der Kinder festzustellen und sie entsprechend zu beschulen.

Medizinische Hilfe

Angemessene medizinische Fürsorge wird meist vom Hausarzt und dem pädiatrischen Team eines Kinderentwicklungszentrums gewährleistet. Die Einbeziehung kinderpsychiatrischer Dienste ist nicht unbedingt notwendig, kann aber hilfreich sein bei dem hohen Anteil geistig zurückgebliebener Kinder, die auch psychiatrische Probleme aufweisen.

Psychiatrische Störungen bei Kindern mit geistiger Behinderung

In den multiaxialen Klassifikationsschemata ICD-10 und DSM-IV, werden GB und psychiatrische Störungen auf unterschiedlichen Achsen kodiert (siehe Kapitel 2). Auch wenn GB selbst keine psychiatrische Störung ist, stellt sie doch einen starken Risikofaktor für psychiatrische Störungen dar. Ungefähr ein Drittel aller Kinder mit leichter GB haben psychiatrische Diagnosen, wie auch ungefähr die Hälfte aller Kinder mit schwerer GB, im Vergleich zu 10–15% nicht intellektuell beeinträchtigter Kinder. Die Kombination von GB und psychiatrischer Störung stellt für die Familien eine *besondere Belastung* dar, viele von ihnen finden es schwerer, mit den psychiatrischen Problemen als mit der GB zu leben. Psychiatrische Probleme sind der häufigste Grund dafür, daß ein Kind nicht in der Familie verbleiben kann.

Die Art der psychiatrischen Störung

Bei Kindern mit *leichter GB* ist die Verteilung psychiatrischer Störungen im allgemeinen ähnlich der bei Kindern ohne geistige Behinderung mit hauptsächlich emotionalen Störungen, solchen des Sozialverhaltens und Hyperaktivitätsstörungen. Bei *schwerer GB* ist die Verteilung psychiatrischer Störungen charakteristischer. Zusätzlich zu emotionalen, Sozialverhaltens- und Hyperaktivitätsstörungen sind hier auch autistische Störungen häufig, wobei Teilausprägungen des Autismus eher vorkommen als das voll ausgebildete Syndrom (siehe Kapitel 5). Eine nicht geringe Anzahl von Kindern mit schwerer GB steht daher sozial abseits oder verhält sich anderen gegenüber auf bizarre Weise. Zum Beispiel ist phantasiereiches Spiel charakteristischerweise sehr vermindert; Stereotypien können vorherrschen und durch Langeweile, Isolierung, Blindheit oder Taubheit verstärkt werden. Schwerwiegende Hyperaktivität tritt manchmal zusammen mit autistischen Merkmalen oder einfachen Stereotypien auf, manchmal auch allein.

Selbstverletzungen, wie auf die Augen drücken, das Schlagen des Kopfes und das Beißen in die Hand sind andere Verhaltenssyndrome, die bei schwerer GB besonders häufig sind. Diese Verhaltensweisen haben manchmal eine funktionelle Komponente, die sich von Mensch zu Mensch unterscheiden kann. So kann bei verschiedenen Menschen die Selbstverletzung dazu dienen, Langeweile zu vermindern, Aufmerksamkeit zu erhalten oder nicht gewollte Aufmerksamkeit abzuwehren. Schwierigkeiten beim Erlernen von Fertigkeiten der Selbstfürsorge (einschließlich Nahrungsaufnahme, dem Gang zur Toilette und Ankleiden) sind bei schwerer GB ebenfalls häufig, ebenso Schlafprobleme.

Spezifische Verbindungen

Einige organische Ursachen der GB sind besonders mit spezifischen psychiatrischen Problemen verbunden. Das Lesch-Nyhan-Syndrom zum Beispiel wird viel eher von selbstverletzendem Verhalten begleitet als andere organische Störungen, die zu einem ähnlich niedrigen IQ führen. Wenn das organische Syndrom genetisch oder chromosomal bedingt ist, werden die häufigen Verhaltensmerkmale *Verhaltens-Phänotyp* der Störung genannt. Andere Beispiele umfassen die mit dem Fragilen-X-Syndrom verbundene soziale Angst, die Vermeidung von Blickkontakt und das litaneiähnliche Sprechen, und beim Prader-Willi-Syndrom das nicht-sättigende Überessen. Nichtgenetische Syndrome können ebenfalls assoziierte Verhaltensmerkmale haben, und auch diese werden manchmal als Verhaltens-Phänotypen bezeichnet. So sind kongenitale Röteln mit autistischen Merkmalen verbunden, während das fetale Alkoholsyndrom mit Hyperaktivität assoziiert ist.

Box 24.1 stellt vier *ursächliche Wege* dar, die für die beobachtete Verbindung zwischen GB und psychiatrischer Störung verantwortlich sein können. Bei einigen psychiatrischen Störungen deuten die Erkenntnisse auf die

Box 24.1 Warum sind geistige Behinderung und psychiatrische Störung assoziiert?

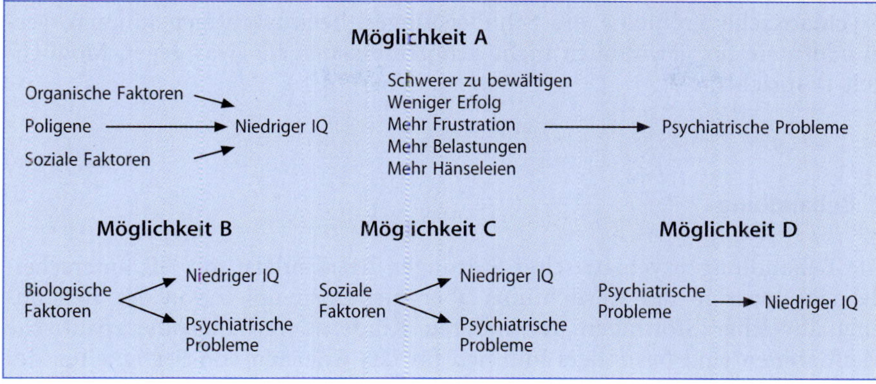

Möglichkeit B hin, nämlich daß derselbe biologische Faktor, der zur GB führt, unabhängig davon auch die psychiatrische Störung verursacht. Nehmen wir zum Beispiel den Autismus. Ein Kind mit einem IQ von 40 und tuberöser Sklerose trägt ein starkes Risiko für Autismus, während ein Kind mit einem IQ von 40 und zerebraler Lähmung ein geringeres Risiko für Autismus trägt. Der IQ kann also für diesen Unterschied, der aller Wahrscheinlichkeit nach mit den verschiedenen biologischen Substraten der beiden Störungen zusammenhängt, nicht verantwortlich sein.

Bei einigen anderen psychiatrischen Störungen deuten die Erkenntnisse hingegen eher auf Möglichkeit A, daß nämlich niedrige Intelligenz, egal welcher Ursache, ein Kind für psychiatrische Probleme anfällig macht. Es ist leicht nachzuvollziehen, daß niedrige Intelligenz und geringe Schulleistungen das Selbstwertgefühl eines Kindes oft unterhöhlen und zu Hänseleien durch Klassenkameraden führen. Außerdem kann es Kindern mit geringerer Intelligenz schwerer fallen, alltägliche Belastungen zu bewältigen, sie können dann eher zum „Ausagieren“ neigen, wenn sie Streß ausgesetzt sind (zumal oft die verbalen Möglichkeiten begrenzt sind). Aus all diesen Gründen kann geringere Intelligenz zu größerer Angst, Unglück und Wut führen. Bei Störungen des Sozialverhaltens spricht alles für Möglichkeit A, da es hier eine nahezu lineare Beziehung mit dem IQ gibt. Innerhalb der normalen Bandbreite des IQ ist ein geringerer IQ mit häufigeren Störungen des Sozialverhaltens verbunden, unabhängig vom sozioökonomischen Hintergrund. Die noch höhere Rate von Störungen des Sozialverhaltens bei Kindern mit GB scheint eine Fortsetzung dieses Trends zu sein. Es sieht so aus, als ob jeder niedrige IQ, sei er nun organisch, poligenetisch oder sozial bedingt, das Risiko für Störungen des Sozialverhaltens erhöht.

Es gibt nur wenige Erkenntnisse, die für die beiden anderen möglichen Verbindungen zwischen GB und psychiatrischen Problemen sprechen würden. Die schädlichen sozialen Faktoren, die zu einem niedrigeren IQ beitragen, sind andere als die schädlichen sozialen Faktoren, die das psychiatrische Risiko erhöhen (was gegen Möglichkeit C spricht). Auch wenn psychiatrische Probleme die Schulleistungen beeinträchtigen können, vermindern sie für gewöhnlich nicht den gemessenen IQ (was gegen Möglichkeit D spricht).

Behandlung

Die Behandlung psychiatrischer Störungen bei Kindern mit GB unterscheidet sich zwar in der Gewichtung, aber nicht prinzipiell von der Behandlung ähnlicher Störungen bei anderen Kindern. Verhaltenstherapeutische Maßnahmen sind besonders hilfreich für das Erlernen von Fertigkeiten der Selbstfürsorge, zur Verminderung unerwünschten Verhaltens wie Selbstverletzungen, Stereotypien und häufigem nächtlichem Erwachen. Um günstig zu wirken, muß der *Verhaltenstherapie* eine sorgfältige Verhaltensanalyse vorausgehen, und sie muß genau auf das jeweilige Kind zugeschnitten werden. Bei selbstverletzendem Verhalten zum Beispiel kann der Rat richtig sein, das Kind während selbstverletzender Episoden zu ignorieren, wenn das Kind dieses Verhalten hauptsächlich dazu einsetzt, Aufmerksamkeit zu erlangen. Es würde jedoch nur zu einer Verstärkung des selbstverletzenden Verhaltens führen, wenn man sich gegenüber einem Kind, das dieses Verhalten einsetzt, um Aufmerksamkeit abzuwehren, ebenso verhalten würde. Außer einer Verhaltenstherapie kann eine Vielfalt anderer Therapien angewandt werden, einschließlich Familientherapie, kognitiver Therapie und stützender Psychotherapie (abhängig von der Art des Problems, dem Alter und den kognitiven Fähigkeiten des Kindes).

Die Rolle der *Medikation* bei der Behandlung mit GB assoziierter psychiatrischer Probleme ist nicht eindeutig festzulegen. Auf kurze Sicht vermindern Neuroleptika schwere Aggression, können in einem Notfall also nützlich sein. Die positiven Wirkungen lassen jedoch bald nach. Es ist dann verführerisch, die Dosis zu erhöhen, um eine weitere zeitweilige Linderung zu erreichen. Wenn man dem nachgibt, wird die Dosis wahrscheinlich progressiv eskalieren, so daß das Kind einer langzeitigen hochdosierten Neuroleptikagabe ausgesetzt wird mit all den begleitenden Gesundheitsrisiken (siehe Kapitel 32). Die Nutzlosigkeit dieser Langzeitmedikation wird oft erst deutlich, wenn die Medikation schließlich abgesetzt wird: Die Aggression verschlimmert sich für gewöhnlich zunächst, um dann auf das vorherige Ausmaß zurückzukehren. Herausforderndes Verhalten verlangt nach sozialen und psychologischen Maßnahmen, nicht primär nach dauerhafter pharmakologischer Behandlung. Unter diesem Vorbehalt kann Medikation manchmal hilfreich sein. Niedrige Dosen von Neuroleptika können manchmal Stereotypien, Hyperaktivität, Selbstverletzung und Agitiertheit vermindern, vielleicht besonders bei Jugendlichen mit GB und autistischen Merkmalen. Stimulanzien können manchmal die Hyperaktivität von Kindern mit einem IQ um 40 vermindern, wirken aber nur selten bei Kindern mit niedrigerem IQ. Bei jedem IQ können Stimulanzien gleichzeitig bestehende ritualistische und repetitive Verhaltensweisen verstärken.

Übersichten zum Thema

Neuhäuser G, Steinhausen H-C (Hrsg) (1996) Geistige Behinderung, 2. Aufl. Kohlhammer, Stuttgart

Scott S (1994) Mental retardation. In: Rutter M, Taylor E, Hersov L (eds) Child and Adolescent Psychiatry: Modern Approaches, 3rd edn. Blackwell Science, Oxford, pp 616–646

Weitere Leseempfehlungen

Broman S et al (1987) Retardation in Young Children: A Developmental Study of Cognitive Deficit. Lawrence Erlbaum, Hillsdale
(In dieser Studie werden die epidemiologischen Daten des Nationalen Perinatalen Verbundprojekts (NCPP) benutzt, um die Vorläufer und Auswirkungen geistiger Behinderung zu untersuchen)

Flint J (1996) Behavioral phenotypes: a window onto the biology of behaviour. Journal of Child Psychology and Psychiatry 37:355–367

Kapitel 25 Primäre Gehirnstörungen

Im vorhergehenden Kapitel wurden psychiatrische Komplikationen behandelt, die mit geistiger Behinderung mit und ohne bekannter Gehirnstörung assoziiert sind. In diesem Kapitel werden die psychiatrischen Auswirkungen von Gehirnstörungen bei Menschen dargestellt, die nicht gleichzeitig geistig behindert sind.

Ein seltener Risikofaktor

Eindeutige Gehirnstörungen sind in der Kindheit relativ selten, zum Beispiel leiden ungefähr 5% aller Kinder an Epilepsie und 0,2% an zerebraler Lähmung. Die heutigen Erkenntnisse deuten darauf hin, daß diese Gehirnstörungen für gewöhnlich nicht auf perinatale Komplikationen zurückzuführen sind, wie meist angenommen wird, sondern auf genetische Faktoren, pränatale und postnatale pathologische Ereignisse.

Für die Annahme eines „Kontinuums reproduktiver Kausalität" gibt es nur sehr begrenzte Belege. Diese Theorie geht davon aus, daß schwere Komplikationen während der Geburt und im Neugeborenenalter zum Tod, zerebraler Lähmung und Epilepsie führen können, während leichtere Komplikationen während der Geburt häufiger zu Hyperaktivität, spezifischen Lernproblemen oder Ungeschicklichkeit führen, was manchmal „minimale Hirnschädigung" genannt wird. Da Kinder aus sozial benachteiligten Familien eher Komplikationen während der Geburt und in der Neugeborenenzeit erleiden, ist es wichtig, den sozialen Hintergrund zu erfragen, wenn der mögliche Einfluß solcher Komplikationen untersucht wird. Die meisten Studien verweisen darauf, daß Komplikationen während der Geburt und in der Neugeborenenzeit bei Kindern, die keine offensichtlichen Gehirnstörungen aufweisen, selten, wenn überhaupt, zu psychiatrischen Problemen führen. Eine Ausnahme ist der Anstieg von Hyperaktivität bei neurologisch gesunden Kindern, die ein geringes Geburtsgewicht aufwiesen (meist weil sie zu früh geboren wurden).

Ein starker Risikofaktor

Wenn offensichtliche Gehirnstörungen vorliegen, stellen sie einen starken Risikofaktor für kinderpsychiatrische Probleme dar, ihre Auswirkungen gehen über die anderer körperlicher Störungen hinaus. Das wird gut durch epidemiologische Daten der neuropsychiatrischen Isle-of-Wight-Studie (Tabelle 25.1) belegt. Die besonders hohe, mit zerebraler Schädigung assoziierte Rate von psychiatrischen Problemen kann nicht einfach mit dem Ausmaß der Beeinträchtigung oder Stigmatisierung erklärt werden; es gibt überzeugende Belege für direkte Verbindungen zwischen Gehirn und Verhalten. Zum Beispiel ist auffällig, daß mehr als die Hälfte einer großen epidemiologischen Stichprobe bei Kindern mit einseitiger zerebraler Lähmung psychiatrische Störungen aufwiesen, obwohl die körperlichen Beeinträchtigungen sehr gering waren, die meisten Kinder über eine normale Intelligenz verfügten und allgemeine Schulen besuchten.

Risiko für welche psychiatrische Störung?

Auf den ersten Blick ähneln die psychiatrischen Probleme von Kindern mit Gehirnstörungen denen anderer Kinder; Störungen des Sozialverhaltens, emotionale und gemischte Störungen treten in beiden Gruppen auf. Es gibt kein bestimmtes „Gehirnstörungs-Syndrom". Wenn man genauer hinsieht, bestehen jedoch einige Unterschiede in der Gewichtung. So sind alle psychiatrischen Störungen häufiger bei Kindern mit neurologischen Problemen; autistische und hyperaktive Störungen scheinen besonders überrepräsentiert zu sein. In der Isle-of-Wight-Studie zum Beispiel belief sich die Häufigkeit einer hyperkinetischen Störung bei Kindern mit zerebraler Lähmung auf 19% der festgestellten psychiatrischen Störungen, aber nur auf 1% bei neurologisch gesunden Kindern.

Eltern und Lehrer berichten häufig von oppositionellem und reizbarem Verhalten bei Kindern mit Gehirnstörungen. Auch wenn diese Verhaltensweisen so ausgeprägt sind, daß sie die Diagnosekriterien für oppositionell-trotziges Verhalten erfüllen, ist es doch relativ selten, daß diese Kinder die schwerwiegenderen antisozialen Verhaltensweisen entwickeln, die für eine

Tabelle 25.1. Die Neuropsychiatrische Isle-of-Wight-Studie (Rutter et al. 1970)

Kinder mit:	Anteil mit psychiatrischen Störungen (%)
Keiner körperlichen Störung	7
Körperlicher Störung, die das Gehirn nicht betraf	12
Idiopathischer Epilepsie	29
Zerebraler Lähmung und verwandten Störungen, IQ>50	44

schwere Störung des Sozialverhaltens charakteristisch sind. Ängstlichkeit und Reizbarkeit können zu Wutausbrüchen oder Verzweiflung beitragen. Kinder mit neurologischen Problemen können leicht überreizt reagieren, wenn sie sich Anforderungen gegenüber sehen, die ihnen Schwierigkeiten bereiten. Episodische Wutausbrüche sind viel häufigere Verhaltensreaktionen als epileptische Anfälle, obwohl die letztere Möglichkeit durchaus in Betracht gezogen werden muß, vor allem wenn die Ausbrüche ohne jeden Grund auftreten oder zusammen mit anderen Hinweisen auf Epilepsie, wie verändertem Bewußtsein oder nachfolgendem Schlafbedürfnis.

Spezifische neurologische Störungen können mit einem besonders hohen Risiko für bestimmte psychiatrische Probleme verbunden sein, zum Beispiel ist die Sydenham-Chorea mit einer unerwartet hohen Rate von Zwangsstörungen assoziiert. Epilepsiekranke Kinder und Jugendliche fühlen sich stark fremdbestimmt und weisen zu etwa 22% eine depressive Symptomatik auf. Auch gibt es enge Verknüpfungen von Epilepsie mit Psychosen (Differentialdiagnose interiktale Psychose, Landau-Kleffner-Syndrom) und Sprachentwicklungsstörungen. Einige Auswirkungen von Gehirnstörungen in der Kindheit werden erst im Erwachsenenalter sichtbar, zum Beispiel die hohe Rate von Schizophrenie mit Beginn im Erwachsenenalter bei Menschen mit Entwicklungsstörungen der Temporallappen. Die heutigen Erkenntnisse verweisen darauf, daß rechts- oder linksseitige Gehirnläsionen nur wenig unterschiedliche psychiatrische Auswirkungen haben. Studien über Kopfverletzungen während der Kindheit haben keinen konsistenten Effekt von Ort oder Zeitpunkt der Verletzung auf Häufigkeit und Art psychiatrischer Probleme gezeigt.

Interaktion mit anderen Risikofaktoren

Eine Gehirnstörung macht Kinder nicht immun gegen den schädigenden Einfluß „gewöhnlicher" psychiatrischer Risikofaktoren wie Ehestreitigkeiten. Es besteht nach wie vor keine Einigung darüber, ob Kinder mit Gehirnstörungen solchen gewöhnlichen Risikofaktoren gegenüber vulnerabler sind oder nicht.

Bindeglieder

Es gibt viele Bindeglieder zwischen Gehirn- und Verhaltensstörungen, obwohl die relative Bedeutung verschiedener Verbindungen erst noch bestimmt werden muß. In manchen Fällen kann die Verbindung verhältnismäßig direkt sein, zum Beispiel können autistische Beeinträchtigungen einfach die Schäden an den Gehirnregionen widerspiegeln, die für Kommunikation und soziale Interaktion verantwortlich sind. In anderen Fällen spielen auch psychosoziale Faktoren wie geringes Selbstwertgefühl, unrealistische Erwartungen der Familie oder Ablehnung durch Gleichaltrige eine wichtige Rolle. Spezifische Lernprobleme und unterdurchschnittlicher IQ sind verbreitete Konsequenzen von Gehirnanomalitäten. Wenn diese Probleme vorliegen, tragen sie zu den Belastungen des Kindes bei, vorallem wenn ihr spezieller Förderbedarf nicht erkannt oder erfüllt wird (was viel zu oft der Fall ist). Behandlungen der körperlichen Störung können ebenfalls zu psychiatrischen Problemen beitragen. Antikonvulsiva können psychiatrische Nebenwirkungen haben; regelmäßige Psychotherapie kann zu beträchtlichem Groll führen, weil das Kind weniger Zeit zum spielen hat, und wiederholte Hospitalisation kann Familieninteraktionen zerstören.

Prognose

Ist die Prognose für irgendeine psychiatrische Störung schlechter, wenn das Kind auch unter einer Gehirnstörung leidet? Kliniker und Eltern gehen häufig davon aus, und dieser Pessimismus kann sich selbst erfüllen, wenn er zu unangemessen niedrigen Erwartungen oder halbherziger Therapie führt. Zur Zeit spricht so wenig für diese Einschätzung, daß es oft besser ist, mit der optimistischeren Einstellung zu arbeiten, daß die Prognose einer psychiatrischen Störung unabhängig vom Vorhandensein oder Nichtvorhandensein gleichzeitig bestehender neurologischer Probleme ist. Familien von Kindern mit Gehirnstörungen sind oft besonders aufnahmefähig für ärztliche Ratschläge, daher kann ihnen besser geholfen werden als der durchschnittlichen Familie, die sich bei kinderpsychiatrischen Diensten vorstellt.

Behandlung

Die psychiatrischen Probleme von Kindern mit Gehirnstörungen können genauso behandelt werden wie diejenigen neurologisch gesunder Kinder. Biologische Behandlungen sind nicht mehr und auch nicht weniger nützlich als in der sonstigen psychiatrischen Praxis. Man sollte aber bedenken, daß Antikonvulsiva Auswirkungen auf das Verhalten haben können. Eine Veränderung der Dosis oder des Medikaments kann darum manchmal hilfreich sein. Einzel-, Familien- und schulbezogene Behandlung kann nützlich sein. Eltern sind oft erleichtert, wenn sie erfahren, daß die Probleme ihres Kindes übliche Konsequenzen neurologischer Schädigung sind. Die Energie, die sich bis dahin in Selbstvorwürfen erschöpfte, kann dann in gewinnbringendere Kanäle gelenkt werden. Der Beitritt zu einer Elternselbsthilfegruppe für Kinder mit der gleichen Störung kann das Gefühl der Isolation und Machtlosigkeit verringern. Die neuropsychologische Bewertung der kognitiven Stärken und Schwächen des Kindes kann eine hilfreiche Grundlage für Ratschläge an Schule und Schulbehörde liefern. Die emotionalen und Verhaltensprobleme des Kindes verbessern sich oft dramatisch, wenn unerkannte Lernstörungen schließlich behandelt werden, entweder durch Förderunterricht in der Schule oder durch Umschulung in eine Sonderschule.

Besondere Verbindungen zwischen Gehirn und Verhalten

- Es gibt eine Vielzahl von seltenen *degenerativen Störungen* während der Kindheit, die zu einem Verlust bereits vorhandener Fähigkeiten und einer Bandbreite zusätzlicher emotionaler und Verhaltensanomalitäten führen. Die gleichen Symptome können auf reine psychosoziale Probleme zurückzuführen sein (wie sexueller Mißbrauch), aber eine degenerative Störung muß immer in Betracht gezogen werden, wenn ein Kind wegen des Verlusts von Fähigkeiten vorgestellt wird. Eine vollständige körperliche Untersuchung ist unerläßlich und Spezialuntersuchungen können indiziert sein. Das Vorhandensein psychosozialer Belastungen schließt eine organische Störung nicht aus (zum Beispiel kann ein Kind, das sexuell mißbraucht wurde oder dessen Mutter drogenabhängig ist, auch an HIV-Enzephalopathie leiden).
- *Frontallappen-Anfälle* können leicht als Pseudoanfälle mißdeutet werden: Bewegungen, Gesten und Vokalisationen können bizarr sein (z.B. Lachanfälle, Urinabgang); die Episoden können kurz sein; die Beendigung kann abrupt sein mit sofortiger Rückkehr der Ansprechbarkeit; übliche Kurzzeit-EEGs sind selten hilfreich. Hier können kombinierte Video- und langdauernde EEG-Aufzeichnungen äußerst nützlich sein.
- Bis jetzt ist nicht geklärt, ob leichte *Schädelhirntraumen* (die in der Kindheit sehr häufig sind) zu negativen psychiatrischen Konsequenzen führen. Es ist aber eindeutig, daß es nach schweren Schädelhirntraumen (zum Beispiel geschlossene Kopfverletzungen, die zu mindestens zweiwöchiger posttraumatischer Amnesie führen) zu schweren kognitiven und psychiatrischen Folgen kommen kann. Auch wenn die psychiatrischen Störungen von Kindern mit Schädelhirntraumen solche Arten von emotionalen und Verhaltensproblemen beinhalten, die in der üblichen kinderpsychiatrischen Praxis vorherrschen, kann eine schwerwiegende geschlossene Kopfverletzung manchmal zu einem bestimmten Syndrom sozialer Enthemmtheit führen (ähnlich dem „Frontallappen-Syndrom" Erwachsener).

Übersichten zum Thema

Goodman R (1994) Brain disorders. In: Rutter M, Taylor E, Hersov L (eds) Child and Adolescent Psychiatry: Modern Approaches, 3rd edn. Blackwell Science, Oxford, pp 172–190

Overmeyer S, Rothenberger A, Koelfen W (1992) Psychiatric disturbances in children with hamartomas – a neglected somatopsychic issue. Acta Paedopsychiatrica 55:243–249

Rothenberger A (1989) Epilepsie und interiktale Psychose in der Adoleszenz. In: Weinmann MH (Hrsg) Aktuelle Neuropädiatrie 1988. Springer, Berlin Heidelberg, S 217–224

Weitere Leseempfehlungen

Dunn DW, Austin JK, Huster GA (1999) Symptoms of depression in adolescents with epilepsy. Journal of the American Academy of Child and Adolescent Psychiatry 38:1132–1138

Goodman R, Graham P (1996) Psychiatric problems in children with hemiplegia: cross sectional epidemiological survey. British Medical Journal 312: 1065–1069

Rothenberger A (1990) Brain and behavior in child psychiatry. Springer, Berlin Heidelberg

Rutter M et al (1970) A Neuropsychiatric Study in Childhood: Clinics in Developmental Medicine, no 35/36. SIMP Heinemann, London

Rutter M et al (1983) Head injury. In: Rutter M (ed) Developmental Neuropsychiatry. Guilford Press, New York, pp 83–111

Kapitel 26 Sprech- und Sprachstörungen

Viele spezifische Sprachstörungen sind mit gehäuftem Auftreten kinderpsychiatrischer Probleme assoziiert. Dies ist aus drei Gründen nicht überraschend. Erstens können Sprachstörungen und psychiatrische Probleme manchmal den gleichen Ursprung in bestimmten Gehirnanomalitäten haben, die mit „höheren Funktionen" interferieren. Zweitens beherrscht die Sprache unser Leben: Sie ist ein mächtiges Hilfsmittel des Denkens und der Problemlösung; sie ist unser erstes Mittel, um von anderen zu erhalten, was wir wollen oder diese fernzuhalten; und sie spielt eine Schlüsselrolle beim sozialen Zusammenhalt, wobei menschliche Konversation durchaus wie gegenseitige Körperpflege bei Schimpansen funktionieren kann. Sprachstörungen können daher leicht zu Frustration und Isolation führen. Schließlich kann die gleiche Störung der sozialen Kommunikationsfähigkeit von einem Sprachtherapeuten als Sprachproblem angegangen werden und als psychiatrisches Problem von einem Psychiater; der Holzhändler, der Botaniker und der Künstler können einen Baum ganz unterschiedlich wahrnehmen.

Epidemiologie

Prävalenzschätzungen spezifischer Sprachstörungen unterscheiden sich stark, was größtenteils auf die unterschiedlichen angewandten Definitionen zurückzuführen ist. Das eine Extrem lautet, daß schwere und tiefgreifende Störungen, die zu nachfolgenden sozialen Beeinträchtigungen bei Kindern mit normaler Intelligenz führen, sehr selten sind – mit einer wahrscheinlichen Prävalenz von unter 0,1%. Das andere Extrem lautet, die Prävalenz breit gefaßter Sprachstörungen kann bis zu 15–25% reichen, da viele dieser Kinder relativ leichte Sprachverzögerungen oder Artikulationsprobleme aufweisen, die zu keiner oder nur geringer sozialer Beeinträchtigung führen und ohne Behandlung wieder verschwinden. Zwischen diesen beiden Extremen sind bedeutsame Sprachprobleme bei ungefähr 1–5% der Schulkinder vorhanden. Unabhängig von der angewandten Definition sind Jungen wesentlich häufiger von allen entwicklungsbedingten Sprachstörungen betroffen; auf ein Mädchen kommen zwei oder drei Jungen.

Varianten entwicklungsbedingter Sprachstörungen

Verschiedene Aspekte der Sprache können durch entwicklungsbedingte Sprachstörungen beeinträchtigt sein (siehe Box 26.1). Die beiden Hauptgruppen dieser Störungen sind:

- *Phonologisch-syntaktische Störungen* umfassen Probleme mit der Form, aber nicht dem Inhalt von Sprache. Das Kind möchte kommunizieren und sagt angemessene Dinge, hat aber Probleme mit der Artikulation, der Syntax oder beidem. Manche Kinder haben *reine Artikulationsprobleme* ohne jedes andere Sprachproblem. Verzögerung oder Abweichung bei der Produktion gesprochener Sprache bewirken, daß diese Kinder schlechter zu verstehen sind, was zu Hänseleien führen kann. Im Fall von *expressiven Sprachstörungen* entwickelt sich die Sprache spät. Die syntaktischen Strukturen entsprechen einer jüngeren Altersstufe. Die Artikulation ist oft ebenfalls fehlerhaft, das Sprachverständnis liegt jedoch im normalen Rahmen. *Rezeptive Sprachstörungen* sind seltener und umfassen fast immer eine Mischung von Problemen mit dem Sprachverständnis, dem sprachlichen Ausdruck und der Artikulation.
- *Semantisch-pragmatische Störungen* bezeichnen eher gering definierte Probleme bezüglich des Sprachgebrauchs und -inhalts, nicht der Form der Sprache. Im typischen Fall sind Artikulation und Syntax normal und das Kind schneidet gut bei formalen Sprachtests ab, aber es bestehen Probleme in der Alltagssprache und im Sprachverständnis, die Eltern und Lehrer nur schwer beschreiben können. Verstanden werden die Worte, die gesprochen werden, aber das Kind nutzt nicht das Wissen des Kontextes, um dem, was gesagt wird, einen Sinn zu geben. Wenn das Kind etwas zu erklären versucht oder eine Geschichte erzählen will, berücksichtigt es den Blickwinkel des Zuhörers nicht, es vergißt wichtige Einzelheiten oder organisiert das Erzählte nicht in einem verständlichen Satz. Die Sprache des Kindes kann von ausufernden Monologen oder wiederholtem Fragen beherrscht sein. Störungen der Prosodie sind häufig, zum Beispiel monotone Stimmlage oder anormale Betonung. Der

Box 26.1 Verschiedene Aspekte der Sprache

- *Phonologie/Artikulation* bezeichnet die Produktion von Sprechlauten
- *Prosodie* bezeichnet Ausdruck und Verständnis derjenigen Kommunikationsaspekte, die über Tonfall und Modulation vermittelt werden.
- *Syntax* bezeichnet Produktion und Verständnis grammatikalisch korrekter Sätze
- *Semantik* bezeichnet die Fähigkeit, Bedeutung in Worte zu fassen und Bedeutung aus Worten zu entnehmen.
- *Pragmatik* bezeichnet die Fähigkeit, Sprache auf eine Weise zu benutzen und zu verstehen, die dem weiteren sozial-interpersonellen Kontext angemessen ist; zum Beispiel einen Kontext begreifen, indem man eine Mitteilung versteht, die implizit, aber nicht explizit in den Worten selbst enthalten ist.

Überlappungsgrad von semantisch-pragmatischen Störungen mit autistischen Störungen ist unklar. Es besteht kein Zweifel, daß einige Kinder mit semantisch-pragmatischen Störungen alle Kriterien für Autismus oder Asperger-Syndrom erfüllen (in Form assoziierter sozialer Beeinträchtigungen, Rigidität etc.), andere Kinder mit semantisch-pragmatischen Störungen hingegen scheinen in anderen Bereich relativ gesund zu sein.

Stottern

Für den Kinderpsychiater besitzen das Stottern sowie die „abgeschwächten" Formen des nicht-flüssigen Sprechens (z.B. bei Tic-Störungen und hyperkinetischen Störungen) eine besondere alltagspraktische Bedeutung.

Stottern ist ein Sprechen, das durch häufige Wiederholung oder Dehnung von Lauten, Silben oder Wörtern (klonische Form) und/oder durch häufiges Zögern und Innehalten, das den rhythmischen Sprechfluß unterbricht (tonische Form), gekennzeichnet ist. Dadurch wird das flüssige Sprechen deutlich beeinträchtigt. Begleitende Bewegungen des Gesichts oder anderer Körperteile sowie auch vegetative Symptome können während dieser Dysrhythmien des Sprechens auftreten.

In geringfügiger Ausprägung sind Dysrhythmien des Sprechens in der frühkindlichen Entwicklung als Durchgangsphase sowie als fortdauerndes Sprechmerkmal im späten Kindesalter oder Erwachsenenalter recht häufig.

Die *Ursache* des Stotterns ist noch nicht bekannt. Frühere Vorstellungen gingen von einer Störung im Entwicklungsverlauf der linkshemisphärischen Dominanz für Sprache oder von einer „Hyperaktivität" der rechten (nicht sprachdominanten) Hemisphäre aus. Neuere Untersuchungen stellten mittels struktureller und funktioneller bildgebender Verfahren eine Hyperaktivität im Bereich des prämotorischen Kortex, entweder direkt oder mittels Verbindungen zu Thalamus und Basalganglien, heraus. Andererseits wurden Veränderungen im auditorischen System und im Sprachproduktionssystem beschrieben. Somit könnte es sich um eine Störung neuromuskulärer Kontrollsysteme handeln, hervorgerufen durch eine Dysfunktion der am Sprechvorgang beteiligten neuronalen Systeme. Dabei sind für den Eintritt, die Entwicklung und die Aufrechterhaltung der Symptomatik Wechselwirkungen zwischen neurobiologischen, linguistischen und psychosozialen Bedingungen (die wiederum neurobiologische Bedingungen modifizieren können) anzunehmen (Box 26.2).

Auch bei diesem Störungsbild könnten Untersuchungen der durch Streß hervorgerufenen Veränderungen Aufklärung über neurobiologische Grundlagen kombiniert auftretender Symptome, insbesondere im emotionalen Bereich, liefern und u.a. auch bei Biofeedback-Übungen sowie zur Therapieevaluation eingesetzt werden. So zeigten Erwachsene, die unter Stottern leiden, während einer starken Streßbelastung signifikant höhere Kortisolspiegel als Personen, die nicht unter Stottern zu leiden haben.

Box 26.2 Interaktionen zwischen neurobiologischen, linguistischen und psychosozialen Bedingungen beim kindlichen Stottern *(bedeutend für Eintritt, Entwicklung und Aufrechterhaltung)*

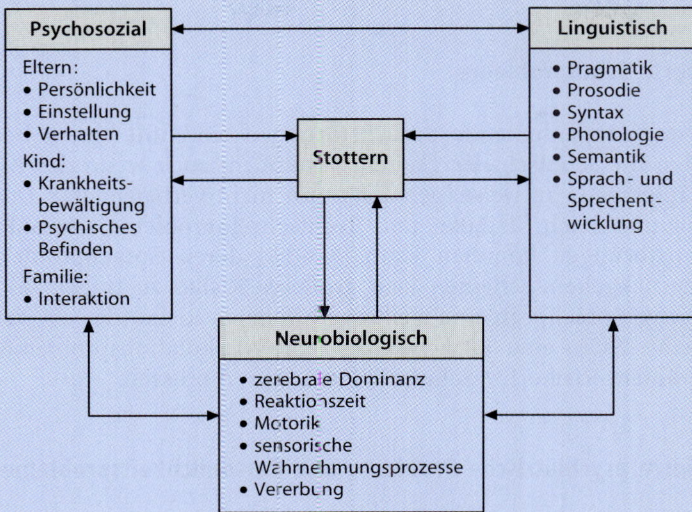

Ziel *therapeutischer Maßnahmen* ist, ein flüssiges Sprechen zu erreichen. Dazu werden eine Vielzahl übender Verfahren angewandt (z.B. Sprech- und Atemübungen). Von pharmakologischer Seite kann versucht werden, z.B. durch Tiaprid (siehe Tic-Störungen) eine Abnahme des Stotterns zu erreichen. Falls schon „Sekundärsymptome" wie z.B. Sprechangst und Vermeidungsverhalten, die vor allem bei chronischem Stottern vorliegen, aufgetreten sind, müssen diese mittels psycho- und verhaltenstherapeutischer Interventionen intensiv angegangen werden. Ansonsten kann insbesondere die weitere emotionale und soziale Entwicklung der Kinder einen ungünstigen Verlauf nehmen.

Prognose der Sprachentwicklung

Die Prognose der Sprachentwicklung hängt sowohl von der Art der Sprachstörung als auch dem Vorhandensein assoziierter kognitiver Beeinträchtigungen ab. Wenn eine Sprachstörung zusammen mit niedrigem IQ auftritt, ist die Prognose im allgemeinen schlechter. Bei den phonologisch-syntaktischen Störungen ist die Chance für vollständige Heilung bei Kindern mit reinen Artikulationsproblemen am höchsten, bei Kindern mit rezeptiver Sprachstörung am niedrigsten. Ein Kind mit rezeptiver Sprachstörung und normalem IQ wird wahrscheinlich so große Fortschritte machen, daß es als Erwachsener ganz gut kommunizieren kann, aber einige auffällige

Sprachdefizite werden meist bestehen bleiben. Es gibt nur wenige Aussagen zur Prognose bei semantisch-pragmatischen Störungen, aber Studien zum Autismus und Asperger-Syndrom zeigen, daß Defizite in Sprachgebrauch und -inhalt sehr hartnäckig sein können.

Assoziierte Schulprobleme

Schwere und langanhaltende Sprachstörungen sind mit einem beträchtlichen Risiko für Schulschwierigkeiten verbunden, auch wenn das Kind eine normale Intelligenz aufweist (gemessen mit nicht-verbalem IQ). Das Risiko besteht hauptsächlich für Lese- und Rechtschreibprobleme, obwohl es auch zu Rechenstörungen kommen kann. Kinder, deren Sprachprobleme vollständig zurückgehen, scheinen kein größeres Risiko zu tragen. Expressive und rezeptive Sprachprobleme stellen ein höheres Risiko dar als Artikulationsprobleme. Es ist eine Tatsache, daß reine Artikulationsprobleme zu keinerlei erhöhtem Risiko für Schulprobleme führen müssen.

Assoziierte psychiatrische Probleme und Persönlichkeitsprobleme

Viele Studien haben gezeigt, daß Kinder mit Sprachproblemen ein erhöhtes Risiko für psychiatrische Störungen tragen. In manchen Fällen kann dieses Risiko direkt von der Sprachstörung herrühren, zum Beispiel als Resultat von Hänseleien, Frustrationen und sozialer Isolation, die durch Kommunikationsprobleme hervorgerufen werden. In anderen Fällen jedoch können Sprach- und psychiatrische Probleme in der gleichen zugrundeliegenden kognitiven und neurologischen Störung ihren Ursprung haben.

Kinder mit Sprachproblemen sind vor allem gefährdet, Angststörungen, Probleme mit sozialen Beziehungen und Aufmerksamkeitsdefizite zu entwickeln. Diese Probleme sind bei älteren Kindern meist offensichtlicher als bei jüngeren. Es gibt nur eine geringe oder gar keine Häufung von Störungen des Sozialverhaltens. Die Psychopathologierate ist besonders hoch bei Kindern mit niedrigem IQ, aber auch bei Kindern mit normalem IQ ist sie beträchtlich erhöht. Das psychiatrische Risiko ist besonders assoziiert mit expressiven und rezeptiven Sprachstörungen, auch wenn Kinder mit reinen Artikulationsstörungen durchaus für emotionale Probleme anfällig sein können.

Kinder mit rezeptiven Sprachproblemen weisen oft ein gewisses Ausmaß an sozialen Beeinträchtigungen auf, die dem Autismus ähnlich sind. Das wird augenscheinlicher, wenn das Kind älter wird. Eine Follow-up-Studie an Kindern mit rezeptiven Sprachproblemen und normalem IQ kam zu dem Ergebnis, daß mehr als die Hälfte massive Probleme mit sozialen Beziehungen im Erwachsenenalter hatte. In vielen Fällen scheint das Versagen, Freundschaften schließen oder Liebesbeziehungen eingehen zu können, einen ursprünglichen Mangel an sozialem Interesse und sozialen Fertigkeiten widerzuspiegeln und nicht eine sekundäre Folge durch Kommunikationsprobleme entstandener sozialer Beschränkungen darzustellen.

Auch wenn diese Ergebnisse auf eine Art Kontinuum zwischen klassischem Autismus und rezeptiven Sprachstörungen verweisen (zusätzlich zu dem wahrscheinlich bestehenden Kontinuum zwischen Autismus und semantisch-pragmatischer Störung), verweist eine andere Follow-up-Studie eher auf Unterschiede denn auf Kontinuitäten zwischen Autismus und rezeptiver Sprachstörung. Autismus scheint keinen Risikofaktor für eine spätere Psychose darzustellen, wohingegen rezeptive Sprachstörungen (mit oder ohne autistische Merkmale) das Risiko für eine stark ausgeprägte paranoide Psychose während der Adoleszenz erhöht.

Übersichten zum Thema

Bishop DVM (1994) Developmental disorder of speech and language. In: Rutter M, Taylor E, Hersov L (eds) Child and Adolescent Psychiatry: Modern Approaches, 3rd edn. Blackwell Science, Oxford, pp 546–568

Rapin I (1996) Developmental language disorders: a clinical update. Journal of Child Psychology and Psychiatry 37:643–655

Weitere Leseempfehlungen

Bishop DVM, Adams C (1989) Conversational characteristics of children with semantic-pragmatic disorder. II: What features lead to a judgement of inappropriacy? British Journal of Disorders of Communications 24:241–263
(Dieses Buch liefert eine Fülle von Beispielen der Sprachanomalitäten, die bei der semantisch-pragmatischen Störung festgestellt werden)

Rothenberger A, Johannsen HS, Schulze H, Amorosa H, Rommel D (1994) Tiapridex und die Wirkung auf das Stottern bei älteren Kindern und Jugendlichen. Sprache – Stimme – Gehör 18:179–183

Rutter M, Mawhood L (1991) The long-term psychosocial sequelae of specific developmental disorders of speech and language. In: Rutter M, Casaer P (eds) Biological Risk Factors for Psychosocial Disorders. Cambridge University Press, Cambridge, pp 233–259

Kapitel 27 Lesestörungen

Die nachfolgenden Ausführungen betreffen den gesamten – sich überlappenden – Bereich der Lese- und Rechtschreibstörungen. Sie reflektieren allerdings in erster Linie eine Betrachtungsweise, wie sie im angloamerikanischen Raum üblich ist (d.h. Lesestörung im Vordergrund), während im deutschsprachigen Raum eher die Rechtschreibstörungen im Blickfeld sind. Neben gewissen, allen Sprachen gemeinsamen Aspekten sind die jeweiligen muttersprachlichen Besonderheiten zu beachten (z.B. visuelle und auditorische Gewichtung).

Lesestörungen werden bei bis zu 10% der Kinder festgestellt und sind von besonderem Interesse für Kinderpsychiater, weil es eine relativ starke Verbindung zu Verhaltensproblemen gibt. Nahezu alle Leseprobleme während der Kindheit sind entwicklungsbedingt, obwohl Gehirnschädigungen in der mittleren oder späten Kindheit zu erworbenen Lesestörungen führen können, und degenerative Erkrankungen im Kindheitsalter der Grund für eine progressive Verschlechterung der Lesefertigkeiten sein können.

Hintergrundinformation über normales Lesen

Wenn sie zu lesen beginnen, lernen Kinder eine kleine Anzahl sehr vertrauter Wörter (wie ihre eigenen Namen) erkennen, und zwar auf der Basis visueller Hinweise, die das Wort als ganzes liefert. Auf dieser Stufe sind sie im allgemeinen nicht dazu in der Lage, neue Wörter zu entziffern. Wenn sie beginnen, die Prinzipien der Buchstaben-Klang-Korrespondenz (Graphem-Phonem) zu verstehen, erwerben sie eine phonologische Strategie für die Entzifferung weniger vertrauter Wörter. Wenn das Lesen flüssig wird, werden die meisten Wörter als einzelne Einheiten wahrgenommen, ohne daß eine phonologische Entzifferung weiter notwendig wäre.

Auch wenn viele perzeptuelle und linguistische Fertigkeiten im flüssigen Lesen enthalten sind, ist die individuelle Ausprägung der Lesefähigkeit doch enger mit der Sprache als mit perzeptuellen Fähigkeiten verbunden. Besonders bei Vorschulkindern ist die phonologische Bewußtheit, die sich zum Beispiel in ihrem Rhythmus- und Reimgefühl zeigt, ein guter Prädiktor dafür, wie gut sie später lesen lernen werden (sogar wenn die Auswirkungen des IQ berücksichtigt werden). Die Verbesserung der phonologischen Bewußtheit beeinflußt die späteren Lesefertigkeiten positiv.

Die meisten Zwillingsstudien deuten darauf hin, daß genetische Bedingungen zu 30–50% verantwortlich sind für die individuellen Unterschiede der Lesefähigkeit von Kindern. Umweltfaktoren wie elterliche Förderung und die Qualität der Schulbildung haben ebenfalls großen Einfluß.

Spezifische Lesestörungen (SLS)

Die Leseleistungen einiger Kinder bleiben deutlich unter denen, die aufgrund ihres Alters und ihrem IQ zu erwarten wären – diese Kinder haben eine SLS. Die Beziehung zwischen Lesealter und IQ in jedem chronologischen Lesealter wird schematisch in Box 27.1 dargestellt. Die Korrelation zwischen beiden ist beträchtlich (mit einem Korrelationskoeffizienten von 0,6). Es überrascht daher nicht, daß intelligentere Kinder meistens besser lesen; trotzdem ist erwähnenswert, daß das vorhergesagte Lesealter nicht immer mit dem geistigen Alter übereinstimmt – es gibt eine Regression in Richtung des Mittelwerts. Ein Zehnjähriger mit dem geistigen Alter eines Dreizehnjährigen wird also durchschnittlich nicht das Lesealter eines Dreizehnjährigen aufweisen, während ein Zehnjähriger mit dem geistigen Alter eines Siebenjährigen durchschnittlich besser lesen wird als ein Siebenjähriger. Ungefähr 95% aller Kinder zeigen nicht mehr als zwei Standardabweichungen (SD) hinsichtlich ihres vorhergesagten Lesealters. SLS bezieht sich auf Kinder, die wie die in Box 27.1 mit B und C bezeichneten um mehr als zwei Standardabweichungen unter ihrer vorhergesagten Lesefähigkeit bleiben. Das entspricht bei einem Lebensalter von zehn Jahren einer Abweichung von 2½ Jahren gegenüber der vorhergesagten Stufe. Auch wenn die meisten Kinder mit SLS mit ihren Lesefähigkeiten weit unter dem Durchschnitt für ihre Altersklasse bleiben (z.B. B in Box 27.1), haben einige sehr intelligente Kinder mit SLS durchschnittliche Lesefähigkeiten (z.B. C in Box 27.1). Umgekehrt weist ein auffälliger Rückstand in den Lesefähigkeiten nicht unbedingt auf SLS hin, da dieser Rückstand mit der niedrigen Intelligenz des Kindes korrespondieren kann (z.B. A in Box 27.1).

Auch wenn es ein wenig willkürlich erscheint, eine SLS aufgrund von Lesefähigkeiten zu definieren, die mindestens zwei Standardabweichungen unter der vorhergesagten Stufe bleiben, identifiziert dieser Schwellenwert doch eine Gruppe von Kindern, die unter wesentlichen und fortdauernden Beeinträchtigungen leiden. Diese Kinder scheinen eine zusätzliche Häufung am unteren Ende der Normalverteilungskurve von Lesefähigkeit darzustellen. Ob die Lesefähigkeit sich qualitativ oder nur quantitativ von derjenigen unterscheidet, die Kinder mit zum Beispiel nur einer oder 1 1/2 SD zeigen, ist bisher nicht geklärt.

Box 27.1 Eine schematische Darstellung der Beziehung zwischen Lesealter und IQ bei 10Jährigen

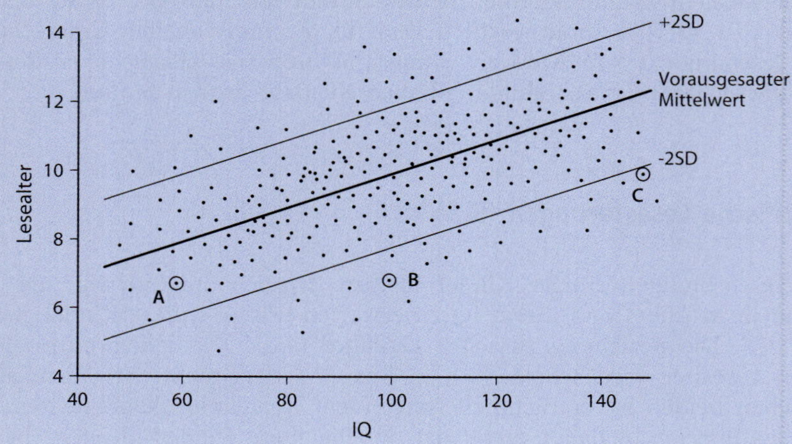

Epidemiologie

Von SLS sind 3–10% der Kinder betroffen. Die meisten Studien zeigen, daß sie bei Jungen zwei- bis dreimal so häufig auftritt wie bei Mädchen und daß sie bei Kindern von Eltern mit handwerklichen Berufen öfter anzutreffen ist. Die Prävalenz von SLS bei Zehnjährigen lag auf der Isle of Wight bei 4% und in der Innenstadt Londons bei 10%; ein Unterschied, der durch soziale, Schul- und Familienfaktoren erklärt werden könnte. SLS scheint bei englischsprachigen Kindern häufiger zu sein als bei italienischsprechenden, vielleicht weil die Aussprache im Englischen mehr Unregelmäßigkeiten unterworfen ist als im Italienischen. Überraschenderweise wurden hingegen ähnliche Raten von SLS bei Kindern aus den USA, Japan und China gefunden, trotz der großen Unterschiede gedruckter Wörter in diesen Ländern.

Assoziierte Merkmale

- Die *Schreibfähigkeit* ist oft schwerer beeinträchtigt als das Lesen selbst, und Probleme beim Schreiben können fortbestehen, auch wenn das Lesen zunehmend flüssig wird. Die *Rechenfähigkeiten* bleiben meist nicht soweit zurück wie die Lesefähigkeiten, obwohl auch hier eine Verzögerung häufig ist.
- Die *Schreibfehler* sind oft schwerwiegend und bizarr. Meistens sind sie eher nicht-phonetisch (z.B. „Ringeschim" für Regenschirm) als phonetisch (z.B. „Seite" statt Saite). Lesefehler beruhen oft auf dem Versuch,

das Wort aufgrund seiner Form zu erraten, statt auf fehlerhaften Versuchen, das Wort phonologisch zu entziffern. Sowohl beim Lesen als auch beim Schreiben können Buchstaben und Wörter vertauscht werden, z. B. ‚p' für q, ‚b' für d, ‚sah' für war, ein Phänomen, das manchmal *Strephosymbolie* genannt wird.

- Kinder mit SLS tragen ein *höheres Risiko* für neurologische Entwicklungsstörungen und neuropsychologische Beeinträchtigungen, einschließlich Links-Rechts-Verwechslung, geringer Koordinationsfähigkeit, geringen Konstruktionsfähigkeiten, motorischer Unruhe und Sprachschwierigkeiten. Ob diese assoziierten Merkmale ein spezifisches Syndrom der Lesestörung bezeichnen, wird später erörtert.
- Der *IQ* von Kindern mit SLS reicht von sehr hoch bis sehr niedrig. Der mittlere IQ ist durchschnittlich bis knapp unterdurchschnittlich. Der Verbal-IQ ist meist niedriger als der Handlungs-IQ. Das mag nicht nur die Tatsache widerspiegeln, daß bei SLS die Sprachstörungen zentraler sind als die visuoräumlichen, sondern auch, daß Kinder, die wenig lesen, geringere Möglichkeiten haben, die bei den verbalen Subtests geforderten Fertigkeiten auszubilden.
- Epidemiologische Studien haben die klinische Einschätzung, daß *Links-* oder *Beidhändigkeit* übermäßig häufig bei SLS vorkommt, nicht bestätigt. Eine vor kurzem durchgeführte epidemiologische Studie stellte eine Häufung sowohl bei starken Links- als auch bei starken Rechtshändern fest.
- SLS tritt häufiger bei Kindern aus *großen Familien* auf.
- SLS ist assoziiert mit einer Vielzahl *psychiatrischer Probleme*, die am Ende dieses Kapitels näher beschrieben werden.

SLS und Leserückstand

Gibt es irgendetwas, das SLS von schwachen Leseleistungen unterscheidet, die mit dem IQ des Kindes übereinstimmen, zum Beispiel Unterschiede zwischen A und B in Box 27.1? Die Antwort ist nicht eindeutig. Einige Forscher behaupten, daß es nur sehr geringe praktische Belege für diese Unterscheidung gibt. Andere meinen, daß SLS und Leserückstand voneinander unterschieden werden sollten, weil sie sich in Prognose und assoziierten Merkmalen unterscheiden (Box 27.2).

SLS und entwicklungsbedingte Lese-Rechtschreibstörung

Gibt es eine Untergruppe von Kindern mit SLS, deren Lesestörung die Diagnose einer entwicklungsbedingten Lese-Rechtschreibstörung (LRS) rechtfertigt, weil ihre Leseprobleme eher Teil eines weitergefaßten neurologischen Syndroms sind, das eindeutig eher konstitutionell als umweltbedingt ist? Epidemiologische Daten aus der Isle-of-Wight-Studie unterstützen die Bezeichnung einer reinen LRS-Gruppe nicht. Selbst wenn Kinder mit SLS eher auch andere entwicklungsneurologische und neuropsychologische

Box 27.2 Unterschiede zwischen Lesestörung und Leserückstand

	Stärker assoziiert mit: Lesestörung	Leserückstand
Schlechte Prognose der Lesefähigkeit	ja	
Wesentlich häufiger bei Jungen	ja	
Anamnese mit relativ spezifischen Problemen der Sprech- und Sprachentwicklung	ja	
Anamnese mit ausgedehnten Entwicklungsverzögerungen		ja
Offene neurologische Störung		ja
Soziale Benachteiligung		ja

Probleme aufwiesen (schlechte Koordinationsfähigkeit, Schwierigkeiten beim Konstruieren, Links-Rechts-Verwechslung etc.), hatten die meisten Kinder nur ein oder zwei dieser zusätzlichen Probleme, und es gab *keine* Hinweise für zwei unterschiedliche Gruppen von Kindern: eine LRS-Gruppe mit vielen assoziierten Problemen und eine Nicht-LRS-Gruppe mit wenigen oder keinen. Außerdem hatte es keine Auswirkungen auf die Prognose, das Ansprechen auf die Behandlung, die Wahrscheinlichkeit assoziierter psychiatrischer Probleme oder das Vorkommen von Leseproblemen in der Familiengeschichte, ob ein Kind mit SLS viele oder wenige assoziierte entwicklungsneurologische Probleme hatte.

Zur Zeit gibt es *keine Rechtfertigung dafür, entwicklungsbedingte LRS von SLS zu unterscheiden.* Der Terminus LRS übermittelt die Botschaft, daß die Lese-Rechtschreibprobleme eines Kindes nicht auf Dummheit oder Faulheit zurückzuführen sind, was manchmal zu bedeutsamem Nutzen des Kindes sein kann (z.B. Aussetzung der Benotung in Englisch/Deutsch, zusätzliche Zeit bei Prüfungen). Unter dieser Voraussetzung gibt es *keinen Grund, einem Kind mit SLS die Diagnose einer LRS vorzuenthalten* (ob es nun zusätzliche entwicklungsneurologische Symptome aufweist oder nicht), wenn das für das Kind von Vorteil ist.

Ursachen von SLS

Die SLS ist kein einheitlicher Zustand, obwohl nicht feststeht, ob die vorliegende Heterogenität eher dimensional oder kategorial zu nennen ist. Es scheint wahrscheinlich, daß die Ätiologie und Pathogenese der SLS ebenfalls heterogen sind.

In den meisten Fällen scheinen phonologische Probleme im Mittelpunkt zu stehen, was es betroffenen Menschen schwieriger macht, ihr Leseverständnis durch das Aussprechen neuer Wörter zu verbessern, und sie sich dadurch anzueignen. In einer Minderheit von Fällen scheinen visuoperzeptuelle Probleme ausgeprägter zu sein als sprachgebundene. Die Bedeutung von Anormalitäten der Augen-Vergenzkontrolle oder Augendominanz ist strittig.

Zwillings- und Familienstudien lassen vermuten, daß Gene an der Störung beteiligt sind, entweder als einzelne Majorgene oder als poligenetischer Beitrag zu einer multifaktoriellen Ätiologie. Neurologisch beeinträchtigte Kinder (z.B. mit zerebraler Lähmung oder Epilepsie) tragen ein um einige Male häufigeres Risiko für SLS als gesunde Kinder mit dem gleichen IQ. Die psychosoziale Umgebung ist ebenfalls von großer Bedeutung, was zum Beispiel durch die Tatsache belegt wird, daß SLS in innerstädtischen Bezirken Londons mehr als zweimal so häufig auftrat wie auf der Isle of Wight.

Kann SLS aufgrund von Entwicklungsstörungen der sprachbezogenen Bereiche der linken Hemisphäre entstehen? Es gibt zwar einige wenige neuropathologische Belege für diese Annahme, sie basieren aber auf so wenigen Fällen, daß es verfrüht wäre, hieraus eine Schlußfolgerung zu ziehen. Es gibt auch nur geringe empirische Belege für die Einschätzung, daß SLS von einer untypischen Arbeitsverteilung zwischen den beiden Hemisphären herrührt (was durch Linkshändigkeit, Beidhändigkeit usw. angezeigt wird). Die kürzlichen Erkenntnisse von einer Häufung besonders ausgeprägter Links- und Rechtshänder bei Kindern mit SLS sind besonders interessant. Annettes genetisches Modell der Händigkeit läßt vermuten, daß starke Links- und Rechtshänder hauptsächlich homozygotisch sind, während weniger stark betonte Händigkeit hauptsächlich bei heterozygotischen Menschen auftritt. Vielleicht gibt es einen heterozygoten Vorteil für das Lesen (analog zum heterozygoten Vorteil des Sichelzellmerkmals?).

Behandlung von SLS

Kinder mit SLS werden viel zu häufig von ihren Eltern und Lehrern für dumm oder faul gehalten. Diese Einschätzung führt dann zu einer Verschlechterung des ohnehin geringen Selbstwertgefühls, das durch die wiederholten Mißerfolge bei schulischen Aufgaben hervorgerufen wird. Die Information der Eltern, Lehrer und Kinder darüber, daß die Lese-Rechtschreibprobleme nicht einfach das Ergebnis niedriger Intelligenz oder zu geringer Anstrengungsbereitschaft sind, kann sehr zu einer besseren, fördernden Haltung führen, die sowohl realistischer als auch positiver ist. Da manche Eltern meinen, SLS sei ein Zeichen für besondere Begabung, ist es wichtig, den umgekehrten Fehler zu vermeiden, nämlich unrealistisch hohe Erwartungen zu fördern, vor allem wenn das Kind eine durchschnittliche oder unterdurchschnittliche Intelligenz hat. Eine Aufzählung berühmter Persönlichkeiten mit SLS ist darum nicht unbedingt hilfreich.

Einige Kinder mit SLS können zusätzlichen Förderunterricht im Lesen und Schreiben erhalten, während sie weiterhin allgemeine Schulen besuchen. In schweren Fällen und wenn die Lese- und Rechtschreibprobleme einen Schulerfolg in allen anderen Fächern verunmöglichen, kann die Beschulung in einer Förderklasse oder Sonderschule hilfreich sein. Einige Schulen haben sich auf „Dyslexie“ (SLS) spezialisiert, während in anderen eine Vielzahl von Lernproblemen, einschließlich SLS angegangen wird.

Die Erfahrung zeigt, daß die meisten früher angewandten Interventionen zur Verbesserung der Lesefähigkeit zu kurzzeitigen Fortschritten führten, die aber nicht von Dauer waren. Neuere Interventionen, die Leseunterricht mit intensiver Bearbeitung der phonologischen Bewußtheit und Motivationstraining verbinden, scheinen vielversprechend. Die zunehmende Einbindung der Eltern in das Lesen ihres Kindes kann zu beträchtlichen und anhaltenden Fortschritten führen.

Prognose der SLS

Die meisten Kinder mit SLS holen ihre Klassenkameraden nicht vollständig ein, viele fallen auch stark zurück – nicht weil sie Fertigkeiten wieder verlieren würden, sondern weil sie jedes Jahr weniger Lernfortschritte machen als ihre gesunden Kameraden. Die Prognose für SLS wird durch hohen IQ und vorteilhaften sozioökonomischen Hintergrund verbessert. Weil ihre Schulprobleme persistieren (wobei die Schreibstörungen oft fortdauernder sind als die Lesestörungen), erreichen Kinder mit SLS üblicherweise nur niedrige Schulabschlüsse, auch dann, wenn sie keine assoziierten Verhaltensprobleme aufweisen. Aufgrund ihrer geringen Qualifikation und weiter bestehenden Problemen mit dem Lesen und Schreiben werden sie als Erwachsene eher Handwerksberufe ergreifen als Gleichaltrige.

Psychiatrische Begleitstörungen der Lese-Rechtschreibstörungen

Viele Studien haben gezeigt, daß SLS stark mit Störungen des Sozialverhaltens und Delinquenz assoziiert ist. In der Isle-of-Wight-Studie zum Beispiel hatte ein Drittel der 10Jährigen mit SLS eine Störung des Sozialverhaltens und ein Drittel der Kinder mit Störungen des Sozialverhaltens hatte SLS. Neuere Studien verweisen darauf, daß die Hauptverbindung eher zwischen SLS und *Hyperaktivität* als zwischen SLS und Störung des Sozialverhaltens und Delinquenz besteht. Da Hyperaktivität eng mit Störungen des Sozialverhaltens und Delinquenz verbunden ist, wird eine direkte Verbindung zwischen SLS und Hyperaktivität zu einer indirekten Verbindung zwischen SLS und Störung des Sozialverhaltens und Delinquenz führen (die Existenz indirekter Verbindungen schließt die Möglichkeit direkter

Verbindungen nicht aus, wenn die durch Lernprobleme und Schulversagen hervorgerufenen Frustrationen manchmal Störungen des Sozialverhaltens und Delinquenz hervorrufen).

Warum sollten Lese-Rechtschreibprobleme und *Störungen des Sozialverhaltens* gleichzeitig bestehen? Es gibt drei mögliche Antworten, und jede von ihnen kann zutreffen, zumindest in manchen Fällen. Die erste lautet, daß Störungen des Sozialverhaltens zu sekundären Lese-Rechtschreibproblemen führen können. Auch wenn es sicherlich plausibel ist, daß störendes Verhalten im Klassenraum mit dem schulischen Erfolg des Kindes interferiert, gibt es wenige empirische Belege für diesen Zusammenhang. Die zweite Antwort lautet, daß Lese-Rechtschreibprobleme zu sekundären Verhaltensproblemen führen können. Die Ergebnisse der Isle-of-Wight-Studie zeigen, daß SLS/LRS oft zu sekundären Störungen des Sozialverhaltens führt, vielleicht als Ergebnis der durch schulisches Versagen hervorgerufenen Frustration und Außenseiterposition.

Follow-up-Studien verweisen darauf, daß diejenigen Kinder mit SLS/LRS, die in der mittleren Kindheit keine zusätzlichen psychiatrischen Störungen aufweisen, auch in den Teenagerjahren nicht häufiger psychiatrische Probleme entwickeln als Gleichaltrige (mit der möglichen Ausnahme eines erhöhten Risikos für Probleme, ihre Wut zu kontrollieren bei adoleszenten Mädchen mit SLS/LRS).

Bei einer Assoziation von SLS/LRS mit Störungen des Sozialverhaltens ist die *Prognose* für das *Teenageralter* schlecht. Diese Kinder verlassen die Schule häufig bei erster Gelegenheit, machen keinen Schulabschluß, arbeiten als Ungelernte und haben wenig Aufstiegschancen.

Auch wenn SLS/LRS mit einem relativ hohen Risiko für psychiatrische und psychosoziale Beeinträchtigungen während der Kindheit und Adoleszenz verbunden ist, zeigen Follow-up-Studien, die bis ins *Erwachsenenalter* reichen, daß ihr Einfluß auf die Anpassung Erwachsener wesentlich geringer ausgeprägt ist. Auch wenn die Schreib- und Leseprobleme meist bis ins Erwachsenenalter fortdauern, können Erwachsene die Wahl ihrer Beschäftigung und ihres Lebensstils entsprechend treffen und zeigen keine häufigeren psychiatrischen oder sozialen Probleme als Kontrollgruppen.

Rechenstörung

Eine spezifische Rechenstörung (Dyskalkulie) im Sinne einer sogenannten Teilleistungsstörung liegt vor, wenn bei normaler Intelligenz – und ansonsten durchschnittlichen Schulleistungen – die Rechenfertigkeiten in standardisierten Tests unter einem Prozentrang von 16 liegen (d.h. eine Standardabweichung unter dem Mittelwert). Obwohl Rechenstörungen Prävalenzraten im Bereich der Lese-Rechtschreibstörungen aufweisen (1–6%), hat man sich fachlich damit bisher weniger beschäftigt. Dies ist umso verwunderlicher, als eine enge Beziehung zu emotionalen Störungen (vorrangig Ängstlichkeit) als Folge von Leistungsversagen gut belegt ist.

Der neuropsychologisch-neurodynamische *Hintergrund* bezieht sich auf die Vorstellung eigenständiger neuronaler Netze (sog. Hirnmodule, siehe Tabelle 4.1), von denen jedes für sich in besonderer Art und Weise für die Zahlenverarbeitung zuständig ist und die im Verlauf der Entwicklung immer enger zusammenarbeiten. Es besteht eine enge Verknüpfung zu Schwächen im Lesen und Schreiben. Zur *Behandlung* sind sonderpädagogische Trainingsprogramme angebracht. Bei assoziierten psychischen Auffälligkeiten kommen ergänzende kinderpsychiatrische Maßnahmen hinzu. Der *Verlauf* der spezifischen Rechenstörung ist noch nicht ausreichend bekannt.

Übersichten zum Thema

Rothenberger A (ed) (1994) Acta Paedopsychiatrica 56
(Dies ist ein Sonderheft mit mehreren Beiträgen, die eine umfassende Übersicht zu Dyslexie und Dyskalkulie darstellen)

Maughan B, Yule W (1994) Reading and other learning disabilities. In: Rutter M, Taylor E, Hersov L (eds) Child and Adolescent Psychiatry: Modern Approaches, 3rd edn. Blackwell Science, Oxford, pp 647–665

Suchodoletz W von (1999) 100 Jahre LRS-Forschung – was wissen wir heute? Zeitschrift für Kinder- und Jugendpsychiatrie und Psychotherapie 27:199–206

Weitere Leseempfehlungen

Annett M et al (1996) Types of dyslexia and the shift to dextrality. Journal of Child Psychology and Psychiatry 37:167–180
(In diesem Aufsatz wird das Händigkeits- und Gehirnlateralisierungsmodell von Annett diskutiert und die mögliche Beziehung zu Leseproblemen)

Goswami U (1994) Development of reading and spelling. In: Rutter M, Hay DF (eds) Development Through Life: A Handbook For Clinicians. Blackwell Science, Oxford, pp 284–302

Maughan B et al (1996) Reading problems and antisocial behaviour: developmental trends in comorbidity. Journal of Child Psychology and Psychiatry 37:405–418

Snowling MJ (1996) Contemporary approaches to the teaching of reading. Journal of Child Psychology and Psychiatry 37:130–148

KAPITEL 28 Unsichere Bindungen

Das Thema Bindung wird hier ausführlich behandelt, weil es wichtig, interessant, gut erforscht und ein bevorzugtes Prüfungsthema ist. Bindungsstörungen werden getrennt in Kapitel 17 behandelt.

Die Natur der Bindung

Mehr als 25 Jahre lange wurde das klinische und wissenschaftliche Denken über Bindung stark von den Theorien und Schriften John Bowlbys (1907–1990) beeinflußt, einem britischen Psychiater und Psychoanalytiker, der weit über die traditionellen Grenzen dieser Fachrichtungen hinaus forschte und sich ausgiebig mit Ethologie und Kontrolltheorie auseinandersetzte. Bei der Erforschung tierischen Verhaltens (einschließlich menschlichem) gilt das Hauptaugenmerk der Ethologen, im Unterschied zu anderen Disziplinen, ökologischen und evolutionären Überlegungen. Ethologen beschäftigen sich mit der Funktion und nicht nur der Art eines bestimmten Verhaltens und stellen die Frage, warum gerade dieses Verhalten der ökologischen Nische angemessen ist, die die jeweilige Spezies einnimmt. In diesem Zusammenhang kann Bindung am besten verstanden werden als *Regulation des Gleichgewichts von Sicherheit auf der einen und Exploration und Spiel auf der anderen Seite*. Das eine Extrem wäre dann, daß ein junger Primat, der sich permanent an seine Eltern klammert, zwar vor Räubern relativ sicher ist, aber nicht die lebensnotwendigen Fertigkeiten erlernt, die ihn unabhängig machen. Das andere Extrem wäre, daß ein übermäßig unabhängiges Junges viele nützliche Fertigkeiten erlernen kann, aber Gefahr läuft, frühzeitig getötet zu werden. Bestimmte erwachsene Schlüsselpersonen dienen als „sicherer Boden", von dem aus man die Welt entdecken kann, und als „sicherer Hafen", in den das Kind zurückkehren kann, wenn es bedroht wird und Schutz braucht.

Nach Bowlby ist das Bedürfnis des Kindes nach Bindung an Schutzfiguren genauso grundlegend und wichtig wie sein Bedürfnis nach Nahrung. Das widerspricht früheren psychoanalytischen Theorien, die besagten, daß Kinder Bindung an die Eltern entwickeln, weil sie diese mit Nahrung assoziieren, die Objektbeziehungstheorie der „berechnenden Liebe". Bowlbys Einschätzungen wurden durch Harlows berühmte (und herzzerreißende) Experimente mit *Affensäuglingen* untermauert. Wenn sie von ihren Müttern getrennt wurden, verbrachten die Affensäuglinge die meiste Zeit damit, sich an eine mit Fell bedeckte Affenattrappe zu klammern, statt an das Drahtgestell, das sie mit Milch versorgte. Die Theorie der „berechnenden Liebe" sagte das Gegenteil voraus, nämlich daß die Säuglinge Wohlbehagen mit dem Drahtgestell verbinden würden, das sie mit Nahrung versorgte.

Bowlbys Überlegungen zur Bindung wurden stark von der Kontrolltheorie beeinflußt, die sich damit beschäftigt, auf welche Weise ein System Informationen nutzen kann, um seine Ziele zu erreichen. Potentielle Strategien können mit Hilfe der verschiedenen Möglichkeiten dargestellt werden, wie ein Heizungssystem konzipiert werden kann, um eine relativ konstante Raumtemperatur aufrechtzuerhalten: die kontrollierte Variable. Ein Thermostat im Haus liefert *Feedback*-Information an die kontrollierende Variable, die zu heizen beginnt, wenn die Temperatur zu niedrig ist. Das Feedback vervollständigt eine Schleife: Das Heizsystem beeinflußt die Raumtemperatur und durch das Feedback beeinflußt die Raumtemperatur das Heizsystem. Eine alternative Kontrollstrategie besteht darin, Informationen aus Vorhersagevariablen („vorbeugend") zu entnehmen, manchmal bezeichnet als *Feedforward*. Eine Möglichkeit wäre dann ein Heizsystem, das im Herbst an- und im Frühjahr abgestellt wird – eine rauhe Methode, die in vielen britischen Kliniken bevorzugt wird. Ein ausgeklügelteres System könnte die Außentemperatur nutzen, damit die Heizung anspringt, wenn es draußen kalt wird. Die aus Vorhersagevariablen gewonnene Information ist nicht Teil einer Schleife: Obwohl Jahreszeit und Außentemperatur das Heizsystem beeinflussen, trifft das Umgekehrte nicht zu.

Um ein optimales Sicherheits-Entdeckungs-Gleichgewicht aufrechtzuerhalten, wird Bindungsverhalten als Antwort auf die Information aus Vorhersagevariablen reguliert. Es ist für ein Kind also sinnvoll, sich in der Nähe eines beschützenden Erwachsenen aufzuhalten, wenn es krank ist, oder wenn Fremde in der Nähe sind, oder wenn es dunkel ist. Andere Kontrollstrategien nutzen das Feedback. Wenn man zum Beispiel kleine Kinder dabei beobachtet, wie sie einen Park erkunden, fällt auf, daß sie sich meist verhalten, als seien sie mit ihrer Bezugsperson durch eine lange elastische Leine verbunden; sie gehen alleine auf Entdeckungsreise, kehren dann aber wieder in die Nähe der Bezugsperson zurück. Das Verhaltenssystem, das Kinder davon abhält, sich zu weit zu entfernen, kann man sich als Feedbacksystem vorstellen, bei dem die kontrollierte Variable die Entfernung zwischen Bezugsperson und Kind ist. Daher aktiviert eine zu große Entfernung zwischen beiden das Bindungsverhalten des Kindes und bringt es wieder in die optimale Entfernung zurück, ganz ähnlich wie die niedrige Raumtemperatur das Feedback-kontrollierte Heizsystem aktiviert und die Temperatur wieder erhöht.

Eine große Bandbreite von Bindungsverhalten kann dem Zweck dienen, das Kind nah genug bei der Bezugsperson zu halten (wie auch eine Vielzahl von Heizungen ein Haus warm genug halten können). Die Fähigkeit eines Kindes, in Richtung eines Erwachsenen zu krabbeln oder zu gehen ist die offensichtlichste Form von Bindungsverhalten, aber Rufen, Lächeln oder Weinen sind ebenfalls effektive Methoden, eine Bezugsperson näher zu bringen. Die Wut eines Kindes, wenn es von der Bezugsperson getrennt wird, kann eine ähnliche Rolle spielen: Wutausbrüche können die Bezugsperson dazu bringen, in Zukunft noch engeren Kontakt mit dem Kind zu halten, um weitere Ausbrüche zu vermeiden. Wut ist eine eher riskante Strategie, da es abweisende Bezugspersonen eher daran hindern wird, dem Kind zukünftig nahe zu bleiben. Unter solchen Umständen wäre die bessere Strategie für das Kind, seine Forderungen auf ein Minimum zu beschränken, da eine abweisende Bezugsperson besser ist als gar keine.

Kinder entwickeln für gewöhnlich eine deutliche Bindung an eine relativ kleine Zahl von Personen – *Bezugspersonen* – in der zweiten Hälfte des ersten Lebensjahres. Viele Kinder haben eine Hierarchie der Bezugspersonen, zum Beispiel kann ein Kind, das an beide Eltern gebunden ist, sich für Schutz und Sicherheit eher der Mutter zuwenden als dem Vater, wenn beide Eltern anwesend sind. Während die Trennung von vertrauten Bezugspersonen im frühen Säuglingsalter relativ gut toleriert wird, wenn die als Ersatz gewährte Fürsorge gut ist, wird sie von älteren Kindern als belastender erlebt, besonders von Kindern zwischen sechs Monaten und vier Jahren. Der Einfluß von Trennung oder Verlust von Bezugspersonen wird im nächsten Kapitel behandelt.

Bindung ist nicht die einzige Komponente der Eltern-Kind-Interaktion; weitere Komponenten beinhalten Spiel, Lehren und Grenzsetzung. Die relative Bedeutung dieser verschiedenen Komponenten variiert innerhalb und zwischen den Kulturen.

Indem er Elemente aus der kognitiven Psychologie und der psychoanalytischen Objektbeziehungstheorie vereinte, gelangte Bowlby zu der Einschätzung, daß junge Kinder ihre Erfahrungen mit Bezugspersonen internalisieren, um ein *inneres Arbeitsmodell* von sich selbst und anderen zu entwickeln und von den Beziehungen zwischen sich und den anderen. Kinder, die einfühlsame und zugewandte Bezugspersonen erlebt haben, werden andere als fürsorglich und verläßlich ansehen und sich selbst als liebens- und umsorgenswert. Umgekehrt werden Kinder, die zurückgewiesen und ignoriert werden, andere als abweisend und unzuverlässig ansehen, sich selbst als nicht liebenswert und nutzlos. In der späteren Kindheit und im Erwachsenenalter wird das Verhalten des Individuums gegenüber anderen neue Beziehungen schaffen, die mit früheren Erwartungen übereinstimmen. Menschen können sich auch selektiv jener Aspekte ihrer Erfahrung bedienen und diese genau erinnern, welche ihr inneres Arbeitsmodell bestärken, während sie gegenteilige Erfahrungen ignorieren oder vergessen. Die Einschätzung, daß innere Arbeitsmodelle eine Schlüsselrolle bei der Auswirkung früher Bindungserfahrungen auf die spätere soziale und psychische Anpassung spielen, ist vom klinischen Standpunkt aus gesehen verführerisch, bis heute jedoch nicht belegt. Es wird zu diesem Thema aber intensiv geforscht.

Sichere und unsichere Bindung

Obwohl nahezu alle Kinder Bindungen entwickeln, variiert die Qualität dieser Bindungen stark. Bei der Erforschung dieses Themas wurde häufig das „Fremde-Situation-Verfahren“ (engl.: *Strange Situation Procedure, SSP*) benutzt, das von Mary Ainsworth entwickelt wurde, um die Bindung von 12 bis 18 Monate alten Kindern zu untersuchen. Bei diesem Verfahren wird ein Säugling durch einen Einwegspiegel oder mit einer Fernsehkamera beobachtet, während er 20 Minuten in einem fremden Raum verbringt. Eine Bezugsperson des Kindes und ein fremder Erwachsener betreten und verlassen den Raum in einer vorher festgelegten Reihenfolge (Box 28.1). Dieses höchst künstliche Verfahren wird nicht als repräsentativ für die eigentlichen Erfahrungen des Kindes angesehen. Wie Kardiologen und Endokrinologen „Belastungstests“ anwenden, um eine Pathologie aufzudecken, die unter normalen Bedingungen nicht auftreten würde, ist der SSP ein Belastungstest, der entwickelt wurde, um herauszufinden, wie ein Kind die dreifache Herausforderung eines fremden Settings, der Gegenwart einer fremden Person und der Trennung von der Bezugsperson bewältigt. Als der SSP eingeführt wurde, lag ein starkes Augenmerk auf der Verzweiflung, die ein Kind während der Trennung entwickelte (Phase 3 und 5 in Box 28.1). Im Nachhinein stellte sich jedoch heraus, daß der Grad von Verzweiflung über Trennung primär mit dem *Temperament des Kindes* und nicht mit der Sicherheit seiner Bindung in Zusammenhang steht. Dementsprechend wird heute stärkeres Augenmerk auf die Reaktion des Kindes bei der Wiedervereinigung gelegt (Phase 4 und 7 in Box 28.1).

Die ursprüngliche *ABC-Klassifikation* nutzte Informationen aus der SSP, um Kinder als sicher oder unsicher an ihre Bezugsperson gebunden zu klassifizieren: Typ B hat eine sichere Bindung, während sich unsichere Bindung auf Typ A (vermeidend) und Typ C (widerstrebend-ambivalent) verteilten. Vor kurzem wurde eine weitere Variante unsicherer Bindung entdeckt (Typ D = desorganisiert-desorientiert); die Kinder, die jetzt dieser neuen Kategorie zugerechnet werden, verteilten sich früher auf die Kategorien A, B und C. Die charakteristischen kindlichen Verhaltensweisen für jeden Bindungstyp werden in Tabelle 28.1 dargestellt. Die Tabelle zeigt auch die ungefähre Häufigkeit jeden Typs in einer normativen amerikanischen Stichprobe sowie die damit am häufigsten assoziierten Bindungsstile der Bezugspersonen, wie sie durch das *Adult Attachment Interview* (= AAI, siehe unten) erfragt wurden.

Eine sichere Bindung ist offensichtlich besser als eine unsichere, oder nicht? Es stimmt, wie noch dargelegt wird, daß eine sichere Bindung späteres Glück und Erfolg fördert, zumindest in der Mittelschicht Amerikas. Von einem evolutionären Standpunkt aus betrachtet ist es jedoch wichtig, sich daran zu erinnern, daß unsichere Bindungen sehr wohl adaptive Reaktionen auf ungünstige Umstände sein können, ganz ähnlich wie eingeschränktes Wachstum (Hemmung) eine adaptive Reaktion auf chronische Fehlernährung ist. Wenn eine Bezugsperson abweisend ist, kann eine ver-

Box 28.1 Das „Fremde-Situation-Verfahren"

Es gibt sieben Zeitphasen, die durch die Zeitlinien dargestellt werden. Jede Phase dauert für gewöhnlich drei Minuten, die Trennungsphasen werden jedoch abgekürzt, wenn das Kind sehr verzweifelt ist. Es finden innerhalb von 20 Minuten zwei Trennungen (T) und zwei Wiedervereinigungen (W) statt.

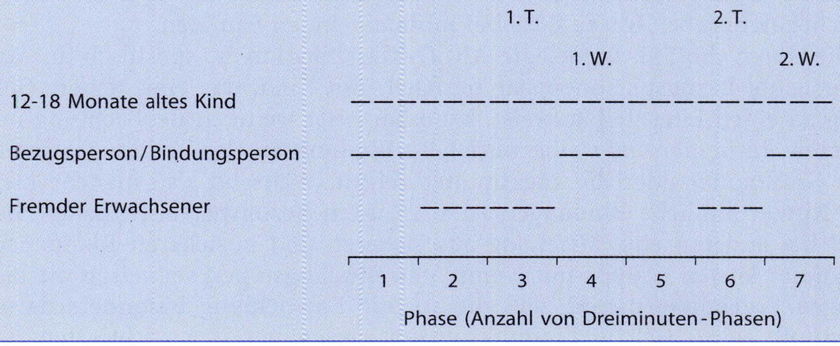

meidende Bindung (Typ A) die adaptivste Strategie des Kindes sein, zumindest etwas Fürsorge zu erhalten, ohne völliges Verlassenwerden zu riskieren. „Besser den Spatz in der Hand, als die Taube auf dem Dach". Umgekehrt kann es die adaptivste Strategie eines Kindes sein, übertriebenes Bindungsverhalten (Typ C) zu zeigen, damit seine Bedürfnisse erfüllt werden, wenn die Bezugsperson übermäßig gedankenverloren ist und dazu neigt, das Kind zu ignorieren. „Der Hund, der bellt, bekommt den Knochen". Ob eine desorganisierte Bindung (Typ D) jemals adaptiv ist, ist noch nicht geklärt.

Die relative Häufigkeit der durch SSP festgestellten ABCD-Bindungstypen variiert innerhalb und zwischen den *Kulturen*. Bis zu einem gewissen Grad kann das ein Artefakt des Bewertungsverfahrens sein. So kann die in Japan festgestellte erhöhte Rate widerstrebender Bindung darauf zurückzuführen sein, daß kleine japanische Kinder so selten von ihren Müttern getrennt werden, daß sie die SSP als belastender erleben als ihre amerikanischen oder europäischen Altersgenossen. Es ist daher sehr wahrscheinlich, daß dadurch auffälliges und langwährendes Anklammern hervorgerufen wird. Solche Artefakte scheinen für zwei andere kulturelle Unterschiede weniger verantwortlich zu sein. In Norddeutschland gibt es eine höhere Rate an vermeidender Bindung, was vielleicht den kulturellen Trend zu früher Unabhängigkeit widerspiegelt; in Israel gibt es eine höhere Rate an widerstrebender Bindung in den Kibbuzen, in denen kleine Kinder in Kinderhäusern schlafen, wo Weinen und Verzweiflung möglicherweise intensiv und langwährend sein muß, bevor eine Bezugsperson reagiert. Viele amerikanische Studien über Säuglinge, die während der Woche viel Zeit in nicht-mütterlicher Fürsorge verbringen, berichten eine erhöhte Rate unsicherer Bindung, was vielleicht die schlechte Qualität dieser nicht-mütterlichen Fürsorge widerspiegelt.

Die Rate unsicherer Bindung wird durch schädliche *Familienfaktoren* erhöht, wie mütterliche Depression, mütterlicher Alkoholismus oder Kindesmißbrauch. Das ist am offensichtlichsten bei desorganisierter Bindung, dem Typ unsicherer Bindung, der zukünftige Probleme vorhersagt (siehe unten). Die Rate der desorganisierten Bindung variiert von 15% bei Mittelschicht-Stichproben bis zu 80% bei mißhandelnden Familien.

Die durch die SSP festgelegte ABCD-Klassifikation ist spezifisch auf das untersuchte Bezugspersonenpaar bezogen. Ein Kind, das eine sichere Bindung an einen Elternteil aufweist, kann bei einer weiteren Beobachtung mit anderen *Bezugspersonen* eine unsichere Bindung an das andere Elternteil, eine Großmutter oder die Tagesmutter zeigen. Während also manche kleinen Kinder ähnliche Bindungen zu allen ihren Bezugspersonen haben, besteht bei anderen eine Mischung aus sicheren und unsicheren Bindungen. Bei dieser letzten Gruppe mit gemischten Bindungstypen verweisen die bisherigen Ergebnisse darauf, daß die spätere Entwicklung besonders davon beeinflußt wird, welche Bindungsqualität gegenüber der wichtigsten Bezugsperson besteht. Welche Bezugsperson aber ist die wichtigste? Das Maß an Kontakt scheint bedeutsam zu sein, da mehrere Studien zu dem Ergebnis kamen, daß die Entwicklung von Säuglingen besser vorhergesagt wird durch die Qualität der Bindung an die Personen, die sie tagsüber in Pflege hatten, als durch die Bindung an die Eltern. Eine wichtige Erkenntnis lautet also, daß die „abendliche Zuwendung" der Eltern die schädlichen Auswirkungen von langwährender schlechter Tagespflege nicht gänzlich wettmachen kann.

Bindung entlang der Lebenslinie

Während die SSP die Bindungssicherheit von Kindern zwischen 12 und 18 Monaten prüft, wurden zwei neuere Bewertungsverfahren entwickelt für Kinder von drei bis vier und fünf bis sieben Jahren. Diese Verfahren stellen ebenfalls ABCD-Kategorien auf der Grundlage der kindlichen Reaktion auf die Wiedervereinigung mit einer Bezugsperson auf.

Die Klassifikation der Bindung eines Kindes ist im allgemeinen dauerhaft. Eine Erklärung für diese *Stabilität* lautet, daß das innere Arbeitsmodell für Beziehungen in der frühen Kindheit festgelegt wird und dann resistent gegenüber Veränderungen ist. Eine alternative Erklärung lautet, daß die familiären Umstände üblicherweise gleich bleiben, das heißt, daß eine Mutter, die ihrem Säugling gegenüber einfühlsam und zugewandt ist, das gleiche Verhalten dem Kind auch Jahre später entgegenbringen wird und dadurch Sicherheit und Bindung in jedem Lebensalter fördert. Eine Möglichkeit, diese beiden alternativen Erklärungen gegeneinander abzuwägen, besteht in der Untersuchung der Auswirkungen von starken Veränderungen der familiären Umstände zum besseren oder schlechteren. Was zum Beispiel geschieht, wenn die Bezugspersonen eines Säuglings mit unsicherer Bindung darin unterrichtet werden, einfühlsamer und zugewandter zu reagieren? Hat das keinerlei Auswirkung, weil die frühe Erfahrung das Kind bereits irreversibel geformt hat? Oder entwickelt das Kind eine sicherere Bindung, weil das, was zählt, die aktuelle und nicht die frühere Fürsorge ist? Die wenigen Belege, die wir bis heute haben, weisen eher in Richtung einer beide Erklärungen berücksichtigenden Antwort, nämlich daß *frühe Bindungserfahrungen* für gewöhnlich *fortdauernde Auswirkungen* haben und nicht einfach auf die Kontinuität der Umweltbedingungen zurückzuführen sind. Andererseits sind diese Auswirkungen *nicht irreversibel*, sondern können von völlig veränderten Lebensumständen umgeformt oder sogar umgekehrt werden.

Seit neuestem gibt es eine regelrechte Explosion hinsichtlich des Interesses an der Bindung Erwachsener. Enge Beziehungen Erwachsener haben für gewöhnlich eine Bindungskomponente, die Sicherheit, Wohlbehagen und eine Quelle des Vertrauens liefert. Im Erwachsenenalter, wie in der Kindheit, ist eine Beziehung oft das gegenseitige Band zwischen Ebenbürtigen, wobei jeder der Erwachsenen eine Bezugsperson und im allgemeinen auch ein Sexualpartner für den anderen ist. Die Forschung zur Bindungsqualität im Erwachsenenleben bezieht sich stark auf das *Erwachsenen-Bindungs-Interview* (engl.: Adult Attachment Interview; AAI), das von Mary Main entwickelt wurde. In diesem Interview werden Erwachsene um Beschreibungen und Bewertungen ihrer kindlichen Beziehungen zu Bezugspersonen gebeten und nach allen Trennungen und Verlusten befragt und den Auswirkungen, die diese auf die Entwicklung und Persönlichkeit des Befragten hatten. Spezifische biographische Episoden werden erfragt, um die globale Bewertung zu ergänzen. Das Ziel ist nicht die genaue Rekonstruktion dessen, was viele Jahre zuvor geschehen ist, sondern durch die Analyse des Gesprächs den gegenwärtigen Zustand des Befragten in Bezug auf Beziehungen festzustellen. Es wurden *vier Kategorien* gefunden, von denen jede eine Verbindung mit den ABCD-Kategorien der Kindheit hat (siehe Tabelle 28.1).

- *Abweisend.* Der Befragte hat nur wenige gefühlsbeladene Erinnerungen an die Kindheit. Nähe und Bindung werden nicht geschätzt. Ein idealisiertes Bild der Eltern stimmt nicht mit den spezifischen erinnerten Details überein. Diese Befragten ähneln Kindern mit dem Bindungstyp A – Bindungsverhalten und -gefühle werden verleugnet, beschränkt, unterdrückt.
- *Autonom.* Der Befragte schätzt Beziehungen zu Bezugspersonen und erzählt entweder eine überzeugende Geschichte über emotional sichere Beziehungen während der Kindheit oder hat sich damit arrangiert, daß diese in der Kindheit nicht vorhanden waren. Er hat Selbstvertrauen, ist objektiv und nicht defensiv. Diese Befragten ähneln Kindern vom Bindungstyp B – Bindungsgefühle und -verhalten werden offen und ausgewogen mitgeteilt, mit angemessener Abhängigkeit von und Vertrauen in die Bezugsperson.

Tabelle 28.1. Die ABCD-Klassifikation der Bindung

Typ	Charakteristische Merkmale des Kindes (SSP)	Ungefähr (%) in nicht-klinischen Stichproben	Wahrscheinlicher Fürsorgestil	Wahrscheinlicher Bindungstyp der Bezugsperson (AAI)
A = Vermeidend	Untersucht die Umgebung mit geringer Einbeziehung der Bezugsperson. Kaum unglücklich bei Trennung. Vermeidet oder ignoriert Bezugsperson bei Wiedervereinigung	15	Bindungsverhalten wird aktiv zurückgewiesen oder ist sehr aufdringlich. Mangel an Zärtlichkeit. Unterdrückte elterliche Wut	Abweisend
B = Sicher	Nutzt Bezugsperson als sichere Basis, von der aus die Umgebung erkundet wird. Kann bei Trennung unglücklich sein. Begrüßt die Bezugsperson positiv bei der Wiedervereinigung, kann deren Nähe/Trost suchen, nimmt dann Erkundung/Spiel wieder auf	60	Empfänglich für die Signale des Kindes. Eingehen auf die Bedürfnisse des Kindes. Sofortiges Eingehen auf Unglücklichsein. Negative Affekte werden abgepuffert	Autonom
C = Widerstrebend, vermeidend	Kaum Erkundung der Umgebung. Bei Trennung äußerst unglücklich. Bei Wiedervereinigung schwer zu beruhigen mit ambivalenter Mischung aus Anklammern und Wut	10	Minimale oder inkonsistente Reaktionen auf das Kind	Gedankenverhaftet
D = Desorganisiert, desorientiert	Mangel an kohärenten Verhaltensmustern bei Erkunden oder Wiedervereinigung. Desorganisiertes und desorientiertes Verhalten deutet auf Angst oder Verwirrung in Gegenwart der Bezugsperson hin, z. B. Schaukeln, Gesicht bedecken, Frieren, unerwartete Schwankungen zwischen Annäherung und Vermeidung	15	Elterliches Verhalten ist ängstigend oder nicht vorhersagbar. Keine Reaktion auf die Signale des Kindes. Setzt sich über Mitteilungen und Absichten des Kindes hinweg. Gibt dem Kind doppeldeutige Botschaften, z. B. streckt die Arme aus und tritt dabei zurück	Unentschlossen

SSP = Strange Situation Procedure; AAI = Adult Attachment Interview

- *Gedankenverhaftet.* Die Bedeutung der Beziehungen während der Kindheit ist konfus, inkohärent und nicht objektiv. Die Befragten sind immer noch in Kindheitserlebnissen gefangen und unfähig, sich daraus zu lösen. Die Wut auf die Eltern ist nicht bewältigt. Die Befragten ähneln dem Bindungstyp C – Bindungsgefühle und -verhalten sind übertrieben und ambivalent.
- *Unentschlossen – desorganisiert.* Gespräche über möglicherweise traumatische Ereignisse sind gekennzeichnet von auffälligen Fehlern bei der Schilderung der Gründe oder des Ablaufs, was auf dissoziierte Erinnerungssysteme oder anormale Aufnahme traumatischer Erinnerungen schließen läßt. Diese Befragten ähneln Kindern des Bindungstyps D – desorganisiert.

Bei der Komplexität und anscheinenden Subjektivität dieses Befragungsinstruments ist es wirklich bemerkenswert, wie gut der *Bindungsstatus von Eltern und Kind korrespondiert.* Wenn man den Bindungstyp der Eltern mittels des AAI klassifiziert (ob nun vor oder nach der Geburt des Kindes), und wenn die kindliche Bindung an die Eltern als A, B, C oder D mittels des SSP klassifiziert wird, stimmen ungefähr zwei Drittel der Säuglinge mit dem Bindungstyp ihrer Eltern überein.

Konsequenzen sicherer und unsicherer Bindungen

Viele Studien haben die soziale und psychosoziale Entwicklung von Kindern mit sicherer und unsicherer Bindung in Zusammenhang gebracht. Die Ergebnisse zeigen, daß Kinder mit sicherer Bindung sich durchschnittlich wesentlich besser entwickeln. Aber nicht alle Kinder mit sicherer Bindung entwickeln sich gut, und nicht alle Kinder mit unsicherer Bindung entwickeln sich schlecht. Bis heute ist nicht geklärt, ob diese Gruppenunterschiede entstehen, weil unsichere Bindung selbst der Risikofaktor ist, oder ob unsichere Bindung als Marker für weiter gefaßte familiäre Anormalitäten fungiert, die zu den schädlichen Langzeitwirkungen führen.

Ob die Verbindung nun kausal ist oder nicht, erhöht eine *sichere Bindung* auf jeden Fall die Wahrscheinlichkeit dafür, daß das Kind später harmonische Beziehungen mit Erwachsenen und Kindern führen kann. Das ist besonders augenscheinlich bei engen Beziehungen mit Familienmitgliedern und Freunden. Kinder mit sicherer Bindung sind ihren Müttern gegenüber kooperativer und zugänglicher, sie sind jüngeren Geschwistern gegenüber fürsorglicher und haben eher gute Freunde. Sie sind weniger ungehorsam gegenüber den Eltern, streiten sich weniger mit Geschwistern und sind Freunden gegenüber weniger herrschsüchtig. Die Vorteile einer sicheren Bindung sind auch bei vertrauten, aber weniger intimen sozialen Partnern offensichtlich. Kinder mit sicherer Bindung sind durchschnittlich weniger emotional abhängig von Lehrern und besser dazu in der Lage, diese um Hilfe zu bitten, wenn sie eine Aufgabe nicht allein lösen können. Für gewöhnlich sind sie bei Klassenkameraden beliebter und werden seltener schikaniert, vielleicht weil sie mehr Empathie für Gleichaltrige zeigen und sich im Spiel weniger auf Streitereien einlassen. Die Sicherheit der Bindung hat weniger Auswirkungen auf die Qualität der sozialen Interaktion mit unbekannten Erwachsenen und Kindern. Solche Interaktionen werden hauptsächlich von der *Umgänglichkeit* des Kindes beeinflußt, die bis zu einem gewissen Grad ein angeborenes Persönlichkeitsmerkmal ist. Umgekehrt scheinen *genetische Faktoren* für die Qualität enger Beziehungen weniger wichtig zu sein.

Frühe Studien, in denen die ABC-Klassifikation für Bindung angewandt wurde, betonten besonders die Verbindung des Bindungstyps A (vermeidend) mit externalisierenden Störungen wie *Aggression*. Heute scheint es wahrscheinlicher, daß der kürzlich entdeckte Bindungstyp D (desorganisiert) die stärkste Vorhersagekraft für externalisierendes Verhalten hat. Zum Beispiel zeigte eine Studie, daß *desorganisierte Bindung* im Alter von 18 Monaten eine sechsfache Steigerung schwerer Aggression gegenüber Gleichaltrigen im Kindergarten vorhersagte. Auch wenn die desorganisierte Bindung häufig vermeidende Elemente enthielt, ist bemerkenswert, daß diejenigen Kinder, die reine vermeidende (und nicht desorganisierte) Bindungen aufwiesen, später nicht zu verstärkter Aggression gegenüber Gleichaltrigen neigten. Vielleicht bahnen sehr schädliche Familienumstände einen Entwicklungsweg für Kinder, der durch desorganisierte Bindung und Dysphorie in der Säuglingszeit gekennzeichnet ist, durch oppositionell-trotziges Verhalten in der mittleren Kindheit und schwerwiegenderen Störungen des Sozialverhaltens und jugendlicher Delinquenz in der Adoleszenz.

In vielen Studien wurde das AAI benutzt, um die Bindungsklassifikation von Erwachsenen mit mentaler Krankheit oder Persönlichkeitsstörungen zu untersuchen. Bei klinischen Stichproben zählen nur ungefähr 10% der Patienten zum autonomen Bindungstyp (d.h. sichere Bindung), während das bei 60% der Personen in Stichproben mit geringem Risiko für mentale Erkrankung der Fall ist. Die verbleibenden 90% der Patienten teilen sich ungefähr gleichmäßig auf die verbleibenden drei Bindungskategorien auf: abweisend, gedankenverhaftet und unentschlossen. Zur Zeit gibt es nur schwache Hinweise auf Verbindungen zwischen bestimmten psychiatrischen Diagnosen und spezifischen Arten der Unsicherheit, zum Beispiel Borderline-Persönlichkeitsstörung und gedankenverhaftete oder unentschlossene Bindung.

Übersichten zum Thema

Belsky J, Cassidy J (1994) Attachment: theory and evidence. In: Rutter M, Hay DF (eds) Development Through Life: A Handbook For Clinicians. Blackwell Science, Oxford, pp 373–402

Buchheim A, Brisch KH, Kächele H (1999) Die klinische Bedeutung der Bindungsforschung für die Risikogruppe der Frühgeborenen: ein Überblick zum neuesten Forschungsstand. Zeitschrift für Kinder- und Jugendpsychiatrie und Psychotherapie 27:125–128

Hüther G (1998) Die Evolution der Liebe. Vandenhoeck und Ruprecht, Göttingen (Mit dem Untertitel: „Was Darwin bereits ahnte und die Darwinisten nicht wahrhaben wollen" will der Autor andeuten, daß es die Liebe/Bindung ist, was die menschliche Gemeinschaft im Innersten zusammenhält.)

Weitere Leseempfehlungen

Journal of Consulting and Clinical Psychology (1996) (Themen 1 und 2 von Volume 64, jedes enthält eine bestimmte Sektion über Bindung und Psychopathologie mit vielen hervorragenden Artikeln)

Main M (1996) Overview of the field of attachment. Journal of Consulting and Clinical Psychology 64:237–243

Parkes CM, Stevenson-Hinde J, Marris P (1991) Attachment Across the Life Cycle. Routledge, London

Kapitel 29 Veranlagung, Erziehung und familiäre Widrigkeiten

Bis vor kurzem gelangten die meisten Studien über Kinder, die in schlechten familiären Verhältnissen aufwuchsen, zu der Einschätzung, daß die Schwierigkeiten dieser Kinder auf die unzureichenden Lebensbedingungen zurückzuführen waren. Tatsächlich kann das Bild aber viel komplexer sein. Zum Beispiel sollte man über die mögliche Interpretation der Feststellung nachdenken, daß Kinder, die schlecht lesen, eher aus Familien kommen, in denen Kinder den Eltern nur sehr selten vorlesen. Dieses Ergebnis kann leicht zu der Schlußfolgerung verleiten, daß der kindliche Mangel an Leseinteresse und -fähigkeit aus dem Mangel an elterlicher Aufmerksamkeit und Ermutigung herrührt (man kann förmlich die Rufe „das ist einfach gesunder Menschenverstand" hören). Es gibt jedoch viele andere plausible Interpretationen. Eine Möglichkeit wäre, daß obwohl die Eltern Bücher lieben und selbst gute Leser sind, das Kind an konstitutionellen Leseschwierigkeiten leidet („Dyslexie"), was bedeuten würde, daß es die Ermunterung zum Lesen als sehr unangenehm empfinden kann, weil es nicht annähernd so gut liest wie seine jüngere Schwester. Die Eltern werden sich mit ihrer Ermutigung dann schnell zurückhalten, um Abwehr und Unglück ihres Kindes nicht zu verstärken. Eine andere Möglichkeit wäre, daß Eltern und Kind genetisch bedingte Leseprobleme haben und daher die ganze Familie alles vermeidet, was mit Lesen zu tun hat. Die dritte Möglichkeit wäre, daß Eltern und Kind gut lesen könnten, wenn sie die Gelegenheit hätten, aber in einem Umfeld leben, in dem es keine Bücher gibt und das Video den Ton angibt.

Herauszufinden, *was Ursache ist und was Wirkung*, ist nicht nur eine akademische Frage. Wenn wir Menschen helfen wollen, müssen wir es auf die richtige Weise tun. Vom individuellen Standpunkt gesehen nutzt es zum Beispiel gar nichts, zu versuchen einer „kalten Mutter" Techniken beizubringen, um zu ihrem autistischen Sohn „durchzudringen", wenn dieser unter einer genetisch bestimmten Unfähigkeit zu kommunizieren leidet, die dazu geführt hat, daß seine völlig normale Mutter die Versuche aufgegeben hat. Vom politischen Standpunkt gesehen macht es wenig Sinn, eine heruntergekommene Siedlung zu renovieren, um die dort herrschende hohe Rate an Kindesmißbrauch und Schizophrenie zu mindern, wenn der eigentliche Grund dafür, daß die Menschen in dieser Siedlung gelandet sind, die vielfältigen sozialen Handikaps sind, die sie in jede neue Situation mitnehmen werden und die für sich selbst angegangen werden sollten (auch wenn die Renovierung der Wohnsiedlung aus vielen anderen Gründen durchaus wünschenswert sein kann). Bevor wir uns einer Reihe häufiger widriger Familienumstände zuwenden, ist es wichtig, einige allgemeine Prinzipien zu betrachten, die *Veranlagung von Erziehung trennen.*

Allgemeine Prinzipien

Verknüpfung ist nicht Verursachung

Viele Familienfaktoren sind mit dem vermehrten Auftreten einer oder mehrerer psychiatrischer Störungen verbunden. Es ist nur zu einfach, in die Falle zu tappen und anzunehmen, daß Verknüpfung Verursachung impliziert. Wenn ein Familienmerkmal (F) mit einer kinderpsychiatrischen Störung (C) assoziiert ist, kann es sein, daß F C verursacht, aber zwei alternative Erklärungen müssen ebenfalls in Erwägung gezogen werden: daß C F verursacht, was als *umgekehrte Kausalität* bekannt ist; und daß sowohl C und F auf die Wirkung eines *dritten Faktors* zurückzuführen sind.

Umgekehrte Kausalität

Es ist plausibel, daß ein psychiatrisch gestörtes Kind die Familienmerkmale beeinflussen kann. Zum Beispiel kann ein gestörtes Kind elterliche Depression, Wut, Kritik, Kälte, Überbehütung, Bestrafung oder Abweisung hervorrufen. Die aussagekräftigsten Belege für solche Auswirkungen stammen aus Interventionsstudien. Zum Beispiel zeigte eine Studie, daß die Gabe von Stimulanzien zur Verminderung kindlicher Hyperaktivität oft zu einer Verringerung der elterlichen Kritik und zu größerer mütterlicher Wärme gegenüber dem Kind führte und dazu, daß die Mutter mehr Zeit mit dem Kind verbrachte (siehe Kapitel 6). Natürlich kann trotzdem zutreffen, daß die durch die Hyperaktivität des Kindes entstandene negative elterliche Haltung die Entwicklung des Kindes beeinträchtigt.

Dritte Faktoren

Wenn ein Elternteil und ein Kind beide große Angst vor Spinnen haben, scheint die Erklärung nahezuliegen, daß das Kind die Angst von dem Elternteil gelernt hat. Eine genauso plausible Erklärung wäre, daß die Angst des Elternteils und die Angst des Kindes den gleichen Ursprung haben: Vielleicht teilen Elternteil und Kind eine genetisch bedingte Neigung zu verstärkter Ängstlichkeit, oder vielleicht haben sie denselben Horrorfilm über Spinnen gesehen. Adoptionsstudien können die deutlichsten Belege für genetisch bedingte dritte Faktoren liefern. Wenn zum Beispiel Arachniphobie vollständig genetisch bedingt wäre, würden adoptierte Kinder in dieser Hinsicht ihren biologischen Eltern ähneln und nicht ihren Adoptiveltern. Andere Ansätze sind notwendig, um umweltbedingte dritte Faktoren zu identifizieren. Wenn zum Beispiel das Ansehen desselben Films für die elterliche und kindliche Angst vor Spinnen verantwortlich ist, sollte ein epidemiologischer Ansatz zeigen können, daß die Verbindung zwischen der elterlichen und kindlichen Angst verschwindet, nachdem die Auswirkungen des Films bedacht worden sind.

Kinder leben in drei ganz unterschiedlichen sozialen Welten: die Familie, die Schulklasse, die Gleichaltrigengruppe. Auch wenn sie sich unterscheiden, sind diese Welten doch miteinander verbunden. Kinder aus benachteiligten und unharmonischen Familien werden wahrscheinlich auch schlechtere Schulen besuchen und mit streitsüchtigeren Gleichaltrigen spielen. Dadurch wird es sehr schwierig, eine Verknüpfung kausal zu nennen. Wenn zum Beispiel Kinder aus benachteiligten Familien häufiger die Schule schwänzen, ist dann der Grund in den benachteiligten Familiengegebenheiten zu suchen oder sind sie nur ein Marker für schlechte Schulbedingungen in der Wohngegend, die das Schuleschwänzen fördern? Um die Dinge noch weiter zu komplizieren, häufen sich die schädlichen Faktoren in jeder der sozialen Welten des Kindes. Zu Hause zum Beispiel sind beengte Wohnverhältnisse oft mit Arbeitslosigkeit, Armut, elterlicher mentaler Krankheit und einer ganzen Bandbreite anderer möglicher Risikofaktoren verbunden. Wenn beengte Wohnverhältnisse mit Delinquenz assoziiert sind, ist das dann die direkte Auswirkung der Beengtheit oder ist Beengtheit einfach nur ein Marker für andere Risikofaktoren? Es gibt Forschungsdesigns und statistische Techniken die versuchen, diese Art von Fragen zu beantworten.

Gene, gemeinsame Umgebung und nicht-gemeinsame Umgebung

Verhaltensgenetiker haben Techniken entwickelt, um die relative Bedeutung von Genen und Umgebungsfaktoren zu ermitteln, die für Familienmerkmale bedeutsam sind. Die *Varianz* eines Merkmals ist die Messung dessen, wie sehr das Merkmal zwischen den Menschen in der untersuchten Population schwankt. *Erblichkeit* bezieht sich auf den Anteil der Varianz, der durch genetische Faktoren erklärbar ist. Eine Erblichkeit von 25% eines bestimmten Merkmals bedeutet, daß ein Viertel der Variabilität der Population bei dieser Messung auf genetische Unterschiede der Menschen zurückzuführen ist. Der Rest der Varianz wird üblicherweise zwischen zwei umweltbedingten Komponenten aufgeteilt, gemeinsamer und nicht-gemeinsamer Umgebung. Grob gesagt meint *gemeinsame Umgebung* solche Umgebungsfaktoren, die die ganze Familie betreffen wie Armut, schlechte Wohnverhältnisse oder Luftverschmutzung. *Nicht-gemeinsame* oder *alleinige* Umgebung meint die Umgebungseinflüsse, die nicht von gemeinsam lebenden Verwandten geteilt werden, sondern lediglich ein bestimmtes Familienmitglied betreffen, zum Beispiel vom Bus angefahren werden, oder einen besten Freund zu haben, der drogensüchtig ist. Die relative Bedeutung von Genen, gemeinsamer und nicht-gemeinsamer Umgebung wird üblicherweise durch Zwillings- oder Adoptionsstudien ermittelt, obwohl auch immer häufiger leibliche Geschwister, Halbgeschwister und Stiefgeschwister untersucht werden, die in wiedervereinigten Familien aufwachsen. In Box 29.1 werden die Ergebnisse aus Zwillings- und Adoptionsstudien hinsichtlich dreier Merkmale zusammengefaßt: ein Merkmal, das ausschließlich genetisch bestimmt wird, ein Merkmal, das ausschließlich durch gemeinsame Umgebung bestimmt wird und eines, das nur auf nicht-gemeinsame Umgebung zurückzuführen ist. In der Praxis sind die meisten Merkmale Mischungen aus diesen drei Faktoren.

Genetischer Einfluß

Es wurde festgestellt, daß die meisten psychischen Merkmale eine Erblichkeit um 50% haben, das heißt, genetische Unterschiede zwischen den Menschen sind für ungefähr die Hälfte der beobachteten Varianz der untersuchten Bevölkerungsgruppe verantwortlich. Störungen des Sozialverhal-

Box 29.1 Ergebnisse aus Zwillings- und Adoptionsstudien

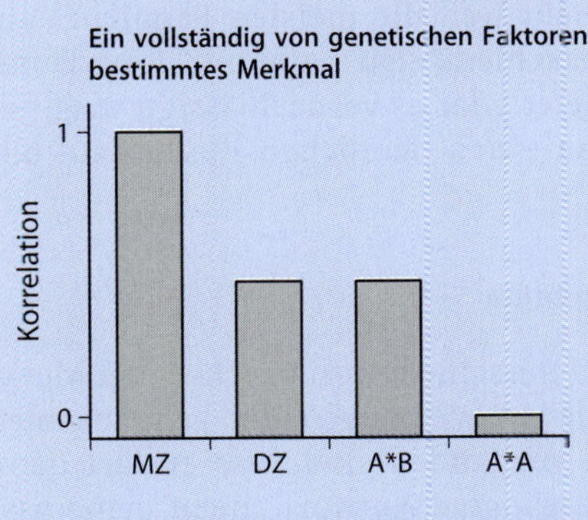

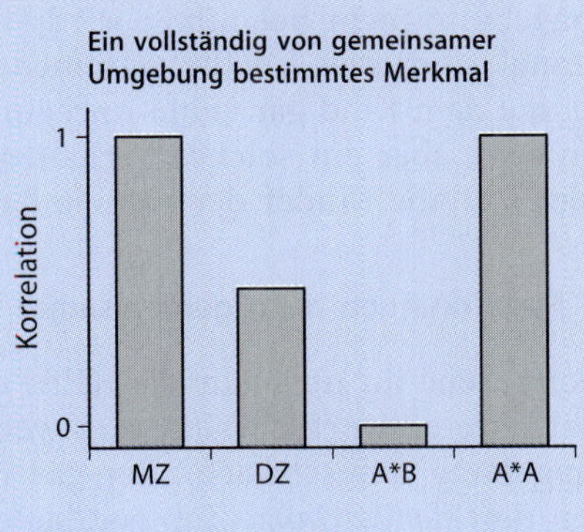

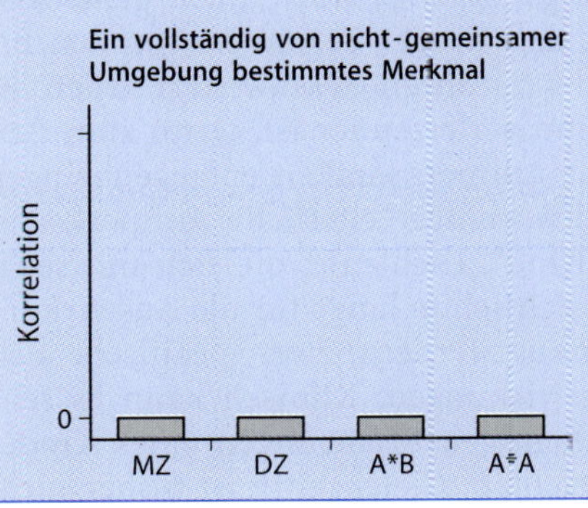

MZ = Vergleich MonoZygoter („identischer") Zwillinge

DZ = Vergleich DiZygoter („nicht-identischer" oder „fraternaler" Zwillinge)

A*B = Vergleich von früh Adoptierten Kindern mit Biologischen Geschwistern und Eltern

A*A = Vergleich von früh Adoptierten Kindern mit Adoptiveltern und Adoptivgeschwistern

Eine Korrelation bezeichnet das Maß an Ähnlichkeit: Ein Wert von 1,0 bedeutet, daß die beiden Individuen bezüglich des bewerteten Merkmals identisch sind, während ein Wert von 0 bedeutet, daß die beiden Individuen sich nicht mehr ähneln als zufällig ausgewählte Mitglieder der Bevölkerung.

tens sind wahrscheinlich eine Ausnahme dieser Regel, denn die meisten (aber nicht alle) Studien verweisen auf eine relativ geringe genetische Beteiligung bei dieser Art des Verhaltens. Auf der anderen Seite kann die Neigung zum Autismus eine Erblichkeitsrate von mehr als 90% zeigen.

Auswirkungen gemeinsamer Umgebung

In den letzten Jahren haben Verhaltensgenetiker die kühne Behauptung aufgestellt, daß ein gemeinsames familiäres Umfeld nur sehr geringen, wenn überhaupt einen Einfluß auf psychische Merkmale hat. In einer Übersichtsarbeit, die als Meilenstein auf diesem Gebiet angesehen werden kann, haben Plomin und Daniels (1987) die Tatsachen besonders eindrücklich auf den Punkt gebracht: „Wenn Eltern und Kind ähnliche Erfahrungen teilen, hat das keinerlei Einfluß auf die Entwicklung ihres Verhaltens". Die Kernaussage dieser Behauptung lautet, daß Ergebnisse aus Zwillings- und Adoptionsstudien darauf verweisen, daß *Familienähnlichkeiten fast alle auf gemeinsame Gene zurückzuführen* sind und nicht auf gemeinsame Umgebung; adoptierte Kinder ähneln den Angehörigen der Adoptivfamilie nur soweit, wie es bei einer Zufallsverteilung zu erwarten wäre. Störungen des Sozialverhaltens bilden eine wichtige *Ausnahme* der allgemeinen Regel, weil die meisten Studien darauf hindeuten, daß das gemeinsame Umfeld der Hauptgrund für diese Probleme in Familien ist. Außerdem kann es sein, daß, auch wenn die psychische Entwicklung von den üblichen Unterschieden gemeinsamer familiärer Umgebung nicht beeinflußt wird (vielleicht weil die meisten Familien „gut genug" sind) dies für die extremen Unterschiede sehr wohl gilt. Eine Familie, die dem Kind gar keine Anregung bietet oder es vernachlässigt, mag selten sein, aber ein solches Verhalten kann einen deutlichen Einfluß auf alle oder fast alle Kinder der Familie haben.

Auswirkungen nicht-gemeinsamer Umgebung

Wenn Gene für ungefähr die Hälfte der Unterschiede von psychischen Merkmalen verantwortlich sind und wenn die Auswirkungen der gemeinsamen Umgebung nur schwach oder gar nicht vorhanden sind, was erklärt dann den *Rest der Varianz*? Zur Zeit lautet die gängige Antwort „nicht-gemeinsame Umgebung", wobei sehr betont wird, daß Kinder besonders von den Erfahrungen beeinflußt werden, die sie nicht mit ihren Geschwistern teilen. Es ist sicherlich plausibel, daß es für ein Kind verletzender ist, wenn zum Beispiel die Eltern einem ihrer Kinder mehr Aufmerksamkeit entgegenbringen als einem anderen, als wenn beide Kinder weniger elterliche Aufmerksamkeit erhalten als das „durchschnittliche Kind". Fachleute, die sich mit seelischer Gesundheit befassen, interessieren sich schon lange für die Auswirkungen der Sündenbockrolle oder des Bevorzugtwerdens, zwei spezifische Beispiele für nicht-gemeinsame Umgebungswirkungen. Klinisch kann es sehr hilfreich sein, das Augenmerk auf die alleinigen Erfahrungen eines Kindes innerhalb der familiären Umgebung zu richten. Gleichzeitig ist bisher nicht geklärt, wie mächtig diese nicht-gemeinsamen Umgebungswirkungen tatsächlich sind. Es ist falsch zu folgern, daß, wenn Gene und gemeinsame Umgebung für die eine Hälfte der Varianz eines psychischen Merkmals verantwortlich sind, der Einfluß nicht-gemeinsamer Umgebungserfahrungen für die andere Hälfte verantwortlich sein muß. Ein Teil der nicht erklärten Varianz kann auf *Meßfehler* zurückzuführen sein, die oft weit unterschätzt werden, ein weiterer Teil mag aus der Rolle herrühren, die der Zufall bei der Gehirnentwicklung spielt. Die Rolle nicht-gemeinsamer Erfahrungen muß direkt bewertet werden. Sie kann nicht einfach mit der „Fehl"-rate genetischer Verhaltensanalysen gleichgesetzt werden.

Spezifische Beispiele

Trennung und Verlust

Da die Bindung ein so bedeutsames Thema in der Entwicklungspsychologie und -psychiatrie ist (siehe Kapitel 28), überrascht es nicht, daß in vielen Studien untersucht wurde, was Kindern widerfährt, wenn ihre Bindungen zeitweilig durch Trennung oder für immer durch Verlust zerrissen werden. Es besteht kein Zweifel daran, daß Kinder Trennungen und Verluste häufig als sehr belastend erleben, weniger eindeutig geklärt ist allerdings, ob diese unangenehmen Erfahrungen schwerwiegende Langzeitwirkungen haben oder nicht. Natürlich ist es überaus wünschenswert, die kurzzeitige Verzweiflung von Kindern zu verringern oder zu verhindern, egal ob diese Verzweiflung nun Langzeitwirkungen hat oder nicht. Trotzdem ist die Frage nach den *Langzeitwirkungen* wichtig.

Prädisponieren traumatische Trennungen oder frühe Verluste Menschen für tiefgreifende psychiatrische Störungen? Bei dem Versuch, diese Art von Fragen zu beantworten, ist es bedeutsam, auch „dritte Faktoren" zu bedenken. Wenn man zum Beispiel die Auswirkungen einer Scheidung auf das Kind untersucht, ist es wichtig zu fragen, inwieweit schädliche Effekte eher aus früheren und fortdauernden Familienstreitigkeiten herrühren als aus der Trennung von einem Elternteil. Unter diesem Gesichtspunkt ist auffällig, daß langwährende psychiatrische Probleme eher infolge des Verlusts eines Elternteils durch Scheidung als durch Tod auftreten. Die *Vorläufer und Konsequenzen des Verlusts* scheinen also bedeutsamer zu sein als der Verlust selbst. Ähnliches gilt, wenn Kinder in Pflegefamilien kommen; die bisherige schlechte Fürsorge ist für die Vorhersage zukünftiger Probleme bedeutsamer als die Tatsache, daß die Kinder von ihren leiblichen Eltern getrennt wurden.

Auch muß man sich vor Augen halten, daß Trennungen und Verluste eine ganze Reihe schädlicher Ereignisse in Gang setzen können, die selbst dauerhafte Auswirkungen haben können. Zum Beispiel kann eine Scheidung von elterlicher Depression, geringerer Beaufsichtigung durch Eltern, dem Wechsel in eine schlechtere Schule und Mangel an Geld für Freizeitaktivitäten begleitet werden. Diese Veränderungen können langwährende Auswirkungen auf das Verhalten des Kindes haben, auch wenn die Scheidung selbst keine hat.

Wenn man all diese Gesichtspunkte bedenkt, kommen die meisten Studien zu der Einschätzung, daß *Trennungen und Verluste selbst kein Hauptrisikofaktor für tiefgreifende psychiatrische Störungen* sind – obwohl die Begleitumstände und Konsequenzen es manchmal sind.

Krankenhausaufenthalte

Da Schmerz und Krankheit das Bedürfnis eines Kindes aktivieren, nahe bei einer Bezugsperson zu sein, ist es eine besonders belastende Trennungserfahrung, allein ins Krankenhaus zu kommen. Im Lauf einiger Tage oder Wochen können solche Kinder aufeinanderfolgende Phasen des Protests, der Verzweiflung und der Loslösung durchlaufen. Diese Reaktion auf Trennung wird oft am deutlichsten beobachtet, wenn die Kinder zwischen sechs Monaten und vier Jahren alt sind. Auch wenn eine einzelne Trennung aufgrund eines Krankenhausaufenthalts nicht mit einem erhöhten Risiko für spätere psychiatrische Probleme verbunden ist, sind zahlreiche Krankenhausaufenthalte mit einer höheren Rate späterer Probleme assoziiert, hauptsächlich mit Störungen des Sozialverhaltens und Delinquenz. Dieses *erhöhte Risiko* ist wesentlich ausgeprägter in unharmonischen Familien, was vermuten läßt, daß viele der leidvollen Langzeitwirkungen zahlreicher Krankenhausaufenthalte durch den schädigenden Einfluß auf die späteren Familienbeziehungen vermittelt werden. Auch wenn Trennungen für ein Kind leidvoll sind, gelingt es den meisten Familien doch, die Verzweiflung des Kindes während und nach dem Krankenhausaufenthalt aufzufangen und dadurch die Langzeitwirkungen zu minimieren.

Studien, die zu einem Zeitpunkt durchgeführt wurden, als auf den Krankenhausstationen die Eltern im allgemeinen nicht zu Besuchen des Kindes ermutigt wurden, zeigten, daß die leidvollen Effekte von Krankenhausaufenthalten verringert werden konnten, wenn es zu häufigerem Kontakt mit den Eltern kam. Glücklicherweise hat sich die Krankenhauspolitik stark verändert, seitdem die Kenntnisse über die Bindungsbedürfnisse von Kindern gewachsen sind, so daß die Eltern jetzt aufgefordert werden, soviel Zeit wie möglich mit ihrem Kind zu verbringen oder sich sogar zusammen mit ihm aufnehmen zu lassen. Aus etwas anderen Gründen werden auch die Eltern von Frühgeborenen, die auf Intensivstationen betreut werden, zu häufigem Kontakt mit ihren Kindern ermutigt. Auch wenn die Babies noch zu jung sind, um eine spezifische Bindung aufzubauen, fördert vermehrter Kontakt doch die spätere Einfühlsamkeit und Zugewandtheit der Eltern. Das wird hoffentlich mit dazu beitragen, dem erhöhten Risiko von Kindesmißbrauch nach Frühgeburten entgegenzuwirken.

Todesfall

Der Tod eines Elternteils wird für gewöhnlich von einer kurzen Phase starker seelischer Belastung gefolgt, die sich nach und nach verringert. Die seelische Belastung kann sich durch Verzweiflung, Ratlosigkeit, emotionale Symptome (z.B. Angst), Störungen des Sozialverhaltens oder eine Mischung aus allem zeigen. Der schwerwiegende depressive Rückzug, der bei Erwachsenen auftreten kann, ist in der Kindheit selten. Ein Jahr nach dem Todesfall ist die offensichtliche seelische Belastung meist wesentlich weniger ausgeprägt, obwohl andere Manifestationen wie Desinteresse an der Schule weiter bestehen können. Es gibt mit Sicherheit keine starke Verbindung zu Depression im späteren Erwachsenenleben; ob es eine schwache Verbindung gibt, ist bis jetzt noch umstritten. Wenn es zu schädlichen Einflüssen auf die psychosoziale Entwicklung kommt, rühren sie wahrscheinlich nicht aus der Trauer, sondern aus indirekten Konsequenzen des Todesfalls wie Armut, chronischer Depression des anderen Elternteils oder negativen Erfahrungen mit dem Stiefvater.

Scheidung

Scheidung ist meistens das Ergebnis jahrelanger Streitereien zwischen den Eltern. Dies muß man im Auge behalten, wenn Kinder aus intakten Familien mit denen aus geschiedenen verglichen werden: Die Unterschiede können teilweise auf die vorhergehenden Unstimmigkeiten und anderem zurückzuführen sein. *Eltern* neigen dazu, im ersten Jahr nach der Scheidung ängstlich, deprimiert, wütend zu sein und sich abgewiesen und unfähig zu fühlen, im zweiten Jahr lassen diese Gefühle nach. Die geschiedenen Eltern bleiben der gegenseitigen Beziehung gegenüber häufig ambivalent, was oft zu Konflikten führt; sowohl die negativen wie positiven Gefühle verringern sich, wenn die Eltern neue Partner finden. Inkonsistentes Erziehungsverhalten ist häufig, vor allem wenn Söhne bei den Müttern leben. Umgekehrt können Mütter von ihren Söhnen schikaniert werden, wenn diese ihnen die Schuld am Verlust des Vaters geben. Praktische Schwierigkeiten wie genug Geld zu verdienen und alle Haushaltspflichten zu erfüllen türmen sich auf.

Die *Kinder* zeigen ähnliche Veränderungen. Sowohl zu Hause als auch in der Schule werden soziale Interaktionen auffällig gestört. Die Kinder sind in ihrer Phantasie aggressiv, sie sind trotzig und ängstlich mit einem Bedürfnis, bei Erwachsenen Hilfe und Nähe zu suchen; Jungen suchen Hilfe vor allem bei männlichen Erwachsenen. Im Vergleich mit anderen Kindern stehen sie Erwachsenen negativer und weniger positiv gegenüber. Jüngere Kinder hoffen oft verzweifelt auf eine Wiedervereinigung der Eltern, selbst dann, wenn das Leben vor der Scheidung von schweren Auseinandersetzungen geprägt war. Es bestehen große Befürchtungen, daß der Vater durch eine Wiederheirat der Mutter ersetzt werden könnte. Verlaufsuntersuchungen zeigen, daß, obwohl die meisten Kinder zu gut funktionierenden Individuen heranwachsen, die Scheidung einen starken Effekt auf ihr Leben hatte. Sie werden sehr besorgt darüber, daß das gleiche noch einmal passieren könnte. Wenn die Eltern wieder heiraten, müssen die Kinder weitere Anpassungsleistungen erbringen. Während kleine Kinder oft eine gute Beziehung zu ihrem Stiefvater aufweisen, ist das bei älteren Kindern häufig nicht der Fall. Im Durchschnitt reagieren Jungen auf eine Scheidung verzweifelter als Mädchen, während Mädchen verzweifelter sind, wenn die Mutter wieder heiratet.

Familienzwist

Es gibt eine augenfällige Assoziation zwischen kinderpsychiatrischen Störungen und dem Aufwachsen in einer unharmonischen Familie. Zwistigkeiten, wütende Streitereien, Feindseligkeit und Kritik sind mit Störungen des Sozialverhaltens bei Jungen und emotionalen Störungen bei beiden Geschlechtern verbunden. Sind Zwistigkeiten selbst ein Risikofaktor? Oder sind sei einfach ein Marker für andere Risikofaktoren wie Armut, Mangel an Regeln oder Aufsicht? Es gibt viele Belege dafür, daß *Streitigkeiten* für sich allein bedeutsam sind. Daher sind sie *von starkem Vorhersagewert für kinderpsychiatrische Probleme* auch in wohlhabenden Familien. Das Fehlen von Wärme in den Familienbeziehungen ist nicht so bedeutsam wie das Vorhandensein von Streitigkeiten. Familienzwist ist so oft mit geringer Disziplin verbunden, daß es schwierig ist, den jeweiligen Einfluß dieser beiden Faktoren auseinanderzuhalten.

In Familien, in denen es immer wieder zu Streit kommt, können Kinder lernen, daß schlechtes Betragen ein besonders wirksames Mittel ist, die Aufmerksamkeit der Eltern zu erhalten. Bei jungen Kindern kann diese Wirkung relativ situationsbedingt sein, während ältere Kinder sich schlecht betragen, wenn sie den Streitigkeiten zu Hause ausgesetzt sind, sich aber Menschen außerhalb der Familie gegenüber normal verhalten. Mit der Zeit wird jedoch der negative Verhaltensstil mehr gefestigt; das Kind scheint die elterliche Interaktionsweise internalisiert zu haben und wiederholt die gleichen Muster auch in anderen Beziehungen.

Seelische Störung eines Elternteils

Die Kinder mental kranker Eltern tragen selbst ein erhöhtes Risiko für die Entwicklung emotionaler und Verhaltensprobleme, mit einem besonders auffälligen Anstieg von Störungen des Sozialverhaltens. In manchen Fällen haben beide, Eltern und Kind, psychiatrische Probleme, nicht aufgrund der Art und Weise, wie der kranke Elternteil sich gegenüber dem Kind benimmt, sondern aufgrund gemeinsamer Gene, gemeinsamer Umgebung oder weil der Elternteil dem Kind ein direktes Modell liefert. Das kann zum Beispiel auf manche Familien zutreffen, in denen Eltern und Kinder Angst- oder depressive Störungen aufweisen. In den meisten Fällen jedoch werden die nachteiligen Effekte der elterlichen psychiatrischen Störung dadurch vermittelt, daß das Kind elterlicher Feindseligkeit und Ehestreitigkeiten ausgesetzt ist. Diese Faktoren erhöhen das Risiko für emotionale und

Verhaltensprobleme bei Kindern im allgemeinen. Eltern mit einer Persönlichkeitsstörung (ob nun antisozial oder eine andere) haben noch häufiger Kinder, die Störungen des Sozialverhaltens entwickeln, als Eltern mit affektiven oder psychotischen Störungen. Diese Verbindung verweist hauptsächlich auf die Neigung von Eltern mit Persönlichkeitsstörungen, sich ihrem Kind gegenüber feindselig zu verhalten. Merkmale des Kindes können auch von Bedeutung sein, da, wenn die anderen Bedingungen die gleichen sind, Kinder mit schwierigem Temperament eher zur Zielscheibe elterlicher Feindseligkeit werden als umgänglichere Kinder.

Famliengröße und Geschwisterfolge

Familiengröße und Geschwisterfolge können so einfach gemessen werden, daß sie als mögliche Vorhersagevariablen in die meisten Studien über kinderpsychiatrische Störungen aufgenommen werden. Forscher, die eine Verbindung zwischen psychiatrischen Problemen und der Familienzusammenstellung feststellen, werden diese Ergebnisse veröffentlichen, während Forscher, die keine solche Verbindung feststellen, sich eher auf positive Ergebnisse konzentrieren werden und die negativen gar nicht berichten. Das führte, wie vorauszusehen, zu einer Fülle von berichteten Verbindungen, von denen die meisten sich in Folgestudien nicht bestätigen ließen.

Eines der wenigen konsistenten Ergebnisse in diesem Wirrwarr lautet, daß Kinder aus *großen Familien ein höheres Risiko* für Störungen des Sozialverhaltens und jugendliche Delinquenz tragen. Auch wenn das teilweise eine Verbindung zwischen großer Familie und sozialer Benachteiligung widerspiegeln kann, hat die Familiengröße wahrscheinlich auch einen direkten Effekt – wobei die Anzahl von Brüdern von größerem Vorhersagewert für externalisierendes Verhalten ist als die Anzahl von Schwestern.

Entgegen des weitverbreiteten *Mythos* unterscheiden sich *Einzelkinder* hinsichtlich psychiatrischer Störungen nicht von anderen; Kinder aus kleinen Familien haben ein relativ geringes psychiatrisches Risiko, ob sie nun allein oder zu zweit sind. Eine für unseren übervölkerten Planeten wichtige Einsicht lautet, daß Eltern, die sich dafür entscheiden, nur ein Kind zu bekommen, nicht befürchten müssen, daß sie selbstsüchtig die seelische Gesundheit ihres Kindes gefährden.

Während die meisten „ältesten" und „jüngsten" Geschwister aus einer Familie mit zwei Kindern kommen, müssen die „mittleren" Kinder aus einer Familie mit mindestens drei Kindern stammen. Deswegen wird die Verbindung von Familiengröße und Störungen des Sozialverhaltens es unvermeidbar machen, daß mittlere Kinder mehr Störungen des Sozialverhaltens aufweisen als älteste oder jüngste Kinder, wenn der Familiengröße nicht Rechnung getragen wird. Es ist nicht geklärt, ob die *Geschwisterfolge* eine Auswirkung auf psychiatrische Probleme hat, wenn der Effekt der Familiengröße bedacht wird, obwohl es bei den jüngsten Kindern einer Familie häufiger zu Schulverweigerung kommt.

Übersichten zum Thema

Dunn J (1994) Family influences. In: Rutter M, Hay DF (eds) Development Through Life: A handbook for clinicians. Blackwell Science, Oxford, pp 112–133

Simonoff E, McGuffin P, Gottesman II (1994) Genetic influences on normal and abnormal development. In: Rutter M, Taylor E, Hersov L (eds) Child and Adolescent Psychiatry: Modern Approaches, 3rd edn. Blackwell Science, Oxford, pp 129–151

Lehmkuhl G, Lehmkuhl U (Hrsg) (1997) Scheidung - Trennung - Kindeswohl. Beltz, Weinheim
(Die Beiträge versuchen die juristischen, psychischen und familiären Folgen von Scheidung auf die kindliche Entwicklung darzustellen)

Weitere Leseempfehlungen

Cummings EM, Davies PT (1994) Maternal depression and child development. Journal of Child Psychology and Psychiatry 35:73–112

Fergusson DM et al (1994) Parental separation, adolescent psychopathology, and problem behaviors. Journal of the American Academy of Child and Adolescent Psychiatry 33:1122–1133

Goodman R (1991) Growing together and growing apart: the non-genetic forces on children in the same family. In: McGuffin P, Murray R (eds) The New Genetics of Mental Illness. Butterworth-Heinemann, Oxford, pp 212–224

Goodyer IM (1990) Family relationships, life events and childhood psychopathology. Journal of Child Psychology and Psychiatry 31:161–192

Plomin R, Daniels R (1987) Why are children in the same family different from one another? Behavioural and Brain Sciences 10:1–60

Rutter M, Quinton D (1984) Parental psychiatric disorder: effects on children. Psychological Medicine 14:853–880

Kapitel 30 Schule und Kontakte zu Gleichaltrigen

Auch wenn das Familienleben zweifellos einen mächtigen Einfluß auf viele Aspekte der kindlichen Entwicklung hat, ist es wichtig, sich daran zu erinnern, daß die meisten Kinder in mehr als einer sozialen Umgebung leben. Selbst in den Krabbeljahren können die Erfahrungen in der Tagespflege sich von denen zu Hause stark unterscheiden. Ab dem Kindergartenalter werden die Beziehungen zu Gleichaltrigen immer wichtiger. Enge Freundschaften können Kinder vor dem Einfluß anderer negativer Umstände schützen, während die Zurückweisung durch Gleichaltrige, Schikanen und die Zugehörigkeit zu einer schädlichen Gleichaltrigengruppe zu dem Beginn psychiatrischer Probleme beitragen können. Die Gleichaltrigengruppe und die Familie sind zwei verschiedene soziale Welten; die Schulklasse ist eine dritte soziale Welt, auch sie kann emotionale und Verhaltensprobleme zum Guten oder zum Schlechten beeinflussen. Ein unterstützender Lehrer und Erfolg in einigen Fächern kann Selbstwertgefühl und Widerstandskraft fördern, während ein feindseliger Lehrer und Schulversagen den entgegengesetzten Effekt haben. Ein chaotischer Klassenraum kann wie ein chaotisches Familienumfeld den Kindern Gewalt und Zerstörungswut lehren, weil sie für dieses Verhalten mit größerer Aufmerksamkeit und verminderten Forderungen belohnt werden. Es ist wichtig, die Faktoren Schule und Gleichaltrigenkontakte zu berücksichtigen, wenn ein Kind untersucht wird, nicht nur dann, wenn die emotionalen und Verhaltensprobleme des Kindes sich hauptsächlich auf die Schule oder den Spielplatz beschränken. *Belastungen in einem Setting sind manchmal mit psychiatrischen Problemen in einem anderen Setting verbunden*; Belastungen zu Hause (wie sexueller Mißbrauch) können zu Verhaltensproblemen führen, die in der Schule vorherrschender sind als zu Hause, und Belastungen in der Schule (wie Schikanen) können zu Verzweiflung oder Störungen führen, die den Eltern eher auffallen als den Lehrern.

Täter-Opfer-Probleme

Schikanieren meint die wiederholte und willkürliche Anwendung körperlicher und psychischer Angriffe, um ein anderes Kind zu bedrohen/verletzen, ohne daß eine entsprechende Provokation vorliegt und im Wissen, daß das Opfer sich nicht angemessen wehren kann. Die meisten Einschüchterungsversuche geschehen eher in der Schule als auf dem Schulweg. Täter und Opfer sind meistens im gleichen Schuljahr. Obwohl man davon ausgeht, daß die Kinder in der Schule beaufsichtigt werden, werden die meisten Schikanen von den Lehrern nicht bemerkt, und die Opfer fühlen sich meist nicht dazu in der Lage, Lehrern oder Eltern davon zu berichten (ungefähr 2–8% der Kinder werden mindestens einmal pro Woche schikaniert, und 2–4% schikanieren andere mindestens einmal pro Woche). Weniger schwerwiegende Schikanen sind wesentlich häufiger. Englische Studien haben ähnliche Raten in Grund- und weiterführenden Schulen festgestellt, obwohl andernorts durchgeführte Studien zu dem Ergebnis kamen, daß Schikanieren mit dem Alter abnimmt. Die meisten Täter sind Jungen, und es kann eine leichte Häufung von Jungen auch bei den Opfern geben. Körperliche Aggression ist am charakteristischsten wenn Jungen die Täter sind, bei Mädchen besteht die Schikane häufiger in sozialer Ausgrenzung und Flüsterkampagnen.

Zwei Haupttypen von *Opfern* werden beschrieben: *passive* (oder gering aggressive) Opfer und *provokative* (oder hoch aggressive). Passive Opfer sind ängstliche, unsichere, stille Kinder, die auf Angriff mit Rückzug reagieren und weinen. Sie haben meistens keine Freunde und nur geringe Selbstachtung. Zumindest unter Jungen sind passive Opfer körperlich eher schwächer als Gleichaltrige. Dem Opferstatus geht möglicherweise eine vorsichtige und empfindliche Persönlichkeit voraus, aber viele der anderen Merkmale von Opfern können genauso gut die Folge wie die Ursache sein. Es ist ungeklärt, inwieweit äußere Erscheinung, Körperbehinderungen oder die Zugehörigkeit zu einer Randgruppe ein Kind zum Opfer prädisponieren. Wie passive Opfer sind auch provokative meist bei Gleichaltrigen unbeliebt. Sie zeigen aber im Gegensatz zu passiven Opfern ein hohes Maß an Aggression und abweichendem Verhalten: Sie suchen Streit, ärgern andere, bringen Leute in Schwierigkeiten und sind schnell wütend. Klinische Erfahrungen verweisen darauf, daß *hyperkinetische Kinder* besonders häufig zu provokativen Opfern werden.

Auch wenn kein Zweifel daran besteht, daß die Opfer zur Zeit des Angriffs beträchtliche Verzweiflung verspüren, sind die Langzeitwirkungen weniger deutlich. Mögliche Konsequenzen beinhalten fortdauernde Selbstwertprobleme, Schwierigkeiten mit Gleichaltrigenkontakten und engen Freundschaften.

Die *Täter* sind üblicherweise nicht nur Gleichaltrigen gegenüber aggressiv, sondern auch gegenüber ihren Geschwistern, Eltern und Lehrern. Sie haben eine positive Haltung gegenüber Gewalt und nur geringe Empathie für die Opfer. Zumindest unter den Jungen sind die Täter häufig körperlich kräftiger als Gleichaltrige. Die Entwicklung aggressiver Persönlichkeitsmuster kann sowohl durch Temperament wie durch Erziehung gefördert werden (wobei die Eltern von Tätern eher zu machtbestätigenden Erziehungsmethoden greifen, und versäumen, ihren Kindern adäquate Wärme, Kontrolle und Aufsicht zu geben). Die meisten Täter sind *nicht* besonders anfällig für Ängstlichkeit, Unsicherheit oder geringe Selbstachtung (auch wenn es eine Minderheit ängstlicher Täter geben kann, die ihre Opfer dominieren, um ein fragiles Selbstwertgefühl zu stärken). Täter sind nicht immer unglücklich oder unbeliebt. Auf lange Sicht tragen sie ein erhöhtes Risiko für Kriminalität und Alkoholismus im Erwachsenenalter.

Systematische *Interventionen* können die Rate von Schikanen an Schulen verringern (um ungefähr 50% in einer sorgfältig vorbereiteten Intervention in Norwegen). Die Unakzeptierbarkeit von Schikanen muß allen Kindern deutlich gemacht werden, die Beaufsichtigung muß adäquat sein und Schikanen müssen durch festgelegte, aber nicht feindselige Sanktionen gerügt werden. Opfer müssen wissen, daß die Schule, die Eltern und ihre Klasse ihnen Rückhalt bietet, wenn sie von Schikanen berichten.

Beliebtheit und Unbeliebtheit bei Gleichaltrigen

Die am häufigsten angewandte Techniken zur Bewertung von Gleichaltrigenbeziehungen ist die „Soziometrie", wobei jedes Kind einer Klasse allein befragt wird, mit welchen drei Kindern es am liebsten spielen möchte („positive Nennung") und mit welchen drei Kindern es am wenigsten spielen möchte („negative Nennung"). Noch bis vor kurzem unterschieden die meisten Studien über Gleichaltrigenbeziehungen einfach zwischen beliebten und unbeliebten Kindern, mit der impliziten Annahme, daß eine niedrige Anzahl positiver Nennungen und eine hohe Anzahl negativer Nennungen gleichzusetzen seien. Neuere Studien haben Beliebtheit und Unbeliebtheit als unterschiedliche Dimensionen behandelt, was zu einer größeren Vielfalt assoziierter Kategorien führte, wie sie in Box 30.1 aufgeführt werden.

In der Vergangenheit vermischten die meisten Studien über „unbeliebte Kinder" zurückgewiesene und vernachlässigte Kinder, zwei Gruppen, die sich in einigen wichtigen Punkten unterscheiden. Die Probleme mit Gleichaltrigen von zurückgewiesenen Kindern sind tiefgreifender und stärker assoziiert mit aggressiven und zerstörerischen Verhaltensweisen, mit Einsamkeit, Unglück und Schulschwierigkeiten. Auf lange Sicht neigen zurückgewiesene Kinder eher dazu, die Schule vorzeitig zu verlassen, delinquentes Verhalten und seelische Gesundheitsprobleme zu entwickeln (obwohl bisher nicht geklärt ist, ob Probleme mit Gleichaltrigen direkt zu diesen späteren Problemen beitragen oder einfach als Marker für einen lebenslangen, schlecht angepaßten Verhaltensstil dienen). Zurückweisung ist wahrscheinlich hauptsächlich mit dem Sozialverhalten des Kindes verbunden, auch wenn äußere Erscheinung, schulische und sportliche Einschränkungen und die Zugehörigkeit zu Randgruppen ebenfalls bedeutsam sein können (und manche sozialen Gruppen könnten einen Sündenbock oder Außenseiter brauchen). Ein aggressiver und zerstörerischer Stil ist der häufigste feststellbare Grund für die Zurückweisung durch Gleichaltrige. Auffällige Selbstisolation, vor allem wenn sie mit sozial unangemessenem oder exzentrischem Verhalten verbunden ist, kann ebenfalls zu Zurückweisung führen. Geringer ausgeprägte Schüchternheit und Rückzug sind kennzeichnender für vernachlässigte Kinder und haben wahrscheinlich keine schwerwie-

Box 30.1 Auf Beliebtheit und Unbeliebtheit basierende soziometrische Kategorien

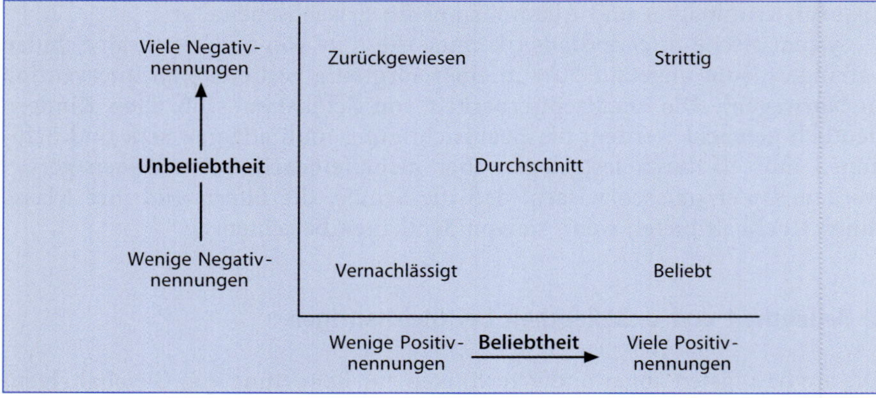

genden Langzeitwirkungen. Streitlustige Kinder weisen meist einen gemischten sozialen Stil auf, der aversive und prosoziale Elemente enthält.

Institutionelle Faktoren

Die Raten von kinderpsychiatrischen Problemen, Schuleschwänzen und Delinquenz variieren beträchtlich von Schule zu Schule, was sich oft in den Prüfungsergebnissen widerspiegelt. Viel davon kann durch das Einzugsgebiet und die aufgenommenen Schüler erklärt werden. Aber auch wenn die Merkmale der Schüler in Rechnung gestellt werden, können die Schulen sich sehr in ihrem Einfluß auf kindliche Verhaltensweisen und Wissensvermittlung unterscheiden. Diese Unterschiede können größtenteils durch Schulgeist und -organisation erklärt werden. Kinder entwickeln seltener psychiatrische Probleme, wenn sie Schulen besuchen, in denen sie gelobt werden und ihnen Verantwortung übertragen wird, in denen die Lehrer Leitfiguren für gutes Verhalten sind, die Standards hoch sind, der Unterricht gut organisiert ist und die Arbeitsbedingungen angenehm sind. Diese Faktoren scheinen offensichtlich genug, aber es ist wichtig zu bedenken, daß die folgenden, ebenfalls „offensichtlichen" Faktoren sich nicht als einflußreich auf die Schuleffizienz erwiesen haben: Größe der Schule, Alter oder Gestalt der Gebäude, seltener Lehrerwechsel oder seelsorgerische Fürsorge.

Ältestes/jüngstes Kind in der Klasse

In den meisten Klassen sind die ältesten ungefähr ein Jahr älter als die jüngsten Kinder. Auch wenn die jüngsten Kinder emotional und intellektuell noch unreifer sind, versäumen Lehrer oft, ihre Erwartungen dementsprechend anzupassen. Das mag ein Grund dafür sein, daß eine Studie an Londoner Grundschulen feststellte, daß die jüngsten Kinder (in den letzten vier Monaten des jeweiligen Schuljahrs geboren) ein um 30% erhöhtes Risiko für Verhaltensprobleme hatten als ihre Klassenkameraden. Geringere Körpergröße und Körpergewicht mag ebenfalls relevant sein, vor allem für die Beliebtheit von Jungen in der Gleichaltrigengruppe. Einer der ältesten in der Klasse zu sein, kann eigene Risiken bergen, wie sich zu langweilen, oder unangemessene Verhaltensweisen einzuüben (aggressive Interaktionen werden eher belohnt, wenn der Übeltäter groß und stark ist).

Übersichten zum Thema

Asher SR, Eardley CA, Gabriel SW (1994) Peer relations. In: Rutter M, Hay DF (eds) Development Through Life: A Handbook for Clinicians. Blackwell Science, Oxford, pp 456–487

Maughan B (1994) School influences. In: Rutter M, Hay DF (eds) Development Through Life: A Handbook for Clinicians. Blackwell Science, Oxford, pp 134–158

Olweus D (1994) Bullying at school: basic facts and effects of a school based intervention program. Journal of Child Psychology and Psychiatry 35:1171–1190

Weitere Leseempfehlungen

Howlin P (1994) Special educational treatment. In: Rutter M, Taylor E, Hersov L (eds) Child and Adolescent Psychiatry: Modern Approaches, 3rd edn. Blackwell Science, Oxford, pp 1071–1088

Mortimer P et al (1988) School Matters: The Junior Years. Open Books, Wells (Beschreibt die Rolle von Schulfaktoren für die akademische und Verhaltensentwicklung. Zeigt einen mächtigen „Klassenjüngster“-Effekt)

Teil IV Behandlung

Kapitel 31 Behandlung: Wichtigste Prinzipien

Eltern und Kinder kommen aus verschiedenen Gründen zu seelischen Gesundheitsdiensten. Sie bringen vielerlei Meinungen und Befürchtungen im Hinblick auf die Art und Weise der vorliegenden Probleme mit und auch darüber, was dagegen getan werden könne. Von dem Moment an, in dem sie die Schwelle zu dem Gesundheitsdienst übertreten, werden sie diesen danach einschätzen, ob er für sie tauglich ist oder nicht.

Einbindung der Familie

Falls sich die Familie nicht angemessen behandelt und verstanden fühlt, wird sie weniger Vertrauen in die ihr empfohlenen Maßnahmen haben und sobald nicht wiederkommen. Wenn solches passiert, spielt es auch kaum eine Rolle, wie objektiv sorgfältig und genau die klinische Untersuchung war. Es wurde eine Gelegenheit verpaßt, eine Familie in sinnvolle therapeutische Arbeit einzubinden. Solche Familien fühlen sich verprellt und generalisieren mitunter die Ablehnung auf das gesamte Gesundheitswesen. Wenn man hingegen die Meinungen und Befürchtungen der Familie aufnimmt und angemessen darauf eingeht, so kann man ihr damit helfen, indem ein Tor für die langfristige Einbindung der Familie geöffnet wird. Wenn die Menschen den Eindruck haben, daß sie verstanden und angenommen werden, als respektierte Individuen behandelt und in eine partnerschaftliche diagnostische und therapeutische Beziehung eingebunden werden, dann ist die Chance, daß sie in dem ganzen Prozeß die für sie wichtige engagierte und konstruktive Rolle übernehmen, wesentlich größer. Daraus ergibt sich, daß eher ein besonders flexibles Vorgehen, denn ein fixiertes (Motto: Ich kenne schon den richtigen Weg) angebracht ist.

Wann sind „Etikettierungen" sinnvoll?

Es mag für manche Eltern und Kinder schon eine Überwindung bedeuten, zu einem seelischen Gesundheitsdienst zu gehen, über dessen Tür vielleicht noch „psychiatrisch" steht. Manche Eltern befürchten, daß man dann ihr Kind vielleicht als verrückt, schlimm, abnorm oder krank im Kopf abqualifizieren könnte – und sie gleich mit. Sie mögen es satt haben, von Leuten in

Ämtern zu hören, daß sie als Eltern vielleicht versagt hätten. Wenn sie unter solchen Umständen dann vielleicht noch mitgeteilt bekommen, daß ihr Sohn eine schwere Verhaltensstörung habe, die man „Störung des Sozialverhaltens" nenne und daß es jetzt wichtig sei, ein „Elterntraining" durchzuführen, damit die Eltern lernen könnten, wie sie in richtiger Art und Weise mit ihrem Kind umgehen, so kann sie das vollends durcheinander und zur Verzweiflung, vielleicht schließlich zu einer ablehnenden Haltung bringen. Für eine solche Familie wäre es konstruktiver, ihnen anfangs zu erklären, daß sie ein Kind mit starkem Willen haben, den es manchmal so einsetzt, daß daraus antisoziale Verhaltensweisen entstehen; daß ihr Kind aber auch sicherlich Stärken habe, die durch solche Verhaltensweisen und Reaktionen auf Streß und Schulschwierigkeiten verschüttet worden seien. Es gelte, diese Stärken wieder zu entdecken. Denn schließlich versuchen alle Eltern, das Beste für ihr Kind zu tun. Dies zeigen sie auch dadurch, daß sie es einem seelischen Gesundheitsdienst vorstellen. Wenn sie sich darin unterstützt fühlen, daß die *hilfreichen Dinge*, die sie schon in Gang gesetzt haben, weiter *ausgebaut* werden können, dann besteht Hoffnung auf Besserung.

Für andere Familien mag das Gegenteil gelten. Ein Zugangsweg, der rasch und klar zu einer diagnostischen Festlegung führt, kann mitunter eine große Last von der Familie und ihren Beziehungen nehmen und allen Beteiligten dabei helfen, sich auf die Bedürfnisse des Kindes besser einzustellen. Dies kann aus einer Reihe von Gründen gut funktionieren:

- Eine offizielle „Etikettierung" ist, für einige Familien, das wichtigste Ergebnis, das sie nach einem Kontakt (zum Beispiel mit einem Kinder- und Jugendpsychiater) mit nach Hause nehmen. Insbesondere wenn klar belegt werden kann, daß eine bisher unerkannte sehr seltene Erkrankung (z.B. Autismus oder Tourette-Syndrom) vorliegt, kann das eine enorme Entlastung für Kind und Familie sein, da nunmehr das *Problem erkannt und benannt* ist; mit einer größeren Chance angemessener damit umzugehen. Es ist kein Zufall, daß Dämonen in Märchen oft zumindest einen Teil ihrer Kraft verlieren, wenn ihr Name bekannt wurde (z.B. Rumpelstilzchen). Darüber hinaus werden Beunruhigung und Isolationsgefühl von Eltern und Kind deutlich dann gelindert, wenn sie erstmals erfahren, daß auch andere Kinder und Familien ein ähnliches Problem aufweisen. Daher sollten die Fachleute die Familien über relevante *Selbsthilfegruppen* informieren, die es mittlerweile vielfältig und weit verbreitet gibt. Es finden sich regionale und überregionale Elternorganisationen für eine Reihe von kinderpsychiatrischen Störungen (z.B. Tourette-Gesellschaft Deutschland, Deutsche Gesellschaft für Zwangserkrankungen, Hilfe für das autistische Kind, bundesweite Interessengemeinschaft ADHD). Wenn die Familien sich diesen Gruppen anschließen, sind sie in der Lage, andere Menschen in ähnlichen Situationen zu treffen, sich mit ihnen auszutauschen und dadurch den Umgang mit ihren Problemen besser zu erlernen. Sie können auch über Veranstaltungen und schriftliche Veröffentlichungen dieser Selbsthilfeorganisationen immer mehr zum Experten für das eigene vorliegende Problem werden.

- Eine diagnostische Zuschreibung kann auch eine Art Ausweis für Kinder und Familien sein, um spezielle erzieherische, schulische oder sozialpsychiatrische *Hilfen in Anspruch zu nehmen* (z.B. besondere Ferientage, steuerliche Entlastungen usw.).
- Eine Diagnose schließt auch meistens eine bestimmte prognostische Sicht eines Problems ein. Wenn die *Prognose* für den natürlichen Verlauf einer Störung gut ist, mag die Familie sich damit getröstet fühlen und abwarten, bis die Zeit für sie gearbeitet hat. Verschwindet zum Beispiel die große Angst vor der Zukunft, so fällt ein Streßfaktor weg und die spontane Besserung kann sich beschleunigen.
- Wenn die Implikationen einer Diagnose erklärt werden, ist das auch eine gute Gelegenheit, um wichtige Informationen über *Ursprung und pathophysiologischen Hintergrund* der Symptome mitzuteilen. Auch dies kann therapeutischen Wert haben, wie aus den nachfolgenden drei *Beispielen* hervorgeht. Wenn man weiß, daß Autismus nicht durch elterliche Unzulänglichkeit entstanden sein kann, können die Eltern von ihren früheren Schuldgefühlen und Selbstvorwürfen loskommen. Lehrer und Eltern können dann leichter und konstruktiver mit einem hyperaktiven Kind umgehen, wenn sie wissen, daß dieses Kind nicht einfach unerzogen und patzig ist; oder wenn man weiß, daß das Tourette-Syndrom eine neurobiologische Störung ist, kann das dabei helfen, sich von der Vorstellung einer „Besessenheit" zu lösen und andere Perspektiven des Umgangs mit der Störung zu entwickeln.

Sowohl Symptome als auch soziale Beeinträchtigung müssen berücksichtigt werden

Eine Behandlung kann nur dann effektiv sein, wenn das zugrundeliegende Problem genau charakterisiert worden ist. Selbst der beste Therapeut wird nicht sehr weit kommen, wenn wichtige Faktoren, die das Krankheitsgeschehen beeinflussen, übersehen worden sind. Daher ist eine genaue Untersuchung und Formulierung von deren Ergebnissen essentiell, bevor man sich mit Management und Behandlungsplänen befaßt. Dabei muß man aufpassen, daß man sich nicht ausschließlich auf die psychiatrische Symptomatik beschränkt. Man erinnere sich an Kapitel 1, wo erläutert wurde, daß eine psychiatrische Störung nur dann diagnostiziert werden sollte, wenn zwei Bedingungen erfüllt werden: Das Kind hat eine anerkannte Konstellation von Symptomen *und* diese Symptomkonstellation bewirkt eine signifikante Beeinträchtigung. Damit ist gemeint, daß die Kinder oft unter einer sozialen Beeinträchtigung leiden, die das Leben zu Hause, die Schule, Freundschaften oder Freizeitaktivitäten betrifft. Sowohl die psychiatrische Symptomatik als auch die soziale Beeinträchtigung müssen als Ziel in den Interventionsplan aufgenommen werden. Es ist nicht genug, bei einem depressiven Jugendlichen lediglich die schlechte Stimmung und die Schlafprobleme zu behandeln. Man muß sich auch überlegen, wie man dem Jugendlichen helfen kann, seine verloren gegangenen Freundschaften, seine Lernlücken in der Schule und seinen Trainingsrückstand im Sportverein wieder ausgleichen zu können.

Komplexe Probleme benötigen komplexe Lösungen

Probleme, wie sie den Fachleuten für seelische Gesundheit vorgestellt werden, sind selten einfacher Art. Nehmen wir zum *Beispiel* einen Jungen, der wegen *Störungen des Sozialverhaltens* vorgestellt wird. Im Rahmen einer sorgfältigen Untersuchung kann sich herausstellen, daß folgende Punkte relevant sind:
- erbliche Tendenz zur Hyperaktivität,
- diätetische Intoleranz gegenüber Zitrusfrüchten und Nahrungszusatzstoffen,
- umschriebene Rechtschreibstörung,
- eine Tendenz, andere Personen als feindselig anzusehen, obwohl sie es nicht sind,
- eine familiäre Umgebung, in der er gelernt hat, daß er durch sein trotziges Verhalten Aufmerksamkeit erhält und Anforderungen vermeiden kann,
- inadäquate elterliche Beaufsichtigung,
- Mitglied einer sozial abweichenden Gruppe von Altersgenossen.

Wenn man Glück hat, kann Hilfe schon dadurch erreicht werden, daß nur einer dieser Punkte erfolgreich angegangen wird. Voraussetzung dafür ist, daß die Verbesserungen in einem Bereich den Teufelskreis durchbrechen können und sich dann auf andere Bereiche auswirken. Die klinische Erfahrung ist aber häufiger derart, daß man mehrere dieser Problembereiche gleichzeitig in Angriff nehmen muß, um eine Verbesserung des kindlichen Verhaltens und seiner Umgebungssituation zu erzielen. Interventionen für Probleme mit der seelischen Gesundheit von Kindern und Jugendlichen können folgende *Ziele* vor Augen haben:
- die physiologische Funktion des Kindes (z. B. mittels Diät und Medikation);
- Erweiterung der Kenntnis über die vorliegenden Probleme (z. B. erläuternde Broschüren);
- externale Kontingenzen um das Verhalten des Kindes zu bessern (z. B. Elterntrainingsprogramm, symptombezogene Verhaltenstherapie);
- das Innenleben von Kind oder Jugendlichem (z. B. kognitive Therapie, interpersonale Therapie);
- Familienbeziehungen und Anschauungen (z. B. Reduktion negativer „expressed emotion", Familientherapie);
- Beziehungen zu Gleichaltrigen (z. B. Übung sozialer Fertigkeiten, Gruppentherapie);
- Schulaktivitäten (z. B. Lese-Rechtschreibtraining, Programme gegen Schikanieren);
- wirtschaftliche und soziale Umgebung der Familie (Umzug in eine andere Gegend, Kontaktprogramme für isolierte Familien);

- Alternativen zur alleinigen Kindessorge durch die Familie (Familienhilfe, Tagesgruppe, Pflegeeltern, zeitbegrenzter Aufenthalt im heilpädagogischen Heim).

Die genannten Möglichkeiten schließen sich nicht gegenseitig aus und können (müssen) manchmal kombiniert werden.

Zusammenarbeit mit anderen Diensten

Viele der Kinder und Familien, die therapeutischen Hilfsorganisationen vorgestellt werden, benötigen auch Unterstützung von anderen Diensten (z.B. Erziehungsbereich, Jugendhilfebereich). Es ist dabei unbedingt erforderlich, daß jeder Dienst seine Rolle klar definiert, sie einhält und partnerschaftlich mit den anderen Diensten zusammenarbeitet, damit es nicht zu Reibungsverlusten kommt. Rechtzeitige gegenseitige Einbeziehungen, Absprachen und Gespräche zur Hilfeplanung sind dabei zwingend erforderlich. Ansonsten besteht die Gefahr, daß viel Aktionismus betrieben wird, viele Ressourcen in Anspruch genommen werden und schlußendlich wenig Hilfreiches dabei herauskommt (Stichwort: „Billard der unkoordinierten Inanspruchnahme“; mit bis zu sieben Diensten gleichzeitig).

Behandlung reflektiert nicht immer die Ätiologie

Eine Erkrankung, die durch somatische Faktoren verursacht wurde, kann durchaus eine psychologische Behandlung erfordern. Es gilt auch das Umgekehrte. Es ist nicht immer nötig, Feuer mit Feuer zu bekämpfen. Manchmal ist es besser, Feuer mit Wasser zu bekämpfen! So besteht eine größere Chance, eine konversionsbedingte Gangstörung bei einem Kind mit Physiotherapie zu behandeln als mit Psychotherapie. Auch kann eine Medikation bei einer kindlichen Hyperaktivität gut helfen, selbst wenn diese Hyperaktivität darauf beruht, daß das Kind in einem schlecht geführten Waisenhaus groß geworden ist. Gleichermaßen kann ein Kind mit genetisch verursachten Lernstörungen durch ein spezielles Lerntraining profitieren. Auch kann es für die Symptomatik eines Jugendlichen mit klar biologisch bestimmter Schizophrenie von Vorteil sein, wenn die negativen „expressed emotions“ der Eltern reduziert werden, auch andere Streßfaktoren zurückgefahren werden, und er sich an einen gleichmäßigen Biorhythmus mit ausreichend langer Schlafperiode hält.

Auswahl der Behandlungsansätze

Die zunehmende Forderung, sich im Gesundheitswesen in erster Linie auf „evidenzbasierte“ Vorgehensweisen zu beziehen, muß auch für die Kinder-

und Jugendpsychiatrie gelten. „Klinische Erfahrung" und „allgemeine Übereinstimmung" sind überraschend fehleranfällig. Scheinbar „offensichtliche" und „selbsterklärende" nützliche Interventionen können mitunter mehr Schaden als Nutzen bringen – man hätte besser gar nichts getan. *Beispiel:* Es wurde eine sorgfältig randomisierte Studie durchgeführt, bei der ein sogenanntes intuitiv ansprechendes Paket sozialer und psychologischer Interventionen für Kinder angewendet wurde, die ein hohes Risiko für delinquentes Verhalten aufwiesen. Es zeigte sich, daß die oben genannte Intervention langfristig die Problematik verschlimmerte. Andere sogenannte plausible Interventionen stellten sich unter kontrollierten Bedingungen auch als kaum oder gar nicht effektiv heraus. So sind die konventionellen trizyklischen Medikamente bei depressiven Kindern und Jugendlichen erfolglos (siehe Kapitel 11) und viele der psychologischen Behandlungsmaßnahmen für Kinder, die in heutzutage üblichen klinischen Rahmenbedingungen eingesetzt werden, sind ebenfalls wenig oder gar nicht effektiv.

Auf der andern Seite konnten Behandlungsuntersuchungen und Metaanalysen, die sich auf diese Untersuchungen bezogen, zeigen, daß einige spezielle Behandlungsmaßnahmen für kinderpsychiatrische Störungen durchaus als effektiv gelten können (siehe Beispiele in Box 31.1). Aber wie effektiv sind sie? Es reicht nicht zu wissen, daß eine bestimmte Behandlungsmaßnahme in einer bestimmten Untersuchung einen statistisch günstigen Effekt erzielt hat. Es ist darüber hinaus noch wichtiger herauszufinden, ob das Ausmaß der erzielten Besserung auch groß genug ist, um im klinischen Alltag sichtbar zu werden. Ein kleiner Effekt, der keinerlei klini-

Box 31.1 Beispiele für effektive und nicht-effektive Behandlungen

Es bestehen extensive und gute Belege für die Effektivität von:
- Medikation bei Aufmerksamkeitsdefizit-/Hyperaktivitätsstörung
- bei Störungen des Sozialverhaltens im Kindesalter
- Verhaltentherapie bei Einkoten und Einnässen
- Familientherapie bei Anorexia nervosa
- Verhaltenstherapie und Medikation bei Zwangsstörungen
- Medikation bei Tic-Störungen und Psychosen.

Es gibt wohlbegründete Belege für:
- Kognitive Verhaltenstherapie für jugendliche Depression
- „Debriefing"-Behandlung für posttraumatische Belastungsstörung
- Verhaltenstherapeutische Ansätze bei Schulverweigerung
- Hausbesuchsprogramme bei körperlicher Mißhandlung.

Es gibt aber auch Belege dafür, daß die nachfolgenden nur geringen oder keinen Effekt haben oder sogar nachteilig sind:
- Nicht-fokussierte Familienarbeit bei Störungen des Sozialverhaltens
- Therapie zur Verbesserung sozialer Fertigkeit in einem klinischen Setting bei Problemen mit Altersgenossen
- Sozialarbeit und allgemeine Unterstützung bei Delinquenz
- Medikation mit Trizyklika bei Jugendlichen mit Depression.

sche Relevanz hat, kann immer noch zu einem statistisch signifikanten Ergebnis führen, wenn man nur die zu untersuchenden Gruppen und die Metaanalysen ausreichend mit Probanden bestückt. Es gibt verschiedene Wege um zu bestimmen, wie effektiv eine Behandlung wirklich ist. Die üblichste Vorgehensweise besteht darin, die sogenannte *Effektgröße* zu messen. Sie drückt die Veränderung in bezug auf die „Standardabweichung" aus. Beispiel: Wenn unbehandelte hyperkinetische Kinder im Hinblick auf Messungen der Hyperaktivtiät durchschnittlich 2,5 Standardabweichungen über dem Durchschnitt ihrer Altersgruppe liegen, und falls die Behandlung mit Stimulanzien den Wert auf einen Durchschnitt von 1,4 Standardabweichungen bringt, so beträgt die Effektgröße 1,1 (d.h. 2,5 minus 1,4).

Erfolgreiche psychologische Behandlungen haben üblicherweise eine Effektgröße um 0,6 bis 0,8, wenn sie in Forschungsbereichen eingesetzt werden. In alltagsüblichen klinischen Umgebungen liegt die durchschnittliche Effektgröße psychologischer Behandlungen bei 0,2 oder weniger. Worauf ist dieser Unterschied zurückzuführen? Ein Teil kann dadurch erklärt werden, daß bei Forschungsprogrammen die schwer zu behandelnden Kinder und Familien meistens ausgeschlossen werden. Es gibt noch eine Reihe anderer Erklärungen, obwohl nur einige durch empirische Belege unterstützt werden (siehe Box 31.2). Insgesamt ist die Botschaft für Fachleute aus dem Be-

Box 31.2 Warum ist psychologische Behandlung deutlich weniger effektiv in alltäglicher klinischer Praxis als in Forschungsprogrammen (nach Weisz et al. 1995)?

Wahrscheinlich *relevant*:

- Kliniken nutzen Verhaltens- und kognitive Ansätze zu wenig
- Kliniken lassen sich weniger auf störungsspezifische, fokussierte Therapiemethoden ein
- Kliniken neigen weniger zu einer strukturierten Therapie (z.B. unter Anwendung von Behandlungsmanualen) oder sie beobachten die Therapie nicht ausreichend, um sicherzustellen, daß der Therapeut sich auch an die Behandlungspläne hält
- Kliniken behandeln Fälle mit einem hohen Anteil an Komorbidität und haben es mit Familien zu tun, die nicht zuverlässig mitarbeiten. Beide Punkte sind Ausschlußkriterien bei vielen Forschungsprogrammen.

Wahrscheinlich *nicht relevant*:

- Forschungsstudien sind aktueller als klinische Studien
- Manche Forschungsprogramme schließen Personen ein, die motivierte freiwillige Mitarbeit einbringen, während in den Kliniken oft wenig motivierte zugewiesene Patienten zu behandeln sind
- Die klinischen Rahmenbedingungen sind oft wenig förderlich für eine erfolgreiche Behandlung (z.B. Zusammensein von mehreren Jugendlichen mit Störungen des Sozialverhaltens und Substanzmißbrauch)
- Kliniker arbeiten weniger effektiv und kontrolliert als Forschungstherapeuten
- Forschungstherapeuten durchliefen ein spezielles methodisches Training und zwar unmittelbar bevor die Intervention begann. Sie werden auch nicht durch andere therapeutische Anforderungen abgelenkt
- Kliniken müssen für eine große Bandbreite kinder- und jugendpsychiatrischer Störungen verfügbar sein. Sie müssen sich damit auch um breitere Belange als in einem Forschungsprogramm kümmern
- Kliniken bieten selten kompakte, klar definierte und kurze Interventionen an.

reich der seelischen Gesundheit sowohl ernüchternd als auch optimistisch. Sie ist ernüchternd, weil psychologische Therapien, wie sie derzeit in Alltagsbedingungen der Kinder und Jugendpsychiatrie benutzt werden, so geringe Effekte aufweisen, daß es schwer ist, die Kosten zu rechtfertigen, die sie verursachen. Die Sachlage ist aber auch optimistisch, weil drei wesentliche Veränderungen die Effektivität solcher Therapien in der Zukunft verbessern können. Diese Veränderungen beziehen sich auf den Paradigmenwechsel hin zu Verhaltens- und kognitiven Ansätzen. Der Gebrauch störungsspezifischer, fokussierter Behandlungsmethoden läßt hier, im Gegensatz zu eher vagen, diffusen oder gemischten Ansätzen mehr Erfolg erwarten. Dabei wird sicherlich die Anwendung strukturierter Therapiemethoden (z.B. durch Behandlungsmanuale) eine wesentliche Rolle spielen. Allerdings muß eine ausreichende beobachtende Begleitung erfolgen. Nur so kann sichergestellt werden, daß sich die Therapeuten genau und stetig an die entsprechenden Behandlungspläne halten und die eventuell notwendigen Abweichungen gut begründen und umsetzen.

Es wird jedermann einleuchten, daß es Sinn macht, Behandlungsansätze zu gebrauchen, die ihren Nutzen belegt haben. Man muß allerdings berücksichtigen, daß es in der Praxis nicht möglich und sinnvoll ist, die publizierten Behandlungsmaßnahmen, Protokolle und Manuale wie ein Rezept mechanistisch anzuwenden. Es bleibt also für jeden einzelnen Therapeuten neben einem guten Training noch viel individuelle und kreative Anpassungsarbeit zu tun. Auch die muß gut begründet und dokumentiert sein. Die Schwierigkeiten ergeben sich beispielsweise durch die formalisierten Behandlungsprotokolle, die in der Regel bei Kindern und Jugendlichen entwickelt wurden, die die vollständigen diagnostischen Kriterien für irgendein operationalisiertes Syndrom erfüllten, wohingegen bei vielen klinischen Fällen diese Randbedingungen nur annähernd oder diffus angetroffen werden und darüber hinaus noch Merkmale aus anderen Bereichen vorliegen. Wie soll man damit umgehen? Es kann zudem noch sein, daß die sozialen Umstände und Wünsche von Eltern und Familien überhaupt nicht mit den Standardprotokollen verträglich sind. Kann deshalb überhaupt ein „im Behandlungslabor" entwickeltes Standardprotokoll von großem Vorteil sein? Es kann! Denn es ist eine klar gekennzeichnete Ausgangsbasis, die in Verbindung mit einem sehr erfahrenen klinischen Urteil und mit geschulter, aber auch gezielter Improvisation - extrapoliert von empirisch begründeten Datenlagen - zu einem individuell an den Patienten angepaßten, arbeitsfähigen Behandlungsplan führt.

Behandlung ist dem Verlauf anzupassen

Hat man sich zu einem bestimmten Behandlungsvorgehen entschlossen, so ist es nicht ausreichend, diese Behandlung wie geplant ablaufen zu lassen. Es ist wichtig, den Verlauf engmaschig zu beobachten. Die Behandlungsziele sollten am Ausgangspunkt gut definiert und festgehalten werden. So ist im

Verlauf rasch zu erkennen, ob man sich auf dem angestrebten Wege befindet. Dies kann durch allgemeinen klinischen Konsens der beteiligten Betreuer und Therapeuten geschehen, obwohl es oft auch hilfreich ist, unabhängige Überprüfung und Bestätigung zu suchen (z.B. Anwendung von Fragebogen für Kind, Eltern, Betreuer oder Lehrer). Wenn die gesteckten Ziele nicht erreicht wurden, ist es oft ratsam, das Kind erneut eingehend zu untersuchen und die diagnostische Zuordnung sowie den Behandlungsplan zu überprüfen, ehe man zu rasch eine quantitative Steigerung der gleichen (eventuell unzulänglichen) Vorgehensweise beschließt. Vielleicht hat die Behandlung nicht angesprochen, weil die anfangs gestellte Diagnose falsch war; das heißt, eine revidierte diagnostische Zuordnung erfordert ein revidiertes Behandlungsvorgehen. Aber auch dann, wenn die ursprüngliche Formulierung nach wie vor zutrifft, kann es ratsam sein, auf eine andere Behandlungsweise zu wechseln oder andere Bereiche (siehe oben) hinzuzuziehen. Selbst wenn bekannt und gesichert ist, daß für eine bestimmte gestellte Diagnose üblicherweise Behandlung X besser ist, kann es sein, daß dieses Kind zu einer Minderheit von Patienten gehört, die besser auf die Alternativbehandlungen Y und Z ansprechen. So kann mitunter für Kind und Familie eine Behandlungsmaßnahme zweiter Wahl den Erfolg bringen. Dabei ist es wichtig, daß eine vertrauensvolle Therapeut-Patienten/Familie-Beziehung besteht, damit nicht voreilig wegen enttäuschter Erwartungen die Behandlung beendet und damit eine Chance zur Besserung vertan wird.

Weitere Leseempfehlungen

Garralda ME (1993) Managing Children with Psychiatric Problems. BMJ, London

Kazdin AE (1988) Child Psychotherapy - Developing and Identifying Effective Treatments. Pergamon, Oxford

McCord J (1992) The Cambridge Sommerville study: a pioneering longitudinal-experimental study of delinquency prevention. In: McCord J, Tremblay RE (eds) Preventing Antisocial Behavior: Interventions from Birth through Adolescence, Guilford Press, New York, pp 196–206
(Diese sorgfältige Untersuchung macht der Einschätzung den Garaus, daß dem „gesunden Menschenverstand“ folgende Interventionen mehr nutzen als schaden)

Warnke A, Beck N (1998) Störungsspezifische Psychotherapie in der Kinder- und Jugendpsychiatrie. Zeitschrift für Kinder- und Jugendpsychiatrie und Psychotherapie 26:197–210
(Unabhängig von „Psychotherapeutischen Schulen“ sollte jede Psychotherapie – wie auch die Psychopharmakotherapie – störungsbezogen/symptombezogen eingesetzt und evaluiert werden)

Weisz JR et al (1995) Child and adolescent psychotherapy outcomes in experiments versus clinics: Why the disparity? Journal of Abnormal Child Psychology 23:83–106

Kapitel 32 Medikation und Diät

Medikation

Allgemeine Aspekte zur Anwendung

Eltern fühlen sich oft unwohl, wenn sie einer Medikation zustimmen sollen, die das Verhalten und die Gefühle ihres Kindes verändert. Lehrer und Fachleute aus seelischen Gesundheitsdiensten (Kinder- und Jugendpsychiater ausgeschlossen) können ähnliche Befürchtungen äußern. Diese Bedenken sind zwar verständlich, aber zum großen Teil nicht gerechtfertigt. Beispiel: Stimulanzien werden manchmal in unangemessener Art und Weise bei Kindern verschrieben, die zwar ein deutliches Störverhalten, aber keine Hyperaktivität zeigen. Es kann auch sein, daß Kinder mit mentaler Retardierung über lange Zeit hohe Dosen an Neuroleptika erhalten, um ihr schwer eingrenzbares Verhalten etwas einzudämmen. Wenn es auch möglich ist, psychotrope Medikamente nicht angemessen zu benutzen, so muß auf der anderen Seite besonders hervorgehoben werden, daß die richtige Dosierung bei einer angemessenen Indikation von besonders großem Nutzen für die Betroffenen sein kann. Es ist damit ethisch schwer zu begründen, den bedürftigen Kindern solche Unterstützung vorzuenthalten. Ideologische Voreingenommenheiten und vage Gefühlsabwehr dürfen einer Medikamentengabe nicht entgegenstehen. Sie müssen durch eine sachliche, klare und gut belegbare Aufklärung aus dem Weg geräumt werden.

Die Verschreibung eines Medikamentes für ein Kind ist nicht ein einfaches Herunterrechnen der Erwachsenendosis auf die körperlichen Verhältnisse eines Kindes. Es gibt erhebliche pharmakokinetische und pharmakodynamische Unterschiede zwischen Kindern und Erwachsenen. Daher ist eine pädiatrische Psychopharmakologie (noch besser: Entwicklungspsychopharmakologie) immer sorgfältiger zu etablieren, damit die quantitativen und qualitativen Unterschiede zur Erwachsenenpsychopharmakologie deutlicher, besser belegt und besser nutzbar werden.

Kaum ein anderes therapeutisches Verfahren in der Kinder- und Jugendpsychiatrie hat so viele gegensätzliche Meinungen und Standpunkte mobilisiert wie die Verabreichung von Psychopharmaka an verhaltensauffällige Kinder. Vielfach wird die kinderpsychiatrische Pharmakotherapie mit physischer und psychischer Dämpfung, gewaltsamen Eingriffen in die Willensfreiheit und mit Suchterzeugung verbunden. Schlagwörter wie „Pille für den Störenfried" bzw. „Chemie für die Seele" weisen darauf hin. Auch die mancherorts durchgeführte Hochdosierungsbehandlung mit Methylphenidat bei hyperkinetischen Kindern gibt für Kritiker Anlaß, zu klagen, daß unbegründet zu viele Psychopharmaka an Kinder verabreicht würden, durch Psychopharmaka die Kinder ihres natürlichen, wenn auch oft ausufernden Entdeckungsdranges und ihrer Kreativität beraubt und ihre gerade erwachenden entwicklungsnotwendigen Proteste chemisch abgewürgt würden, Lernstörungen oft erst durch Medikamente entstünden und schließlich sogar Medikamentenabhängigkeit geschaffen werden könne. Dies alles geschehe nur deshalb, weil die Psychopharmakotherapie für den Arzt die zeitsparendste und bequemste therapeutische Lösung im Umgang mit Kindern sei, er sich daher wenig um mögliche gleichrangige oder sogar sinnvollere Hilfen (z.B. Psychotherapie und/oder Heilpädagogik) für das psychiatrisch auffällige Kind bemühe.

Trotz der Unhaltbarkeit dieser Vorwürfe müssen sich Ärzte mit diesen Anfechtungen auseinandersetzen, wenn sie Eltern und Patienten davon überzeugen wollen, daß eine medikamentöse Behandlung sinnvoll ist und ohne Schaden durchgeführt werden kann. Dabei sind oft Vorurteile mühsam zu überwinden (z.B. daß seelische Störungen im Entwicklungsalter nur auf Milieueinwirkungen beruhten), und leider stehen manchmal ideologische Unbeugsamkeiten im Wege, die rationale Argumente nicht gelten lassen.

Jeder Arzt, der verantwortungsvoll mit Psychopharmaka bei Kindern umgeht, weiß um diese Probleme und wird sie sorgfältig beachten. Er weiß aber auch um den Nutzen dieser chemischen Substanzen und wird deshalb in bester Sachkenntnis abwägen, wie er ein Psychopharmakon in seinen, auf das einzelne Kind und seine Familie zugeschnittenen Behandlungsplan sinnvoll einbauen kann und soll. Schließlich darf einem kranken Kind eine mögliche therapeutische Hilfe nicht vorenthalten werden, nur weil Meinungsmacher eine nicht gerechtfertigte Scheu vor einer Psychopharmakabehandlung propagieren, die nach den tatsächlichen Verschreibungszahlen in Deutschland eher zurückhaltend betrieben wird.

Fachliche Vorbedingungen

Verschiedene allgemeine und spezielle fachliche Voraussetzungen sind für die psychopharmakotherapeutische Behandlung von Kindern und Jugendlichen erforderlich. Zum einen geht es um die Einstellung der Eltern zum Kind, zu dessen Problemen und zur Psychopharmakotherapie. Weiterhin sind die Beziehungen zwischen Arzt, Eltern und Kind, Fragen der Verläßlichkeit der Medikamenteneinnahme sowie der Kontrolle von Wirkung und Nebenwirkungen der Medikation wichtig. Darüber hinaus spielt die Dringlichkeit der Behandlungsnotwendigkeit eine wesentliche Rolle, wobei vorausgegangene Behandlungsversuche und die aktuelle Verfügbarkeit therapeutischer Möglichkeiten zu bedenken sind. So wird eine zugespitzte Schulsituation bei einem hyperkinetischen Kind mit Störungen des Sozialverhaltens eher zu einer Pharmakotherapie führen als bei einem Kind mit reinem oppositionellem Verhalten, bei dem das Verlangen nach einer Psychopharmakotherapie als Ersatz für Strafe verstanden werden kann. Oder man wird eine Psychotherapie, die eine Reduktion der Tics beim Tourette-Syndrom nicht leisten konnte, durch eine medikamentöse Behandlung mit z. B. Tiaprid ersetzen bzw. ergänzen. Letzteres dann, wenn noch andere Störungsbereiche (z. B. die familiäre Interaktion) zu behandeln sind. Damit wird klar, daß Psychopharmakotherapie kein „sparsamer Schnellschuß" sein kann, sondern für ihre Indikationsstellung Gespräche, Überlegungen, Zeit, reichlich klinische Erfahrung und Sachkompetenz erfordert.

Verschreibungspraxis

Gerade weil der Kliniker im Hinblick auf die passende Behandlung flexibel bleiben und die individuellen Anforderungen, Bedürfnisse und Umstände von Kind und Eltern berücksichtigen muß, sollte er sich in erster Linie von den grunsätzlichen Aspekten zur Anwendung einer Psychopharmakotherapie führen lassen und bestimmte Fragen beantworten, bevor er ein Medikament verschreibt (Box 32.1).

Jegliche Art von Medikamentenverschreibung muß in erster Linie von medizinischer Sachkenntnis geleitet werden. Gleichzeitig ist dabei die soziale Situation und die Einstellung zu dem Verschreibungsvorgang zu berücksichtigen. Hier bestehen von Seiten der Kinder- und Jugendpsychiatrie gewisse Grenzen, da unsere medizinische Kenntnis im Hinblick auf Störungen des Verhaltens und Erlebens von Kindern und Jugendlichen unvollkommen ist, und wir von daher in unserer Entscheidungsfindung Lücken überbrücken müssen. Das bedeutet in der Praxis, daß wir im Rahmen diagnostischer und therapeutischer Leitlinien (z. B. recht gut formuliert beim Hyperkinetischen Syndrom und den Tic-Störungen) damit rechnen müssen, daß einige Kinder auf die medikamentöse Behandlung positiv antworten und andere nicht. Dies ist von vornherein nicht ohne weiteres auszumachen. Das heißt, um herauszufinden, ob ein Medikament für ein bestimmtes Kind nützlich ist, muß man das Medikament, geleitet von bisherigen Erfahrungen, ausprobieren. Das scheint ein ziemlich grobes Verfahren zu sein, ist aber eine wirklichkeitsgetreue Reflexion unseres derzeitigen Kenntnisstandes. Damit findet sich die Kinder- und Jugendpsychiatrie nicht alleine. Auch in anderen medizinischen Bereichen (z. B. Epilepsiebehandlung) hat man ähnliche Ausgangspositionen, die sich sicherlich in den nächsten Jahren durch weitere Forschung verbessern werden.

Box 32.1 Vor einer Medikation zu bedenken

- Wie alt ist das Kind?
- In welchem Umfeld lebt das Kind?
- Ist das Kind adäquat körperlich und psychologisch untersucht worden?
- Stimmt die diagnostische Zuordnung?
- Wurden bereits andere Behandlungen versucht?
- Werden derzeit andere Behandlungen gleichzeitig durchgeführt?
- Ist eine Placebo-Gabe angemessen?
- Ist die vorgesehene Medikation ausreichend für den Schweregrad der Erkrankung?
- Ist die Familie in der Lage, die Behandlung durchzuführen?
- Besteht die Gefahr des Medikamentenmißbrauches durch Kind oder Familie?
- Welche Grundhaltungen nehmen Eltern und Patient gegenüber der Pharmakotherapie ein?
- Liegen bei dem Kind Störungen vor, die gegen eine Anwendung des vorgesehenen Medikamentes sprechen?
- Nimmt das Kind andere Medikamente?
- Ist das Kind hochgradig ängstlich, sorgenvoll, depressiv, neigt es psychodynamisch zu Körperbeschwerden?
- Kann der Arzt genug Zeit und fachliche Kompetenz mitbringen, um die Behandlung sachgemäß zu leiten?
- Sollte er einen Spezialisten hinzuziehen?
- Sollte er sein Behandlungsprogramm über die Medikamentengabe hinaus erweitern?
- Ist speziell die Kombination von Psychopharmakotherapie und Verhaltenstherapie von vornherein anzuraten?
- Wie steht das Kind selbst zur Medikation und den verfügbaren Alternativen?
- Gibt es Gründe, die die Bioverfügbarkeit des Medikamentes einschränken?
- Wurden Kontrolluntersuchungen im Hinblick auf Compliance und evtl. Nebenwirkungen ausreichend bedacht?
- Geht es um eine Kurzzeit- oder Langzeitbehandlung?

Familiäre Situation beachten

Der wichtigste Faktor bei der Medikamentenverschreibung ist zwar die Störung oder das Symptom oder die Verhaltensauffälligkeit des Kindes. Aber die Patienten und Eltern kommen mit einem ganzen Bündel von Erwartungen und Haltungen, die sich um die Symptomatik ranken, zum Arzt. Man hofft, daß der Arzt das Problem gut diagnostiziert, seine Ursache identifiziert, eine Antwort auf Verlauf und Ergebnis geben wird sowie eine erfolgreiche Behandlung empfiehlt. Hinzu kommt, daß gerade im kinder- und jugendpsychiatrischen Bereich die Eltern vielfach versuchen, sich vorzuinformieren und ihre Wünsche und Haltungen durch vielfache Umgebungsfaktoren formen.

Sehen die *Eltern* zum Beispiel die Störung des Kindes als ausschließlich auf das Kind bezogen, so würde die Medikation ihre Sichtweise bestätigen, daß das Kind „krank" ist. Andererseits wird es Eltern geben, die sich eine weit verbreitete Annahme zu eigen gemacht haben, daß nämlich Kinderprobleme von Erziehungs- und Familienproblemen stammen. Für diese Eltern ist die Verschreibung einer Medikation eine Entlastung gegenüber einer anklagenden Umgebung. Sie können aber auch über die Verordnung einer Medikation enttäuscht sein, weil sie dies als Zeichen einer „schweren" Erkrankung ihres Kindes sehen, bei der „leichtere", (nicht-medikamentöse) Hilfen versagen würden.

Faktoren wie die Kompetenz des *Arztes* und dessen Vertrautheit mit den Entwicklungen des Faches sind sofort deutlich. Was oft nicht so durchscheint, sind persönliche Faktoren, die beim verschreibenden Arzt eine Rolle spielen können, nämlich menschliche Fehlbarkeit, das persönliche Bedürfnis, unbedingt helfen zu wollen, Vertrauen erwecken zu müssen, fachliche Dominanz zu zeigen oder, um den Verdienst aufrechtzuerhalten, die Patienten unbedingt in der eigenen Klientel zu behalten. Es erscheint daher wichtig, daß sowohl der Verschreiber als auch der Nutzer sich über die *Motivation einer Verschreibung* klar werden, bevor eine endgültige Entscheidung gefällt wird. Es sollte eine Selbstverständlichkeit sein, daß von Seiten des Verschreibers nicht immer alle Wünsche der Patienten erfüllt werden können. Von Seiten der Nutzer sollte es als selbstverständlich angesehen werden, im Zweifelsfalle eine zweite fachliche Meinung einzuholen, ohne den konsultierenden Arzt dadurch vor den Kopf zu stoßen.

Pro und contra abwägen

Bei anstehenden kinder- und jugendpsychiatrischen Problemen handeln Arzt und Eltern in einem komplexen sozialen Umfeld. Die Eltern mögen zum Beispiel unter Druck von Seiten der Schule sein (z.B. drohende Umschulung), daß sie irgendetwas tun müssen, um das ausufernde und störende Verhalten ihres Kindes zu bessern. Verwandte und Freunde mögen Medikation als Doping ansehen oder als den endgültigen Makel einer Erkrankung. Gewisse nicht medizinische Berufsgruppen und Laienorganisationen mögen vorgefaßte Meinungen und Aktivitäten gegen jedwede Art psychoaktiver Medikation haben. Wiederum andere mögen, im Sinne eines forcierten Konsumverhaltens, auch die ‚allerletzte' medikamentöse Behandlung für sich in Anspruch nehmen. Damit kommen ökonomische Faktoren (Profit) ins Spiel, die u.a. das mangelnde Interesse von pharmazeutischen Firmen an der Unterstützung kontrollierter Studien im Bereich der pädiatrischen Pharmakologie beinhalten. Es wäre daher wünschenswert, wenn sich die zukünftige Forschung im Bereich der medikamentösen Behandlung von psychisch auffälligen Kindern und Jugendlichen auch mit diesen Themen befassen würde.

Compliance

Mangelnde Compliance ist ein ernsthaftes Problem in der pädiatrischen psychopharmakologischen Behandlung, das in den bisherigen Untersuchungen nur wenig Berücksichtigung fand. Mangelnde Compliance kann bedeuten, daß die verordneten Dosierungen nicht regelmäßig eingenommen wurden, daß willentlich oder unwillentlich Medikamentenpausen eingelegt wurden oder die medikamentöse Behandlung allmählich (bei Besserung oder Unlust) ausgeschlichen wurde. Daher ist eine engmaschige Beobachtung und Kontrolle der Therapieantworten erforderlich und in Beratungen von Eltern und Kind umzusetzen; zumal Berichte über unerwartete und dramatische Nebeneffekte der Medikation auch Zeichen dafür sein können, daß man die medikamentöse Behandlung nicht möchte, dies aber dem Arzt gegenüber nicht offen mitteilen kann.

Wichtig: das richtige Maß an Information über das Medikament

Eltern benötigen Sachinformation zur Psychopharmakotherapie ihres Kindes. Sie können nur dann Pillen und Tabletten regelmäßig und mit Überzeugung an ihre Kinder geben, wenn sie ausreichend Information über das verabreichte Mittel haben und mit Verstand und Gefühl von einer adäquaten Anwendung überzeugt sind. Auch wenn Jugendliche und ältere Kinder die Information über die Medikation direkt vom Arzt oder der Krankenschwester erhalten können, so sind doch stets die Eltern die wichtigsten und die therapietragenden Informanten, gerade wenn es um später auftretende Unklarheiten geht.

Jeder Kliniker, der Eltern dabei hilft, mit der Psychopharmakotherapie ihres Kindes zurecht zu kommen, weiß, daß Standardsätze, einmalige rasche Äußerungen und der Verweis auf den Beipackzettel nicht ausreichen. Jedes Gespräch über eine medikamentöse Behandlung bei Kindern und Jugendlichen muß speziell auf die Situation der Störung und des familiären Kontextes zugeschnitten sein. Nur so kann eine tragfähige therapeutische Beziehung zustande kommen. Nur so kann später die richtige Dosisfindung erfolgen. Nur so kann dem raschen und unheilvollen Wechsel von einem nicht-ausdosierten Medikament zum nächsten vorgebeugt werden. Diese ausführlichen Diskussionen, zum Großteil aus dem Geben und Nehmen zwischen Arzt und Eltern entwickelt, führen zu einem pädagogischen Prozeß, der durch die gegenseitige Wertschätzung getragen wird.

Dabei muß der Arzt sich davor hüten, sein Informationsniveau zu hoch (oder auch zu tief) anzusiedeln. Er muß sich auch davor bewahren, zuviel Information (ebenso wie zuwenig) anzubieten. Abweichungen in der einen oder anderen Richtung können die elterliche Skepsis und Sorge erhöhen und damit die Akzeptanz einer Psychopharmakotherapie reduzieren.

So kann es nicht das Ziel einer Therapieinformation sein, Vollständigkeit zu erzielen (manche Eltern werden sogar vermehrt ängstlich, je mehr sie an Informationen zu „verdauen" haben). Auch muß man sich vor standardisierten Vorgehensweisen mitunter hüten. Dennoch müssen bestimmte Fragen in individualisierter Weise angesprochen werden (Box 32.2).

Ärztlicherseits die *Compliance zu prüfen* ist auf verschiedene Art und Weise möglich. So läßt sich anhand des Prolaktinspiegels bei Neuroleptika bzw. des Medikamentenspiegels bei anderen Substanzen ein Hinweis darauf finden. Auch gezielte Gespräche können nützlich sein.

Box 32.2 Fragen, die in einem Informationsgespräch zur Psychopharmakotherapie bei Kindern und Jugendlichen fallbezogen beantwortet werden sollten

- Was sind Psychopharmaka?
- Wie kann diese Medizin helfen?
- Wie muß sie eingenommen werden?
- Wie beeinflußt das Medikament meinen Alltag?
- Wie wird der Arzt die Behandlung kontrollieren?
- Welche Nebenwirkungen sind zu erwarten?
- Was kann man dagegen tun?
- Was kann passieren, wenn das Medikament plötzlich abgesetzt/vergessen wird?
- Was muß man sonst noch über das Medikament wissen?

Da Kinder und Jugendliche oft nicht verbalisieren, wie sie derzeit zu ihrer Medikation stehen und diese erleben, wird man oft keine sichere Antwort darauf finden, ob sie die Medikation tatsächlich wie verabredet einnehmen. Man sollte hier nicht zu optimistisch sein. Bei Verdacht auf mangelnde Mitarbeit muß auch daran gedacht werden, daß Eltern eventuell die Absprachen falsch verstanden haben, oder daß sich neue Probleme in der Familie aufgetan haben, die eine sorgfältige Medikation hintenan stehen lassen. Hier sind intensive Beratungen und der Aufbau eines Vertrauensverhältnisses zu Kind und Eltern der entscheidende Punkt. Dies gilt insbesondere für Jugendliche, deren Absprachen mit Eltern und Ärzten rasch von ihren eigenen Entscheidungen über den Haufen geworfen werden können.

Wie kann der Arzt die Compliance erhöhen?

Insgesamt bezieht sich Compliance auf den wichtigen Vorgang, wie man die Aufnahme eines Medikamentes beim Kind bzw. einem Jugendlichen erreicht; und zwar so, daß die Wahrscheinlichkeit einer guten Wirkung sehr hoch ist. Der wesentliche Unterschied zu den Erwachsenen besteht darin, daß verschiedene Personen an diesem Vorgang beteiligt sind und jede von ihnen entweder förderlich oder hinderlich sein kann. So mögen die Kinder sich ärgerlich fühlen, weil sie eine Medizin nehmen müssen. Dies gilt insbesondere dann, wenn sie sich durch die Medikation stigmatisiert vorkommen, eine Ausgrenzung befürchten, die Medikation als Bestrafung oder als Folge schlechten Verhaltens dulden müssen. Daneben wird die elterliche Haltung wesentlich das Ausmaß jedweden Placebo-Effektes sowie die Wahrscheinlichkeit, ob das Kind die Medikation überhaupt ordnungsgemäß nimmt, mitbestimmen. Auch Lehrer können mitunter eine wesentliche Rolle spielen, indem sie Eltern und Kindern zu- oder abraten, die Medikation zu nutzen. Insbesondere dann, wenn Lehrer die Medikamente als gefährlich und unerwünscht einschätzen, wird es mit der Compliance sehr schwierig. So ist es besonders wichtig, angemessene Wege zu finden, damit die reguläre Medikamenteneinnahme eines Kindes sichergestellt werden kann. Einen wesentlichen Beitrag dazu können einfach gehaltene, aber vollständige Erklärungen, vielleicht sogar in schriftlicher Form, liefern, die es den betroffenen Personen erlauben, sich über Zielsymptomatik, Wirkungsweise des Medikamentes, Dosierung, Zeitverlauf der Medikamentengabe und Nebenwirkungen zu informieren.

Placebo-Problem

Es gibt eine umfangreiche Literatur bezüglich der Rolle von Placebo in der Erwachsenenpsychiatrie. Im Gegensatz dazu ist die Forschung hinsichtlich des Gebrauches und des Effektes von Placebo in der Kinder- und Jugendpsychiatrie praktisch nicht existent, ausgenommen im Kontext der psychopharmakologischen Forschung. In diesen Studien ist das Ziel lediglich, zu zeigen, daß die zu untersuchende spezielle Wirksubstanz gegenüber Placebo einen erhöhten Effekt hat. Dadurch wurden sicherlich viele Merkmale eines Placebo-Effektes bei Kindern und Jugendlichen bisher ignoriert. Placebo-Therapie könnte zum Beispiel als eine spezielle Art von Psychotherapie/Psychopharmakotherapie gesehen werden, und es ist erstaunlich, daß in vielen Lehrbüchern der Kinder- und Jugendpsychiatrie dieser Bereich, wenn überhaupt, nur flüchtig erwähnt wird. Die Anwendung von Placebos in der Kinder- und Jugendpsychiatrie ist komplizierter als im Erwachsenenalter. Das liegt nicht nur an Fragen der klinischen Evaluation und des Forschungsdesigns. Vielmehr spielen hier auch ethische und rechtliche Fragen sowie weltweit unterschiedliche kulturelle Haltungen gegenüber Kindern und Jugendlichen eine Rolle.

Jedwede Behandlung von Kindern und Jugendlichen weist nicht nur einen Placebo-Effekt auf im Hinblick auf den Patienten, sondern auch im Hinblick auf Eltern und andere Mitglieder der Familie, die Lehrer und auch Therapeuten. Der gemeinsame Wirkeffekt dürfte darin liegen, daß die *Ressourcen zur Selbstregulation und Handlungskontrolle gestärkt* und besser genutzt werden. Klinische Erfahrungen haben gezeigt, daß Eltern vielfach positive Veränderungen in dem kindlichen Verhalten auf eine bestimmte Art von Therapie zurückführen. Wenn in diesem Zusammenhang eine medikamentöse Behandlung mit einer klinischen Verbesserung des Verhaltens oder des Befindens verbunden ist, so sollte der Therapeut Eltern und Familie durchaus auch darüber in Kenntnis setzen, daß diese Verbesserung zumindest in Teilen einem Placebo-Effekt zu verdanken ist. Daraus ergibt sich im weiteren die Notwendigkeit, gemeinsam zu überlegen, ob die Verbesserung auf andere spezifische oder nicht-spezifische Faktoren zurückgeführt werden kann und wie das zukünftige Behandlungsprogramm aussehen soll. Darüber hinaus scheint es wichtig, die therapeutische Beziehung und Entwicklung der Symptomatik gut zu verfolgen, um nicht-medikamentöse Hintergründe für eine Verbesserung kinder- und jugendpsychiatrischer Symptomatik zu identifizieren, zu dokumentieren und zu nutzen.

Zurückhaltung gegenüber Placebos erscheint oft unbegründet

Placebo-Effekte scheinen bisher sehr unterschätzt worden zu sein, dies gilt für Therapeuten und Patienten. Sowohl vorteilhafte als auch nachteilige Placebo-Effekte sind von placebokontrollierten Doppelblind- oder Einfachblindstudien mit Psychopharmaka bei Kindern und Jugendlichen bekannt. Während solcher kurzzeitiger klinischer Behandlungsversuche *verbessert sich die Symptomatik bei 30 bis 40%* aller Kinder und Jugendlichen, während sie Placebo erhalten. Dieser hohe Anteil an Placebo-Antworten ist eine Herausforderung, wenn eine Studie zu klären versucht, ob eine bestimmte Substanz wirkungsvoller ist als Placebo. Gerade die Untersuchung von Placebo-Respondern versus Placebo-Nichtrespondern könnte hier mehr Klarheit bringen, wobei man besonders darauf achten müßte, welche Faktoren für eine Placebo-Antwort wichtig sind. Bisher gibt es keine konsistenten Prädiktoren, die eine Placebo-Antwort bei Kindern oder Erwachsenen voraussagen lassen. Es ist daher wichtig, Responder und Non-Responder im Langzeitverlauf herauszufinden und nicht nur die Differenzen zwischen Medikament versus Placebo.

Im Gegensatz zu klinischen Doppelblindprüfungen wird der Gebrauch von Placebo im klinischen Alltag oft vermieden. Ärzte verschreiben lieber eine niedrige Dosierung eines Medikamentes mit einer eventuellen Indikation für die vorgetragenen Beschwerden, als daß sie ein placebokontrolliertes Vorgehen vornehmen. Dabei sind die Befunde im Einzelfall schwierig zu interpretieren. Zudem erfordert die Placebo-Gabe die Information der Betroffenen und deren Zustimmung, entsprechende Vorbereitung der einzunehmenden Substanzen, ein Aufwand, der nicht nur die therapeutische Beziehung zwischen Arzt, Patient und Familie in eine besondere Rolle bringt.

Nebenwirkungen während einer Placebo-Behandlung können tatsächliche Placebo-Effekte sein. Sie können aber auch auf andere Faktoren zurückgeführt werden, wie zum Beispiel zufälliges Zusammentreffen von bestimmten Sachverhalten, der Spontanverlauf der Erkrankung oder das Auftreten einer anderen Erkrankung. Eine grundsätzlich negative Haltung gegenüber einer medikamentösen Behandlung prädestiniert zu negativen Placebo-Effekten mit klinischer Verschlechterung. Solche Reaktionen hängen vielfach von der Art und Weise der gegebenen Sachinformationen, dem klinischen Bild und der therapeutischen Beziehung ab.

Manche *Eltern* von kinder- und jugendpsychiatrischen Patienten haben selbst Erfahrungen mit medikamentöser Behandlung – im Guten wie im Schlechten – und dies beeinflußt vielfach ihre Entscheidung und ihren Umgang im Hinblick auf die Behandlung ihres Kindes.

Die Gabe von *Placebo* ist in der Kinder- und Jugendpsychiatrie medizinisch und ethisch in einer Reihe von Situationen *gerechtfertigt:*

- Während einer *initialen Behandlungsphase*, entweder in einem Einzelfall oder im Rahmen eines Forschungsdesigns, um die Erkrankung, die Fluktuation der Symptome, die Kooperation des Patienten mit dem therapeutischen Prozeß und die Antwort auf unspezifische Faktoren zu prüfen.

- Um zu bestimmen, *ob die medikamentöse Behandlung noch weiterhin* bei einem bestimmten Patienten *erforderlich ist,* wo man das Gefühl hat, daß das allmähliche Ausschleichen einer Medikation und die damit einhergehende Verschlimmerung der Symptomatik eher auf psychologische Abhängigkeit des Betroffenen vom Medikament zurückzuführen ist.
- Um die *Wirksamkeit einer neuen Medikation zu überprüfen* oder neue Indikationen für eine bestimmte Substanz zu finden.

Die Literatur der pädiatrischen Psychopharmakologie ist voll von Beispielen, die zeigen, daß erste positive Ergebnisse im Rahmen von offenen Medikamentenstudien später durch Befunde aus placebokontrollierten Doppelblindstudien in Frage gestellt wurden.

Es ist daher dringend *erforderlich,* Placebo-Effekte im Rahmen medikamentöser kinder- und jugendpsychiatrischer Behandlungen genauer zu untersuchen und nicht nur die unterschiedlichen Wirkungen von Placebo gegenüber einer zu prüfenden Substanz herauszufinden. Es sollte auch geklärt werden, ob Nebenwirkungen typisch für ein bestimmtes Medikament bzw. für Placebo sind, wenn beide Mittel bei bestimmten kinder- und jugendpsychiatrischen Störungen eingesetzt werden. Daraus könnte sich zum einen ein besseres psychodynamisches und auch ein besseres neurodynamisches Verständnis von psychischen Störungen bei Kindern und Jugendlichen ergeben.

Psychopharmakotherapie und Verhaltenstherapie

Das therapeutische Arsenal der Kinder- und Jugendpsychiatrie hat sich in den letzten 20 Jahren deutlich erweitert. Konventionelle psychodynamische Ansätze wurden durch empirisch besser belegte Verfahren wie Verhaltenstherapie und Pharmakotherapie eingegrenzt. Damit muß der Kinder- und Jugendpsychiater sich therapeutische Fragen differenziert vorlegen: „Von welcher theoretischen Perspektive und mit welchen praktischen Möglichkeiten der Intervention kann die in Frage kommende kinder- und jugendpsychiatrische Störung effektiv und effizient behandelt werden?" Um hier im Sinne einer hohen Qualität antworten und in Aktion treten zu können, sind sorgfältige Kenntnisse hinsichtlich Ätiologie, Pathogenese, natürlichem Verlauf und intervenierender Variablen erforderlich. Allerdings ist unser pathogenetisches Verständnis auffälliger psychischer Prozesse noch nicht so weit gediehen, daß wir von daher unsere Behandlungsweisen eingehend bestimmen und weiterentwickeln können. Es ist aber mittlerweile klar geworden, daß die Förderung von „Frontalhirnfunktionen" (vor allem im Sinne von Verbesserung der Selbstregulation und der eigenen Handlungskontrolle) ein wesentliches Ziel sein müßte, sei es durch Psychopharmakotherapie oder aber auch durch verhaltenstherapeutische Vorgehensweisen.

So weisen alle Ergebnise und Erfahrungen darauf hin, daß die Kombination von Psychopharmakotherapie und Verhaltenstherapie eher synergistische Effekte hervorruft und daher eine solche Kombinationsbehandlung für Kinder und Jugendliche mit psychischen Störungen empfohlen werden kann.

Pharmakokinetik

Die Beziehung zwischen der verabreichten Dosierung und der effektiven Konzentration am Wirkort (Gehirn) hängt von verschiedenen pharmakokinetischen Faktoren ab (Box 32.3). Entwicklungsbezogene Betrachtungsweisen sind für jeden einzelnen dieser Faktoren relevant. Die *Compliance* wird mehr von der Motivation der Eltern und Lehrer als von der des Kindes abhängen. Die *Absorbtion* kann durch die Tatsache beeinflußt werden, daß die Magensäure bei Kindern in der Regel geringer ist als bei Erwachsenen. Dies reduziert die Aufnahmerate von sauren Substanzen wie den Trizyklika, weil weniger Substanz in fettlöslicher, nicht ionisierter Form vorliegt. Kinder haben auch einen besonders aktiven Leberstoffwechsel. Daher ist die *Clearance* für Medikamente, die über die Leber metabolisiert werden, sehr rasch. Dies führt zu einer Steigerung des sogenannten „First-pass-Effektes". Das heißt, ein besonders hoher Anteil der vom Magen-Darmbereich aufgenommenen Medikation wird über den portalen Leberkreislauf wieder entfernt, bevor er in den Gesamtkreislauf übergeführt wird. Die *Verteilung* wird durch den recht hohen Anteil extrazellulärer Flüssigkeit beim jüngeren Kind wesentlich beeinflußt. Die größere Verteilung der Medikation in den extrazellulären Flüssigkeitsraum führt dazu, daß die im Blut und Gehirn verfügbare Konzentration geringer wird. Die *Blut-Gehirn-Schranke* ist bei Kindern durchlässiger als bei Erwachsenen, so daß Medikamente sie leichter

Box 32.3 Pharmakokinetik

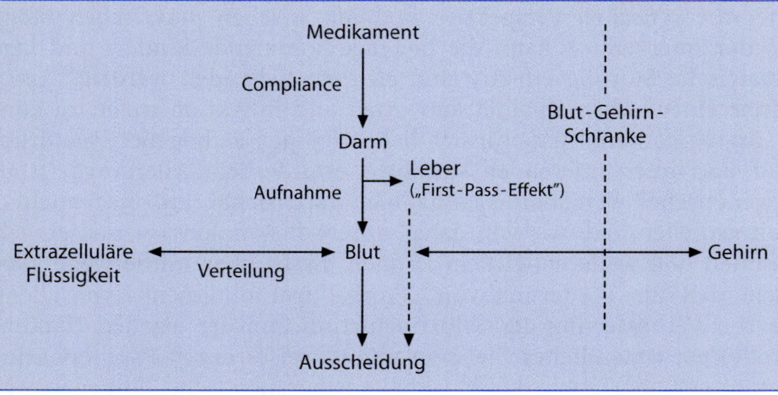

überwinden können. Aber dieser leichtere Zugang zum Gehirn wird dadurch wieder etwas gebremst, daß im Liquor Cerebrospinalis eine höhere Konzentration Medikamenten bindender Proteine vorhanden ist.

Die verschiedenen pharmakokinetischen Unterschiede zwischen Kindern und Erwachsenen weisen in gegenläufige Richtungen. So ist die *Bioverfügbarkeit* bei Kindern deswegen reduziert, weil eine raschere Clearance, eine niedrigere Absorbtionsrate und eine größere extrazelluläre Volumenverteilung vorliegt. Auf der anderen Seite wird die Bioverfügbarkeit dadurch erhöht, daß eine leichtere Blut-Gehirn-Durchlässigkeit besteht. Die rasche hepatische Verstoffwechselung bestimmt meistens den Summeneffekt. Daher ist eine auf Dosis und Gewicht bezogene Gabe der Psychopharmaka bei Kindern oft 50–100% höher als bei Erwachsenen. Die Notwendigkeit für relativ hohe Dosierungen vermindert sich in dem Maße, in dem Kinder älter werden und fällt besonders stark um die Zeit der Pubertät ab. In der mittleren bis späten Adoleszenz gleichen sich die Dosierungen bei Jugendlichen allmählich denen der Erwachsenen an. Die *Blutspiegel* der Medikamente sind manchmal wichtig, um eine adäquate Dosisanpassung bestimmter Medikamente zu erzielen, zum Beispiel Trizyklika, Lithium, Antiepileptika. Sie sind auch manchmal wichtig, um Fragen der Compliance und Toxizität zu beantworten. Bei den meisten Medikamenten sind sie aber nicht erforderlich und auch nicht hilfreich (z.B. bei den schnell verstoffwechselten Stimulanzien). Bei Kindern ist die Medikamentenantwort individuell sehr verschieden und die Dosis muß daher im Einzelfall den Notwendigkeiten und Zielen in kleinen Schritten angepaßt werden. Am besten gibt man erst eine *Initialdosis*, um die akute Verträglichkeit zu testen und titriert dann von niedrigeren Dosen allmählich nach oben, bis eine befriedigende klinische Antwort erreicht wird oder aber unerwünschte Arzneimittelwirkungen eine Grenze setzen. Die empfohlenen Dosierungen und Blutspiegel sind hilfreiche Leitlinien, aber keine unumstößlichen Gesetze. Da die für ein Kind oder einen Jugendlichen angemessene Dosierung im Vorhinein schwer abzuschätzen ist, ist immer ein langsames *Aufdosieren* anzuraten, auch wenn Kind und Eltern manchmal ungeduldig eine rasche Wirksamkeit der Medikation fordern. Reicht es aus, ein Medikament mit einer Einmaldosis zu verabreichen, so unterstützt dies die Mitarbeit. Bei vielen Medikamenten ist aber eine zweimal oder dreimal tägliche Dosierung erforderlich, um eine möglichst gleichmäßige Verfügbarkeit im Blut und an den Rezeptoren des Gehirns zu erreichen. Je stärker die diesbezüglichen Schwankungen über die Zeit sind, desto eher muß mit unerwünschten Arzneimittelwirkungen gerechnet werden.

Pharmakodynamik

Wenn ein Medikament einmal das Gehirn erreicht hat, so hängt sein Effekt davon ab, wie es sich an den entsprechenden neuronalen Rezeptoren verhält. Dabei ist natürlich der Entwicklungsstand eines Kindes zu berücksichtigen, denn im Laufe der kindlichen Entwicklung spielen sich deutliche Veränderungen an den Rezeptoren und Transportern ab (z. B. Gesamtzahl, relativer Anteil unterschiedlicher Rezeptoren). Da sich eine einzelne Substanz auf eine Vielzahl von Rezeptortypen auswirken kann, und da diese verschiedenen Rezeptortypen deutlich unterschiedliche Erlebens- und Verhaltenseffekte vermitteln können, können die *Entwicklungsveränderungen* im Rahmen der Verteilung von Rezeptoren und Transportern dazu führen, daß die gleiche Substanz sehr verschiedene Effekte bei Kindern beziehungsweise Erwachsenen entfaltet. Möglicherweise erklärt sich auch damit, daß Stimulanzien bei Erwachsenen manchmal eine Euphorie hervorrufen können, während dies bei Kindern nicht der Fall ist; vielmehr führen Stimulanzien bei Kindern eher zu dysphorischen Erlebensweisen. So ist es auch verständlich, daß psychotrope Medikamente, die im Erwachsenenalter nützlich sind, bei Kindern enttäuschen, und umgekehrt. Zudem kann es sein, daß Medikamente, die von Erwachsenenpsychiatern für eine bestimmte Störung benutzt werden, im Kindesalter bei einer ganzen Reihe von kinderpsychiatrischen Auffälligkeiten helfen können. Beispiel: Trizyklika lindern Depression im Erwachsenenalter, aber nicht im Kindes- und Jugendalter. Dahingegen können niedrige Dosen mancher Trizyklika benutzt werden, um Aufmerksamkeitsdefizit-/Hyperaktivitätsstörung im Kindesalter oder auch Enuresis zu behandeln.

Spezielle Substanzgruppen

Stimulanzien

Methylphenidat oder Dexamphetamin sind üblicherweise die Medikamente der Wahl, um schwere und situationsübergreifende *Hyperaktivitätsstörungen* zu behandeln. Indikationen und Nebenwirkungen werden im einzelnen in Kapitel 6 dargestellt. Stimulanzien haben einen kraftvollen Effekt. Sie vermindern die Hyperaktivität um mehr als eine Standardabweichung. Da die meisten der mit Stimulanzien behandelten Kinder zwei bis drei Standardabweichungen über dem durchschnittlichen Maß der Hyperaktivität liegen, lindern die Stimulanzien zwar die Symptomatik, aber beseitigen sie nicht vollkommen. Hier liegt auch der Grund dafür, daß ergänzend erzieherische und verhaltenstherapeutische Maßnahmen nützlich sein können. Wenn die Hyperaktivität mit Problemen im Sozialverhalten verbunden ist, können die Stimulanzien sowohl Störungen des Sozialverhaltens (eher in höheren Dosen) als auch Aufmerksamkeitsprobleme und allgemeine motorische Unruhe (eher in niedrigen Dosierungsbereichen) verbessern.

Hyperaktivität bei autistischen oder mental retardierten Kindern kann ebenfalls günstig durch Stimulanzien beeinflußt werden. Allerdings treten dann manchmal stereotyp sich wiederholende Verhaltensweisen vermehrt auf (siehe Kapitel 5 und 24). Da Stimulanzien manchmal *Tics* auslösen oder verstärken können (Anmerkung: Sie können andererseits auch bei manchen Kindern die Tics verringern), muß man auf eine derartige eventuelle Nebenwirkung gefaßt sein. In diesen Fällen kann Desipramin, Clonidin oder Moclobemid oder auch Pipamperon anstelle von Stimulanzien genutzt werden. Dies schließt einen Einsatz von Stimulanzien nicht aus, eventuell auch in Kombination mit Tic reduzierenden Substanzen wie Tiaprid oder Pimozid.

Die meisten effektiven Stimulanzien, die bei der Behandlung der Hyperaktivität genutzt werden besitzen einen gemischten adrenergen und dopaminergen Angriffspunkt. Ob man von daher Rückschlüsse auf die Pathogenese der Hyperaktivität ziehen kann, ist ungewiß und auch ob oben genannte andere Medikamente, die an anderen Neurotransmittersystemen angreifen, sich verhaltensgünstig auswirken können, ist ungewiß.

Clonidin

Hierbei handelt es sich um einen spezifischen Alpha-2-Agonisten, der sowohl Hyperaktivität als auch Tics reduzieren kann. Die Effekte sind in der Regel nicht besonders ausgeprägt, und es kann Monate dauern, bis Wirksamkeit oder Unwirksamkeit der Medikation klar werden. Starke Sedierung (sowohl zentral als auch kreislaufregulatorisch bedingt) sowie Dysphorie können problematisch werden. Da kardiale Nebenwirkungen beschrieben werden, ist eine EKG-Kontrolle, wie bei den trizyklischen Antidepressiva zu empfehlen.

Trizyklische Antidepressiva (TZA)

Nächtliches *Einnässen* kann mit niedrigen bis mittleren Dosen von TZA behandelt werden (z.B. 25–75 mg Imipramin). Allerdings ist es generell zu bevorzugen, Verhaltenstherapie oder Desmopressin statt den TZA zu benutzen (siehe Kapitel 18). *Hyperaktivität* kann ebenfalls mit niedrigen Dosen von TZA behandelt werden, wenn Stimulanzien nicht ausreichend wirksam waren oder kontraindiziert sind (siehe Kapitel 6 und 15). Voll ausdosiert kann auch Clomipramin – ein TZA, das primär auf eine Hemmung der Serotonin-Wiederaufnahme wirkt – sich als hilfreich zur Behandlung der *Zwangsstörungen* eignen (Kapitel 14). Wenn man Ergebnisse bei Erwachsenenuntersuchungen zugrundelegt, können TZA auch bei Panikstörungen nützlich sein. Für beide Indikationen (Zwangsstörungen, Panikstörungen) sind aber die unten genannte SSRI mittlerweile vorzuziehen. Ob TZA eine hilfreiche Rolle bei der Behandlung *depressiver* Kinder und Jugendlicher spielen, bleibt kontrovers: Metaanalysen sprechen eher gegen eine solche Anwendung, aber viele Kliniker haben demgegenüber doch den Eindruck, daß schwer depressive Jugendliche auf TZA gut ansprechen (siehe Kapitel 11). Der Gebrauch von TZA in der Behandlung der Schulverweigerung (aufgrund von Trennungsängstlichkeit) kann nicht länger empfohlen werden (siehe Kapitel 10). In niedrigen Dosen können TZA auch in der Behandlung der Enuresis und der Hyperaktivität eingesetzt werden. TZA haben relativ wenig unerwünschte Nebenwirkungen. In hohen Dosen können sie allerdings trockenen Mund, Kopfweh, Sedierung und allgemeines Unwohlsein hervorrufen. Es besteht auch ein erhöhtes Risiko im Hinblick auf kardiale Arrhythmien und plötzliche Todesfälle. Um solche Risiken zu reduzieren, sollte eine EKG-Untersuchung vor dem Einsatz der Medikamente stattfinden und die kardiale Aktivität regelmäßig kontrolliert werden, insbesondere wenn höhere Dosen gegeben werden. Wichtig ist, daß keine vorhergehenden Arrhythmien, Herzprobleme oder Herzreizleitungsschwierigkeiten bekannt sind. Wenn die Dosierung der TZA erhöht wird, ist bei EKG-Ableitung vor allem auf Warnzeichen wie verlängerte P-R- und verlängerte Q-T-Intervalle zu achten.

Selektive Serotonin-Wiederaufnahmehemmer (SSRI)

Diese Substanzgruppe erhält immer mehr Bedeutung im klinischen Alltag der Kinder- und Jugendpsychiatrie. Ihr Einsatzbereich ist empirisch gut belegt bei der Behandlung von *Zwangsstörungen*, auch bei jungen Kindern (Kapitel 14). Erste Belege finden sich auch für die Nützlichkeit zur Behandlung *depressiver* Kinder und Jugendlicher (Kapitel 11). Es gibt Hinweise, daß SSRI manchmal für Kinder und Jugendliche mit sozialer Phobie und elektivem Mutismus hilfreich sind (Kapitel 16) und vielleicht auch für die Hyperaktivität und Panikstörungen. Häufige unerwünschte Arzneimittelwirkungen beinhalten gastrointestinale Probleme und vermehrte innere Unruhe, die sich bei Jugendlichen, die gleichzeitig eine Störung des Sozialverhaltens haben, ungünstig auf die bisherige Beherrschbarkeit der Symptomatik durch die Jugendlichen selbst auswirken kann. Obwohl behauptet wurde, daß SSRI schwere Aggressivität und Selbstbeschädigung lindern können, gibt es dafür keine überzeugenden Belege. Ein serotoninerges Syndrom (im Sinne des Gefühls mangelnder Eigensteuerungsfähigkeit) kommt bei Kindern und Jugendlichen selten vor.

Monoaminoxidasehemmer (MAOI)

Die Verfügbarkeit des selektiven und reserviblen MAOI Moclobemid hat eine Substanzklasse geschaffen, die auch für Kinder und Jugendliche genug Sicherheit bietet und daher für sie eher verschrieben werden kann. Man braucht nämlich keine unerwünschten Interaktionen bei normalem Ernährungsverhalten zu befürchten. MAOI können sich bei Kindern mit *Hyperaktivitätsstörungen* positiv auswirken, insbesondere wenn es darum geht, auch die emotionale Komponente günstig zu beeinflussen. Allerdings ist die Rolle von Moclobemid bei der Behandlung depressiver Kinder und Jugendlicher nach wie vor unsicher.

Neuroleptika

Diese sind insbesondere zur Behandlung von Kindern und Jugendlichen mit *psychotischen Störungen* und *Tic-Störungen* angebracht (siehe Kapitel 22 und 15). Manchmal können sie auch bei Autismus oder Verhaltensstörungen im Rahmen einer geistigen Behinderung eingesetzt werden (Kapitel 5 und 24) und eine dritte Behandlungslinie eröffnet sich für sie bei der Aufmerksamkeitsdefizit-/Hyperaktivitätsstörung. Sie stellen aber keine angemessene Langzeitbehandlung zur Linderung aggressiver Verhaltensweisen bei mental retardierten Kindern dar (Kapitel 24).

Neuroleptika sollten stets mit einer gewissen Vorsicht eingesetzt werden, da immer mit schweren Nebenwirkungen gerechnet werden muß. Die Sedierung kann sich ungünstig auf das Lernverhalten auswirken. In den ersten Behandlungswochen können Neuroleptika häufig Frühdyskinesien bewirken. Diese sogenannten *extrapyramidal-motorischen Nebenwirkungen* äußern sich zum Beispiel in akuten dystonischen Reaktionen wie okulogyrer Krise oder Zungenschlundkrampf, aber auch in parkinsonähnlichen Phänomenen. Solche Risiken sind deutlich geringer ausgeprägt, wenn man die *neueren Neuroleptika* wie Sulpirid, Risperidon oder Olanzapin bzw. Clozapin einsetzt. Die beiden letzteren führen oft zu starker Gewichtszunahme und bei der Anwendung von Clozapin sind engmaschige Blutbildkontrollen vorgeschrieben. Falls man die mehr *traditionellen Neuroleptika* wie Haloperidol oder Flupentixol einsetzt, muß man die gleichzeitige Gabe antimuskariner Medikamente wie Biperiden zur prophylaktischen Verhinderung derartiger extrapyramidal-motorischer Reaktionen einsetzen. Vielfach kann diese Begleitmedikation nach etwa sechs bis acht Wochen wieder zurückgenommen werden, nur selten muß sie über die gesamte Zeit der Neuroleptikaeinnahme gegeben werden. Ist eine akute Einnahme wegen vorliegender Dyskinesien erforderlich, so reicht meistens eine Tablettengabe. Bei intravenöser Verabreichung kann es bei Kindern mitunter zu dissoziativen Zuständen kommen.

Das *maligne neuroleptische Syndrom* ist glücklicherweise sehr selten, birgt aber fatale Auswirkungen. Die vier kardinalen Merkmale des voll ausgeprägten Syndroms sind: hohes Fieber, muskuläre Rigidität, Denkprobleme mit leichter Verwirrtheit und Vorhandensein autonomer Dysfunktionen wie Blässe, Schwitzen oder Zittern. Blutuntersuchungen können eine Erhöhung der Kreatininphosphokinase sowie der Leukozyten zeigen. Da leichte Anfangssymptome innerhalb von weniger als 48 Stunden zum voll ausgeprägten Bild mit hohen Körpertemperaturen, Rigidität, Kreislaufkollaps und multiplem Organversagen führen können, ist es zwingend, solche Kinder, bei denen sich verdächtige Symptome in diese Richtung zeigen, engmaschig zu kontrollieren und bei Verstärkung des Verdachts sofort die Medikamente abzusetzen. Ein voll ausgeprägtes Syndrom erfordert intensivmedizinische Behandlung und die Gabe von Muskelrelaxanzien.

Die Langzeitbehandlung mit Neuroleptika kann schließlich zum Auftreten von *Spätdyskinesien* führen, die auch dann irreversibel sein können, wenn die Medikation schließlich abgesetzt wird. Das Risiko, an einer Spätdyskinesie zu erkranken, hängt offenbar von der bisher eingenommenen Gesamtdosis der Neuroleptika ab. Das Risiko kann sich dadurch noch etwas erhöhen, wenn antimuskarinische Medikamente zur Vermeidung von extrapyramidal-motorischen Störungen für besonders lange Zeiten gegeben werden mußten. Bisher gibt es wenig Belege für die häufig geäußerte Annahme, daß neurologische Schädigungen ebenfalls das Risiko einer Spätdyskinesie erhöhen würden.

Benzamide

Benzamide gehören am ehesten zu den atypischen Neuroleptika. In der Kinder- und Jugendpsychiatrie werden Sulpirid und Tiaprid eingesetzt. *Sulpirid* hat seinen Indikationsbereich bei Tic-Störungen, psychotischen Episoden, ängstlich angespanntem Verhalten mit Neigung zu Verstimmungen, Kommunikationsproblemen im autistischen Formenkreis und manchmal bei leicht ausgeprägten Zwangsgedanken. Da mehrere dieser Zielsymptome bei einem Kind vorkommen können, ist Sulpirid für den klinischen Alltag gut nutzbar, auch wenn verschiedene andere Medikamente für die Einzelbereiche eine bessere Wirksamkeit versprechen. *Tiaprid* hat seine Hauptanwendung bei Tic-Störungen und bei anderen Bewegungsstörungen. Die Medikamente werden gut vertragen und zeigen an Nebenwirkungen meist nur anfängliche Müdigkeit und manchmal Appetitanregung.

Lithium

Es wird in der Erwachsenenpsychiatrie breit angewendet, um eine Behandlung und Prophylaxe bipolarer affektiver Störungen durchzuführen. Es hat einen ähnlichen Wert bei Jugendlichen. Lithium spielt auch eine Rolle in der Behandlung emotional ausgelöster schwerer aggressiver Durchbrüche, die durch minimale Provokationen zu einer emotionalen und nicht mehr vom Betroffenen beherrschbaren Kaskade führen, wobei auch angemessene psychologische Behandlungsmaßnahmen nicht mehr greifen. Die Lithiumdosierung ist so anzupassen, daß ein Blutspiegel von etwa 0,7 bis 1,0 mmol/l zustande kommt, wenn die Blutentnahme 12 Stunden nach der letzten Tabletteneinnahme erfolgt ist. Übliche Nebenwirkungen beinhalten Durst, gastrointestinale Störungen, eventuell leichter Tremor, häufiges Wasserlassen (Neigung zum Einnässen kann ausgelöst oder verstärkt werden). Da das Risiko einer Schilddrüsenüberfunktion besteht, müssen Schilddrüsenfunktionstests regelmäßig vor und während der Behandlung durchgeführt werden. Auch ist eine Halsumfangmessung zwingend. Regelmäßige Kontrollen der Nierenfunktionen sowie der Elektrolyte sollte man ebenfalls bedenken. Überdosierungen können zu fatalen Intoxikationen führen. Frühe Zeichen dafür sind ein grober Tremor, Verschlimmerung der gastrointestinalen Beschwerden und leichte geistige Verwirrtheit. Da solche Warnzeichen der Toxizität bei mental retardierten Kindern weniger klar zu Tage treten können, muß das Lithium bei dieser Gruppe mit besonderer Zurückhaltung und Kontrolle eingesetzt werden. Gleiches gilt auch für Jugendliche, deren zuverlässige Mitarbeit nicht ohne weiteres gegeben ist.

Antikonvulsiva als psychotrope Medikation

Antikonvulsiva können das Verhalten epileptischer Kinder zum guten und auch zum schlechten beeinflussen: Die Medikamente können die Anfallsfrequenz reduzieren und dadurch das Verhalten verbessern, aber Antikonvulsiva können genauso gut Sedierung, Irritierbarkeit oder Hyperaktivität hervorrufen. Bei Kindern, die nicht an einer Epilepsie leiden, gibt es wenig gute Gründe anzunehmen, daß Antikonvulsiva für die emotionalen oder Verhaltensprobleme hilfreich sein können. Dies gilt auch für Kinder, die gewisse EEG-Auffälligkeiten zeigen. Eine bedeutende Ausnahme bildet hier Carbamazepin, welches anstelle von Lithium gegeben werden kann und dasselbe Indikationsspektrum aufweist.

Benzodiazepine, Antihistaminika und andere Tranquillanzien

Obwohl diese Medikamentengruppen am häufigsten verschrieben werden, um die emotionale oder Verhaltenssituation von Kindern zu verbessern, sind diese Medikamente doch gleichzeitig in ihrer Wirkung auf die angesprochene Zielsymptomatik am wenigsten geprüft. Langzeitprobleme mit Schlafstörungen oder Angstzuständen lassen sich besser mit psychologischen Behandlungsmaßnahmen angehen. Allerdings können Benzodiazepine manchmal in der hochakuten Behandlung von Angstzuständen indiziert sein (z. B. vor einer medizinischen Untersuchung, zur Überwindung der ersten Hürden im Rahmen einer Trennungsangstproblematik mit Somatisation, vorübergehend bei Depression/Zwang zur Überbrückung, bis die gleichzeitige Gabe eines SSRI wirksam wird, oder auch bei angstbesetzten Psychosen). Man sollte dabei immer im Blick haben, daß verhaltenstherapeutische Vorgehensweisen längerfristig eher angesagt sind (z. B. schrittweise Desensibilisierung eines Kindes vor einer befürchteten medizinischen Prozedur oder vor immer wiederkehrenden speziellen Situationen anderer Art).

Diät

Seit Jahrtausenden verschreiben Ärzte Diäten. Diese sind für gewisse körperliche Probleme auch besonders wichtig (z. B. Ekzeme, Migräne, Phenylketonurie). Dabei müssen bestimmte Lebensmittel oder Lebensmittelzusatzstoffe vermieden werden, weil sie ansonsten eine allergische Reaktion in Gang setzen oder weil sie andere Arten von Nebenwirkungen entwickeln. Als ein Beispiel für eine nicht-allergische Auswirkung sind Favabohnen zu nennen, die oxidierende Substanzen enthalten, die mit einem bestimmten angeborenen Enzymdefekt zusammenwirken und zu einer hämolytischen Krise bei Personen mit sogenanntem Favismus führen können. Wenn unklar ist, wie und warum ein besonderes Lebensmittelbestandteil zu unerwünschten Effekten führt, ist es besser, von einer *diätetischen Intoleranz* zu sprechen als von einer diätetischen Allergie.

So stellte sich auch die Frage, ob eine diätetische Intoleranz kinderpsychiatrische Probleme bewirken, anstoßen oder auch aufrechterhalten kann. Feingold meinte, daß Hyperaktivität und Lernprobleme eng mit Lebensmittelzusatzstoffen und natürlichen Salizylaten verbunden seien. Daher vermied die sogenannte Feingold-Diät solche Substanzen. Eine derartige Diät wurde weltweit angenommen und viele Kinder wurden damit behandelt, aber in kontrollierten Studien konnte sie ihren Ansprüchen nicht genügen. Dies gilt auch für die in Deutschland immer wieder propagierte „phosphatarme Diät". Dagegen gibt es bessere Belege für die Wirksamkeit einer anderen Art Diät, der sogenannten „wenig Lebensmittel" oder *oligoantigenen Diät*. Kinder werden anfangs einer sehr begrenzten Anzahl von Lebensmitteln ausgesetzt, die nicht nur Lebensmittelzusatzstoffe ausschließen, sondern auch viele natürliche Nahrungsmittel wie Milch und Weizenprodukte sowie die meisten Früchte. Wenn unter einer solchen Ernährung nach zwei oder drei Wochen keine Verhaltensverbesserung erzielt werden kann, wird die Diät wieder abgesetzt. Diese oligoantigene Diät hilft etwa 10% der Kinder mit einer Aufmerksamkeitsdefizit-/Hyperaktivitätsstörung.

Wenn unter der oligoantigenen Diät das Verhalten sich verbessert, so werden die vorher ausgeschlossenen Lebensmittel schrittweise (immer ein Lebensmittel pro Schritt) wieder eingeführt, um herauszufinden, welches für die Verschlechterung des Verhaltens verantwortlich gemacht werden kann. Manchmal ist es sogar möglich, doppelblind geprüfte Vorgangsweisen zu etablieren, um sich ganz sicher zu sein, daß es genau das vermutete Lebensmittel ist, was den Unterschied ausmacht. Die bisherigen kontrollierten Untersuchungen legen nahe, daß diese Vorgehensweise durchaus in der Lage ist, die Lebensmittel herauszufinden, die das kindliche Verhalten verschlechtern. Bisher kann kein spezielles Lebensmittel hauptverantwortlich gemacht werden, denn unterschiedliche Kinder sind unterschiedlich empfindlich gegenüber unterschiedlichen Lebensmitteln und viele Kinder sind gegenüber mehreren Lebensmitteln empfindlich. Sogenannte Additive (z.B. Farbstoffe, Geschmackstoffe) werden häufig für Verhaltensauffälligkeiten verantwortlich gemacht, aber gleichermaßen muß man auch Milchprodukte, Schokolade, Getreide, Orangen, Tomaten und Eier benennen. Es ist ungewöhnlich, daß ein Kind nur auf die Additive negativ reagiert. Die meisten Kinder, die empfindlich gegenüber Additiven sind, sind es ebenfalls gegenüber einem oder mehreren natürlichen Nahrungsmitteln. Spricht die Symptomatik eines Kindes im Rahmen der oligoantigenen Diät an, so bezieht sich dies meistens darauf, daß das Kind weniger irritierbar, weniger störend und auch weniger allgemein motorisch unruhig wird. Im Hinblick auf die Aufmerksamkeit ist der Effekt nicht so eindeutig. Ob der gleiche Ansatz auch den Kindern helfen könnte, die zwar auch irritierbar und oppositionell sind, aber nicht hyperaktiv, ist unklar.

Um mit dem Ansatz der oligoantigenen Diät auf die Länge erfolgreich zu sein, muß man sich sehr harter Alltagsarbeit stellen, und nicht alle Kinder und Eltern können oder wollen sich eine derartige Disziplin und Strapaze auferlegen. So brechen viele das Vorgehen nach und nach ab, denn eine derart spezielle Diät über Wochen und Monate zuzubereiten, ist eine größere Aufgabe als einige Eltern bewältigen können, zumal der Einkauf spezieller Nahrungsmittel sehr teuer sein kann. Es führt auch nicht weit, wenn Kinder immer wieder versuchen, der auferlegten Diät auszuweichen (z. B. Einkaufen verbotener Nahrungsmittel, Essen von Pausenbroten anderer Kinder). Ist es möglich, im Voraus zu entscheiden, welche Kinder auf eine Diät positiv ansprechen? Bisher gibt es weder Blutuntersuchungen, noch andere Möglichkeiten, eine entsprechende Voraussage im Einzelfall zu bewerkstelligen, von dubiosen Haaranalysen oder ähnlichem ganz zu schweigen. Am ehesten kann man sich noch auf folgendes einrichten. Wenn Eltern bei genauer Verhaltensbeobachtung den Einfluß der Nahrung sowie die Neigung ihrer Kinder, nach bestimmten Nahrungsmitteln zu greifen, festgestellt haben, und sich letzteres am ehesten mit Verschlechterung des Verhaltens verbinden läßt, so kann man elterliche Beobachtung und kindliches Verhalten zu einem ersten Ansatz einer Ausschlußdiät nutzen. Falls sich dann das kindliche Verhalten verbessert, kann man die ausgeschlossenen Nahrungsmittel wieder schrittweise einführen und somit das verantwortliche identifizieren, um es gänzlich wegzulassen. Inwieweit ein solches pragmatisches Vorgehen zum einen eher von der Familie angenommen wird und zum zweiten eher zum Ziel führt, ist noch nicht formal geprüft.

Andere körperliche Behandlungsmaßnahmen

- **Elektrokrampfbehandlung** (EKT) wurde bei Kindern und Jugendlichen bisher nur selten eingesetzt und ist auch nicht adäquat geprüft. Sie kann zur Diskussion gestellt werden, wenn die verfügbaren medikamentösen Behandlungsmaßnahmen eine schwere Depression oder Katatonie nicht bessern konnten.

- **Repetitive transkranielle Magnetstimulation (rTMS).** Diese neue und nebenwirkungsarme Methode könnte in der Behandlung schwerer jugendlicher Depression und Katatonien eher eine Zukunft haben. Es liegen bisher nur kontrollierte Studien bei Erwachsenen vor, die keine einheitliche Einschätzung zulassen.

Neurochirurgie. Stereotaktische Neurochirurgie ist derzeit bei psychiatrischen Erkrankungen im Kindes- und Jugendalter nicht indiziert. Man sollte aber bedenken, daß die erfolgreiche Epilepsiechirurgie bei Kindern und Jugendlichen nicht nur die Anfälle lindert, sondern ebenfalls die damit verbundenen Verhaltensprobleme bessert. Beispiel: Hemispherektomie bei einem hemiplegischen Kind kann die vorher nicht behandelbaren zerebralen Anfälle oft deutlich verbessern oder ganz zum Verschwinden bringen. Darüber hinaus können auch Hyperaktivität und Irritabilität verbessert werden. Es ist unklar, ob die Verbesserung des Verhaltens eine Folge der Anfallsreduzierung ist, mit dem dann möglichen Absetzen der Antikonvulsiva zusammen hängt oder durch die Entfernung dysfunktionalen Hirngewebes eine bessere Kompensationsleistung anderer Hirnbereiche ermöglicht wird.

Übersicht zum Thema

Taylor E (1994) Physical treatment. In: Rutter M, Taylor E, Hersov L (eds) Child and Adolescent Psychiatry: Modern Approaches, 3rd edn. Blackwell Science, Oxford, pp 880–899

Weitere Leseempfehlungen

Carter CM et al (1993) Effects of a few foods in diet in attention deficit disorder. Archives of Diseases in Childhood 69:564–568

Fegert JM, Häßler F, Rothärmel S (1999) Atypische Neuroleptika in der Jugendpsychiatrie. Schattauer, Stuttgart
(In diesem Band wird ein Bogen von den ethischen Grundlagen der Schutzbestimmungen und den nationalen und internationalen rechtlichen Regelungen über Ergebnisse wissenschaftlicher Studien und Anwendungsverfahren bis hin zu konkreten klinischen Fragen der Anwendung sowie Patienten- und Elternaufklärung gespannt.)

Moll GH, Rothenberger A (1998) Lithiumtherapie in der Kinder- und Jugendpsychiatrie. Nervenarzt 69:935–943

Nissen G, Fritze J, Trott G-E (1998) Psychopharmaka im Kindes- und Jugendalter. Fischer, Stuttgart

Schmidt MH, Blanz B (1996) Psychopharmakotherapie im Kindesalter. Enke, Stuttgart

Kapitel 33 Verhaltensorientierte Therapien

Verhaltenstherapeutische Methoden gründen auf der Vorstellung, daß alles Verhalten erlernt ist und daher auch wieder verlernt werden kann. Eine weniger extreme Form des Behaviorismus stellt allerdings fest, daß die Ausprägung des meisten Verhaltens von vorausgegangenen Ereignissen und darauf folgenden Antworten beeinflußt wird. Wenn man diese verändere, würde man auch die Häufigkeit der betrachteten Verhaltensweise verändern.

- **Klassisches Konditionieren** beinhaltet stimuluskontingente Effekte wie sie von Pawlow (man erinnere sich an sein Hundeexperiment) 1927 beschrieben wurden. Ein vorher neutraler Stimulus wird mit einem anderen assoziiert, der eine physiologische Antwort auslöst und nach und nach wird der neue Stimulus alleine (nun nennt man ihn *konditioniert*) zu der gleichen Antwort führen. Behandlungen, die sich auf dieses Modell beziehen, konditionieren neue physiologische Antworten (z. B. Zusammenhang zwischen Entspannung und einem Stimulus). Beispiele, die man gut mit Kindern und Jugendlichen durchführen kann beinhalten systematische Desensibilisierung für Traumata und Phobien.

- **Operantes Konditionieren** beinhaltet antwortkontingente Effekte, wie sie von Skinner 1938 beschrieben wurden. Die Antworten auf Stimuli oder in der Tat auf Verhalten jeglicher Art werden häufiger oder stärker, wenn sie zu Belohnungskonsequenzen führen (*positive Verstärkung*) oder wenn sie es erlauben, sich unangenehmen Konsequenzen zu entziehen (*negative Verstärkung*). Das Verhalten wird weniger häufig, wenn vorher als Belohnung aufgefaßte Konsequenzen wegfallen (*Löschung*) oder wenn sie zu unangenehmen Konsequenzen führen (*Bestrafung*). Behandlungsmaßnahmen, die sich auf ein solches Modell beziehen, verändern die Kontingenzen, die einem Verhalten folgen konsistent und in eine bestimmte Richtung. Dies kann dazu führen, daß erwünschtes Verhalten durch Verstärker zunimmt (z. B. eine Karte der lachenden Gesichter für saubere Unterwäsche ohne Einkoten), oder es kann unerwünschtes Verhalten durch Bestrafung bzw. Wiedergutmachung reduzieren (z. B. man muß den Flur selber aufwischen, wenn man das Essen auf den Boden geworfen hat). Aus diesem Ansatz läßt sich ableiten, daß unerwünschte Symptome oder Verhaltensweisen nicht unbeabsichtigt verstärkt werden (z. B. Sicherstellen, daß ein Kind nicht für seine psychogenen Bauchschmerzen belohnt wird, indem man ihm erlaubt, von der Schule fernzubleiben, um zu Hause am Rockzipfel der Mutter zu hängen).

Soziale Lerntheorie. Sie wurde von Bandura um 1960 entwickelt und führte zu einer generellen Erweiterung der lernpsychologischen Modelle. Damit wurde das Primat menschlicher Beziehungen als wesentlicher Einflußfaktor des Lernens anerkannt. Bei Kindern und Jugendlichen bestätigte Patterson die zentrale Rolle elterlicher Zuwendung und Aufmerksamkeit als belohnender Verstärker. Er konnte zeigen, daß in Familien mit gering ausgeprägter positiver Interaktion die Kinder sich eher antisozial verhielten, um Aufmerksamkeit zu erhaschen, selbst wenn diese in einer eher negativen Art und Weise gegeben wurde. Behandlungsmaßnahmen, die sich auf dieses Modell beziehen, streben danach, die aufmerksame Zuwendung von Eltern gegenüber ihren Kindern dann einzusetzen, wenn die Kinder erwünschtes Verhalten zeigen (z. B. warmherzig mit einem Kind sprechen, das ruhig spielt) und die Zuwendung dem Kind dann entziehen, wenn es unerwünschtes Verhalten zeigt (z. B. indem man sich wegdreht und nicht mehr mit einem Kind spricht, das trotzig schreit). Dieser Ansatz hat sich als besonders vorteilhaft in der Form des Elterntrainings herausgestellt, wobei das störende Sozialverhalten erfolgreich reduziert werden kann, falls konsistentes Handeln erfolgt.

Verhaltenstherapeutische Methoden in der Praxis

Abklärung

Man sollte sich davor hüten, bestimmten kindlichen oder jugendlichen Verhaltensweisen sofort eine Bedeutung zuzuschreiben. Vielmehr ist eine sorgfältige *funktionelle Verhaltensanalyse* angebracht. Die sogenannte ABC-Analyse wird in Box 33.1 charakterisiert. A steht für „Antecedents" (d. h. Vorerfahrungen), B für „Behavior itself" (d. h. beobachtbares und beschreibbares Verhalten) und C für „Consequences" (d. h. Konsequenzen/ Folgen der Verhaltensweisen). *Beispiele für A:* Bevor ein Wutausbruch eines vierjährigen Kindes erfolgt, hat die Mutter nörgelnd ans Zubettgehen gemahnt oder ein Geschwister hat Spielzeuge weggenommen. Vor der Panikattacke eines 15jährigen Mädchens ging es nach draußen auf einen fast leeren Sportplatz oder in eine überfüllte Kaufhalle. Vor den psychogenen Bauchschmerzen eines 10 Jahre alten Jungen gab es eine Rangelei zwischen den Eltern oder die Hausaufgabensituation gelang nicht. Manchmal reicht es aus, alleine die Vorläufer des unerwünschten Verhaltens zu ändern, um die Verhaltensschwierigkeiten zu bessern (Stimuluskontrolle).

Methoden, um zu diesen Informationen zu kommen, beinhalten: detaillierte Verhaltensbeschreibungen durch Eltern, Protokolle, graphische Übersichten, Tagebücher, Hausbesuche, Schulbeobachtungen, private Videos und so weiter.

Box 33.1 Eine ABC-Analyse

A (vorauslaufende Ereignisse/Situationen)	Erfahrungen für das Kind vor dem Verhalten Anwesende Personen Örtlichkeiten Tageszeit Situationen.
B (Berichtetes/beobachtetes Verhalten)	Genaue Beschreibung dessen, was aktuell passierte Zeitpunkt des Beginns Häufigkeit Schweregrad Dauer der Episoden.
C (Konsequenzen/Folgen)	Veränderungen im Hinblick auf Anforderungen und Ewartungen an das Kind durch andere Veränderungen in Zuwendungsverhalten und sozialer Konstellation Erreichen der vom Kind unmittelbar angestrebten Ziele und Wünsche Auswirkung auf Geschwister und Eltern.

So konzentrieren sich die Verhaltensanalysen auf das Hier und Jetzt, auf das, was aktuell passiert. Die *Bedeutungszuschreibung* der Eltern im Hinblick auf das kindliche Verhalten („Er wird noch ein Krimineller wie sein Onkel") und die genauen Erklärungsversuche dafür („Es liegt an der Knauserigkeit, Herr Doktor") sollen natürlich ebenfalls aufgenommen werden, müssen aber bei einem strikten verhaltensorientierten Ansatz erstmal bei Seite bleiben.

Zieldefinition mit Eltern und Patient

- Man soll die *Zielverhaltensweisen so genau wie möglich spezifizieren.* Viele Eltern finden das sehr schwer und äußern lediglich diffuse Klagen (z.B. „Er gehorcht einfach nicht", „Er ist halt traurig", „Er hat zwei Gesichter"). Die Arbeit mit den Eltern kann ihnen aber helfen, das genauer herauszufinden, worüber sie sich Sorgen machen. Wenn dies einmal klar vor ihren Augen steht, sind sie auf dem Weg der Problemlösung schon den ersten Schritt gegangen.
- Die *Auswirkungen* des Verhaltens auf den Lebensalltag von Eltern, Geschwistern und Kind müssen erfaßt und dabei die folgenden Bereiche bedacht werden:
  - emotional/persönlich
  - sozial

- Entwicklung
- Lernen/Kompetenz
- Selbstvertrauen.

Wenn man diese Liste durchgeht, so hilft es oft den Eltern, die gesamte Auswirkung aus der Sicht des Kindes festzustellen und nicht nur ihre eigene Betroffenheit zu sehen. Beispiel: Sie sind in erster Linie deswegen vom Einkoten des Kindes so betroffen, weil sie sich von dem Geruch und den Unbequemlichkeiten beim Säubern des Kindes so belästigt fühlen. Wenn man die Auswirkungen genauer beleuchtet, wird den Eltern bald klar, daß hier auch gestörte Freundschaften und emotionales Ungleichgewicht mitbedacht werden müssen. So kann man mitunter die negative Sichtweise („Ich weiß gar nicht, was man Positives zu ihm sagen kann") etwas ablegen und sich in Sympathie und Motivation für das anstehende Behandlungsprogramm einsetzen. Eltern wird dann auch der langzeitige Nachteil der gegenwärtigen Situation deutlich, und sie verengen ihr Gesichtsfeld nicht auf die augenblicklichen Unannehmlichkeiten. Sie können so den Sinn einer therapeutischen Unterstützung eher begreifen.

- Man sollte, wann immer möglich, mit dem erwünschten Ziel der Eltern übereinstimmen und dabei auf klaren, *verhaltensorientierten Begriffen und Beschreibungen* bestehen. Damit sollte jede generalisierende Betrachtungsweise („Er sollte einfach lieb und nett zu mir sein") bearbeitet und umgeformt werden, damit eine verhaltensspezifische Zielvorstellung formuliert werden kann („Er soll lernen, sich anzuziehen, nachdem er morgens einmal darauf hingewiesen wurde, ohne daß er noch einmal nach mir schreit" oder „Er soll abends um 20.30 Uhr ins Bett gehen"). Falls ein Kind häufige Wutausbrüche zeigt, die mehr als fünf Minuten dauern und Treten, Werfen sowie Umsichschlagen beinhalten, könnte ein angemessenes Ziel darin bestehen, solche Attacken auf einmal pro Woche zu begrenzen. Ein gänzliches Verschwinden ist unrealistisch und auch noch nicht zwingend erforderlich.
- Man sollte das *erwünschte Verhalten in positiven Worten formulieren.* Das wird den Eltern nicht so ohne weiteres möglich sein, gerade wenn sie dazu neigen, das negative Verhalten zu unterbinden (z.B. kämpfen, rennen, schreien, einnässen usw.). Das erwünschte Verhalten könnte in jedem Fall folgendermaßen aussehen: Spiele nett mit deinem Bruder, gehe ruhig durch die Wohnung, spreche angemessen leise und benutze die Toilette, wie es sich gehört. Die Hauptarbeit verhaltenstherapeutischen Vorgehens besteht nicht darin, das unerwünschte Verhalten ganz und gar zu eliminieren (ein Kind, das dauernd im Kopf haben muß, daß es dies oder jenes nicht tun darf, hat keine Hilfe, um seine Richtung zu finden, insbesondere dann, wenn es den Eindruck hat, daß Gehorsam in Starrheit enden würde). Vielmehr soll Verhaltenstherapie dazu dienen, erwünschtes Verhalten am richtigen Ort zu entwickeln, so daß unerwünschtes Verhalten nach und nach verschwindet, weil es keinen Raum

mehr hat. Wenn einmal das erwünschte Verhalten klar formuliert werden konnte, ist es möglich, einen Interventionsplan zu entwickeln. Dieser muß dann in klarer und kindgemäßer Weise erarbeitet werden und dem Kind verständlich machen, was von den Erwachsenen gewünscht wird und wie dies in seine Sicht und Lebensweise eingebracht und praktisch umgesetzt werden kann mit den entsprechenden Belohnungen für erwünschtes Verhalten.

- Man muß folgendes Eltern und Kindern *gut erklären:*
  - Warum verhält sich das Kind so? Die Erklärung über angelernte Gewohnheiten und ungünstige Umstände, die diese aufrechterhalten ist eher annehmbar. Von Charaktermerkmalen oder inneren Konflikten zu sprechen, erschwert den Zugang und geht oft an den Tatsachen vorbei.
  - Man sollte Mut machen und Hoffnung dafür wecken, daß eine Möglichkeit zur Veränderung gegeben ist. Gleichzeitig muß klar gestellt werden, daß dies auch Veränderungsbereitschaft bei den entsprechenden Personen erfordert.

Techniken

Um erwünschtes Verhalten zu fördern:

- *Positive Verstärkung*: Belohnung erwünschten Verhaltens (Diskussion zu Belohnungen siehe unten).
- *Negative Verstärkung*: Wegfall des aversiven Stimulus, nach dem erwünschtes Verhalten auftritt (z.B. Aufhören zu nörgeln, wenn das Kind zu Bett gegangen ist).
- Stelle ein *Modell* zur Verfügung, mit dem das Kind sich identifizieren kann.
- *Fähigkeiten einüben* mit verbaler Wiederholung und Rollenspiel.
- *Beseitigung interferierender Bedingungen.*

Um unerwünschtes Verhalten zu reduzieren:

- *Veränderung des Stimulus.* Beseitige oder verändere die kontrollierenden vorausgehenden Stimuli.
- *Löschung.* Dies bedeutet Beseitigung von vorhergehenden Belohnungen, die als Verstärker für das Verhalten gewirkt haben (z.B. einem Kind, das nörgelig ist und trotzig nicht länger in solchen Situationen Aufmerksamkeit zukommen lassen). Die Eltern müssen darauf vorbereitet sein, daß das Kind anfangs mit besonderem Einsatz versuchen wird, auf seinem vorhergehenden Status zu bestehen. Dadurch kann sich das unerwünschte Verhalten vorübergehend noch etwas verstärken. Wenn unerwünschtes Verhalten ignoriert werden soll, so darf sich das nicht nur auf die Eltern beziehen (z.B. bei einem Jugendlichen, der wegen seiner Aggressivität noch Bewunderung durch Gleichaltrige erhält).
- *Differenzierte Verstärkung* von gegenseitig nicht verträglichem Verhalten. Wie oben erwähnt, ist dieses Prinzip für viele verhaltensorientierte Ar-

beit ein zentraler Punkt. Das erwünschte oder prosoziale Verhalten, das gehäuft auftreten soll, wird identifiziert und belohnt (z.B. während der Mahlzeiten ruhig und anständig bei Tisch sitzen, anstatt herumzurennen und mit dem Essen zu spielen. Oder kooperatives Spielen anstelle von Streiten. Die Nacht im eigenen Zimmer zu schlafen, anstatt immer wieder in das Elternzimmer kommen zu wollen usw.).

- *Bestrafung.* Dies kann bedeuten, daß man leicht „schmerzhafte" Stimuli anwendet, wenn unangemessenes Verhalten auftritt. Im alltäglichen Erziehungsverhalten von Familien betrifft dies häufig „Hör auf" oder verbale Kritik. Gelegentliche leichte körperliche Bestrafung (z.B. ein leichter Klaps auf den Po einmal pro Woche) hat sich nicht als nachteilig für die Kinder herausgestellt, wohingegen lang andauernde, kraftvolle und schmerzhaften Bestrafungen in einer unterkühlten Atmosphäre und bei ärgerlich ablehnender Haltung der Eltern sicherlich für die psychosoziale Entwicklung und vielleicht auch für die körperliche Entwicklung (psychosozialer Minderwuchs) schädlich ist. Körperliche Bestrafung ist bei Eltern oft deshalb beliebt, weil sie unmittelbar und vorübergehend das unerwünschte Verhalten stoppt und so für die Eltern selbst als „Belohnung" ihres Vorgehens wirkt. Sie erkennen oft zu spät, daß das unerwünschte Verhalten des Kindes bald wiederkehrt und in Wirklichkeit nicht herunterreguliert worden ist. *Körperliches Eingreifen* in kindliches Verhalten ist in manchen Situationen sofort und zwingend erforderlich, um größeren Schaden vom Kind abzuwenden (z.B. wenn es seine Finger in eine Steckdose stecken will, unkontrolliert über die Straße rennen möchte oder andere gefährliche Aktionen absehbar sind). Nach solchen Situationen ist eine sachliche Erklärung erforderlich und man sollte eine Reihe von Aktionen verstärken, die mit den zu bestrafenden unverträglich sind. Eine solche Vorgehensweise unterscheidet sich deutlich vom destruktiven Zyklus, der auftreten kann, wenn verzweifelte Eltern harsche *körperliche Bestrafungen* in extremer, inkonsistenter, vergeltungssüchtiger Weise durchführen, ohne gleichzeitig Handlungsalternativen anzubieten oder Ermutigung für andere und eher akzeptable alternative Verhaltensweisen durchführen. Aus all diesen Gründen und wegen der Gefahr des Mißbrauches, sollte die Anwendung aversiver Stimuli nur in ausgewählten und gut bedachten Fällen Teil eines therapeutischen Programmes sein. Dann müssen andere Methoden angewendet werden, mit dem Ziel, die von Eltern eingesetzten körperlichen Bestrafungen zu reduzieren, damit sie nach und nach durch angemessenere Methoden ersetzt werden können.
- *Auszeit.* Dies bedeutet, daß Kindern für eine kurze Zeit die Möglichkeit verwehrt wird, positive Verstärkung zu erhalten. Üblicherweise sieht das bei einem Kind im Alter von drei bis acht Jahren so aus, daß es wegen seines unerwünschten Verhaltens aus dem Zusammenhang entfernt wird, in dem das Verhalten aufgetreten ist. Es muß sich dann an einem unliebsamen Ort (der durchaus im gleichen Zimmer sein kann) für wenige Minuten aufhalten. Dies unterscheidet sich von der „Löschung", da das

Kind von allen üblichen generellen sozialen Stimuli und Verstärkungen ferngehalten wird und nicht nur von einem spezifischen identifizierten Verstärker. Der Vorteil liegt darin, daß es ein Vorgehen mit großer Wirkung darstellt, die aber nicht schädlich ist (obwohl das Ganze vom Kind als Bestrafung aufgefaßt werden kann). Es gibt eine Reihe von praktischen Empfehlungen, wie man ein „Auszeit-Programm" aufbaut. Dies beinhaltet folgendes: Die Regeln müssen klar sein und Auszeit sollte nur bei recht klaren Verhaltensverstößen erfolgen. Vorher sollte ein klares Warnzeichen erfolgen und der Hinweis auf eine alternative angemessene Verhaltensweise gegeben werden („Bitte hör jetzt mit dem Schlagen auf und setz dich hin, ansonsten mußt du in die Auszeit gehen"). Das Kind sollte sehr sanft und ruhig in die Auszeit gebracht werden, manchmal ist eine gewisse körperliche „Schubkraft" nötig. Auf keinen Fall sollte das Kind geschlagen oder gezerrt werden. Findet die Auszeit in einem separaten Raum statt, so sollte dieser von allen (eventuell für das Kind angenehmen) Unterhaltungsmöglichkeiten frei sein. Eltern oder Kinder sollten das Kind im Auge behalten, aber keine Unterhaltung beginnen oder Klagen/Beschuldigungen vorbringen. Letzteres würde eine nicht beabsichtigte Aufmerksamkeitszuwendung bedeuten. Das Kind muß für eine gewisse Zeit (eine bis wenige Minuten) sich ruhig verhalten, bevor es wieder in die allgemeine Runde der anderen Kinder zurückkehren kann.

- *Response cost.* Dabei werden eine bestimmte Anzahl von genau benannten Verstärkern dem Kind entzogen, wenn es das unerwünschte Verhalten zeigt. Dies erfordert, daß vorher mit dem Kind ein Belohnungssystem ausgearbeitet wurde, z.B. Punkte, Privilegien, soziale Verstärker, Geld usw.. Es muß auf jeden Fall etwas für das Kind Attraktives sein, was ihm bei Auftreten des unerwünschten Verhaltens genommen wird.
- *Überkorrektur.* Das Kind muß nicht nur alles wieder in Ordnung bringen, was es falsch gemacht hatte. Darüber hinaus muß es eine Art Wiedergutmachung leisten. Eine Variante führt das Kind dazu, eine erwünschte Antwort zu überlernen, die körperlich sich nicht mit dem ursprünglichen Fehlverhalten verträgt (z.B. immer wieder die Schuhe ausziehen, wenn es das Haus betritt, weil es vorher zuviel Dreck mit den Schuhen hereingebracht hatte).
- *Desensibilisierung.* Das Kind wird in einer entspannten und sicheren Situation immer wieder einem aversiven Stimulus ausgesetzt. Beispiel: Eine vorher erarbeitete Hierarchie phobischer Stimuli wird nach und nach angegangen, während das Kind mit seiner anwesenden Mutter Entspannungstechniken erlernt.

Anmerkung zu Belohnungen

- Alle Kinder sind verschieden. Die Eltern müssen darin unterstützt werden herauszufinden, was für ihr Kind motivierend ist. Rückkopplungen mit Vorschlägen von Eltern und Kind müssen im Verlauf immer wieder erfolgen.
- Belohnungen müssen nicht immer materiell und greifbar sein oder Geld kosten (z.B. besondere Zeit mit den Eltern, beim Abendessen neben dem Vater sitzen, besondere Kleider tragen dürfen, extra Fernsehzeit usw.). Es gibt viele andere Alternativen, die Geld und Geschenke ersetzen können.
- Belohnungen müssen sobald wie möglich nach dem Auftreten des erwünschten Verhaltens gegeben werden (nicht erst das Fahrrad an Weihnachten).
- Es ist genau zu prüfen, welche unbeabsichtigten Belohnungen ein Kind für das unerwünschte Verhalten erhält (z.B. Anerkennung durch Altersgenossen). Man muß sehr genau darauf achten, wann das gewünschte Verhalten auftritt und kontrollieren, ob es auch belohnt wurde (wurde z.B. das Kind ignoriert, als es das erwünschte ruhige Spielverhalten zeigte?).
- Es ist immer wieder zu überprüfen, ob die Belohnungen auch stetig, zeitgerecht und angemessen gegeben werden.
- Mitunter ist es ratsam, Belohnungen in Abständen von wenigen Tagen zu verändern. Viele Eltern sagen „Ich versuchte das, es klappte auch für wenige Tage, dann klappte es nicht mehr". Man braucht sich nur zu fragen, wieviele Erwachsene die gleiche Schokolade oder den gleichen Bonbon als Belohnung noch nach zehn Tagen genauso aufregend finden würden, wie am ersten Tag.
- Wenn es nicht so einfach ist, Belohnungen zu finden, so sollte man das sogenannte Premack-Prinzip beachten, das heißt, man sollte das als Belohnung in Betracht ziehen, womit eine Person den größten Teil ihrer Freizeit verbringt. Dies könnte Computerspielen sein oder alles, was akzeptabel erscheint.
- Bei älteren Kindern und Jugendlichen sollte man die Selbstbelohnung fördern. Ebenso wie bei Belohnungen, die von anderen kommen, können dies auch nicht materielle Aspekte sein (z.B. sich selbst für das gute Verhalten loben oder man gönnt sich ein Eis o.ä.).

Implementierung

Um neues Verhalten zu erlernen, muß das Kind wissen, *was* es tun soll, *wie* es handeln soll und *wann* es handeln soll. Gleichermaßen müssen Eltern und/oder Therapeut, die das Verhalten des Kindes verändern wollen, in ihrem eigenen Verhalten sehr klar sein. Damit Verhaltensveränderungen auftreten können wird entsprechende *Kompetenz* oder die Fähigkeit, es zu tun oder wiederholte *Durchführung* notwendig sein; dies erfordert den Willen, es auch zu tun.

Die ausgearbeitete Intervention wird nur selten darin bestehen, daß eine mechanistische Implementation standardisierter Techniken eingesetzt wird, die als vorteilhaft für die Beeinflussung des entsprechenden Verhaltens gilt. Vielmehr bezieht sich die gegenwärtige Art der Verhaltenstherapie zwar auf diese Grundprinzipien, aber adaptiert sie in einem größeren Zusammenhang auf die individuellen Bedürfnisse von Kind und Familie. *Generell* ist folgendes zu beachten:

- *Vorausplanung* (z.B. den schulischen Druck auf ein phobisches Mädchen reduzieren, es vermeiden, einen hyperaktiven Jungen zu einem Supermarkt mitzunehmen, zum Streit neigende Geschwister in einen Park führen anstatt sie im häuslichen Rahmen zu behalten).
- *Verhandeln* mit Kind oder Jugendlichem. Viele Eltern stellen Anforderungen, die aus ihrer Sicht angemessen und sinnvoll sind. Sie sind dann überrascht, daß diesen nicht gefolgt wird und daraus ausgeprägte Konfrontationen zwischen Eltern und Kind erwachsen. Wenn man die Eltern davon überzeugen kann, daß sie über grundlegende Situationen mit ihren Kindern Absprachen treffen (z.B. abendliche Routineabläufe, Wochenendprogramme), so wird das langfristig zum Vorteil aller sein. Dazu ist es erforderlich, daß die Eltern bereit sind, nicht nur ihre Anforderungen zu definieren, sondern auch den Kindern zuhören und eine gemeinsame Lösung erarbeiten, damit das angestrebte Ziel erreicht werden kann. Den jungen Menschen wird dann klar, daß ihre Sichtweisen und Vorschläge auch in Betracht gezogen werden, die Lenkungsfunktion der Eltern aber dadurch nicht in Frage gestellt werden darf.
- *Ansprechen* von Meinungen und Stimmungszuständen von Eltern und Kindern. Frühere Verhaltensprogramme waren durchaus erfolgreich, aber nur bei den Fällen, in denen die Eltern die Instruktionen auch sachgerecht umsetzten. Diese betraf oft weniger als die Hälfte derjenigen, die ein Verhaltensprogramm begannen. Die meisten Praktiker werden mittlerweile reichlich Zeit damit verbringen, die Befürchtungen und Sorgen der Eltern zu beachten und zu besprechen, um so eine höhere Beteiligungsrate und Umsetzungsrate zu erzielen („Wenn ich das Kind so schreien lasse, dann fühle ich mich als schlechte Mutter“, „Wenn ich mein Kind nachts so schreiend ignoriere, so erinnert mich das daran, daß ich als Kind oft alleine gelassen wurde“).
- *Anpassung* des Programmes entsprechend den erzielten Fortschritten. Dies ist ein zentraler Punkt bei verhaltensbezogenen Therapieansätzen, bei denen der Erfolg sorgfältig gemessen wird. Falls sich die Dinge nicht so entwickeln, wie man sich das vorstellt, so ist eine ausführliche Überprüfung der Zusammenhänge erforderlich, und der Behandlungsplan muß neu angepaßt werden (z.B. neue Strategie, Handlungsmaßnahmen werden besser an elterliche Möglichkeiten herangeführt). Wie bei einem Schachspiel werden bestimmte Spielzüge nicht alleine oder sofort zum Sieg führen; vielmehr müssen sie wiederholt angepaßt werden, damit die Gesamtstrategie zum Erfolg führt.

Evaluation verhaltensbezogener Therapien

Kritiken

Manchmal wird Verhaltenstherapie als seelenlos hingestellt, weil sie das Denken und Fühlen ignoriere; man behandle Menschen wie Hunde oder Schweine. Darüber hinaus würde man Motivation, Träume, Befürchtungen, Meinungen, innere Einstellungen einfach ignorieren.

Wenn sich ein Verhaltenstherapeut alleine auf die präsentierte Symptomatik konzentriert, kann es sein, daß er die erweiterte Bedeutung und die Schwierigkeiten für das Individuum verpaßt, und die Sorgen und Nöte nicht erkennt, die in erster Linie zu den Schwierigkeiten geführt haben.

Wenn ein Verhaltenstherapeut lediglich in einer „wissenschaftlich logischen linearen" Art und Weise denkt, so kann er das soziale Netzwerk mit all seinen Beziehungen und Systemen, die im Hintergrund mitspielen und eventuell die Symptomatik aufrecht erhalten übersehen. So können die Wutausbrüche eines Kindes gespeist sein durch die gestörte Bindung mit der Mutter und deshalb mehr erfordern als lediglich ein paar „Sternenkarten", um zum gewünschten Verhalten zu gelangen.

In der Verhaltenstherapie gibt es keinen Platz für die wenig faßbaren, aber essentiellen Teile einer therapeutischen Beziehung. Einige Probleme wie eine Körperbehinderung oder ein schmerzhafter Verlust einer Person können nicht einfach weggefegt werden. Daher können Familien und Kinder viel davon profitieren, wenn ihnen in dieser Hinsicht Unterstützung gegeben wird, dazu reicht vielfach einfühlsame Beratung.

Strikte Verhaltenstherapie ist zwar effektiv und zwar für umschriebene Beschwerden, kann aber nicht die Gesamtheit der Beziehungsschwierigkeiten regeln (z.B. im Rahmen von sexuellem Mißbrauch oder Kindesvernachlässigung).

Erwiderungen

Auch wenn der frühe Behaviorismus um 1950 und 1960 manchmal etwas mechanistisch gewesen ist, so ist der heutige verhaltenstherapeutische Ansatz deutlich flexibler und die Praktiker achten sehr bei ihrer therapeutischen Arbeit auf die Meinungen und Vorstellungen sowie die psychosozialen Beziehungen ihrer Klienten. Eltern und Kinder schätzen es sehr, daß sie gezielt ermuntert werden und selbst die Gelegenheit ergreifen können, *eigenständig etwas Praktisches zu tun*, um mit ihren Problemen besser zurecht zu kommen – und nicht nur herumzusitzen und über irgendwelche Gefühlsregungen zu sprechen. In dem Maße, wie Probleme reduziert werden und Kind und Eltern gute Zeiten miteinander erleben, verändern sich auch die Beziehungen zum Vorteil aller. Das ist besonders bedeutend. Der Verhaltenstherapeut spielt mit offenen Karten, bezieht Kind und Familie in *partnerschaftlicher Art und Weise* in das Gesamtprogramm ein und versucht nicht, sich und seine Möglichkeiten hinter cleveren Formulierungen zu verbergen.

Verlaufsuntersuchungen

Es gab eine große Zahl (in die Tausende) von gut durchgeführten Einzelfallstudien und hunderte randomisierter und kontrollierter Untersuchungen im Hinblick auf verhaltensbezogene Behandlungsmaßnahmen für Kinder und Jugendliche. Körperfunktionen wie Essen, Schlafen, Einnässen und Einkoten wurden erfolgreich angegangen. Dabei lagen die Effektgrößen bei 0,7 bis 1,5 Standardabweichungen. Antisoziales Verhalten bei präpubertären Kindern wurde wiederholtermaßen durch Verhaltenstherapie verbessert. Die typischen Effektgrößen lagen bei 0,4 bis 0,8 Standardabweichungen. Überaktivität wird im Rahmen kurzzeitiger Behandlungen (Anwendung von Kontingenzmanagement) gebessert. Allerdings sind die Veränderungen langfristig nicht stabil und die Effektgröße liegt lediglich bei 0,2 bis 0,4 Standardabweichungen. Der geringe Einfluß verhaltenstherapeutischer Vorgehensweisen wurde auch in der jüngsten multizentrischen amerikanischen Studie sichtbar, bei der die Gabe von Stimulanzien in Kombination mit angemessener Beratung die besseren Effekte erzielte. Emotionale Störungen wie Schulverweigerung und psychogene Schmerzen reagierten auch positiv auf Verhaltenstherapie, aber nur in geringem Maße

Übersichten zum Thema

Herbert M (1994) Behavioural methods. In: Rutter M, Taylor E, Hersov L (eds) Child and Adolescent Psychiatry: Modern Approaches, 3rd edn. Blackwell Science, Oxford, pp 858–879

Weitere Leseempfehlungen

Petermann F (Hrsg) (1997) Kinderverhaltenstherapie. Schneider, Hohengehren

Steinhausen H-C, Aster M von (Hrsg) (1999) Handbuch Verhaltenstherapie und Verhaltensmedizin bei Kindern und Jugendlichen, 2. Aufl. Beltz, Weinheim

Kapitel 34 Kognitive und interpersonale Therapien

Kognitive Ansätze

Diese gehen über äußerlich beobachtbares Verhalten hinaus und erkennen die Bedeutung der *Innenwelt* von Gedanken und mentalen Schemata, wenn nicht sogar der Gefühle an. Kognitionen besitzen einen unabhängigen Effekt auf das Verhalten und sind nicht nur ein sekundäres Epiphänomen auf äußere Ereignisse und die innere Physiologie. Es ist anerkannt, daß der Verstand in der Lage ist, sowohl Verhalten zu steuern als auch sich dessen bewußt zu sein.

Verhaltensorientierte Methoden sind besonders in Situationen hilfreich, wo:

- Externe Kontingenzen kontrolliert werden können (z. B. in einer Familie mit Eltern, die für mehrere Stunden am Tag verfügbar sind oder in einer Schulkasse).
- Individuen kognitive Fähigkeiten besitzen, die weniger gut entwickelt sind (z. B. kleine Kinder oder solche mit niedriger geistiger Leistungsfähigkeit).
- Probleme durch beobachtbares Verhalten leicht identifiziert werden können.

Kognitive Methoden können insbesondere in Situationen hilfreich sein, wo:

- Das Individuum weniger durch externale Kontingenzen gebunden ist und mehr auf seine Eigensteuerung angewiesen ist sowie selbst seine unmittelbare Umgebung aussuchen muß (z. B. auf der Straße, im Pausenhof oder alleine weit weg von zu Hause).
- Individuen die Fähigkeit zum unabhängigen Denken haben, das in entsprechendes Handeln umgesetzt werden kann.
- Probleme sich primär in den verstandesmäßig geleiteten Gedanken finden und für einen Außenstehenden nicht beobachtbar sind, da sie sich nicht verhaltenswirksam niedergeschlagen haben.

Kognitive Ansätze beziehen sich auf die behavioristische Tradition einer genauen Messung und objektiv empirischen Validierung. Sie werden oft mit verhaltensbezogenen Interventionen *kombiniert. Kognitive Vorgehens-*

weisen werden durch eine Vielzahl von Belegen gestützt, die bei einer Reihe von kinderpsychiatrischen Störungen auf wesentliche kognitive Auffälligkeiten hinweisen (z. B. Aggressivität, ADHD, Angststörung, Posttraumatische Belastungsstörung und Depression). Kognitive Ansätze, die sich auf spezifische kinderpsychiatrische Störungen beziehen, fokussieren auf Inhalt und Struktur der Kognitionen, die unmittelbar mit der in Frage kommenden Störung zu tun haben. *Interpersonale Therapien* stellen eher Problemlösungsversuche dar, die darauf abzielen, die generellen Prozesse zu verbessern, die in alltäglichen sozialen Problemlagen zum Erreichen adäquater Lösungen erforderlich sind. Dabei geht es nicht in erster Linie darum, den „richtigen" Weg des Denkens über ein Problem und den „richtigen" kognitiven Ausweg fachlich vorzugeben. Vielmehr ist der interpersonale Ansatz dazu gedacht, Kind und Jugendlichen und Familien dabei zu helfen, aus sich selbst und für sich selbst bessere und nützlichere Lösungen als bisher zu finden.

Kognitive Ansätze bei spezifischen Störungen

Depression

Ähnlich wie bei Erwachsenen wurden auch bei Kindern und Jugendlichen mit Depression negativ getönte „verquere Denkmuster" gefunden. Behandlungsprogramme beinhalten:

- *Selbstkontrollfähigkeiten*, die Handlungskonsequenzen fördern (sich selbst mehr loben als zu bestrafen), Selbstmonitoring (mehr auf die positiven Dinge achten, die man tut), Selbstüberprüfung (weniger perfektionistische Standards für sich selber setzen) und Selbstsicherheitstraining.
- *Soziale Fähigkeiten* ausbauen (z. B.: Wie initiiere ich Interaktionen? Wie kann ich Interaktionen aufrecht erhalten? Wie kann ich Konflikte leichter handhaben? Wie kann ich Entspannungsverfahren und Imaginationsverfahren für mich nutzen?)
- *Kognitive Umstrukturierung*. Hier muß man unter anderem den Kindern klar machen, daß sie ihre „verqueren-negativen Perzeptionen" selbst noch nicht richtig erfaßt haben und umarbeiten sollten.

Einige randomisierte kontrollierte Untersuchungen konnten zeigen, daß bei depressiven Kindern, die eine kognitive Therapie durchliefen, deutliche Besserungen erreicht wurden, und zwar im Vergleich zu einer Wartekontrollgruppe sowie auch gegenüber denjenigen, die eine traditionelle Beratung erhielten. Allerdings sprach nur die Hälfte der Kinder auf die Behandlung an und darüber hinaus war die Rückfallquote sehr hoch, wobei 50% dieser Kinder erneut depressiv wurden. Dennoch erscheint kognitive Therapie bei Kindern mit Depressionen wichtig, da die medikamentöse Unterstützung durch trizyklische Antidepressiva gering ist und bei Serotonin-

Wiederaufnahmehemmern auch nicht in jedem Fall eine Besserung erwartet werden darf. Verbesserungen und Verfeinerungen sowie unterstützende Behandlungsmaßnahmen in Ergänzung zu einem basalen kognitiven therapeutischen Programm werden derzeit entwickelt.

Angst

Auch hier bezieht sich die bei Kindern angewandte Praxis auf die Erfahrungen im Erwachsenenalter. Es werden ähnliche Techniken eingesetzt (z. B. kognitive Umstrukturierung, Entwicklung positiv ausgerichteter Selbstgespräche, geleitete bildliche Vorstellungen, um über angstauslösende Situationen Herr zu werden, Entspannungstraining während der Exposition gegenüber Angstreizen). Randomisierte Untersuchungen berichten über günstige Ergebnisse, wobei mehr als die Hälfte der Fälle mit ihrer Angst in den normalen Schwankungsbereich zurückkehrte.

Aggression

Aggressive Kinder zeigten folgendes:
- Sie nehmen in sozialen Situationen häufiger scheinbare feindselige Merkmale wahr.
- Wenn sie die Bedeutung des Verhaltens anderer Menschen interpretieren, so beziehen sie ihre Interpretationen auf wenige Merkmale.
- In zwiespältigen Situationen schreiben sie anderen Menschen eher feindselige Absichten zu.
- Sie unterschätzen die Ausprägung ihrer eigenen Aggressivität.
- In Konfliktsituationen entwickeln sie weniger verbale und selbstsichere Lösungen, dafür mehr solche, die sich auf körperliche Auseinandersetzungen beziehen.
- Sie glauben, daß diese Aggression dazu beiträgt, die aversiven Reaktionen anderer Menschen zu mindern und zu einem für sie selbst faßbaren positiven Ergebnis führt.

Aggressive Jugendliche glauben außerdem, daß aggressives Verhalten ihr Selbstvertrauen stärkt, sie messen Dominanz und Revancheverhalten mehr, aber sozialen Anbindungen weniger Bedeutung bei als gesunde Kontrollgruppen. Kognitionstherapeutische Interventionen zielen auf diese kognitiven Auffälligkeiten, beziehen aber auch allgemeine interpersonelle soziale Fähigkeiten mit ein, wobei eine besondere Betonung darauf liegt, automatische, unüberlegte Reaktionen auf provokative Situationen zu verlangsamen, um ihnen mehr Spielraum für situationsadäquate Antworten zu verschaffen. Untersuchungen haben zeigen können, daß eine signifikante Reduktion aggressiven Verhaltens möglich ist, wenn in dieser Art und Weise vorgegangen wird. Es besteht dann sogar die Chance, daß solche Effekte ein bis drei Jahre anhalten. Bei Kindern vor der Pubertät kann man diese Ergebnisse dadurch verbessern, daß man zusätzlich ein Elterntrainingsprogramm einbezieht.

Aufmerksamkeitsdefizit-/Hyperaktivitätsstörung

ADHD-Kinder besitzen eine kurze Aufmerksamkeitsspanne und Schwierigkeiten, sofort und impulsiv nach außen drängende, oft unangemessene Antworten auf Stimuli zurückzuhalten. Ihnen fällt es schwer, Handlungsimpulse zu stoppen und zuerst nach der bestmöglichen Handlungsalternative zu suchen. Kognitive Therapie sollte rein theoretisch gut in der Lage sein, diese Schwierigkeiten zu beheben. Selbstinstruktionsprogramme, die versuchten, die mangelnde kognitive Impulskontrolle herunterzuregulieren, um die Überprüfung alternativer Handlungsverläufe zu ermöglichen, waren allerdings nicht besonders effektiv. Es ist so, als ob die eigentliche Natur des Problems darin liegt, daß die Kapazität fehlt eine alternative Denk- und Handlungsmöglichkeit zu entwickeln. Verhaltensgeleitete Programme, die über Kontingenzmanagement arbeiten, scheinen hier nützlicher zu sein, liegen aber in ihren Effektgrößen immer noch unter denen der medikamentösen Behandlung.

Programme zur Verbesserung sozialer Problemlösefähigkeiten

Myrna Schure und Georg Spivack haben in den USA das vielleicht umfassendste Interventionsprogramm entwickelt. Es nennt sich Interpersonale Kognitive Problemlösung (Interpersonal Cognitive Problem Solving: ICPS). Viele Studien zeigten, daß verschiedene Gruppen von Kindern und Jugendlichen Schwächen ihrer interpersonalen Fähigkeiten aufweisen. Dies gilt insbesondere für aggressive Kinder, zurückgewiesene Kinder, isolierte Kinder mit wenigen Freunden und einige depressive Kinder. Das ICPS-Programm konzentriert sich auf drei Kernbereiche *kognitiver Prozesse*, die hierbei als auffällig gelten können:

- *Entwicklung von Alternativen.* Die Fähigkeit, für eine Problemsituation verschiedene unterschiedliche Lösungsmöglichkeiten zu entwickeln.
- *Konsequenzgerichtetes Denken.* Die Fähigkeit, die unmittelbaren und langfristigen Konsequenzen jeder der gefundenen beziehungsweise vorgeschlagenen Handlungslinien zu erkennen und dies einzubeziehen, um schließlich sich für die bestmögliche Antwort zu entscheiden.
- *Zweck- und zielgerichtetes Denken.* Die Fähigkeit, zwischen dem Ziel und Zweck eines Handlungsplanes einerseits von dessen Inhalt andererseits zu unterscheiden, damit, falls ein Hindernis die Umsetzung des ursprünglichen Planes nicht zuläßt, Wege gefunden werden können, um doch noch ans Ziel zu gelangen.

Es können eine Reihe von Methoden eingesetzt werden, um diese Fähigkeiten zu entwickeln (z.B. Rollenspiele, Gruppenprozesse, Diskussionen, Gruppeninteraktionstechniken).

Man kann solche Vorgehensweisen bereits im Vorschulalter einsetzen. Beispiel: Die Wörter „oder“ und „unterschiedlich“ werden Kindern beigebracht, um ihnen zu helfen, alternative Wege in bestimmten Situationen zu entwickeln (z. B. „Ich kann ihn entweder schlagen *oder* ihm sagen, daß ich wütend bin. Schlagen ist *unterschiedlich* von Sagen“). In dem Maße, wie diese Programme sich entwickelten, wurde es deutlich, daß eine Anzahl von *interpersonalen Kernfähigkeiten* bei Kindern gebraucht werden, damit sie die gedankliche Situation anderer Kinder einschätzen können:

- *Emotionale Wahrnehmung.* Dies bedeutete, gegenüber Gefühlen und Wünschen anderer aufgeschlossen zu sein. Einigen Kindern fällt das besonders schwer, da sie sich noch nicht einmal über ihre eigenen Gefühle im Klaren sind. Sobald diesbezüglich eine gewisse Klarheit entwickelt wurde, kann diesen Kindern auch beigebracht werden, daß nicht jeder in der gleichen Art und Weise Dinge wahrnimmt und erlebt und daß Kinder zu verschiedenen Zeiten auch sehr unterschiedlich fühlen, denken und erleben können („Ich kann sie ja später danach fragen, wenn es ihr besser geht“).
- *Sammeln sozialer Information/Erfahrung.* Spiele können durchgeführt werden, um solche Fähigkeiten in Lesesituationen, Zuhören und Befragen anderer, was sie meinen, zu verstärken.
- *Motive verstehen.* Kindern wird beigebracht, über das beobachtbare Verhalten anderer hinaus zu gehen und darüber nachzudenken, warum der andere sich vielleicht so verhalten hat, um dann Lösungen zu entwikkeln, die für derartige Motive angemessen sind.

Wurden derartige Fähigkeiten entwickelt, so wurden sie im weiteren Verlauf der Programme in hypothetischen Situationen und später in realen Situationen angewendet. Die damit verbundenen kognitiven Schritte sollten dem Kind verbal erläutert werden. Man kann es den Kindern sogar erlauben, an ihren Fingern abzuzählen, wo sie gerade in der *Sequenz von Stop-Denke-Handle-Überprüfe* stehen, um Lösungsmöglichkeiten zu entwickeln und sie in Handlung umzusetzen.

Verlaufsstudien zeigen gute Erfolge im Hinblick auf hypothetische Situationen, aber eher gemischte Erfolge in realen Lebenssituationen. Die genannten Programme können dadurch verbessert werden, daß Erwachsene, die im Alltag mit diesen Kindern zu tun haben, in die Gesamtprozedur eingeweiht und einbezogen werden. Dann können sie entsprechend zu Hause üben und zur Verstärkung des gewünschten Denkens und Handelns führen, wenn sie die vielen Gelegenheiten zur Weichenstellung daheim nutzen. Unter derartigen Umständen sind die Kurzzeitresultate recht gut, aber über Langzeitergebnisse ist noch nichts bekannt.

Interpersonale Psychotherapie (IPT)

Diese Art der Behandlung wurde ursprünglich von Gerald Klerman und Myrna Weissman in New York entwickelt, um Erwachsene mit Depression zu behandeln. Später kam es zu einer spezifischen Anpassung, um auch Jugendliche damit zu behandeln. IPT ist eine zeitlich begrenzte, kurze Psychotherapie, die auf der *Prämisse* beruht, daß Depression im Kontext interpersoneller Beziehungen auftritt. Die beiden *Hauptziele* bestehen darin, die depressiven Symptome eines Patienten zu identifizieren und zu behandeln und erst in zweiter Linie die Problemgebiete, die mit dem Beginn der Depression verbunden sind, anzugehen. Fünf spezifische *Bereiche* werden dabei betrachtet, wobei danach lediglich ein oder zwei bearbeitet werden. Vier sind denen der erwachsenen IPT gleich: Kummer, interpersonale Rollenauseinandersetzungen, Rollenübergänge und interpersonale Defizite. Ein fünfter Bereich, Alleinerziehende, wurde hinzugefügt, weil solche Situationen und die damit verbundenen Konflikte häufig auf Jugendliche zutreffen. Der Schwerpunkt liegt auf Merkmalen der gegenwärtigen Beziehungen und richtet sich nicht so sehr auf die Vergangenheit. In der Anfangsphase wird Depression als klinische Störung erklärt (*Psychoedukation*), und es werden Anstrengungen unternommen, die damit verbundenen Erfahrungen zu entmystifizieren. Der Jugendliche wird ermutigt, sich als in Behandlung befindlich anzuerkennen und die damit verbundene Patientenrolle zu übernehmen. Gleichzeitig wird der Jugendliche ermuntert, nicht die üblichen sozialen Erwartungen an ihn zu vermeiden. Vielmehr soll er sich mit Freunden treffen, die Schule besuchen und sich in der Familie so unauffällig wie möglich verhalten. Die Eltern werden in die Behandlung mit einbezogen und ermutigt, ihr Kind in allen Bereichen zu unterstützen und nicht feindselig oder besonders kritisch zu reagieren. Die schulische Situation muß ausführlich besprochen werden und der Einfluß depressiver Merkmale auf schulisches Lern- und Leistungsvermögen sowie allgemeines Verhalten im Klassenverband werden erklärt. In der mittleren Therapiephase wird man sich auf die *ausgewählten Problembereiche* konzentrieren:

- *Kummer* wird grundsätzlich nicht als Problem angesehen, es sei denn, das Phänomen liegt schon lange und sehr ausgeprägt vor, so daß es deutlich den üblichen Rahmen sprengt. Der Therapeut hilft dem Jugendlichen, daß er über den Verlust einer geliebten Person sprechen kann und die damit verbundenen Gefühle benennen und erfahren lernt. Sobald der Patient seinen Kummer angemessen bewältigen kann und die Symptome nachlassen, wird der Verlust besser verstanden und akzeptiert. Dann ist der Patient auch wieder bereit, sich auf neue Beziehungen einzulassen.
- *Interpersonelle Rollendiskussionen* treten dann in Erscheinung, wenn eine der beteiligten Gruppen an die beiderseitige Beziehung andere Erwartungen als die Gegenseite knüpft. Der Therapeut hilft der jungen Person, die Auseinandersetzungen zu identifizieren, Wahlmöglichkeiten

zum Verhandeln zu entwickeln, die Erwartungen an die Beziehung neu einzuschätzen, veränderte Rollen zu klären und Kommunikationsmuster zu modifizieren, um eine Lösung der Auseinandersetzung herbeizuführen. Auch hier können Eltern hinzugezogen werden, um Überlegungen und Verhandlungen zu erleichtern, insbesondere dann, wenn sie Teil der Auseinandersetzung sind.

- *Rollenübergänge* beziehen sich auf die Situation des Jugendlichen und seine Auseinandersetzung mit Pubertät, sexuellen Wünschen, Verlangen nach intimen Beziehungen, Trennung von Eltern und Familie sowie Wunsch nach Erfolg bei der Arbeit oder weiterer Ausbildung. Es können Verlusterlebnisse auftreten, wenn alte Rollen aufgegeben werden müssen, um neue Ziele zu erreichen. Es kann auch Befürchtungen und inadäquates Denken, Fühlen und Handeln aufkommen, weil an der Fähigkeit zur Übernahme einer neuen Rolle gezweifelt wird. Der Therapeut versucht, dem jungen Menschen dabei zu helfen, mit seinem Denken und Fühlen zurecht zu kommen und mit ihm gemeinsam einen gangbaren Weg in seine Zukunft zu entwickeln.
- *Interpersonale Defizite* werden offensichtlich, wenn dem Individuum die sozialen Fähigkeiten fehlen, um angemessene Beziehungen innerhalb und außerhalb der Familie aufzubauen und aufrecht zu erhalten. Im Ergebnis kann der Jugendliche in eine soziale Isolation geraten oder Freunde verlieren. Dies kann zu dem Gefühl der Traurigkeit und Niedergeschlagenheit sowie Inadäquatheit führen. Der Therapeut betrachtet mit dem Jugendlichen die vergangenen Beziehungen und versucht, die sich wiederholenden und unangemessenen Verhaltensweisen und Entscheidungswege zu identifizieren. Es werden dann neue Strategien ausgesucht und besprochen, um den Patienten danach zu ermutigen, die ausgewählte Entscheidung in seiner gegenwärtigen Situation umzusetzen. Rollenspiel kann benutzt werden, um problematische interpersonelle Situationen herauszufinden und dem Jugendlichen zu ermöglichen, neue Kommunikationsfähigkeiten und interpersonelle Verhaltensweisen zu entdecken und zu praktizieren (z. B. zu lernen, wie man Freunde gewinnt). Wenn solches Vorgehen innerhalb der Therapiesitzungen geübt wird und in kleinen Schritten auf die häusliche Situation übertragen wird, kann der Jugendliche nach und nach ein Gefühl für seine soziale Kompetenz entwickeln und sein erlerntes Verhalten dann auf andere Situationen übertragen.
- *Alleinerziehende* finden sich nach Scheidung, Trennung, Gefängnisaufenthalt eines Elternteils, Abwesenheit eines Elternteils von Anfang an, Tod eines Elternteils durch Unfälle, Erkrankungen oder Gewalt. Jede dieser Situationen bringt für den Jugendlichen und den alleinerziehenden Elternteil oft sehr spezielle emotionale Konflikte mit sich. Die Therapie versucht, dem jungen Menschen zu helfen, damit er mit der gegenwärtigen Situation zurecht kommt. Dabei geht es in erster Linie darum, mit ihm und seinem alleinerziehenden Elternteil angemessene Anpassungsstrategien zu erarbeiten. Es muß dabei bedacht werden, falls die Situa-

tion es erfordert, daß Trauerarbeit und Kummer durch Verlust auch gut bewältigt wurden.

In der Schlußphase der ITP wird der bisher erreichte Fortschritt betrachtet und bewertet. Es ist dabei von Vorteil, auch andere Familienmitglieder hinzuzuziehen, um eine realistische Einschätzung der Situation zu erfahren. Symptome und Konflikte aus *vier Kategorien* werden angeschaut: Spezifische, mit der depressiven Episode verbundene Symptome; Symptome sekundär zur depressiven Episode; lang andauernde und eindringliche Konfliktbereiche, die sich im Persönlichkeitsstil niederschlagen; Konfliktbereiche, die Teil eines normalen Entwicklungsprozesses sind. Der Jugendliche sollte zuvor bereits die Gefühle und Denkweisen angesprochen haben, die sich auf die Beendigung der Therapie beziehen (Verlust des Therapeuten), wobei eine leichte Zunahme depressiver Gefühle durchaus für kurze Zeit nach Beendigung der Behandlung vorkommen kann. Untersuchungen zur ITP legen nahe, daß sie zur Behandlung der Depression bei Jugendlichen und Erwachsenen wirksam ist. ITP ist in diesem Punkt im großen und ganzen mit kognitiver Verhaltenstherapie zu vergleichen.

Individuelle Beratung und Psychotherapie

Die psychologische Behandlung kinder- und jugendpsychiatrischer Störungen kann auf einem Kontinuum von allgemeiner Unterstützung und Beratung bis hin zu einer langzeitigen tiefenpsychologisch orientierten Psychotherapie gesehen werden:

- *Unterstützung und Beratung.* Dies beinhaltet die Entlastung der Problemsituation durch einen einfühlsamen Zuhörer, das Ansprechen von Gefühlen innerhalb einer unterstützenden Beziehung und die Besprechung gegenwärtiger Probleme mit einem wohlmeinenden und nicht verurteilenden Helfer. Es können Ratschläge gegeben werden. Das Hauptziel ist es, von der Symptomatik zu entlasten und den Zustand vor Auftreten der Schwierigkeiten weitgehend wieder herzustellen oder den Umgang mit dem Ereignis und dessen Folgen so zu lernen, daß man psychosozial nicht aus der Bahn geworfen wird.
- *Mittlerer Aufwand an Psychotherapie.* Die interpersonale Psychotherapie (ITP), wie sie gerade beschrieben wurde, ist dafür ein gutes Beispiel.
- *Psychodynamische Psychotherapie.* Hier ist eine langfristige, tiefgehende interpersonale Beziehung aufzubauen, während der sowohl intra- als auch interpersonale Prozesse aufgedeckt und analysiert werden. Störende frühere Erfahrungen können wiederbelebt werden. Dadurch können Konflikte, die vielleicht etwas mit den Symptomen zu tun haben, genauer betrachtet und entsprechende Einsichten gewonnen werden. Konflikte können durchgearbeitet und gelöst werden, ohne daß hinderliche Abwehr aufgebaut werden muß. Es werden keine Ratschläge erteilt. Das

Ziel geht über die symptomatische Besserung hinaus: Vielmehr soll eine Reintegration und eine Veränderung in der Funktionsfähigkeit der Persönlichkeit erzielt werden, und zwar in Richtung einer größeren Ganzheit und Reife. Psychoanalytisches Interesse an den Symptomen seelisch kranker Kinder reicht zurück bis zu Sigmund Freud, der den Fall des sogenannten „Kleinen Hans“ 1909 beschrieb. Die Tochter von Sigmund Freud, Anna Freud, entwickelte die Kinderpsychoanalyse um 1920, wie auch Melanie Klein um 1930. Später hat Virginia Axline die tiefenpsychologisch orientierte Spieltherapie in eine mehr formale Art gebracht.

Wesentlicher Bestandteil dieser Einzeltherapie ist die Qualität der interpersonellen Beziehung zwischen Therapeut und Patient. Verschiedene Erwachsenenstudien zeigen, daß ungeachtet der besonderen Form der persönlichen Therapie eine der *Hauptdeterminanten* des Verlaufs und des Ergebnisses darin besteht, daß der Therapeut gefühlsmäßige Wärme und Empathie vermitteln kann. Wenn man dies empirisch überprüfen will, wäre das dadurch zu erreichen, daß man die gleiche (oder eine so ähnlich wie mögliche) Behandlungsmaßnahme über Briefe oder ein Manual vermittelt. Im Bereich des Elterntrainings für Kinder mit Störung des Sozialverhaltens zeigen Studien, daß diese Vorgehensweise in der Tat effektiv sein kann, wenn auch in einem geringeren Maße als durch einen anwesenden Therapeuten vermittelbar. Neuere Untersuchungen bei erwachsenen Patienten mit Zwangsstörungen weisen in die gleiche Richtung. Die individuelle, von dem Patienten zu Hause anwendbare, Behandlung mittels eines Computerprogrammes brachte für bestimmte Formen der Zwangssymptomatik recht gute Erfolge.

In der Kinderpsychiatrie wird für das Wohl der Kinder viel von Seiten der Eltern getan. Beratung und Unterstützung ist Teil des grundlegenden Repertoires eines Klinikers, ungeachtet der speziellen kinderpsychiatrischen Störung. Diese Vorgehensweise stellt eine Hauptkomponente zur Hilfe für Kind und Eltern dar, damit diese mit den Auswirkungen einer „intellektuellen Beeinträchtigung“ bei einem Jungen oder im Umgang mit der Depression einer Tochter besser zurechtkommen können. Studien über Beratung im Kinder- und Jugendpsychiatrischen Bereich machen deutlich, daß Eltern es besonders wichtig finden, wie sich der Kliniker ihnen gegenüber verhält („Er mag mich, er mag mein Kind“), und sie schätzen eine informelle Atmosphäre, wo sie sich angenommen fühlen und sich nicht scheuen müssen, Fragen zu stellen.

Die unmittelbare Arbeit mit Kindern und Jugendlichen unterscheidet sich auf vielerlei Weise von der Arbeit mit Erwachsenen. Erstens will das Kind meistens nicht alleine vorgestellt werden; es wird auch oft ohne seine ausdrückliche Zustimmung mit zu den Fachleuten genommen. Zweitens, wenn man mit jüngeren Kindern arbeitet, darf der Umgang weniger stark sprachbezogen sein und muß sich mehr auf Zeichnen, Spielen, das heißt non-verbales Arbeiten beziehen, um so dem Kind eigene Einsicht und Umstrukturierung zu ermöglichen. Drittens, selbst wenn die verfügbaren Therapien dem Kind helfen können, seine Symptomatik zu bessern, mit einer schwierigen Situation besser zurecht zu kommen und ihm die Gelegenheit eröffnen, seine psychosozialen Entwicklungschancen zu verbessern, sind die Kinder doch nicht ihr eigener Herr (im Gegensatz zum psychiatrisch kranken Erwachsenen). So mögen Kinder mitunter weiterhin belastenden oder schädlichen Einflüssen ausgesetzt sein (z.B. harsche Bestrafungen, Vernachlässigung innerhalb der Familie oder in einem Umfeld mit alkoholkranken Eltern leben müssen). Unter diesen Umständen ist es essentiell, daß sich der *Kinder- und Jugendpsychiater als Koordinator psychosozialer Hilfen* so intensiv wie möglich dafür einsetzt, die Bedingungen für das Kind zu verbessern. Dies bedeutet aber, daß man über die individuelle Psychotherapie hinaus seinen Blick weiten, seine Aktivitäten entfalten muß und nicht eher ruhen darf, bis eine entwicklungsförderliche Situation für das Kind erreicht ist. Alles andere ist unethisch.

Es gibt leider nur sehr wenige gut kontrollierte Studien im Hinblick auf die psychodynamisch orientierte Einzeltherapie bei Kindern und Jugendlichen, so daß es derzeit schwer ist, an ihre Effektivität zu glauben.

Übersichten zum Thema

Kendall PC, Lochman J (1994) Cognitive-behavioural therapies. In: Rutter M, Taylor E, Hersov L (eds) Child and Adolescent Psychiatry: Modern Approaches, 3rd edn. Blackwell Science, Oxford, pp 844–857

Pelligrini DS (1994) Training in interpersonal cognitive problem-solving. In: Rutter M, Taylor E, Hersov L (eds) Child and Adolescent Psychiatry: Modern Approaches, 3rd edn. Blackwell Science, Oxford, pp 829–843

Trowell J (1994) Individual and group psychotherapy. In: Rutter M, Taylor E, Hersov L (eds) Child and Adolescent Psychiatry: Modern Approaches, 3rd edn. Blackwell Science, Oxford, pp 936–945

Weitere Leseempfehlungen

Mufson L et al (1994) Modification of interpersonal therapy with depressed adolescents. Journal of the American Academy of Child and Adolescent Psychiatry 33:695–705

Kapitel 35 Familientherapie

Hintergrund

Es gibt viele Gründe, warum Familienmitglieder aneinander leiden können, ein Familienmitglied deswegen sogar psychisch krank werden kann bzw. es ihm schwer fällt, seine seelische Störung zu bewältigen. Es gibt aber auch viele Gründe dafür, warum Familienmitglieder sich gegenseitig stärken können, die Familie als emotionaler Schutzschild für jeden einzelnen und auch für das gesamte System der Familie genutzt werden kann.

Die Familie ist der erste Vermittler von Erfahrung und Wissen außerhalb eines Menschen, ein „Prüfgelände" für Meinungen, Verhaltensweisen, Tauglichkeit sozialer Netzwerke, Korrekturmöglichkeiten von Fehlern, Schonzeiten, Streß, Selbstwertgefühl, Problembewältigung und Krisenmanagement. Reicht die bisherige Handhabung der familiären Möglichkeiten z. B. zur Bewältigung von psychischen Problemen eines Familienmitgliedes oder der gestörten familiären Interaktion nicht aus, so stellt sich die Frage nach einer professionellen Hilfe, die die Familie in die Lage versetzt, die Ressourcen ihres Familiensystems so zu entwickeln, daß eine angemessene Problembewältigung erfolgen kann, ohne daß damit zwangsläufig Schuldzuschreibungen verbunden werden.

Familientherapie zielt darauf ab, Veränderungen von Beziehungsstrukturen des Familiensystems zu bewirken, um die Symptomatik der psychischen Erkrankung eines Patienten zu verbessern oder aufzulösen.

Was in der Kinder- und Jugendpsychiatrie schon lange selbstverständlich ist, nämlich die therapeutische Arbeit mit Familien und deren Angehörigen, hat mittlerweile auch im Erwachsenenbereich Einzug gehalten. Es zeigt sich, daß entlang der Lebensphasen familientherapeutisch durchaus ähnliche Grundprinzipien genutzt werden können. Allerdings sind entsprechend den verschiedenen Lebensaltern der Patienten und den verschiedenen Lebenszyklen der Familien entscheidende Modifikationen erforderlich, um eine sinnvolle Anwendung der Familientherapie zu gewährleisten.

Donue schrieb: „Kein Mensch ist eine Insel" und die Familientherapie nahm das dankend auf. Während psychodynamische Therapie und biologische Psychiatrie in erster Linie die individuellen seelischen Vorgänge und deren Pathologie als Wurzel der Probleme betrachteten, entwickelte sich die Familientherapie aus der Meinung heraus, daß das *Familiensystem* einen deutlichen Einfluß auf alle Familienmitglieder ausübe, und daß sich darüber hinaus ein evtl. Ungleichgewicht in diesem System als Probleme bei einem bestimmten *identifizierten Patienten* manifestieren würden, der dann auf diese Art und Weise die *Dysfunktion* und das *Ungleichgewicht* einer Familie ausdrücken würde. Natürlich sind besonders Kinder von familiären Prozessen betroffen, denn ihr Lebensalltag spielt sich fast ausschließlich innerhalb des familiären Kontextes ab, insbesondere wenn sie jünger sind und nicht in einer Tagespflege leben müssen. Jüngste Entwicklungen in der Familientherapie haben anerkannt, daß Ansichten über das Familiensystem und die in einer bestimmten kulturellen Situation (Klima) vorherrschenden Haltungen gegenüber der Familie eine wesentliche Rolle bei familientherapeutischen Überlegungen spielen müssen. Die Art und Weise, wie Menschen sich verhalten, wird wesentlich davon bestimmt, welche Vorstellungen sie davon haben, wie sie sein und sich verhalten sollten. Geschlecht, Rasse und Rollenerwartungen – sie alle beeinflussen die Ansichten und Verhaltensweisen der Menschen; wie auch eine Reihe persönlicher und allgemeiner Erfahrungen hiermit hineinspielen, die durch elterliche Anforderungen oder allgemeines Konsumverhalten (verbunden mit Fernsehwerbung) geprägt werden. Um diese Konzepte in der Familientherapie zu nutzen, wurden eine Reihe von Methoden entwickelt.

Die Theorie des Familiensystems begann sich Ende 1950 und in den nach 1960 folgenden Jahren zu entwickeln. Man erkannte Begrenzungen in der Erklärung menschlichen Verhaltens, wenn solche Erklärungen alleine auf eine *lineare Kausalität* bezogen waren, die sich an Handlungen von Personen orientierten sowie am Inhalt von dem, was sie sagten und taten. Als Alternativen hat Gregory Bateson, ein Anthropologe, die Idee der *Kybernetik* in die Familientherapie eingebracht. Er schlug vor, daß der *reziproke Determinismus* besonders einflußreich ist und daß man eher auf Prozesse denn auf Inhalte schauen sollte. Damit sollte die gegenseitige Abhängigkeit der Familienmitglieder offengelegt werden: Ein Ereignis führt nicht zu einem anderen einzigen Ereignis; vielmehr bewirkt die Veränderung bei einem Familienmitglied auch Veränderungen bei allen anderen Familienmitgliedern, wenn auch in unterschiedlicher Art und Weise, wobei diese wiederum auf den ersten reagieren und diese erste Person beeinflussen und so weiter und so weiter. Die Untersuchung des Prozesses führt zu einer *zirkulären Kausalität*. Systemtheorie und Denken brauche sich aber nicht auf die Familie zu beschränken, sondern könne auch darüber hinausgehende individuelle und familiäre Beziehungen sowie erweiterte Netzwerke und Institutionen (z. B. Verwandte, Freunde, Schule, Sozialdienste usw.) angehen.

Beispiel

- *Lineare Kausalität.* Eine depressive Mutter hat einen von ihr abhängigen Sohn hervorgebracht, weil sie es versäumte, ihm das Verlassen des warmen Nestes schmackhaft zu machen. Gleichzeitig erzog sie eine unkontrollierte Tochter, weil sie diese nicht ausreichend überwachte und leitete.

- *Zirkuläre Kausalität.* Eine Mutter ist unglücklich, weil ihr Ehemann die meiste Zeit an seinem Arbeitsplatz verbringt. Sie wendet sich vermehrt ihrem 18jährigen Sohn zu, um mit ihm viel Austausch zu haben. Dabei schließt sie die 15jährige Tochter aus. Der Sohn bemerkt deren Einsamkeit und bleibt zu Hause, um mit ihr zusammen zu sein. Er versagt sich so den Wunsch, das elterliche Heim zu verlassen und zur weiterführenden Schule zu gehen. Dabei zieht er sich zunehmend zurück. Die Mutter wirft dem Vater vor, daß er solange von zu Hause weg sei und sich offenbar nicht mehr für sie als Frau interessiere. Sie wird depressiv. Die wachsende Unterkühlung zwischen den Eltern führt die Tochter in eine Serie oberflächlicher Beziehungen, in denen sie zwar Trost und Wärme, die sie zu Hause nicht findet, sucht, aber nicht erreicht.
- *Folgerung.* Verhalten wird genauso stark durch den interaktionellen Kontext bestimmt, in dem es auftritt, wie durch intrapsychische oder emotionale Prozesse einer einzelnen Person.

Begriffe aus der Familientherapie

- *Familiensystem.* Eine Einheit, deren Komponenten (Familienmitglieder) sich gegenseitig beeinflussen und zwar über Beziehungen, die über bestimmte Familienregeln zustande kommen.
- *Subsystem.* Zum Beispiel: Vater-Mutter-Dyade, Mutter-Kind, Vater-Kind, Eltern-Kinder, Männer-Frauen und so weiter.
- *Familienregeln.* Diese regulieren und stabilisieren die Familienfunktion als Einheit. Viele können als offen bezeichnet werden: „Wenn du Mutter Vorwürfe machst, so wird das ihren Blutdruck in die Höhe treiben", „Wir sprechen niemals über Geld", „Jungs zeigen keine Gefühle". Dysfunktionale Familien folgen häufig dysfunktionellen Regeln. Wenn man diesen Familien im Rahmen der Familientherapie hilft, sich über diese Situation klar zu werden, kann die Familie einen Vorteil daraus entwikkeln und sich auf nützlichere Familienregeln einigen.
- *Homöostase.* Dieser Begriff wurde aus der Physiologie entlehnt und auf die Familienfunktionen übertragen. Der Begriff legt nahe, daß es „verhaltensbezogene" Mechanismen gibt, um die Beziehungen innerhalb eines recht engen Schwankungsbereiches unter Kontrolle zu halten. Beispiel: Ein Angriff auf die väterliche Autorität durch das Fehlverhalten eines Kindes kann einen Blick oder einen Gegenangriff des Vaters bewirken, um das Kind wieder auf Linie zu bringen. Dies wiederum kann dazu führen, daß das Kind sich etwas besser anpaßt und so weiter. Die verhaltensbezogenen Verschlüsselungen, die eine derartige *Rückkopplungsschleife* in Gang setzen oder aufrecht erhalten, können im Rahmen eines Familiensystems sehr subtil und privat sein. In Übergangszeiten, die durch veränderte äußere Umstände oder Lebenszyklen einer Familie

hervorgerufen werden, ist es möglich, daß die bisherigen homöostatischen Antworten nicht mehr ausreichend greifen und außer Kontrolle geraten. Sterile, ineffektive Muster werden mitunter endlos wiederholt. Kann eine Familie diese Veränderung erkennen, so ist eine Ausgangsbasis geschaffen, um neue, gesündere und hilfreichere Muster der Kommunikation und der Verhaltensweisen zu entwickeln.

- *Rahmenbedingungen familiärer Lebenszyklen.* Dies ist ein weiterer Weg, auf dem Familientherapie anerkennt, daß außerfamiliäre Kräfte die Familiensituation und das Wohlbefinden der einzelnen Familienmitglieder beeinflussen. Man meint damit, daß es *Entwicklungsaufgaben* gibt, die

Box 35.1 Stadien der Lebenszyklen einer Familie

Stadium	Aufgaben
1) Verlassen des Hauses	a) Entwicklung eigener Identität, unabhängig von Familie und Ursprung b) Bildung enger Beziehung zu Altersgenossen c) Arbeitsplatz und finanzielle Unabhängigkeit
2) Zusammenfinden	a) Bildung einer Ehegemeinschaft b) Neufassung der Beziehungen mit der erweiterten Familie und den Freunden
3) Familie mit kleinen Kindern	a) Anpassung der Ehegemeinschaft, um Raum für die Kinder zu schaffen b) Abstimmung hinsichtlich Kindererziehung, finanzieller und Haushaltsaufgaben c) Neuordnung erweiterter familiärer Beziehungen, um Eltern und Großelternrollen einzubeziehen
4) Familie mit Jugendlichen	a) Anpassung der Beziehungen, damit Jugendliche sich ohne Probleme innerhalb und außerhalb des Familiensystems bewegen können b) Neueinstellung auf Ehegemeinschaft im mittleren Lebensalter und Karriereziele c) Beginn der gemeinsamen Sorge für die ältere Generation
5) Kinder verlassen das Haus	a) Wiedereinrichtung der Ehegemeinschaft als Dyade b) Entwicklung einer Erwachsenen-zu-Erwachsenen-Beziehung mit den jetzt großen Kindern c) Akzeptierung von Schwiegertöchtern/Schwiegersöhnen (sowie deren Eltern und Enkelkindern) im System d) Umgang mit Krankheit, Behinderung und Tod der Eltern
6) Spätes Leben	a) Anpassen der Paarbeziehung angesichts der nachlassenden körperlichen, finanziellen und Arbeitsmöglichkeiten b) Umgang mit dem Verlust des Ehepartners, der Geschwister und von Freunden c) Akzeptieren der Hilfe durch Kinder oder Sozial-/Gesundheitsdienste

zu jedem Entwickungsstadium bestimmte Bewältigungsleistungen erfordern. Wird die Aufgabe nicht adäquat gelöst, und fehlen die notwendigen Anpassungsvorgänge, so kann dies zu Anspannungen oder Dysfunktionen im Familiensystem führen, wobei gleichzeitig Probleme oder Symptome bei dem einen oder anderen, vielleicht auch bei allen Familienmitgliedern auftreten können. Eine erfolgreiche Bewältigung der Übergangssituationen kann *Veränderungen erster Ordnung* erfordern (diese werden als Funktionsänderung innerhalb des Systems interpretiert, ohne seine Struktur zu berühren) oder *Veränderungen zweiter Ordnung* (diese erfordern eine fundamentale Veränderung der Systemstruktur wie auch der Systemfunktion). Einige der Stadien solcher Lebenszyklen werden in Box 35.1 benannt. Es ist zu bedenken, daß hier individuelle, sozioökonomische und kulturelle Variationen mit betrachtet werden müssen und zwar ebenso wie die Auswirkungen von sogenannten „Dislokationen" wie Scheidung, Arbeitslosigkeit, schwere körperliche oder seelische Erkrankung, Kriegseinflüsse und so weiter.

Praktische Arbeitsweise

(In den meisten Arten der Familientherapie üblich)

- *Man soll so viele Familienmitglieder wie möglich sehen.* Das ist sehr dringlich zu empfehlen, um die Kommunikationsmuster und gegenseitigen Beziehungen ausreichend genau und umfänglich zu erfassen. Man sorgt sich ansonsten darum, daß, falls man alle Mitglieder nicht wenigstens einmal gesehen hat, dies zu fehlerhaften Schlußfolgerungen führen könnte oder zu einer mangelhaften Einschätzung wichtiger Einflüsse. Da diese ideale Vorstellung aber nur selten zu verwirklichen ist, arbeiten heutzutage die meisten Familientherapeuten eben mit dem, der kommt, auch wenn sie bei diesem Vorgehen die Bedeutung des gesamten Systems weiter vor Augen haben. Es ist daher möglich, selbst mit einer Person in einer systemischen Art und Weise zu arbeiten.
- *Man sollte ein familiäres Genogramm zeichnen (Stammbaum).* Dies ermöglicht sehr rasch und klar die Zusammensetzung der Familie und die Einflüsse einzelner Familienmitglieder zu verdeutlichen. Dabei werden Großeltern, Tanten, Onkel und verstorbene Verwandte mit einbezogen. Muster zwischen den Generationen können gefunden werden und Familiengeschichten und Erwartungen ans Tageslicht gelangen (z.B.: „Er ist das schwarze Schaf der Familie, ich bin Vaters Tochter, alle Männer in unserer Familie sterben früh oder trinken viel").
- *Hinzuziehung von Kollegen, um den Therapieprozeß zu beobachten.* Dies kann über eine Einwegscheibe oder Videomonitore geschehen. Der Therapeut erhält dann Rückmeldung über das, was aus Sicht des Beobachters in der Familie geschehen ist und nimmt eventuelle Ratschläge für

die Intervention auf. Diese können entweder über Telefon, Kopfhörer oder ein offenes Gespräch während einer Sitzungspause gegeben werden.

Spielarten der Familientherapie

Es gibt viele Spielarten der Familientherapie, die sich im Laufe der Zeit nebeneinander entwickelt haben und sich gegenseitig beeinflußten. Drei Schulen sind besonders bekannt geworden. Für den nicht Eingeweihten ist verwirrend, daß alle mit *S* beginnen. *Strukturell* hebt insbesondere die Struktur der Familie hervor, um klar zu machen, wer die Fäden in der Hand hält und wie die Kommunikationsmuster laufen. Die Therapie versucht, die Verzerrungen und Verschiebungen in dieser Struktur durch praktische Manöver zu korrigieren. *Strategisch* macht man sich neuere praktische Strategien zu Nutze, um den Familien dabei zu helfen, einen frischen und neuen Weg zu finden, um aus ihren eingefahrenen negativen Verhaltenszyklen herauszukommen. Dabei wird auf die Verordnung einer „korrekten" Struktur verzichtet. *Systemische* oder *Mailänder* Familientherapie benutzt eine spezielle Form der Befragung, um den Familienmitgliedern die Stärken und Meinungen/Ansichten aller Familienmitglieder deutlich zu machen, die ihr gegenseitiges Verhalten einengen. So soll ihnen ermöglicht werden, die Verhaltensweisen zu verändern, mit denen sie sich unwohl fühlen.

Ungeachtet des besonderen Typs einer Familientherapie stellten sich mittlerweile eine Reihe von Veränderungen im Denken der Familientherapeuten ein, insbesondere im Hinblick auf persönliche Schwierigkeiten. Vor dem systemischen Denken zielten die dominanten medizinischen oder psychodynamischen Modelle darauf ab, die Pathologie innerhalb einer bestimmten Person festzumachen. Der Grund dafür wurde häufig außerhalb der bewußten Kontrolle des Patienten gesehen. Daher sollte auch die Therapie sich auf das Individuum beziehen, um den pathologischen Prozeß zu verändern.

Von Mitte 1960 bis Mitte 1980 haben das systemische Denken und auch andere Entwicklungen etwas hervorgebracht, was manche als eine *„zweite Welle" des Denkens* über persönliche Probleme bezeichneten. Diese Art und Weise des Denkens hob hervor, daß menschliches Verhalten bedeutend durch die Interaktionen und Kommunikation mit den sie umgebenden Menschen beeinflußt wird. Die Verhaltenspsychologie hatte bereits beschrieben, wie Muster von Stimuli und entsprechende Antworten das Verhalten eines Individuums bestimmen konnten, aber Familiensystemdenker bezogen sich auf noch komplexere Muster der Umgebungsdeterminanten. Der Klient wurde als eine grundsätzlich gesunde Person angesehen, die irgendwie in Probleme geraten war und nun Hilfe suchte, um wieder ins Lot zu kommen. Der Therapeut versuchte, die familiären Einflüsse auf den Klienten zu verändern. Dies hatte zur Folge, daß sich das ganze System bewegte, einschließlich der persönlichen Merkmale und Probleme des Klienten. Die Therapie wurde in einer „Hier und Jetzt“-Arbeitssituation durchgeführt und zwar an laufenden Problemen. Man kümmerte sich nicht um vergangene Zusammenhänge oder Schwierigkeiten oder um Verhalten, das zwar vom Therapeuten, aber nicht vom Klienten als Problem aufgeworfen wurde. Es ging in erster Linie darum, externale Kontingenzen zu verändern und weniger darum, am Individuum als bewußt wirkender Kraft zu arbeiten.

Die letzte Dekade hat etwas auf ihre Fahnen geschrieben, was manche als die *„dritte Welle“ des Denkens* über persönliche Probleme bezeichnet haben. Man hat den erweiterten kulturellen Kontext des menschlichen Lebens begriffen und sich mehr darauf eingestellt, was die Menschen in der Lage sind zu tun als auf das, was sie nicht vermögen. Dies erkennt an, daß aktive bewußte Prozesse den Sinn für die Identität einer Person formen. Menschen konstruieren eine Geschichte über sich selbst, die zu respektieren ist und mit der man zu arbeiten hat, indem man die eigene Sprache einer Person benutzt und sie nach Möglichkeit nicht mit einem professionellen Jargon verklärt, verzerrt oder zudeckt. Es wird davon ausgegangen, daß jedwede Person viele Stärken besitzt, die mobilisiert werden müssen, damit der Betroffene den Schwierigkeiten um ihn herum gewappnet begegnen kann. Der Therapeut stellt sich darauf ein, dem Individuum zu helfen, die effektiven Strategien zu entwickeln, die es bereits in seinem Repertoire zur Verfügung hat. Solches kann erreicht werden, indem man der betroffenen Person dabei hilft, sich über die Art und Weise ihrer Lebensgestaltung („Skript“) klarer zu werden und es ihr dadurch ermöglicht, Voraussetzungen zu schaffen, um ihre eigene Geschichte neu zu schreiben, damit ihr Leben besser gelingen kann. Manchmal nennt man das einen *narrativen Ansatz* der Familientherapie.

Es gibt auch andere familientherapeutische Vorgehensweisen, die die Komplexität und weiter ausgedehnte soziale Beziehungsmuster berücksichtigen, die aber nicht primär aus kybernetischen Systemtheorien entworfen wurden. Hier finden wir die psychodynamische Familientherapie und die verhaltensorientierte Familientherapie. Diese kann gut dokumentierte Erfolge aufweisen (z. B. Verbesserung des Verlaufes bei Menschen mit Schizophrenie, indem die Anzahl der kritischen Kommentare durch die nächsten Angehörigen reduziert wird). In der Kindheit ist das verhaltensorientierte Elterntraining effektiv in der Behandlung von Problemen des Sozialverhaltens.

Strukturelle Familientherapie

Salvador Minuchin entwickelte diesen Ansatz um 1960, als er mit deprivierten ethnischen Minderheiten in den USA arbeitete. Dieser Ansatz bezieht sich auf die Gegenwart und handelt im Hier und Jetzt. Daher gibt es keine Diskussion über die vergangene Lebensgeschichte einer Familie oder die Ursprünge oder Ursachenzuschreibungen dysfunktionaler Beziehungen. Die Veränderungen entstehen durch Handeln und nicht dadurch, daß irgendeine Einsicht erzielt wird. Angesprochene Probleme liegen in der Gegenwart des alltäglichen Lebens und nicht in ungelösten vergangenen inneren Konflikten. Man bezieht sich auf ein *normatives Familienmodell*, das in einem bestimmten psychosozialen Zusammenhang gut funktioniert und wo *klare und gut markierte Grenzen in den Beziehungen* vorliegen. Dies trifft insbesondere zu für folgendes:

- das eheliche Subsystem – Schutz der Privatsphäre;
- den Ehepartner,
- das Geschwister-Subsystem – eine hierarchische Organisation, in der unterschiedliche Aufgaben und Privilegien in einer selbstverständlichen Art und Weise dem Alter und dem Geschlecht der Geschwister zugeordnet sind (erwachsen und bestimmt aus der vorliegenden Familienkultur),
- die Grenzziehung um die Kernfamilie, die gut markiert ist, wenngleich große kulturelle Variationen anerkannt werden.

Es ist ein fundamentales Prinzip, daß ein vorgetragenes Symptom als Produkt eines dysfunktionalen Familiensystems gilt und daß in dem Maße, in dem die Familienorganisation sich immer mehr den als normal angesehenen Merkmalen nähert (d.h. auch funktionstüchtiger wird), die Zielsymptomatik verschwinden wird. Symptome gelten nicht als spezifisch für bestimmte dysfunktionale Strukturen.

Terminologie

- *Hierarchie.* Der relative Einfluß jedes Familienmitgliedes auf den Verlauf einer Aktivität. Dies muß in Beziehung zu spezifischen Umständen definiert werden, da es sich hier nicht um ein dauerhaftes oder unveränderbares Konzept handelt. Beispiel: Eltern üben Verantwortlichkeit und Autorität aus. Ein mit elterlichen Aufgaben betrautes Kind ist ein Beispiel für die Abnormität oder Dysfunktion.
- *Grenzen.* Eine unsichtbare Demarkationslinie, die ein System, ein Subsystem oder ein Indivduum von seiner Umgebung abgrenzt. Diese entwikkelt sich aus den Regeln, die sich darauf beziehen, wer an irgendeiner Vorgehensweise oder Planung der Familie teilnimmt und wie diese ausgeführt wird. Auch Rollen, die jede Person gegenüber anderen Familienmitgliedern während einer bestimmten Funktion einnimmt, gehören dazu. Die Grenzen bewahren die Integrität des Familiensystems und seiner Subsysteme, so daß die Mitglieder ihre Aufgaben ohne Reibungsverluste und Interferenzen ausführen können. Es sollte aber eine gewisse Durchlässigkeit vorhanden sein, um die Entwicklung von Unabhängigkeiten zu ermöglichen. Grenzen können also entlang eines Kontinuums gezogen werden, das auf der einen Seite Durchlässigkeit und auf der anderen Seite Rigidität als Extreme beinhaltet.
  - *Verstrickung.* Ergibt sich aus Grenzen, die undifferenziert sind, durchlässig oder flüssig. Individuen sind in dieser Beziehung dadurch eingeschränkt, daß sie nicht in der Lage sind, autonom zu werden.

Box 35.2 Familie Jonas besucht eine strukturell orientierte Familientherapeutin

Herr Jonas ist ein Mathematiklehrer und Frau Jonas ist eine frühere Krankenschwester, die sich jetzt als Hausfrau um ihre drei Kinder kümmert. Der Sohn Robert ist 15 Jahre alt und klagt über beeinträchtigende Bauchschmerzen ohne offensichtlichen organischen Hintergrund. Durch die Beschwerden hat er in den letzten sechs Monaten kaum mehr die Schule besucht. Johanna, 13 Jahre alt, scheint keinerlei Probleme zu haben und kommt auch in der Schule sehr gut mit. Johannes, 10 Jahre alt, weigert sich vielfach, das zu tun, was die Mutter von ihm verlangt und gibt ihr häufig unflätige Widerworte.

Während der Befragung stellt sich heraus, daß Frau Jonas versucht, Robert dadurch bei seinen häufigen nächtlichen Schmerzattacken zu helfen, daß sie ihn im elterlichen Schlafzimmer auf einer Campingliege schlafen läßt. Die wiederholten nächtlichen Störungen führten bei Herrn Jonas dazu, daß er bei sich einen Schlafmangel feststellte, der seine Lehrtätigkeit ungünstig beeinflußte. Deshalb ist er aus dem ehelichen Zimmer ausgezogen und schläft in einem anderen Raum des Hauses. Die meisten Abende verbringt er damit, die Klassenarbeiten von Schülern zu korrigieren und am Wochenende geht er alleine zum Fischen. Er meint, daß Roberts Probleme von einer schwachen Körperkonstitution herrührten, die sich durch eine Blinddarmentzündung vor drei Jahren eher noch verschlechtert hätten.

Der Therapeut antwortet nicht auf diese Erklärung, die sich auf Ereignisse mit Wurzeln in der Vergangenheit bezieht, aber er bemerkt, daß Herr Jonas und Johanna gemeinsam auf einer Seite des Raumes sitzen, Johannes sich in der Mitte des Raumes befindet und Frau Jonas sich am anderen Ende hingesetzt hat und zwar sehr dicht neben Robert und mit ihm immer wieder flüstert. Nach einer kurzen Zeit kommt die Familientherapeutin zum Schluß, daß die Grenzen zwischen Herrn und Frau Jonas rigide sind und sie sich voneinander entfernt haben, wohingegen zwischen Robert und Frau Jonas die Grenzen zu flüssig sind, und sie sich beide in einer verstrickten Situation befinden. Deswegen interveniert die Familientherapeutin in der Weise, daß sie die Sitzanordnung verändert, damit Herr und Frau Jonas nebeneinander sitzen und zwar in deutlichem Abstand zu den Kindern. Gleichzeitig erhalten sie die Aufgabe, zwei praktische Vorschläge zu entwickeln, um Robert zu helfen, daß er mindestens für eine Stunde pro Tag wieder zur Schule gehen kann. Zwischendurch werden die drei Geschwister in einer anderen Ecke des Raumes plaziert und angewiesen, sich einen gemeinsamen Behandlungsplan für ihre Eltern auszudenken.

Diese Manöver werden entworfen, um die elterliche Autorität zu stützen und das eheliche Subsystem zu stärken, ebenso wie das Subsystem der Geschwister. Schließlich werden Hausaufgaben überlegt. Die Eltern werden aufgefordert, an einem Abend der Woche gemeinsam auszugehen und einen abgestimmten, konkreten Plan einzusetzen, um Robert wieder zum Besuch der Schule zu bewegen. Herr Jonas, der bisher kaum etwas mit Robert gemeinsam unternommen hatte, wird gebeten, den Sohn an den Samstagen mit zum Fischen zu nehmen. In nachfolgenden Sitzungen werden die „Schlafarrangements" angesprochen und Frau Jonas wird gefragt, durch welches Verhalten von Robert sie sich dazu veranlaßt sieht, ihn so zu verhätscheln. Auf diese Art und Weise ordnet die Therapeutin Roberts Verhalten als aufmerksamkeitsheischend und zuneigungssuchend ein (nicht als eine Erkrankung!), um auf diese Art und Weise den Schulbesuch zu vermeiden. Frau Jonas fällt bald wie Schuppen von den Augen, daß Roberts Verhalten ihre Fürsorgeneigung bestimmt und wird nach und nach ärgerlich über Robert. Dies führt schließlich dazu, daß Robert das elterliche Schlafzimmer verläßt und Herr Jonas wieder seinen ihm angemessenen Schlafplatz einnimmt. Beide Elternteile werden durch die Therapeutin unterstützt, damit sie das vereinbarte Programm auch konsistent umsetzen und keine faulen Entschuldigungen anerkennen, wenn Robert wieder versucht, die Schule zu vermeiden. Seine Bauchschmerzen werden bald nicht mehr in den Familiensitzungen angesprochen und nehmen nach und nach ab.

- *Klare Grenzen.* Fördern gesunde Beziehungen.
- *Loslösung.* Entsteht durch rigide, undurchlässige Grenzen, und es gibt dabei wenig Zusammenspiel oder Kommunikation zwischen den Familienmitgliedern.

■ *Abgrenzungen.* Diese treten dadurch auf, daß ein Mitglied des Systems sich einem anderen anschließt oder eine Gegenposition einnimmt, wenn eine bestimmte Aktion durchzuführen ist. Derartige Prozesse können sowohl positiv als auch negativ sein. Die dabei zu beobachtenden Strukturen können folgendes beinhalten:
  - *Koalitionen* von zwei Familienmitgliedern gegen einen dritten (z.B. Vater und Sohn gegen die Mutter). Die Koalitionen variieren in ihrer Stabilität. Einige Koalitionen beruhen auf „Umgehungen" (z.B. führt ein Ehepaar seine schwierige Beziehung fort und umgeht seine Probleme, weil sie in der Sorge um das Kind doch an einem Strang ziehen).
  - *Triangulation.* Dabei fordert jeder Elternteil vom Kind, daß es sich mit ihm verbünden soll, wenn der Erwachsene ein Problem mit seinem Ehepartner hat.
  - *Allianzen.* Bilden sich, wenn zwei ein Interesse teilen, was vom Dritten nicht geteilt wird. Dies ist eine gesunde, unterstützende Struktur, die für andere nicht unbedingt schädlich sein muß.

■ *Kraft.* Bezieht sich auf den relativen Einfluß.

■ *Identifizierter Patient.* Diese Person braucht Hilfe, obwohl grundsätzlich die Ursache des Problems in einem pathologischen Interaktionsmuster der gesamten Familie liegt und alle Familienmitglieder betrifft – wenn auch auf unterschiedliche Art und Weise. Die Aufgabe der Therapie beinhaltet die Aufdeckung des Weges, über den die Symptome des identifizierten Patienten von der Familie benutzt werden, um die Funktionsfähigkeit des Familiensystems noch aufrechtzuerhalten und wie sie zu deren Transaktionen passen (Box 35.2).

Interventionstechniken

Die Therapeutin ist *aktiv* und *direktiv.* Sie geht die familiären Interaktionsmuster direkt an und entdeckt die versteckten Regeln. Dies wird getan, indem man sich dem Familiensystem *anschließt* und sich seinem Stil anpaßt, um ein Gefühl davon zu bekommen, worum es sich eigentlich handelt. Sie wird die schmerzvolle Situation anerkennen, aber das Individuum nicht von der Verantwortlichkeit freisprechen (zum Beispiel „Du bist ziemlich kindisch", „Wie bringen es die anderen nur fertig, mit dir zurechtzukommen?"). Sie wird die Symptomatik als Teil der Familienstruktur in einen *neuen Rahmen* stellen („Reframing"). Sie wird die Kraft ihrer Persönlichkeit einsetzen, mit Energie und Empathie, um den erwünschten Wechsel herbeizuführen. Damit das gelingt, muß sie das System *aus dem Gleichgewicht bringen,* indem sie die Dysfunktionen deutlich macht. Die erreichten

Destabilisierungen dienen aber alleine dazu, die Familienmitglieder zu ermutigen, gesundere Strukturen *aufkommen und formen* zu lassen. Die Familientherapeutin kann die Familie das Problem auch *praktisch darstellen* lassen, zum Beispiel Sitzordnung, um klarer erkennen zu können, was sich im Familiensystem abspielt und wo alternative Handlungsmöglichkeiten zu suchen sind (hier sei auch an die Möglichkeit gedacht, bei einem eßgestörten Kind in der Familie, ein gemeinsames Essen der Familie zu begleiten).

Strategische Familientherapie

Hier benutzen die Therapeuten eine Reihe von Strategien, um aus dem spezifischen Setting der präsentierten Symptomatik herauszukommen. Im Gegensatz zu strukturell arbeitenden Therapeuten sind die strategisch arbeitenden Therapeuten nicht darüber beunruhigt, einige vorbestimmte normative Strukturen auf die Familien zu übertragen.

Diese Art des Arbeitens leitet sich ab aus einem interaktionellen Ansatz, bei dem man meint, daß sich eine Kommunikation aus dem Kontext einer anderen ergibt und nicht in Isolation entsteht. Im Fall von Kindern, die gerne streiten, ist es zum Beispiel nicht angebracht zu fragen „Wer begann damit", da jede beteiligte Gruppierung sagen würde, daß sie lediglich auf etwas reagiert habe, was andere ihnen angetan hätten. Daher ist es notwendig, das ganze System als Einheit zu betrachten. Watzlawick führte das aus, indem er meinte „Alles Verhalten ist Kommunikation" – genau wie es unmöglich ist, sich nicht zu verhalten, so ist es auch unmöglich, nicht zu kommunizieren. Beispiel: Der Ehemann, der sich zurückzieht und sich scheinbar einer Kommunikation mit seiner Frau verweigert, spricht in Wahrheit Bände über seine Abneigung, seinen Ärger und seine Zurückweisung ihr gegenüber. *Paradoxe Kommunikation* ist verwirrend und durch das sogenannte *Double-bind* gekennzeichnet, wo Inhalt und Form der Botschaft sich gegenseitig widersprechen könnten. Beispiel: Wenn eine Mutter zu ihrer Tochter sagt „Schön, dich zu sehen", während sie ihr ein frostig erstarrtes Gesicht bietet.

Das gegenwärtige Muster an Kommunikation und Verhaltensweisen wird geboten, um die gegenwärtigen Probleme aufrecht zu erhalten, die damit zusammenhängende geschichtliche Entwicklung und Ursache werden als irrelevant betrachtet. In der Konsequenz kann daraus eine sehr optimistische Therapie entstehen. Beispiel: Jahre der erbitterten und boshaften Gefühle und verzagter und mutloser Erklärungen können dadurch überwunden werden, indem man sich auf das konzentriert, was von jetzt an besser gemacht werden kann.

Jay Haley und seine Frau Cloe Madanes waren wesentlich an der Entwicklung der strategischen Familientherapie beteiligt. Haley schrieb eine Anzahl einflußreicher Bücher (z.B. Problemlösungstherapie 1976). Er argumentierte, daß *Symptome* nicht unbedingt Verhaltensweisen seien, die unter der Kontrolle einer bestimmten Person stünden, sondern eine Strategie *zur Kontrolle der Beziehung* reflektieren würden, wenn alle anderen Versuche fehlgeschlagen seien. Er zitierte das Beispiel einer Frau, die ihren Mann dazu nötigte, jede Nacht zu Hause zu sein, ansonsten bekäme sie eine Panikattacke. Auf diese Weise verschob sie die Kontrolle der Situation auf ihre Panikattacken. Symptome werden dazu benutzt, um Beziehungen zu kontrollieren, falls angemessenere Methoden fehlschlagen oder nicht gewollt werden.

Strategische Therapeuten befassen sich selbst mit den laufenden täglichen Kommunikationsmustern einer Familie ebenso wie mit sich wiederholenden Sequenzen der Interaktionen zwischen einzelnen Familienmitgliedern. Die Kommunikation definiert die Beziehung. Symptome stellen in dieser Rangelei Taktiken dar. Das Ziel der Therapeuten ist es, die Patienten dahin zu bringen, daß sie andere Wege finden, ihre Beziehungen zu definieren, so daß Symptome nicht mehr als Methode mißbraucht werden, um Kontrolle über andere auszuüben.

Techniken

Der Therapeut muß für jedes Problem eine Strategie entwickeln und ist auch für die notwendigen Veränderungen verantwortlich. Der Ansatz ist pragmatisch orientiert und zielt auf das, was hilft. Der Therapeut benutzt seine fachlichen und persönlichen Möglichkeiten, um „Widerstände" der Patienten zu überwinden und zeigt sich manchmal auch „manipulativ", das heißt, er behält die eigentlichen Überlegungen für bestimmte Interventionen für sich, damit sie nicht in der Diskussion mit dem Patienten ihre Kraft verlieren.

- *Relabeling.* Dies ist eine Taktik, um die positiven Seiten einer Sachlage hervorzuheben. Dadurch können offensichtlich dysfunktionale Verhaltensweisen in gewissem Maße noch annehmbar erscheinen. Beispiel: Haley beschreibt, daß er einer Frau, deren Ehemann sie mit einer Axt gejagt hatte, gesagt habe, dies sei ein untauglicher Versuch des Ehemanns gewesen, sich ihr zu nähern. Auf diese Art können beide Seiten einer Kommunikation überprüft werden, und die am wenigsten wahrscheinliche und hilfreiche wird dann aussortiert, manchmal als „Adressieren einer Metabotschaft" beschrieben. In diesem Fall bedeutete es, daß der Ehemann sich verzweifelt um seine Frau bemühte. Eine derartige „Neubenennung" (Relabeling) kann mitunter den Kontext von Beziehungen verändern und Verbesserungen in Gang setzen.
- *Direktiven.* Diese sind eine Art Verschreibungsmuster für Familien, um sie außerhalb der Sitzung umzusetzen. Beispiel: Einer Mutter wird gesagt, sie solle ihren Redefluß unterbrechen, wenn Vater und Sohn miteinander sprechen. Vielfach werden derartige Direktiven aber nicht umgesetzt, da die Familien sich dagegen wehren und auch schon viel Energie investiert haben, um den Status quo aufrecht zu erhalten.

- *Symptomverschreibung*. Dieses kann als eine Art *paradoxer Intervention* versucht werden. Dem Patienten wird gesagt, er solle das unbedingt fortsetzen, was er eigentlich mit therapeutischer Hilfe beenden wollte. Der Gedanke dahinter hofft, durch eine derartige Symptomverschreibung die Abwehr der Patienten hervorrufen zu können, so daß sie zur nächsten Sitzung kommen und berichten, daß sie ihre Symptomatik deutlich weniger ausführen als bisher. Falls sie damit fortfahren können, so werden sie nach und nach erkennen müssen, daß sie eine gewisse Kontrolle über ihr Verhalten besitzen, und sie werden dann mit dessen Unangemessenheit sowie der Auswirkung auf andere Menschen konfrontiert. Beispiele: Die alles dominierende Mutter wird angewiesen, das gesamte Familienleben bis auf das kleinste Detail zu kontrollieren und es keinem Familienmitglied zu erlauben, auch nur die geringste Kritik darüber zu äußern. Einem Jungen mit Schulverweigerung könnte gesagt werden, daß er niemals aus dem Haus gehen soll und auch niemals irgendein Schulbuch anschauen soll. Damit wird dem Betroffenen eine Verantwortlichkeit und eine Kontrolle über seine Symptomatik auferlegt, während andere Familienmitglieder in gleichem Zuge sich davon etwas entlasten können. Die dominierende Frau wird, falls die paradoxe Intervention erfolgreich ist, nicht länger alles im Hause kontrollieren, wenn der Therapeut ihr bei der Verhaltensumstellung hilft, oder sie widersteht den Direktiven und wird ihr dominierendes Verhalten etwas weniger ausgeprägt umsetzen. Die Annahme hinter alldem ist, daß in dem Fall,

Box 35.3 Die Familie Jonas besucht einen strategisch orientierten Familientherapeuten, der den Ansatz nach Haley benutzt

Die gleiche Familie wie in Box 35.2 beschrieben kommt zur Vorstellung. Allerdings ist dieses Mal keine strukturierte Organisation der Sitzordnung vorgesehen. Der Therapeut stellt fest, daß Roberts Bauchschmerzen dazu dienen, seine Mutter zu Hause für sich zu haben, damit sie nicht wieder als Krankenschwester arbeiten kann, was sie schon mehrfach als Wunsch geäußert habe, aber in Wirklichkeit gar nicht wolle. Der Therapeut erzählt der Familie, daß die Situation ernste Gefahren berge und weist Frau Jonas an, ihre Überwachungen von Robert intensiver fortzusetzen, indem sie das Ausmaß seiner Schmerzen jede Stunde genau prüft. Dies sollte sie 14 Tage lang tun, ohne ihn, gleichgültig welche Umstände sich in der Familie entwickeln würden, unbeaufsichtigt zu lassen. Robert seinerseits wird dazu verpflichtet, schon das geringste Anzeichen an Schmerzen seiner Mutter mitzuteilen, denn wenn er zu lange damit warte, sei die Gefahr zu groß, daß seine Beschwerden sich ins Unermeßliche steigern könnten. Er solle seine Mutter immer wieder daran erinnern, daß sie stets in seiner Nähe bleiben müsse, ungeachtet ihrer damit verbundenen Opfer.

Nach zwei Wochen eines solchen Schemas wird sich die Familie nach und nach darüber klar, wie dominierend Roberts Bauchschmerzen für das Familiensystem sind. Frau Jonas hat bald genug davon, sich derart von ihrem Sohn einbinden zu lassen. Robert selbst fühlt sich eingeengt, weil er nun alles und immer berichten muß, selbst am Nachmittag und Abend (wenn keine Schule ist), verboten bekommt, seine Freunde zu sehen. Es kommt zu einer veränderten Haltung und Frau Jonas antwortet weniger eifrig auf Roberts Schmerzepisoden. Robert selbst berichtet weniger von seinen Schmerzen, geht häufiger aus und – schließlich zur Schule.

in dem das Symptom dazu dient, für den Betroffenen einen Vorteil zu erwirken, es sich dann auflösen oder mindern wird, wenn es in einem nachteiligen Kontext für den Patienten erscheint. Das Problem dabei ist, daß manchmal eine paradoxe Intervention auch als Ermunterung und Bestätigung des bisherigen Verhaltens verstanden werden kann (Box 35.3).

- *Humor und Metaphern.* Solches kann eingesetzt werden, um die Situation etwas zu entschärfen, Druck aus dem Familiensystem herauszunehmen und dem übermäßig festgefahrenen, scheinbar logischen Denken zu entkommen. Wenn man es dadurch den Familien ermöglicht, aus ihren fixierten Denk- und Verhaltensmustern herauszugehen, kann man mit tangentialen und indirekten „unüblichen Lösungsvorschlägen" eine Basis für konstruktive Überlegungen und Handlungen schaffen.
- *Anbieten von Alternativen.* Andere Aktivitäten werden vorgeschlagen, damit dadurch das Problemverhalten ersetzt werden kann.
- *Externalisierung des Problems.* Diese Technik schreibt die Wirkung dem Symptom selbst zu und zwar in einer lockeren Art und Weise, um so der Familie zu ermöglichen, sich gegen das Symptom zu verbünden. Entsprechende Beschreibungen wurden von Michael White geliefert. Hier wird weniger auf Mängel und Fehlschläge geachtet. Vielmehr wird der Konflikt um das Symptom entschärft, und es werden neue Möglichkeiten für Handlungsspielräume geöffnet, wobei die lichteren Seiten der Familie angesprochen werden (Optimismus ersetzt Pessimismus). Beispiel: Anstatt einen Jungen für das Einkoten immer wieder zu tadeln, wird das Problem als „harte Nuß" bezeichnet, die man gemeinsam knacken will. Imaginative Landkarten können gezeichnet werden, um den Fortschritt zu zeigen und es zu einem großen Spiel werden zu lassen, bei dem das Kind lernt, kreative Strategien zu entwickeln, damit es gewinnen kann.

Kurze, lösungsbezogene Therapie

Dies ist eine Spielart der strategischen Familientherapie, die u. a. von Steve de Shazer entwickelt wurde. Sie erweitert den Ansatz, der sich auf den Behandlungserfolg in kurzer Zeit konzentriert und beinhaltet typischerweise nicht mehr als 5–10 Sitzungen. Die Art des Fragens betont die Ausnahmebedingungen: Wann war das Symptom *nicht* präsent? Was haben Sie während dieser Zeit gemacht? Wie könnten Sie in dieser Richtung mehr tun? Unterschiede im Schweregrad der Symptomatik werden aufgespürt und die Aufmerksamkeit wird auf das gelenkt, was zu der Zeit passierte. Der Fokus bezieht sich auf das, was passiert, wenn die Dinge gutgehen, und weniger auf die Zeit, in der die Probleme den Gang der Familiensituation bestimmen. Die Annahme ist, daß die meisten Problemfamilien bereits wissen, was sie brauchen, um ihre Schwierigkeiten zu lösen. Der Therapeut ist lediglich dazu da, ihnen bei der Aufdeckung und genauen Betrachtung ihrer kreativen Lösungen zu helfen, um aus der Sackgasse herauszukommen. Die

Lösung kann mitunter nicht genau das Problem treffen und recht unterschiedliche Elemente beinhalten. De Shazer benutzt folgende Metapher: Man kommt an eine verschlossene Tür, die den Zugang zu einem befriedigenderen Leben versperrt. Ehe man zuviel Zeit damit verbringt, zu überlegen, warum die Tür überhaupt da ist und warum sie nun geschlossen ist, sei es für die Familie lediglich notwendig, einen Schlüsselbund mit „Dietrichen" zu finden, um diese Tür, die die Weiterentwicklung der Familie blockiert, vielleicht auch anders zu öffnen. Leider hat De Shazer die Metapher nicht fortgeführt; denn Türen mit sehr hartnäckigen Sicherheitsschlössern ist auf diese Art und Weise nicht beizukommen. Hier muß der gut ausgebildete Schlüsseldienst gerufen werden.

Techniken

- *Genaue Beschreibung* des Problems ist erforderlich: „Wie würde ich denn erkennen, daß sich Ihre Depression bessert? Was würde ich sehen?" Begrenzte aber erreichbare Ziele sollten ins Auge gefaßt werden. In dem Maße, wie man sich auf eine präzise Beschreibung fokussiert, werden die Familien dazu geführt, auch kleinere Veränderungen zu erkennen und anzuerkennen. Dies kann eine Verstärkungswirkung entfalten und die Motivation der Familie unterstützen, um die Dinge ihres Alltagslebens in einer anderen Art und Weise anzugehen, und somit zu weiteren konstruktiven Veränderungen zu kommen.
- *Wunderfragen:* Wie würde es ausschauen, wenn Sie eines Morgens erwachen würden und das Problem wäre verschwunden? Was genau wäre der Unterschied zu heute?
- *Wunderintervention:* X verhält sich morgen so, als hätte er kein Problem mehr. Y erkennt das an und setzt das entsprechend ihrer Antworten um. X nimmt das auch entsprechend wahr, aber es gibt zwischen X und Y kein Gespräch darüber.
- *Fokus auf Behandlungserfolg:* Achten Sie auf die Gelegenheiten, zu denen das Problem fehlt. Was passiert während dieser Zeit? Beachten Sie diese Erfolge: Wie haben Sie es geschafft, es nicht zu tun (das symptomatische Verhalten)? Wie kriegen Sie es hin, es auch jetzt nicht zu tun? Wenn Sie den Drang handhaben könnten, so lassen sie uns ihr „Drang-Surfen" entwickeln. Wenn diese Strategie funktioniert, so bauen Sie die weiter aus. Gelingt es nicht, so ist etwas anderes zu überlegen.

Mailänder systemische Familientherapie

Sie wurde von Selvini-Palazzoli, Prata, Boscolo und Cecchin in Mailand (Italien) entwickelt, um chronische, schwierig zu behandelnde Fälle anzugehen. Dieser psychoanalytisch-tiefenpsychologisch beeinflußte Ansatz beschäftigt sich damit, verdeckte *Meinungen und Ansichten* zutage zu bringen, die das Familienverhalten einengen. Das Modell soll Meinungen erkennen und angehen, damit sie neu überprüft und modifiziert werden können und eher dem entsprechen, was im Augenblick vor sich geht. Die Erwartung besteht, daß das Verhalten dann verändert werden kann, um einer neuen Vielfalt von Ansichten und Prioritäten gerecht zu werden. Dies stellt das Gegenteil der strukturierten Familientherapie dar, wo das Ziel vorliegt, das Verhalten durch direkte Aktion und weniger durch Konsequenzen aus angepaßten Meinungen und Ansichten zu entwickeln. Nach der Mailänder systemischen Therapie können verschiedene konfliktreiche Meinungsmuster bestehen, die sich auf eine einzige Konfliktaktion beziehen, z. B.: Bei einer Tochter, die nachts lange wegbleibt, kann ein Elternteil der Ansicht sein, daß dieses Mädchen früher nach Hause kommen soll, damit sie dies nicht weiter ausnutzt. Eltern können aber auch in der Situation sein, daß sie denken, das Mädchen würde bei zu viel Disziplinierung von zu Hause wegrennen, ebenso wie ihre ältere Schwester. Wenn diese Zusammenhänge aufgedeckt werden, können Ansichten und Meinungen der einzelnen Familienmitglieder gegenseitig ausgetauscht und geprüft werden, um vielleicht dann zu einem gemeinsamen Schluß zu kommen. Wie bei anderen Spielarten der Familientherapie, hat sich auch der systemische Ansatz über die Zeit verändert. So wurde sehr großer Wert auf die *Rolle der Sprache* gelegt, um Meinungen und Ansichten neu zu formen.

Die zentrale Technik ist die des *zirkulären Fragens*, um herauszufinden, wie Meinungen und Ansichten mit dem Verhalten verbunden sind. So wird jede neue Frage von der vorhergehenden Antwort geleitet, mit dem Ziel herauszufinden, welche Bedeutung diese für andere Meinungen und Ansichten des Systems hat, um so seine internen Beziehungen zu entdecken. Auch wenn lineares Fragen konvergent vorwärtsgeht, um mit immer größerer Detailgenauigkeit zu klären, um welchen seelischen oder Verhaltenszustand es sich handelt, so zielt zirkuläres Fragen darauf, die *Verbindungen* zu anderen Ansichten, Meinungen und anderen Familienmitgliedern hervorzulocken. So zielt man im großen und ganzen darauf ab, zu sehen, wie Erfahrungen mit dem Meinungssystem verbunden sind. Es geht weniger darum, mehr und mehr über die Erfahrungen herauszufinden. Beispiel: Falls jemand wiederholt Ärgerlichkeit mit in die Sitzung hineinbringt, so wird man nicht damit fortfahren, das Gefühl zu vertiefen. Vielmehr wird man versuchen herauszufinden, was es bedeutet, derartige Gefühle außer Acht zu lassen. Man könnte dabei feststellen, daß sie glauben, wertlos, impotent und in einer Opferposition zu sein. Da eine solche Vorstellung noch als unangenehmer empfunden wird, könnten sie das Gefühl der Ärgerlichkeit fortsetzen.

Techniken

Hypothetisieren

- Dies wird vor der Sitzung durchgeführt, bevor die Familie ihre Definition des Problems einbringen kann.
- Dies organisiert die Art und Weise der Befragung. Sie ist ein sich entwickelnder Vorgang, bei dem Hypothesen getestet werden, indem versucht wird, Informationen zu gewinnen.
- Dies klärt die Gewinne und Verluste, die die Symptomatik für jedes der Familienmitglieder bringt und wie das Symptom der Familie hilft, die sich mit der Absicht auf Veränderung abmüht.
- In einer Familie, in der ein chronisches Problem vorliegt, versucht jedes Mitglied, eine Veränderung zu verhindern und strebt danach, den Status Quo wiederherzustellen, sobald eine Veränderung passiert ist. Gleichzeitig wird versucht, alte Muster wieder zu erreichen, obwohl diese mit der neuen Situation im Konflikt stehen. Eine derartige Feststellung von „Widerstand" gegenüber Veränderungen war ein Merkmal früherer Formen der systemischen Therapie. Heutzutage wird eher akzeptiert, daß Familien tatsächlich um Veränderung bemüht sind.

Neutralität

- Der Therapeut versucht zu vermeiden, sich in das Familiensystem hineinziehen zu lassen oder parteiisch zu werden. Mitunter ist es ratsam, auf der anderen Seite einer Einwegscheibe (oder in einem Videostudio vor entsprechenden Bildschirmen), eine andere Person oder ein Team parallel einzuschalten, um die Unabhängigkeit zu bewahren und zu überprüfen.
- Die gegebenen Antworten werden nicht überprüft, nicht bewertet: Es wird Verständnis gezeigt und vielleicht auch Empathie, aber keine Einschätzung oder Sichtweise eines Familienmitgliedes wird als richtig, falsch oder definitiv akzeptiert.
- Therapeuten sollten gleich eng mit allen Familienmitgliedern verbunden sein.
- Therapeuten versuchen zu verstehen und nicht vorzuschreiben, wie die Familie sein soll. Man sollte versuchen, die Familie ihre eigenen Lösungen finden zu lassen.

Zirkuläres Fragen

- Dies bedeutet, daß eine Frage zur nächsten führt, und zwar in einer unterschiedlichen Richtung, heraus aus den derzeitigen „Gefangenheiten" und nicht in einer linearen Art und Weise dazu benutzt wird, um ein Phänomen zu definieren (Box 35.4).

Box 35.4 Die Familie Jonas besucht eine systemische Therapeutin der Mailänder Schule

Die gleiche Familie wie in Box 35.2 beschrieben wird interviewt. Dieses Mal stellt die Therapeutin eine Reihe von Fragen, um die Unterschiede zwischen den Familienmitgliedern herauszuschälen. Es wird mit der Befragung der Tochter Johanna begonnen. „Wer ist am meisten darüber verärgert, daß Robert nicht zur Schule geht?" Sie antwortet, dies sei der Vater. Frau Jonas wird gefragt, was passieren würde, wenn ihr Ehemann sehr ernst und fest darauf bestehen würde, daß Robert das elterliche Schlafzimmer verlassen solle. Herr Jonas wirft dabei ein, daß er niemals in dieser Art und Weise aktiv werden würde, da dies einem willkürlichen autoritären Akt entspräche. Er begründet das damit, daß sein eigener Vater ein rigider, disziplinierender Mensch gewesen sei, der ihn durch sein Hänseln und Schikanieren fürs Leben verschüchtert gemacht habe. Deswegen werde sein Sohn nicht in der gleichen Weise behandelt werden. Johanna wird daraufhin gefragt, wer am meisten betroffen sei, wenn Robert tatsächlich zur Schule ginge. Sie meinte, daß ihre Mutter dann sehr einsam sein könne. Frau Jonas wird daraufhin gefragt, was passieren würde, wenn ihr Mann ernst und fest darauf bestehen würde, daß Robert zur Schule gehen müsse. Sie antwortet, daß Robert schwächlich und empfindlich sei und sie Angst habe, daß er einen Nervenzusammenbruch bekommen könne, wenn man ihn dazu treibe, genauso wie es bei Herrn Jonas gewesen sei, als er 15 Jahre alt war. Der jüngere Bruder Johannes wird gefragt, was passieren würde, wenn Robert wieder zur Schule ginge. Er antwortet, daß Johanna darüber triumphieren würde, da sie sehr clever sei, aber Robert bei einer Prüfung vor einiger Zeit durchgefallen sei, und er deswegen vielleicht als dumm eingestuft werden könne. Johannes sagt, daß die ganze Familie es ihnen eingebleut habe, wie wichtig ein Schulerfolg sei. Der Vater war der Sohn eines Müllwerkers, aber durch den schulischen Erfolg brachte er es zum Realschullehrer. Die Therapeutin macht dann eine Pause, um ihre Kollegen hinter der Einwegscheibe zu konsultieren. Diese nehmen an, daß sich die Familie durch zwei furchtauslösende und konfliktträchtige Meinungen paralysiert: Wenn du nicht hart genug arbeitest, kannst du in der Schule versagen; wenn du aber zu hart arbeitest, kann dich das zu einem Nervenzusammenbruch führen. Die Kollegen empfehlen der Therapeutin, die Familie danach zu fragen, wie jedes Familienmitglied die Zukunft über den Zeitraum der nächsten zwei Jahre sieht. Die Familientherapeutin geht zur Familie zurück und fragt entsprechend. Robert sagt, er werde am liebsten die Schmerzen los und ginge gerne wieder zum Fußballspielen. Als er dies sagt, grinst er und äußert, dann bräuchte er niemals mehr Mathematik zu lernen. Johannes sagt, er hoffe, daß er auch in der Sekundarschule, die er dann besuchen werde, zu der Fußballmannschaft gehören werde. Er fügt noch hinzu, daß er sich wünsche, mit dem Vater und Robert gemeinsam Fußball zu spielen, so wie sie das früher einmal gepflegt hätten. Er betont dabei stolz, daß sein Vater einmal in der Universitäts-Fußballmannschaft mitgespielt habe. Die Mutter äußert, daß sie gerne wieder als Krankenschwester tätig sein würde, und Johanna sagt, daß sie es sehr begrüßen würde, wenn ihre Mutter das so umsetze. Der Vater sagt, er könne sich darüber hinaus keine weiteren Wünsche denken, aber er hoffe, daß er nicht zwei Jahre warten müsse, um mit seinen Jungen Fußball spielen zu können: „Wie wär's mit einem kleinen Spiel heute Abend?" Die Jungen stimmen enthusiastisch zu.

Die Therapeutin sagt, daß sie beeindruckt sei, auf welch konstruktive Art und Weise die Familie zusammenarbeite, um ihre Probleme zu lösen. Sie frage sich, ob die Erfahrungen von Herrn Jonas, der als Junge einen Nervenzusammenbruch gehabt und sich davon wieder erholt habe, dazu genutzt werden könne, um Robert aus seiner schwierigen Lage herauszuhelfen. Herr Jonas sagt, daß er sich vorstellen könne, Robert wieder bei seinen Mathematikaufgaben zu helfen. Er sei ängstlich und zurückhaltend gewesen, weil er keinen so großen Druck auf seinen Sohn ausüben wollte, aber derzeit wisse Robert wohl gar nicht recht, wo er anfangen solle, da er so lange in der Schule gefehlt habe. Da sei die väterliche Hilfe geboten. Robert schaut erleichtert, die Familie diskutiert weiter darüber, was sie alles noch tun könne, um dahin zu kommen, wo sie sich gerne in zwei Jahren sehen wolle. Beim nächsten Treffen zwei Wochen später sind Roberts Bauchschmerzen deutlich weniger, und er hat bereits eine schrittweise Wiederaufnahme des Schulbesuchs begonnen.

- Individuen werden gebeten, das Problem anhand von Verhaltensmerkmalen zu benennen und nicht mit Begriffen, die Gefühlslagen beschreiben.
- Der Effekt des Symptoms auf die Beziehungen wird besprochen: „Wer tut was in Antwort worauf? Wer ist am meisten betroffen? Wer bemerkt etwas als Erster? Wer ist am meisten besorgt?"
- Unterschiede zwischen den Menschen werden beachtet: „Wer sorgt sich am meisten darum, daß Luzia nicht essen möchte?"
- Hypothetische Szenarien werden in Betracht gezogen, um den Effekt des Symptoms auf die Beziehungen zu definieren: „Wenn Jörg kein Problem hätte, wer wäre ihm dann am nächsten?"
- Das „Timing" wird erfaßt: Welcher Art sind die Beziehungen vor und nach dem Auftreten des „Problems"? Nachdenken über die Zukunft, „Was würde passieren, wenn alles nicht besser würde?"
- Die Art des Fragens könnte dyadisch sein, d.h., man könnte eine dritte Person darüber befragen, wie die Beziehungen der anderen beiden Personen aussähen: „Wie stark belasten die Wutausbrüche deines Bruders die Mutter?"
- Neue Alternativen werden erörtert und geprüft: „Was müßte passieren, damit man das unangemessene Verhalten von Jörg stoppen könnte?" Meinungen und Handlungen werden dabei getrennt gehalten.
- Zirkuläres Fragen von stillen/„verrückten" Familienmitgliedern wird benutzt: „Wenn er bereit wäre zu sprechen, was würde er dann sagen?"
- Emotionen werden deskriptiv behandelt. Mit ihnen wird nicht sympathisiert: „Welches ihrer Kinder versteht ihre Depression am besten?" „Was müßte sich verändern, damit sich ihre Depression bessert?"
- Es werden Informationen aufgezeigt, um unterschiedliche Meinungen für unterschiedliche Familienmitglieder deutlich zu machen und so familiäre Beziehungen zu offenbaren.

Positive Konnotationen

- Dies ist mehr als eine Art des „Reframing" oder „Relabeling", weil man hier versucht, die Regeln des gesamten „Familienspieles" anzusprechen und sich nicht auf das Verhalten einer Einzelperson beschränkt.
- Symptomatisches Verhalten wird neu eingeordnet und zwar als gut, weil es hilft, die Balance des Familiensystems aufrechtzuerhalten, und damit den familiären Zusammenhalt und das Wohlbefinden erleichtert. Auf die Art und Weise wird das Wollen und der Wille der Familie beschrieben und die Symptome als hilfreiche Möglichkeit der Familie gesehen – nicht als negative Wesenheit.
- Es wird nicht das Verhalten, sondern die angenommene Intention positiv konnotiert: „Dankeschön für die Verhinderung eines Familienstreits über das schlechte Verhalten deines Bruders, indem du das Essen verweigert hast". Frühere systemische Therapeuten glaubten, daß Familien den positiven Konnotationen nicht widerstehen würden, weil diese Billigung ausdrücken würden. Mittlerweile wird von diesen Therapeuten die

Position eingenommen, daß es nicht die Veränderung ist, der notwendigerweise widerstanden wird. Vielmehr seien es Behandlungsansätze, die nicht die Ansichten und Meinungen der Familie träfen.

Nach etwa 30–40 Minuten einer Sitzung ziehen sich die systemischen Therapeuten oft zurück, um sich mit ihrem Team hinter der Einwegscheibe für etwa 10 Minuten zu besprechen. Danach kehren sie in den Raum, in dem sich die Familie befindet, zurück und geben die erhaltenen Botschaften an die Familie weiter. Solche Botschaften können dann von Aufgaben für die einzelnen Familienmitglieder begleitet sein.

Paradoxon und Gegenparadoxon

- Ein Paradoxon wird dann ins Spiel gebracht, wenn die Familie die positive Konnotation eines Therapeuten akzeptiert: Warum erfordert eine gute Sache, wie der familiäre Zusammenhalt, ein Symptom bei einem Familienmitglied? Der Therapeut spricht das Dilemma aus, in dem sich die Familie befindet.

Ein Gegenparadoxon kann durch den Therapeuten eingebracht werden und eine Botschaft darstellen, die so aufgebaut ist, daß sie der Familie hilft, einen Weg aus ihren Schwierigkeiten zu finden. Das Gegenparadoxon wird eingeführt, um dysfunktionale paradoxe Muster zu durchbrechen, indem z.B. eine „Nicht-Veränderung“ verschrieben wird. Dagegen soll es nicht so sein, daß der symptomtragende Patient aufgefordert wird, sich zu verändern und der Rest der Familie so bleiben kann, wie er ist und möchte. Nach einem solchen Gegenparadoxon wird die Familie sich selbst überlassen, um nach der Sitzung die paradoxen, absurden Zusammenhänge zu lösen.

Die invariante Verschreibung

Diese Aufgabe wurde von Selvini-Palazzoli und Prata entwickelt. Sie zielen darauf ab, die heimlichen Eltern-Kind-Muster auszuhebeln, bei denen durch einige Familienmitglieder ein „Spiel“ gespielt wird, und dadurch die Symptomatik des Kindes aufrechterhalten wird. Dieses werde oft dadurch erreicht, daß sich das Kind mit dem „schwächeren“, „weicheren“ Elternteil verbündet und dem „Gewinner“ durch krankhaftes Verhalten eine Niederlage beibringt. Den Eltern wird in diesem Fall empfohlen, einige Abende miteinander auszugehen. Sie sollen dann vor dem Abendessen, und zwar ohne Vorwarnung an die Kinder, das Haus verlassen. Lediglich eine Notiz sollte hinterlegt werden (z.B. „Wir sind heute Abend nicht zu Hause“). Kehren die Eltern von ihrem Ausgang zurück, so sollen sie gegenüber den Kindern keine Erklärungen abgeben. Lediglich eine Äußerung (wie „Diese Dinge betreffen nur uns beide“). Jedes Elternteil wird aufgefordert, ein eigenes Notizbuch zu führen, und zwar über die verbalen und non-verbalen Verhaltensweisen, die einer solchen Umsetzung der Verschreibung gefolgt sind. Diese Prozedur beabsichtigt, die elterliche Allianz zu stärken und vorbestehende Eltern-Kind-Koalitionen zu durchbrechen, um gewisse „Spielchen" zur Ausübung von Kontrolle und damit zusammenhängende Aufrechterhaltung auffälligen Verhaltens zu beenden.

Narrativer Ansatz

Dieser therapeutische Ansatz stellt eine jüngere Entwicklung dar, die von einigen strategischen und systemischen Therapeuten angenommen wurde. Er fokussiert sich auf die Geschichten, die Menschen über sich entwerfen und die ihre Lebenslinie lenken. John Byng-Hall kombiniert dies mit einem Schwerpunkt der Bindungstheorie und seiner Spielart der Familientherapie, die auf *„Rewriting Family Scripts"* basiert, so der Titel seines 1995 erschienenen Buches. Erwachsenen und Kindern in einem sicheren familiären Zusammenhang fällt es leicht, sich neue Wege im Hinblick auf ihre Zukunft auszudenken. Sie können das hilfreich zur Lebensgestaltung betrachten, befreit von vergangenen Eingrenzungen und Erwartungen. David Epston benutzt das Briefeschreiben als Teil des *„Narrative Means to Therapeutic Ends"*, so der Titel seines 1990 erschienenen Buches zusammen mit Michael White. Oft werden qualvolle Lebensgeschichten und Probleme neu geschrieben und dabei die Terminologie der betreffenden Person benutzt, aber es wird dabei besonders berücksichtigt, wie diese Person all die Widrigkeiten und unglaublichen Belastungen mit Heldenmut niedergekämpft hat. Dabei werden sicherlich Zeiten und Situationen gefunden, zu denen die Person nicht durch das Problem dominiert war. Die erwiesene Kraft der Person und solche Lichtblicke der Vergangenheit werden dazu benutzt, die Personen zu ermutigen, über ihre Zukunft aus der Sicht der starken und kompetenten Person nachzudenken, wie sie sich in dem Interview so weit herausgeschält hat. Die Person wird auch ermuntert, eine für sie akzeptable und sie akzeptierende soziale Gruppe zu formen oder zu suchen (entweder aus dem bestehenden Bekanntenkreis oder mit neuem Zugang), um auf diese Art und Weise sich in die Lage zu versetzen, die neue Lebensgeschichte und neue Identität tatsächlich auch leben zu können.

Evaluation der Familientherapie

Kritik

Einige Familientherapeuten besitzen nur geringe Kenntnisse über spezifische Syndrome und Störungen aus dem Bereich der Kinder- und Jugendpsychiatrie. Stattdessen werden die Probleme alleine aus der entwickelten theoretischen Sichtweise gesehen und lediglich nach abnormen Beziehungsmustern gesucht, um ein Erklärungsmodell zu finden. Auf diese Weise gelingt es den Familientherapeuten nicht, die Bedeutung und den Beitrag von konstitutionellen Störungen, wie dem Asperger-Syndrom oder ADHD oder Tic-Störungen, in angemessener Weise einzubeziehen. Selbst bei einer Verhaltensauffälligkeit, wie Störung des Sozialverhaltens, wo psychosoziale Faktoren eine große Relevanz besitzen, werden die meisten Familientherapeuten die in einem Drittel der Fälle auftretenden umschriebenen Lese- und Rechtschreibschwierigkeiten nicht erfassen und so nicht in der Lage sein, den ursächlichen Beitrag, den eine solche Problematik in einem Familiensystem bewirken kann, sachgerecht einzuschätzen und anzugehen.

Viele Familientherapeuten sehen das Kind selten oder nie alleine. Dabei ist ein Einzelinterview mit dem Kind oft essentiell, um Depressionen, Hänseleien, Quälereien oder Mißbrauch aufzudecken. Aus Furcht oder Scham oder auch aus anderen Gründen sagen viele Kinder in Anwesenheit anderer Familienmitglieder nicht das, was sie wirklich zu der vorgestellten Problematik zu sagen hätten.

Familien fragen um Hilfe an, weil sie der Meinung sind, daß die Symptomatik ihres Kindes direkt angesprochen und angegangen werden muß. Sie fühlen sich durch einen familientherapeutischen Ansatz brüskiert, weil sie eine solche Vorgehensweise als ein unzulässiges Eindringen in ihre Privatsphäre betrachten. Manche Formen der Familientherapie, insbesondere die systemische Vorgehensweise, kann ein zweites Team einsetzen, um den Therapeuten zu beobachten und zu unterstützen. Dies ist teuer. Bei der Familientherapie Mailänder Art ist es für die Therapeuten schwer, neutral zu bleiben, wenn sie gesetzliche Verpflichtungen haben, das Kind vor Mißbrauchspraktiken zu schützen. Der Mangel an gegebenen Erklärungen darüber, warum die Befragung genau in dieser Weise erfolgt und die verwirrende Art der Intervention kann viele Familien dazu führen, daß sie mit ihren Füßen abstimmen und nicht mehr wiederkommen.

Erwiderungen

Viele, wenn nicht gar alle diese kritischen Anmerkungen können durch eine flexible Art des therapeutischen Vorgehens überwunden werden. Beispiel: In einem multidisziplinären Team ist es oft möglich, anfangs eine generelle kinder- und jugendpsychiatrische Untersuchung durchzuführen, bevor die Familientherapie beginnt. Leider arbeiten die meisten Familientherapeuten nicht dementsprechend. Die Familie für die Familientherapie zu begeistern, ist die Kunst des Therapeuten. Ein begabter und fachlich versierter Therapeut wird die Familie nicht dadurch verprellen, daß er zu früh von ihnen zu viel verlangt. Er wird einfühlsam genug sein, um herauszufinden, was und wann die Familie Herausforderungen bewältigen und tolerieren kann. Der Vorteil des familientherapeutischen Hintergrunds liegt darin, daß man interfamiliäre Einflüsse auf kindliches Verhalten besser erkennen und ansprechen kann. Wenn man dagegen nur eine lineare „diagnostische“ Vorgehensweise im Blick hat, kann man solche Zusammenhänge leicht übersehen.

Verlaufsstudien

Es gibt nur wenige gut kontrollierte Verlaufsstudien oder sorgfältig ausgeführte Einzelfallstudien. Allerdings haben randomisierte kontrollierte Untersuchungen zeigen können, daß Familientherapie eine effektive therapeutische Vorgehensweise bei Anorexia nervosa und jugendlicher Delinquenz darstellen kann. Diese beiden hartnäckigen und recht schwierig zu behandelnden kinder- und jugendpsychiatrischen Störungen weisen immerhin eindrucksvolle Ergebnisse auf. Die Effektgrößen lagen bei 0,4 bis 0,7 Standardabweichungen.

Übersichten zum Thema

Gorrell Barnes G (1994) Family therapy. In: Rutter M, Taylor E, Hersov L (eds) Child and Adolescent Psychiatry: Modern Approaches, 3rd edn. Blackwell Science, Oxford, pp 946–967

Rothenberger A (Hrsg) (1997) Familientherapie. Schwerpunktthema von TW Neurologie Psychiatrie 11
(Drei kurzgefaßte Übersichten, die auch den Ansatz des „Reflektierenden Teams“ darstellen und auf den Einsatz kindgemäßer non-verbaler Techniken sowie den Einbezug der Großelterngeneration im Rahmen der Familientherapie hinweisen)

Weitere Leseempfehlungen

Goldenberg I, Goldenberg H (1991) Family Therapy: An Overview. Brooks/Cole, Pacific Grove, CA

Byng-Hall J (1995) Rewriting Family Scripts. Guilford, London

Haley J (1976) Problem-Solving Therapy. Jossey-Bass, San Francisco

Minuchin S (1974) Families and Family Therapy. Harvard University Press, Cambridge, MA

Remschmidt H, Mattejat F (1996) Familiendiagnostik bei psychischen Störungen von Kindern und Jugendlichen. Zeitschrift für Kinder- und Jugendpsychiatrie und Psychotherapie 24:203–212

White M, Epston D (1990) Narrative Means to Therapeutic Ends. Norton, London

TEIL V WISSENS-ÜBERPRÜFUNG

Ein Thema – Fünf Aussagen

Was ist richtig? Was ist falsch?

1 Untersuchung/Abklärung

1.1 Die kinderpsychiatrische Abklärung:
- (a) Hinsichtlich emotionaler Symptome gibt es nur eine geringe Übereinstimmung zwischen Fremdeinschätzung durch die Eltern und Selbsteinschätzung durch die Kinder.
- (b) Falls die psychiatrischen Symptome dem Kind zwar viel Belastung bescheren, aber nicht zu einer sozialen Beeinträchtigung führen, sollte keine Störung diagnostiziert werden.
- (c) Normalerweise ist es möglich, die Ursache einer kinderpsychiatrischen Störung festzustellen.
- (d) Wenn man die Stärken von Kind und Familie benennen kann, ist das für die Behandlungsplanung nützlich.
- (e) Die Erklärung hinsichtlich der Symptomatik klafft oft zwischen Familien und Fachleuten weit auseinander.

1.2 Um von den Eltern Informationen zu erhalten:
- (a) Voll strukturierte Interviews ergeben ein genaueres Bild der kindlichen Symptomatik als halbstrukturierte Interviews.
- (b) Fragebogen können für ein Screening hilfreiche Mittel sein.
- (c) Mittels halbstrukturierter Interviews wird das Vorhandensein eines Symptoms typischerweise entsprechend den Kriterien des Interviewers eingeschätzt und nicht der Befragten.
- (d) Es ist üblich, den Vater alleine zu sehen, um seine Sicht des Problems zu erfahren.
- (e) Die frühe Kindheitsgeschichte ist für Störungen der Jugendzeit nicht wichtig.

1.3 Im Hinblick auf Einzelinterviews mit Kindern:
- (a) Es ist essentiell, sich möglichst rasch auf die emotionale oder Verhaltenssymptomatik zu beziehen, da ansonsten das Kind das Interesse verliert.
- (b) Bei Kindern unter 10 Jahren gibt es wenig Grund zum direkten Fragen.

(c) Kinder erzählen selten freiwillig von Zwangshandlungen und Zwangsgedanken, es sei denn, sie werden direkt danach gefragt.
(d) Die Ansichten von Kindern hinsichtlich ihrer Beziehungen zu Altersgenossen können deutlich von den Einschätzungen ihrer Eltern und Lehrer abweichen.
(e) Kinder könnten sich davor fürchten, daß sie Blut abgenommen bekommen, eine Spritze kriegen oder auf der Station eines Krankenhauses aufgenommen werden.

1.4 Bei kinderpsychiatrischen Untersuchungen:
(a) Lehrer sind keine zuverlässigen Informanten, wenn es um störendes Verhalten geht.
(b) Lehrer können spezifische Lernschwierigkeiten als Hyperaktivität fehlinterpretieren.
(c) Bei allen Kindern sollte sofort eine vollständige körperliche Untersuchung durchgeführt werden, einschließlich Körperlänge, Körpergewicht, Blutdruck und Herzfunktion.
(d) Die meisten dysmorphischen Syndrome werden nicht erkannt, es sei denn, das Kind wird unbekleidet untersucht.
(e) Ein Kind, das regrediert ist und bereits erworbene Fähigkeiten verloren hat, sollte auf jeden Fall neurologisch untersucht werden.

2 Klassifikation

2.1 Im Hinblick auf die Klassifikation seelischer Gesundheitsprobleme bei Kindern und Jugendlichen:
(a) Ein kategorialer Ansatz ist einem dimensionalen Ansatz eindeutig überlegen.
(b) Probleme, die nur zu Hause oder nur in der Schule auftauchen, reflektieren weniger häufig konstitutionelle Faktoren als Probleme, die in beiden Situationen vorkommen.
(c) Die oppositionell-trotzige Störung wird als eine emotionale Störung kategorisiert, weil sie einen vorherrschenden ärgerlichen-zornigen Affekt zeigt.
(d) Fast alle jugendlichen Störungen lassen sich in eine der nachfolgenden drei Gruppierungen einordnen: Emotional, verhaltensstörend oder entwicklungsbezogen.
(e) Gegenwärtige kinderpsychiatrische Schemata unterscheiden zwischen den Störungen im großen und ganzen auf der Basis unterschiedlicher Zeichen und Symptome und nicht so sehr auf der Grundlage verschiedener Ursachen.

2.2 DSM-IV und ICD-10 (Forschungsversion):
(a) Unterscheiden sich in einigen Kleinigkeiten, aber sind ansonsten im großen und ganzen ähnlich.

(b) Beinhalten nur solche diagnostischen Kategorien, die durch epidemiologische und multivariate Studien validiert wurden.
(c) Benutzen operationalisierte diagnostische Kriterien.
(d) Beinhalten Kategorien für Kinder, die operationalisierte Kriterien nicht erfüllen.
(e) Beurteilen oft, ob eine Störung vorhanden ist oder nicht auf der Basis von Belastung oder sozialer Beeinträchtigung, ebenso wie auf der Grundlage des Symptomprofils.

2.3 In den multiaxialen Schemata von DSM-IV und ICD-10:
(a) Eine Störung des Sozialverhaltens oder eine emotionale Störung wird jeweils auf der ersten Achse kodiert.
(b) Eine Lesestörung wird in ICD-10 auf der ersten Achse kodiert, aber nicht so bei DSM-IV.
(c) Intellektuelle Behinderung und Lesestörung werden in DSM-IV auf verschiedenen Achsen kodiert.
(d) DSM-IV beinhaltet eine separate Achse für das höchste Niveau der prämorbiden Funktionstüchtigkeit.
(e) Beide Schemata besitzen eine Achse für das gegenwärtige Niveau der sozialen Beeinträchtigung/der adaptiven Funktionsfähigkeit.

2.4 Faktor- und Clusteranalysen:
(a) Faktoranalysen identifizieren Dimensionen.
(b) Clusteranalysen identifizieren Attribute.
(c) Die Anzahl der Cluster wird über den Eigenwert identifiziert.
(d) Merkmale, die zur gleichen Dimension beitragen, korrelieren wenig miteinander.
(e) Das Muster des Clusters kann davon abhängen, welche Attribute betrachtet werden.

3 Epidemiologie

3.1 Epidemiologische Studien von Kindern und Jugendlichen haben generell gezeigt, daß:
(a) 25–40% eine psychiatrische Störung aufweisen.
(b) Autistische Störung eine der häufigsten kinder- und jugendpsychiatrischen Störungen darstellt.
(c) Kinder mit Problemen im Sozialverhalten nur selten gleichzeitig emotionale Probleme haben.
(d) Die meisten Kinder mit psychiatrischen Störungen in Kontakt mit Fachleuten für seelische Gesundheit stehen.
(e) Psychosoziale Störungen in den letzten Jahrzehnten immer seltener wurden.

3.2 Die folgenden Auffälligkeiten sind häufiger bei Mädchen als bei Jungen anzutreffen:
(a) Enuresis diurna.
(b) Hyperkinetisches Syndrom.
(c) Verzögerte Sprech- und Sprachentwicklung.
(d) Anorexia nervosa.
(e) Suizid/Selbstmord.

3.3 Die nachfolgenden Auffälligkeiten treten häufiger bei Jungen als bei Mädchen auf:
(a) Tierphobie.
(b) Schulverweigerung.
(c) Tablettenintoxikation.
(d) Selektiver Mutismus.
(e) Störung des Sozialverhaltens.

3.4 Störungen, die wahrscheinlich häufiger im Jugendalter als im Kindesalter aufgetreten sind:
(a) Enuresis.
(b) Anorexia nervosa.
(c) Depression.
(d) Autismus.
(e) Selektiver Mutismus.

3.5 Soziale Benachteiligung ist verbunden mit einer viel höheren Rate von:
(a) Schuleschwänzen.
(b) Autismus.
(c) Leichte intellektuelle Beeinträchtigung.
(d) Schulverweigerung.
(e) Jugendliche Delinquenz.

4 Bio-psychosoziales Entwicklungsmodell

4.1 Allgemeine Gehirnentwicklung:
(a) Spielt in der Kinderpsychiatrie nur eine unbedeutende Rolle.
(b) Ist alleine genetisch festgelegt.
(c) Setzt sich bis zum Alter von etwa 35 Jahren fort.
(d) Wird niemals durch Streß gefördert.
(e) Zeigt eine Beeinträchtigung in Form einer persistierenden Entwicklungverzögerung, die man auch Entwicklungsabweichung nennt.

4.2 Exekutive Funktionen:
(a) Gehören zur forensischen Psychiatrie.
(b) Dabei geht es um Planung, Problemlösung, kognitive Flexibilität und Interferenzkontrolle.

(c) Sind gleichermaßen vom okzipitalen, motorischen, temporalen und frontalen Kortex abhängig.
(d) Entwickeln sich teilweise schon im Säuglingsalter.
(e) Sind auf das Ausführen von Aufgaben begrenzt.

4.3 Psychosozialer Streß:
(a) Schlägt immer auf den Magen.
(b) Wird erst ab dem 4. Lebensjahr wahrgenommen.
(c) Aktiviert das sog. HPA-System.
(d) Ist stets eine seelische Belastung.
(e) Erhöht den Kortisolspiegel.

5 Autistische Störungen

5.1 Charakteristische Merkmale des frühkindlichen Autismus beinhalten:
(a) Repetitive und ritualistische Verhaltensweisen.
(b) Phobien.
(c) Selbstverletzendes Verhalten.
(d) Schwach und schlecht ausgeprägte Kommunikationsfähigkeiten.
(e) Mangel an sozialem Interesse oder sozialen Fertigkeiten.

5.2 Die nachfolgenden Merkmale finden sich recht häufig bei autistischen Kindern:
(a) Mehr Schwierigkeiten sich mit Erwachsenen als mit anderen Kindern des gleichen Alters zu befassen.
(b) Echolalie.
(c) Indifferentes Verhalten gegenüber Veränderungen der Umgebung.
(d) Kopfumfang oberhalb der 97. Percentile.
(e) Blickvermeidung.

5.3 Die nachfolgenden Merkmale finden sich recht häufig bei autistischen Kindern und Teenagern:
(a) Halluzinationen.
(b) Händeflattern.
(c) Die Neigung, Menschen wie Dinge zu behandeln.
(d) Epileptische Anfälle mit Beginn in der Adoleszenz.
(e) Überaktivität und mangelnde Aufmerksamkeit.

5.4 Infantiler Autismus:
(a) Ist auch als Asperger-Syndrom bekannt.
(b) Betrifft niemals das Verhalten vor dem 6. Lebensmonat.
(c) Stellt eine prälinguistische Schizophrenie dar.
(d) Beginnt immer im Alter von 28 Monaten.
(e) Der Verlust von Sprache kann nach einer Periode normaler Entwicklung auftreten.

5.5 Wenn man ein möglicherweise autistisches Kind untersucht, so ist es wichtig, die folgenden Differentialdiagnosen in Betracht zu ziehen:
(a) Trennungsangst.
(b) Rett-Syndrom.
(c) Geistige Behinderung.
(d) Dyslexie/Lese-Rechtschreibschwierigkeiten.
(e) Entwicklungsdysphasie/Sprachentwicklungsverzögerung.

5.6 Frühkindlicher Autismus:
(a) Beide Geschlechter sind gleichermaßen betroffen.
(b) Etwa 3 bis 5 Kinder pro Tausend sind betroffen.
(c) Eltern kommen in der Regel aus hohen sozioökonomischen Schichten.
(d) Wird oft durch kaltherzige Mütter verursacht, die nicht in der Lage waren, eine normale Bindungsfähigkeit des Kindes herzustellen.
(e) Betrifft 25% der leiblichen Geschwister.

5.7 Die Prognose des Autismus ist schlecht, wenn:
(a) Der IQ unter 60 liegt.
(b) Motorische Ungeschicklichkeit vorliegt.
(c) Das Kind männlichen Geschlechtes ist.
(d) Im Alter von 5 Jahren das alltagsnützliche Sprechen fehlt.
(e) Das Muster der Rituale sich mit der Zeit verändert.

5.8 Etwa die Hälfte der autistischen Individuen:
(a) Erlernt niemals alltagsnützliches Sprechen.
(b) Stirbt vor dem 30. Lebensjahr.
(c) Verliert im späten Jugendalter kognitive Fähigkeiten.
(d) Wird niemals heiraten, noch eine bezahlte Arbeit erhalten.
(e) Steht im Erwachsenenalter ziemlich im Abseits.

5.9 Häufige kognitive Merkmale bei autistischen Kindern beinhalten:
(a) Verbaler IQ viel niedriger als Handlungs-IQ.
(b) Verlust früherer erworbener Fähigkeiten zwischen dem 3. und 10. Lebensjahr.
(c) Einer Retardierung in den meisten Bereichen sind oft Inseln normaler oder besonders guter Fähigkeiten beigegeben.
(d) Selektive Agnosie für hochfrequente Klänge/Laute.
(e) Einen Defekt hinsichtlich „Theory of Mind".

5.10 Folgendes ist bei Asperger-Syndrom üblich:
(a) Umschriebene Interessen.
(b) Motorische Ungeschicklichkeit.
(c) Gestelztes Sprechen.
(d) Beeinträchtigtes sozial-kontextuelles Verständnis.
(e) Deutliche Sprachentwicklungsverzögerung in den Vorschuljahren.

6 Hyperaktivität (Aufmerksamkeitsdefizit-/Hyperaktivitätsstörung; ADHD)

6.1 Hyperaktivität:
- (a) Ist eine häufige Klage von Eltern über ihre Kinder.
- (b) Tritt hauptsächlich bei Kindern der sozialen Mittelklasse auf.
- (c) Betrifft Jungen und Mädchen gleich häufig.
- (d) Wird in Großbritannien häufiger diagnostiziert als in den USA.
- (e) Wird in der Regel erst im Altersbereich von 5 bis 11 Jahren diagnostiziert.

6.2 Charakteristische Merkmale der Hyperaktivität beinhalten:
- (a) Kurze Aufmerksamkeitsspanne.
- (b) Händeflattern und andere Manierismen.
- (c) Zappeligkeit.
- (d) Angehobene Stimmung.
- (e) Mangel selektiver Bindung an die Eltern.

6.3 Charakteristische Merkmale der Hyperaktivität beinhalten:
- (a) Ablenkbarkeit.
- (b) Impulsivität.
- (c) Aufstehen und Herumlaufen, wenn stilles Sitzen gefordert ist.
- (d) Plötzliche, sich wiederholende, stereotype, zwecklose Bewegungen.
- (e) In der Klasse vorlaut sein und nicht warten können, bis man bei einem Spiel an der Reihe ist.

6.4 Die folgenden Merkmale würden an der Diagnose einer Hyperaktivität zu großem Zweifel führen:
- (a) Symptome, die von den Eltern, aber nicht vom Lehrer des Kindes berichtet werden.
- (b) Beginn im Alter von 12 Jahren.
- (c) Angemessenes Verhalten während einer 15minütigen kinderpsychiatrischen Untersuchung.
- (d) Das Kind schläft während der Nacht fest und erholsam.
- (e) Die Symptome verschlechtern sich, nachdem Tomaten, Orangen oder andere natürliche Lebensmittel gegessen wurden.

6.5 Hyperaktive Kinder sind am ehesten:
- (a) Von überdurchschnittlicher Intelligenz.
- (b) Ungehorsam zu Hause und/oder störend im Klassenverband.
- (c) Beliebte Klassenkameraden.
- (d) Leistungsschwach in der Schule.
- (e) Übermäßig zutraulich oder enthemmt mit unbekannten Erwachsenen (Distanzschwäche).

6.6 Hyperaktivität ist:
(a) Üblicherweise mit einer Geschichte elterlicher Vernachlässigung verbunden.
(b) Häufig mit nachweisbarer Hirnschädigung verbunden.
(c) Häufiger bei Kindern mit Epilepsie.
(d) Mit anderen Entwicklungsstörungen wie Sprachentwicklungsverzögerung oder Ungeschicklichkeit verbunden.
(e) Häufiger bei Kindern, die vom Säuglingsalter an in Institutionen aufgewachsen sind.

6.7 Die natürliche Geschichte der Hyperaktivität:
(a) Hyperaktive Kinder waren schon immer überaktiv und unaufmerksam, seit sei krabbeln konnten.
(b) Die Symptomatik ist vor dem Schuleintritt kein Grund für Sorgen.
(c) Überaktivität wird während des Teenageralters weniger belastend.
(d) Eine bedeutende Minorität bleibt sogar bis ins Erwachsenenalter motorisch unruhig und unaufmerksam.
(e) Hyperaktive Kinder tragen ein erhöhtes Risiko, im Erwachsenenalter straffällig zu werden oder Substanzmißbrauch zu betreiben.

6.8 Behandlung der Hyperaktivität:
(a) Hyperaktivität ist eine gute Zielsymptomatik für psychodynamische Psychotherapie.
(b) Hyperaktive Kinder sind am besten in einem lebhaften Klassenverbund plaziert, weil die erhöhte Arousalsituation ihre Aufmerksamkeit verbessert.
(c) Barbiturate sind kontraindiziert.
(d) Der Ausschluß künstlicher Nahrungsmittelzusätze von der Ernährung ist hilfreich.
(e) Imipramin ist zur Behandlung der Hyperaktivität erwiesenermaßen hilfreich.

6.9 Anerkannte Nebenwirkungen einer Stimulanzienbehandlung von sechs bis zehn Jahre alten Kindern sind:
(a) Abhängigkeit.
(b) Repetitive Aktivitäten oder Stereotypien.
(c) Wachstumsverzögerung.
(d) Eine paradoxe Zunahme von Appetit und Schlaf.
(e) Tics.

7 Störung des Sozialverhaltens

7.1 Störungen des Sozialverhaltens sind:
(a) Bis zum Alter von sieben Jahren häufiger bei Mädchen als bei Jungen.
(b) Häufiger in innerstädtischen Wohngebieten.
(c) Häufig auf eine bestimmte Situation begrenzt (z. B. in der Schule, aber nicht zu Hause oder umgekehrt).
(d) Eine der häufigsten kinderpsychiatrischen Störungen.
(e) Typischerweise eher vorübergehend (im Vergleich zu emotionalen Störungen).

7.2 Die nachfolgenden Faktoren erhöhen das Risiko hinsichtlich einer Störung des Sozialverhaltens bei einem Kind:
(a) Hyperaktivität.
(b) IQ unter 70.
(c) Umschriebene Lese-Rechtschreibstörung.
(d) Epilepsie.
(e) Ein „schwieriges" Temperament als Säugling.

7.3 Die nachfolgenden familiären Faktoren erhöhen das Risiko hinsichtlich einer Störung des Sozialverhaltens:
(a) Reibungen in einer Ehe oder Zerbrechen derselben.
(b) Hohe elterliche Erwartungen.
(c) Seelische Störung bei einem Elternteil.
(d) Enge Wohnverhältnisse und Armut.
(e) Die Mutter geht arbeiten.

7.4 Die nachfolgenden familiären Faktoren erhöhen das Risiko hinsichtlich einer Störung des Sozialverhaltens:
(a) Mütterliche Überbehütung.
(b) Strikte Hausregeln und engmaschige Supervision.
(c) Elterliche Kriminalität.
(d) Hohe Anzahl an Familienmitgliedern.
(e) Ältere Eltern.

7.5 Charakteristische Merkmale einer oppositionell-trotzigen Störung sind:
(a) Wiederholter Einkaufsdiebstahl.
(b) Häufige Verweigerung, den Anforderungen Erwachsener nachzukommen.
(c) Häufige Wutausbrüche.
(d) Ärgert andere häufig ohne Grund.
(e) Andauerndes Schuleschwänzen.

7.6 Ein achtjähriger Junge stiehlt stetig zu Hause; die nachfolgenden Formulierungen sind plausibel:
(a) Er ersetzt damit, daß er weniger Taschengeld bekommt als seine Freunde.
(b) Das Stehlen ist Teil einer Trauerreaktion nach einem kürzlichen schmerzhaften Verlust einer Person.
(c) Er braucht Bargeld, um Schutzgeld an Schikanierer in der Schule zu bezahlen.
(d) Er erlebt nicht ausreichend Zuwendung und stiehlt zum Trost.
(e) Bei ihm besteht eine spezifische Retardierung moralischen Denkens, und er weiß nicht, richtiges von falschem zu unterscheiden.

7.7 Die nachfolgenden Merkmale einer Störung des Sozialverhaltens im Kindesalter verschlechtern die Prognose:
(a) Eine größere Variationsbreite sozial auffälliger Symptome.
(b) Schlechte Beziehungen zu Altersgenossen.
(c) Assoziierte Hyperaktivität.
(d) Das Problem ist nur in einem Setting vorhanden (z. B. Schule).
(e) Später Beginn.

7.8 Störung des Sozialverhaltens:
(a) Die meisten Erwachsenen mit einer antisozialen Persönlichkeitsstörung waren als Kinder im Sozialverhalten gestört.
(b) Die meisten Kinder mit Störungen des Sozialverhaltens entwickeln eine antisoziale Persönlichkeitsstörung.
(c) In der Kindheit ist die Störung des Sozialverhaltens häufiger mit Angst als mit Depression verbunden.
(d) Kinder mit Störung des Sozialverhaltens neigen besonders leicht dazu, Handlungsweisen anderer Kinder als feindselig fehlzuinterpretieren.
(e) Störung des Sozialverhaltens erhöht das Risiko einer Depression im Erwachsenenalter, insbesondere bei Frauen.

7.9 Schuleschwänzen:
(a) Kinder, die die Schule schwänzen, werden sich am ehesten zu Hause aufhalten, wenn sie nicht in der Schule sind.
(b) Schwere Depression ist ein anerkannter Grund.
(c) Schuleschwänzen ist mit Störung des Sozialverhaltens und Delinquenz verbunden.
(d) Die meisten Schulschwänzer weisen unterdurchschnittliche schulische Leistungsfähigkeiten auf.
(e) Schuleschwänzen ist in allen Altersgruppen der häufigste Grund für die Abwesenheit von der Schule.

8 Juvenile Delinquenz

8.1 Juvenile Delinquenz:
(a) Gewaltbezogene Straftaten haben ihren Höhepunkt im mittleren Jugendalter und nehmen dann zum Erwachsenenalter hin ab.
(b) Die meiste juvenile Delinquenz beinhaltet Straftaten eher gegen Eigentum als gegen Menschen.
(c) Alle Arten der von Jugendlichen begangenen Straftaten kommen häufiger beim männlichen Geschlecht vor.
(d) Jugendliche aus mittleren sozialen Schichten sind weniger delinquent, wenn man die offiziellen Verurteilungen heranzieht, aber nicht bei Betrachtung der Selbstberichte.
(e) Gleich ärmliche Wohngebiete können sich hinsichtlich der Delinquenzrate deutlich unterscheiden.

8.2 Juvenile Delinquenz:
(a) Führt gewöhnlich zu Kriminalität im Erwachsenenalter.
(b) Ist mit Kriminalität der Eltern und Geschwister verbunden.
(c) Ist fast immer mit offenkundigen psychiatrischen Störungen verbunden.
(d) Ist hochgradig erblich.
(e) Ist eine häufige Folge einer Enzephalitis.

8.3 Juvenile Delinquenz ist verbunden mit:
(a) Unterdurchschnittlicher Intelligenz.
(b) Charakteristischen EEG-Auffälligkeiten.
(c) Auffälligem Verhalten in der Schule (schon von Anfang an).
(d) Extraversion.
(e) Schlechten Beziehungen zu Gleichaltrigen.

8.4 Juvenile Delinquenz ist verbunden mit den folgenden familiären Faktoren:
(a) Armut.
(b) Anwesenheit älterer Brüder.
(c) Hohen elterlichen Erwartungen.
(d) Falscher oder inkonsistenter Disziplin.
(e) Besonders kritischem und kaltherzigem Elternverhalten.

9 Schulverweigerung

9.1 Schulverweigerung:
(a) Ist häufiger mit 14 als mit 10 Jahren.
(b) Betrifft Mädchen häufiger als Jungen.

(c) Stellt die häufigste emotionale Störung im Kindesalter dar.
(d) Ist mit einem niedrigen sozioökonomischen Status verbunden.
(e) Ist mit einer großen Anzahl Familienmitglieder verbunden.

9.2 Schulverweigerung:
(a) Neigt dazu, vor Prüfungen zu beginnen.
(b) Ist häufiger bei Jungen.
(c) Es kann häufig ein auslösender Faktor gefunden werden.
(d) Schulisches Versagen ist häufig.
(e) Ist bei Teenagern der häufigste Grund für schulische Fehlzeiten.

9.3 Bei Schulverweigerung:
(a) Schulfaktoren sind unwichtig.
(b) Depression ist ein seltener Hintergrund.
(c) Klagen über Bauchschmerzen sind ungewöhnlich häufig.
(d) Die Furcht des Kindes besteht eher darin, das Haus zu verlassen als in die Schule zu gehen.
(e) Das Kind kann sich vor anderen Kindern fürchten.

9.4 Schulverweigerung:
(a) Die Eltern sind oft emotional mit dem Kind überinvolviert.
(b) Ist mit strikter Disziplin zu Hause verbunden.
(c) Das Kind ist gewöhnlich hyperaktiv.
(d) Ist oft mit Delinquenz verbunden.
(e) Reflektiert oft die Sicht der Familie, daß Schulausbildung unwichtig sei.

9.5 Schulverweigerung:
(a) Kann bei einem 8Jährigen die Manifestation von Trennungsangst darstellen.
(b) Kann bei einem 15Jährigen die Manifestation einer Depression darstellen.
(c) Kann in Form von Kopfschmerz auftauchen.
(d) Kann bei einem 10Jährigen möglicherweise damit verbunden sein, daß er etwas von seiner Mutter stiehlt.
(e) Kann bei einem 14Jährigen ein Vorzeichen von Agoraphobie im Erwachsenenalter sein.

9.6 Bei der Behandlung von Schulverweigerung:
(a) Eine rasche Rückkehr zur Schule ist generell kontraindiziert.
(b) Bei manchen Fällen ist eine stationäre Behandlung angebracht.
(c) Oft ist ein Schulwechsel nötig.
(d) Trizyklische Antidepressiva erleichtern oft die Rückkehr in die Schule.
(e) Hausunterricht ist in der Regel eine hilfreiche Zwischenlösung.

9.7 Schulverweigerung:
(a) Durch die Behandlung kehrt die Hälfte der Kinder wieder zu vollzeitigem Schulbesuch zurück.
(b) Eine Rückkehr zur Schule ist für jüngere Kinder wahrscheinlicher.
(c) Geht in Schuleschwänzen über, wenn keine Behandlung erfolgt.
(d) Wird üblicherweise von einer persistierenden neurotischen Störung im Erwachsenenalter gefolgt.
(e) Führt oft zu einer lebenslangen Arbeitsverweigerung.

10 Angststörungen

10.1 Angststörungen im Kindesalter:
(a) Gehören zu den häufigsten kinderpsychiatrischen Störungen.
(b) Treten meistens zusammen mit depressiven Störungen auf.
(c) Treten häufig mit Bindungsstörungen auf.
(d) Treten häufig zusammen mit Lese-Rechtschreibstörungen auf.
(e) Treten häufiger auf, wenn die Eltern Angststörungen aufweisen.

10.2 Trennungsangststörung:
(a) Ist hauptsächlich eine Störung der Vorschulkinder.
(b) Ist häufige Ursache von Schulverweigerung.
(c) Beinhaltet charakteristischerweise eine Abneigung gegenüber dem Sprechen, mit Ausnahme zu Hause.
(d) Spricht wahrscheinlich gut auf trizyklische Antidepressiva an.
(e) Führt oft zu Agoraphobie im Erwachsenenalter.

10.3 Generalisierte Angststörung:
(a) Ist weniger häufig nach der Pubertät.
(b) Beinhaltet weitreichende Sorgen hinsichtlich der Vergangenheit, der Gegenwart und der Zukunft.
(c) Führt oft zu somatischen Beschwerden.
(d) Tritt üblicherweise zusammen mit anderen Angst- oder depressiven Störungen auf.
(e) Wird mittels kognitiver Therapie angemessen behandelt.

10.4 Spezifische Phobie:
(a) Kann diagnostiziert werden, wenn das Kind erkennt, daß seine Befürchtungen irrational sind.
(b) Kann nur diagnostiziert werden, wenn der gefürchtete Stimulus entweder vermieden wird oder unter intensivem Streß ertragen wird.
(c) Ist gleich häufig bei Jungen und Mädchen.
(d) Wird mit verhaltensbezogenen oder kognitiven Mitteln adäquat behandelt.
(e) Folgt überlichweise einem traumatischen Erlebnis und löst sich innerhalb von sechs Monaten wieder auf.

11 Depression und Manie

11.1 Depressive Störungen in Kindheit und Jugend:
- (a) Im Vergleich zu dem Gegenstück im Erwachsenenalter finden sich häufiger Störungen von Schlaf und Appetit.
- (b) Im Vergleich zu dem Gegenstück im Erwachsenenalter beinhalten sie seltener Schuldgefühle und Hoffnungslosigkeit.
- (c) Sind ein häufiger Grund für Schulverweigerung.
- (d) Sind ein häufiger Grund für Enuresis.
- (e) Sind häufiger mit schulischen Übergängen als mit dem Pubertätsstatus verbunden.

11.2 Depressive Störungen in Kindheit und Jugend:
- (a) Kommen bei etwa 8% der 10Jährigen vor.
- (b) Finden sich bei etwa 20% der 15Jährigen.
- (c) Psychologische Therapien spielen eine beachtliche Rolle.
- (d) Trizyklische Antidepressiva spielen eine beachtliche Rolle.
- (e) Remittieren üblicherweise innerhalb von sechs Monaten und kommen selten wieder.

11.3 Manie in Kindheit und Jugend:
- (a) Wird nach der Pubertät häufiger.
- (b) Bei präpubertären Kindern ist sie eher chronisch als episodisch.
- (c) Steht selten am Beginn einer bipolaren Störung – Depression kommt üblicherweise zuerst.
- (d) Wird oft von „Symptomen ersten Ranges“ wie Halluzinationen oder Wahn begleitet.
- (e) Sollte nicht mit Neuroleptika behandelt werden.

12 Selbstmord und Selbstmordversuch

12.1 Selbstmord bei Kindern und Jugendlichen:
- (a) Ist vor dem 10. Lebensjahr fast unbekannt.
- (b) Ist häufiger bei Mädchen.
- (c) Selbstvergiftung ist typischer für Selbstmord des männlichen als des weiblichen Geschlechtes.
- (d) Ist häufiger in Ländern, wo Handwaffen leicht verfügbar sind.
- (e) Ist in den letzten Jahrzehnten seltener geworden, scheint sich aber jetzt auf einem bestimmten Niveau eingependelt zu haben.

12.2 Das Risiko eines Selbstmordes in Kindheit und Jugend ist erhöht, falls:
- (a) Das Individuum eine aggressiv getönte Verhaltensstörung hat.
- (b) Familienmitglieder Depression oder ein anderes emotionales Problem aufweisen.

(c) Familienmitglieder Probleme mit Alkohol oder Substanzmißbrauch haben.
(d) Eine disziplinbezogene Krise bestand.
(e) Das Individuum über Selbstmord gesprochen hatte.

12.3 Selbstmordversuch bei Kindern und Jugendlichen:
(a) Etwa 14mal häufiger als Suizid.
(b) Heutzutage deutlich häufiger als vor 50 Jahren.
(c) Die meisten weisen eine eindeutige psychiatrische Störung auf.
(d) Weniger als 5% haben eine Anamnese mit Selbstmordversuch.
(e) Wird üblicherweise innerhalb von 6–24 Stunden geplant.

12.4 Die Wahrscheinlichkeit eines Selbstmordversuches bei Kindern und Jugendlichen ist erhöht durch:
(a) eine Vorgeschichte mit körperlichem oder sexuellem Mißbrauch.
(b) Plazierung in einem Kinderheim.
(c) Leichtem Zugang zu Medikamenten.
(d) Probleme in der Schule oder am Arbeitsplatz.
(e) Aktuelle Medienberichte über Selbstmordversuche.

12.5 Die Prognose eines Selbstmordversuchs bei Kindern und Jugendlichen:
(a) Etwa 10% werden innerhalb eines Jahres einen erneuten Selbstmordversuch unternehmen.
(b) Ausgeprägte familiäre Psychopathologie erhöht die Wahrscheinlichkeit einer Wiederholung.
(c) Psychiatrische Störungen erhöhen die Wahrscheinlichkeit einer Wiederholung.
(d) Wiederholung ist beim weiblichen Geschlecht wahrscheinlicher.
(e) Etwa 5% werden sich schließlich selber umbringen.

13 Reaktionen auf Streß

13.1 Kummer und Sorgen in der Kindheit:
(a) Die initiale Antwort auf eine Krise beinhaltet oft emotionale Stumpfheit und weniger Zeichen offenkundiger Belastung.
(b) Ärger und Groll können deutlicher ausgeprägt sein als Unglücklichsein.
(c) Gefühle von Hoffnungslosigkeit, Wertlosigkeit und Schuld sind ungewöhnlich, es sei denn, der schmerzhafte Verlust hat eine depressive Störung ausgelöst.
(d) Kinder formen sehr rasch neue Bindungen, um den Verlust wichtiger Bindungsfiguren ertragen und überwinden zu können.
(e) Der Gang durch die Stufen der Trauerreaktion ist nicht irreversibel – Kinder können sowohl rückwärts als auch vorwärts gehen.

13.2 Posttraumatische Belastungsstörung kann ausgelöst werden durch:
(a) Medizinische Untersuchungsabläufe.
(b) Sexuellen Mißbrauch.
(c) Lebensbedrohliche Verletzungen oder Erkrankungen.
(d) Zurückweisung durch Freunde.
(e) Zeugenschaft bei einer massiven körperlichen Auseinandersetzung der Eltern.

13.3 Die charakteristischen Merkmale einer posttraumatischen Belastungsstörung beinhalten:
(a) Verminderte Konzentrationsfähigkeit.
(b) Appetitverlust.
(c) Wiederholtes Durchagieren des Traumas im Spiel.
(d) Unfähigkeit, sich einen wichtigen Aspekt des Traumas wieder ins Gedächtnis zu rufen.
(e) Unterschiedslose Freundlichkeit.

13.4 Charakteristische Merkmale einer posttraumatischen Belastungsstörung beinhalten:
(a) Verstärkte Schreckreaktion.
(b) Belastung durch Rückblick.
(c) Enuresis.
(d) Destruktivität.
(e) Aufdringliche Bilder der Erinnerung.

14 Zwangsstörungen

14.1 Zwangsstörung im Kindesalter:
(a) Betrifft Mädchen mehr als Jungen.
(b) Beinhaltet ähnliche Symptome wie bei Zwangsstörungen von Erwachsenen.
(c) Beinhaltet mitunter nicht den Widerstand gegen Zwangsgedanken und Zwangshandlungen.
(d) Wird oft von Angst oder depressiven Störungen begleitet.
(e) War bei 70% der Erwachsenen mit Zwangsstörungen vorhanden.

14.2 Die Ursache einer Zwangsstörung im Kindesalter:
(a) Zwangsstörung kann Teil eines kongenitalen Kokainsyndroms sein.
(b) Familienstudien legen nahe, daß Zwangsstörungen genetisch mit dem Tourette-Syndrom verbunden sind.
(c) Untersuchungen des Liquors legen nahe, daß Zwangsstörungen mit einer Melatoninhypersekretion verbunden sind.

(d) Bildgebende Verfahren legen nahe, daß die Zwangsstörung Auffälligkeiten im Temporallappen mit sich bringt.
(e) Zwangsstörungen können akuten Streptokokkeninfektionen folgen.

14.3 Die folgenden Behandlungsmaßnahmen sind üblicherweise für Zwangsstörungen im Kindesalter hilfreich:
(a) Psychodynamische Psychotherapie.
(b) Paradoxe Verfügung.
(c) Antwortverhinderung.
(d) Clomipramin.
(e) Fenfluramin.

15 Tourette-Syndrom und andere Tic-Störungen

15.1 Tics:
(a) Sind plötzlich auftretend, häufig, stereotyp und zwecklos.
(b) Ein sensomotorischer Drang kann vorausgehen.
(c) Können wie eine komplexe motorische Handlung wirken.
(d) Kommen seltener und weniger ausgeprägt im Schlaf vor.
(e) Betreffen mehr als 3% aller Kinder irgendwann in deren Leben.

15.2 Tics:
(a) Können in Form von Schnüffeln, Grunzen oder Wortäußerungen auftreten.
(b) Beginnen etwa im 4. Lebensjahr.
(c) Können üblicherweise für eine gewisse Zeit willentlich unterdrückt werden.
(d) Verschlimmern sich allgemein unter Streß.
(e) Kommen selten vor, wenn das Individuum alleine ist und entspannt.

15.3 Beim Tourette-Syndrom:
(a) Liegt die Prävalenz unter 1 pro 10 000.
(b) Jungen sind häufiger betroffen als Mädchen.
(c) Vokale Tics treten üblicherweise vor den motorischen Tics auf.
(d) Koprolalie findet sich in über 80% der Fälle.
(e) Epilepsie ist häufig.

15.4 Beim Tourette-Syndrom:
(a) Etwa 30% der betroffenen Personen sind geistig behindert.
(b) Unaufmerksamkeit und Hyperaktivität sind häufig.
(c) Fokale neurologische Zeichen sind bei den meisten Betroffenen vorhanden.
(d) Zwangsgedanken und Zwangshandlungen sind häufig.
(e) Die Symptome verschlimmern sich bis ins Erwachsenenalter hinein.

15.5 Beim Tourette-Syndrom:
(a) Ist eine Familienanamnese mit Schizophrenie häufiger als durch Zufall zu erwarten.
(b) Eine Familiengeschichte mit Zwangsstörung ist häufiger als durch Zufall zu erwarten.
(c) Neuroleptika stellen eine anerkannte Behandlungsmaßnahme für Tics dar.
(d) Stimulanzien sind eine anerkannte Behandlungsmaßnahme für Tics.
(e) Imipramin ist eine anerkannte Behandlungsmaßnahme für Tics.

16 Selektiver Mutismus

16.1 Selektiver Mutismus ist häufiger bei:
(a) Dem männlichen Geschlecht.
(b) Nur Kindern.
(c) Kindern mit unterdurchschnittlicher Intelligenz.
(d) Kindern aus chaotischen oder sozial benachteiligten Familien.
(e) Kindern mit Artikulationsschwierigkeiten.

16.2 Selektiver Mutismus:
(a) Betrifft weniger als 0,1% der sechs bis zehn Jahre alten Kinder.
(b) Das Kind kann zwar in der Schule, aber nicht zu Hause sprechen (und umgekehrt).
(c) Kinder erfüllen oft ebenfalls die diagnostischen Kriterien für Angststörungen.
(d) Beginnt üblicherweise plötzlich, oft nach einem umschriebenen Streßereignis.
(e) Falls die Störung nicht innerhalb von 12 Monaten verschwindet, bleibt sie oft die nächsten 5 Jahre bestehen.

17 Bindungsstörungen

17.1 Bindungsstörungen:
(a) Gehören zu den wenigen Störungen, die bereits bei einem Säugling von 6 Monaten diagnostiziert werden können.
(b) Können in der späten Kindheit beginnen, wenn das Kind Waise ist.
(c) Beinhalten charakteristischerweise das Fehlen eines „imaginativen Spielverhaltens".
(d) Können auf eine ernsthaft belastete Beziehung zu einem Hauptsorgeberechtigten begrenzt sein.
(e) Stellen eine häufige Folge einer langfristigen Mutter-Kind-Trennung während der neonatalen Periode dar.

17.2 Kinder mit einer reaktiven Bindungsstörung (gehemmter Typ) zeigen üblicherweise:
(a) Anklammerndes Verhalten in der Säuglingszeit.
(b) Mangel an emotionaler Reagibilität.
(c) Ambivalentes Verhalten gegenüber Sorgeberechtigten.
(d) Unglücklichsein.
(e) Eine Bereitschaft, sich relativ unbekannten Erwachsenen ohne Vorbehalt zu nähern, um bei Belastungen Trost zu suchen.

17.3 Kinder mit einer enthemmten Bindungsstörung zeigen üblicherweise:
(a) Aufmerksamkeitssuchendes Verhalten.
(b) Hypervigilanz.
(c) Mangelndes Schlafbedürfnis.
(d) Unterschiedslose Freundlichkeit zu Personen.
(e) Aggressivität als Antwort auf die Belastungen einer anderen Person.

18 Enuresis

18.1 Epidemiologie der Enuresis:
(a) Nächtliches Einnässen ist im Alter von 5 Jahren bei Jungen und Mädchen gleich häufig.
(b) Nächtliches Einnässen ist bei Jungen im Alter von 7 Jahren häufiger als bei Mädchen.
(c) Enuresis diurna ist bei Jungen im Alter von 9 Jahren häufiger als bei Mädchen.
(d) Rund 10% oder mehr der 5jährigen zeigen Bettnässen wenigstens einmal pro Woche.
(e) Im Alter von 9 Jahren zeigt sich bei den meisten Kindern, die noch einnässen, daß sie zumindest eine längere Remission hatten, während derer sie jede Nacht trocken waren.

18.2 Schulkinder mit Enuresis nocturna:
(a) Haben wahrscheinlich eine Familiengeschichte mit Enuresis bei einem erstgradigen Verwandten.
(b) Weisen häufig strukturelle Abnormitäten des Harnwegsystems auf.
(c) Haben immer eine Reifungsverzögerung.
(d) Haben ein deutlich höheres Risiko als andere Kinder, an einem asymptomatischen Harnwegsinfekt zu erkranken.
(e) Haben in der Regel Epilepsie oder epileptiforme Potentiale in ihrem EEG.

18.3 Enuresis nocturna ist wahrscheinlicher:
(a) Bei Kindern, die vor dem 4. Lebensjahr starkem Streß ausgesetzt waren.
(b) Während des REM-Schlafes.

(c) Bei Kindern, die ein harsches, rigides Sauberkeitstraining erfahren haben.
(d) Bei Kindern, die besonders tief schlafen.
(e) Wenn das Sauberkeitstraining vor dem Alter von 24 Monaten begonnen wurde.

18.4 Psychiatrische Korrelate der Enuresis:
(a) Enuresis ist üblicherweise Teil eines breiteren psychiatrischen Syndroms.
(b) Enuresis ist typischerweise eher mit emotionalen Symptomen als mit Problemen des Sozialverhaltens verbunden.
(c) Psychiatrische Symptome sind wahrscheinlicher, wenn das Kind tagsüber einnäßt und nicht nur während der Nacht.
(d) Psychiatrische Symptome sind häufiger, falls das Einnässen sekundär ist und weniger häufig, wenn es primär vorliegt.
(e) Kinder, deren Enuresis verschwindet, tragen nicht länger ein erhöhtes psychiatrisches Risiko.

18.5 Eine Untersuchung eines 9jährigen Mädchens mit Enuresis nocturna sollte beinhalten:
(a) Eine gynäkologische Untersuchung.
(b) Ein EEG.
(c) Zystometrie.
(d) Urinanalyse.
(e) Ein Miktionszystogramm.

18.6 Welche der folgenden Behandlungen reduziert die Häufigkeit des Bettnässens:
(a) Trizyklische Antidepressiva.
(b) Stimulanzien.
(c) Desmopressin.
(d) Anticholinergika.
(e) Carbamazepin.

18.7 Welche der folgenden Behandlungen, falls über eine Periode von drei Monaten korrekt angewendet, wird üblicherweise in eine dauerhafte Heilung des Bettnässens münden:
(a) Amitriptylin.
(b) Flüssigkeitseinschränkung am Abend.
(c) Enuresis Alarmgerät.
(d) Wecken des Kindes zum Toilettengang nach ein paar Stunden Schlaf.
(e) Synthetisches antidiuretisches Hormon.

18.8 Nächtliches Einnässen bleibt wahrscheinlich länger bei Kindern bestehen, die:
(a) Weiblich sind.
(b) Vorher nie länger als 6 Monate trocken waren.

(c) Eine positive Familiengeschichte mit Enuresis aufweisen.
(d) In Armut aufwachsen.
(e) Jede Nacht einnässen, und nicht nur wenige Nächte pro Woche.

19 Einkoten

19.1 Einkoten tritt einmal pro Woche oder häufiger auf bei:
(a) Über 50% der Dreijährigen.
(b) Unter 10% der Vierjährigen.
(c) Etwa 3% der Elfjährigen.
(d) Rund 1% der 16Jährigen.
(e) Jungen viel häufiger als bei Mädchen.

19.2 Anerkannte Gründe für das Einkoten beinhalten:
(a) Inadäquate Sauberkeitserziehung.
(b) Eine faserreiche Kost.
(c) Intellektuelle Beeinträchtigung.
(d) Sexueller Mißbrauch.
(e) Versteckte Aggressionen gegenüber der Familie.

19.3 Anerkannte Gründe für das Einkoten beinhalten:
(a) Verstopfung.
(b) Furcht vor der Toilette.
(c) Eine familiäre Fixierung auf Mastdarmgewohnheiten.
(d) Erkrankungen des zentralen Nervensystems.
(e) Bandwurmbefall des Darmes.

19.4 Kinder mit Einkoten brauchen oft:
(a) Laxanzien.
(b) Mastdarmausräumung/Spülung.
(c) Imipramin.
(d) Verhaltensprogramme.
(e) Stationäre Behandlung.

19.5 Die Prognose ist schlecht, wenn Einkoten:
(a) Bei Mädchen auftritt.
(b) Mit Hyperaktivität verbunden ist.
(c) Eher über Tag als im Schlaf auftritt.
(d) Von anderen Entwicklungsproblemen begleitet wird.
(e) Von sozialen oder Schulproblemen begleitet wird.

20 Psychosomatik

20.1 Psychosomatische Probleme bei Kindern sind wahrscheinlich:
(a) In Familien, die Symptome gerne Umgebungs- oder psychologischen Faktoren zuschreiben.
(b) Unter gewissenhaften, sensitiven und unsicheren Kindern.
(c) Wenn Kinder geärgert, gehänselt oder gequält wurden.
(d) Wenn Verwandte somatische Symptome aufweisen.
(e) Nach einer Periode organischer Erkrankung.

20.2 Wiederkehrende Bauchschmerzen im Kindesalter:
(a) Betreffen rund 3–5% der Kinder.
(b) Zeigen eine Häufigkeitsspitze im Alter von 10 bis 12 Jahren.
(c) Weisen in grob 40% der Fälle einen identifizierbaren organischen Grund auf.
(d) Persistieren meist bis ins Erwachsenenalter.
(e) Sind meist sekundär bei nicht offengelegtem sexuellem Mißbrauch.

20.3 Bei Kindern mit einem chronischen Müdigkeitssyndrom:
(a) Die Müdigkeit persistiert über zwei bis sechs Monate.
(b) Eine schlechte Stimmung ist üblich.
(c) Selbstvorwürfe und Gefühle der Wertlosigkeit sind die Regel.
(d) Die Behandlung dreht sich darum, daß Familien den nicht-organischen Hintergrund der Probleme akzeptieren.
(e) Die Behandlung der Wahl ist üblicherweise eine gestufte Rehabilitation.

20.4 Konversionsstörung im Kindesalter:
(a) Ist hauptsächlich eine Störung der Fünf- bis Zehnjährigen.
(b) Betrifft Jungen häufiger als Mädchen.
(c) Wird meist modelliert durch Erkrankungen, die das Kind gesehen hat.
(d) Tritt üblicherweise zusammen mit einer depressiven Störung oder einer anderen psychiatrischen Diagnose auf.
(e) Betrifft meistens Kinder von offensichtlich normalen Familien.

21 Vorschulprobleme

21.1 Alltägliche Probleme bei Dreijährigen beinhalten:
(a) Sich Sorgen machen.
(b) Nachts aufwachen.
(c) Autismus.
(d) Überaktivität.
(e) Befürchtungen.

21.2 Faktoren, die mehrere Verhaltensprobleme bei Dreijährigen vorhersagen:
(a) Mutter in bezahlter Beschäftigung.
(b) Männliches Geschlecht.
(c) Umschriebene Sprachentwicklungsverzögerung.
(d) Mütterliche Depression.
(e) Ehezwist der Eltern.

21.3 Im Hinblick auf Dreijährige mit mittleren bis schwereren Verhaltensproblemen:
(a) Bei 75% der Kinder regeln sich die Probleme innerhalb von fünf Jahren.
(b) Die Auflösung der Probleme ist bei Jungen eher gegeben.
(c) Familienfaktoren sind gute Prädiktoren im Hinblick auf die Chronizität der etablierten Probleme.
(d) Frühe Überaktivität ist ein Prädiktor für Störung des Sozialverhaltens in der mittleren Kindheit.
(e) Früh auftretende Furchtsamkeit ist ein Prädiktor für emotionale Störungen in der mittleren Kindheit.

21.4 Schlaf:
(a) Vorschulkinder schlafen mehr als Schulkinder.
(b) Tiefschlaf macht eher müde.
(c) REM-Schlaf ist lediglich mit vielen Bewegungen verbunden.
(d) REM-Schlaf ist am Ende der Nacht besonders häufig.
(e) Das endgültige Schlaf-Wach-Muster wird von ultradianen biologischen und zirkadianen Umgebungsfaktoren geprägt.

21.5 Schlafstörungen:
(a) Die wichtigste Parasomnie ist der Alptraum.
(b) Gestörter Schlaf spielt für die allgemeine Entwicklung eines Kindes keine Rolle, da er sich ohnehin spontan bessert.
(c) Wenn man differentialdiagnostische Schwierigkeiten hat, sollte man sicherheitshalber ein Antikonvulsivum geben. Damit kann man „ex juvantibus" eine nächtliche Epilepsie ausschließen.
(d) Tagesmüdigkeit hängt immer primär mit Schlafstörungen zusammen.
(e) Sind eine Ausdrucksmöglichkeit von Hirnreifungsproblemen.

22 Störungen in der Adoleszenz

22.1 Bei einer repräsentativen Stichprobe von Jugendlichen mit psychiatrischen Störungen:
(a) Die Hälfte weist lang andauernde Störungen auf, die seit der mittleren Kindheit bestanden haben und die andere Hälfte weist Störungen mit aktuellem Beginn auf.

(b) Lang andauernde Störungen sind meistens Störungen des Sozialverhaltens und emotionale Störungen.
(c) Die Störungen mit Neubeginn sind meistens Eßstörungen und psychotische Störungen.
(d) Widrige familiäre Faktoren sind oft mit Neubeginn verbunden und weniger mit lang dauernden Störungen.
(e) Erziehungsschwierigkeiten sind häufiger mit neu beginnenden als mit lang andauernden Störungen verbunden.

22.2 Im Hinblick auf Substanzmißbrauch bei Jugendlichen:
(a) Ecstasy stellt die Droge dar, die am häufigsten von Jugendlichen benutzt wird.
(b) 60% der Teenager, die Drogen ausprobieren, setzen den Gebrauch regelmäßig fort.
(c) Die meisten Erwachsenen, die Substanzmißbauch betreiben, begannen damit bereits im Schulalter.
(d) Eine Anamnese mit Störung des Sozialverhaltens ist mit einer höheren Rate an Substanzmißbrauch im Jugendalter verbunden.
(e) Eine Anamnese mit Schulverweigerung ist mit einer höheren Rate von Substanzmißbrauch im Jugendalter verbunden.

22.3 Allgemeine Nebenwirkungen des Mißbrauchs flüchtiger Substanzen („Kleber schnüffeln") beinhalten:
(a) Asthma.
(b) Übelkeit und Erbrechen.
(c) Kopfweh und Bauchschmerz.
(d) Erosion des Zahnschmelzes.
(e) Rötungen im Bereich von Nase oder Mund.

22.4 Todesfälle infolge von Mißbrauch flüchtiger Substanzen („Kleber schnüffeln"):
(a) Sind in der Regel das Resultat eines laryngealen Spasmus.
(b) Sind in der Regel das Resultat eines Status epileptikus.
(c) Treten meistens beim männlichen Geschlecht auf.
(d) Treten nur selten bei erstmaligen Benutzern auf.
(e) Sind für rund 25% der Todesfälle im Kindesalter verantwortlich.

22.5 Schizophrenie in Kindheit und Jugend ist:
(a) Sehr selten vor dem 7. Lebensjahr.
(b) Häufiger bei Jungen (alle Lebensalter).
(c) Weniger genetisch bestimmt als bei Schizophrenie mit Beginn im Erwachsenenalter.
(d) Im allgemeinen durch vorausgehende Schwierigkeiten in der sozialen Anpassung gekennzeichnet.
(e) Mit einer schlimmeren Prognose verbunden als Schizophrenie mit Beginn im Erwachsenenalter.

22.6 Anerkannte Symptome der Schizophrenie in Kindheit und Jugend:
(a) Affektive Stumpfheit.
(b) Auditorische Halluzinationen (andere Leute machen kritische Kommentare).
(c) Bestehen auf dem Gleichen.
(d) Pronominale Umkehr.
(e) Denkstörung.

22.7 Erste psychotische Episoden in Kindheit und Jugend:
(a) Der Beginn ist charakteristischerweise akut.
(b) Die Episode dauert üblicherweise zwischen einer Woche und sechs Wochen.
(c) Apathie und soziales Rückzugsverhalten gehen typischerweise rascher vorbei als Wahnmerkmale.
(d) Bei der Mehrheit treten keine weiteren Episoden auf, wenn die initiale Episode sofort behandelt wird.
(e) Wenn vor der ersten Episode die psychosoziale Funktionsfähigkeit sehr gut ist, ist das der beste Prädiktor für den Langzeitverlauf.

22.8 Anorexia nervosa bei Kindern und Jugendlichen:
(a) Geschlechtsverhältnis etwa 3 : 1 (Mädchen zu Jungen).
(b) Etwa ähnliche Prävalenzraten in der gesamten Welt.
(c) Betrifft etwa 2–4% der 15Jährigen.
(d) Unüblich vor der Pubertät.
(e) Ein früher Beginn kann zu verzögerter oder unterbrochener Pubertätsentwicklung führen.

22.9 Anorexia nervosa bei Kindern und Jugendlichen:
(a) Der Beginn kann durch widrige Lebensereignisse ausgelöst werden.
(b) Familientherapie ist von nachgewiesenem Wert.
(c) Adäquate Gewichtszunahme ist kaum ohne Hospitalisation möglich.
(d) Innerhalb von 5 Jahren sind 90% vollkommen geheilt.
(e) Ein größerer initialer Gewichtsverlust spricht für eine schlechte Langzeitprognose.

22.10 Bulimia nervosa:
(a) Ist üblicherweise mit Depression verbunden.
(b) Zeigt einen Häufigkeitsgipfel des Beginns in den frühen Teenagerjahren.
(c) Beinhaltet typischerweise ein Körpergewicht von mehr als 25% über dem, was im Hinblick auf Körpergröße und Alter zu erwarten ist.
(d) Ist häufig episodisch mit Remissionen und Rückfällen.
(e) Wird im Vergleich zur Anorexia nervosa häufiger bei Fachleuten vorgestellt.

23 Mißhandlung von Kindern

23.1 Im Hinblick auf Mißhandlung und Mißbrauch:
(a) Die große Mehrheit der Fälle zeigt sich vor dem 5. Lebensjahr.
(b) Die am häufigsten registrierte Kategorie in den USA und Großbritannien ist emotionaler Mißbrauch.
(c) In den USA treten bei Kindern unter 8 Jahren dadurch etwa 600 Todesfälle auf.
(d) Eine häufige Vorstellung im Rahmen eines Münchhausen-Syndroms „by proxy" ist Atemstillstand.
(e) Die meisten Fälle von Münchhausen-Syndrom „by proxy" werden durch den Stiefvater des Kindes begangen.

23.2 Nicht-organische Gedeihstörung:
(a) Es kann kein medizinischer Grund für das niedrige Gewicht gefunden werden.
(b) Abweichende Eltern-Kind-Interaktionen bei den Mahlzeiten sind häufig.
(c) Ist verbunden mit einem erheblich höheren Risiko für späteren Mißbrauch und Vernachlässigung.
(d) Rasche Gewichtszunahme nach stationärer Aufnahme legt die Diagnose eines nicht-organischen Wachtumproblems nahe.
(e) Ist seltener als psychosozialer Minderwuchs.

23.3 Anerkannte Faktoren für den körperlichen Mißbrauch beinhalten:
(a) Mangelnde soziale Unterstützung für die Mutter.
(b) Schwere Behinderung beim Kind.
(c) Der Vater trinkt 4 Einheiten Alkohol pro Woche.
(d) Frühgeburt des Kindes.
(e) Vater arbeitslos.

23.4 Anerkannte Risikofaktoren für körperlichen Mißbrauch beinhalten:
(a) Vollzeitig arbeitende Mutter.
(b) Exzessive enge Supervision des Kindes.
(c) Kind jünger als 1 Jahr.
(d) Ein Elternteil weist eine Persönlichkeitsstörung auf.
(e) Großeltern leben im gleichen Haus.

23.5 Im Hinblick auf emotionalen Mißbrauch:
(a) Betrifft etwa 30% der Kinder, die ebenfalls körperlich und sexuell mißbraucht werden.
(b) Ist weniger beeinträchtigend als die meisten anderen Formen des Mißbrauchs.
(c) Ist mit autistischen Problemen vergesellschaftet.

(d) Schreckenserlebnisse des Verlassenseins können zu ängstlichen Bindungsmustern führen.
(e) Extreme Feindseligkeit und Kritik durch die Eltern erhöhen die Wahrscheinlichkeit, daß das Kind selber andere hänseln und schikanieren wird.

23.6 Im Hinblick auf den sexuellen Mißbrauch von Kindern und Jugendlichen:
(a) Penetrativer sexueller Mißbrauch wird restrospektiv durch etwa eine von 200 Frauen berichtet.
(b) Jungen sind weniger häufig betroffen als Mädchen.
(c) Die häufigste Symptomdarstellung bei Mädchen betrifft Harnwegsinfektionen.
(d) Irritabilität und Aggressivität können mitunter die einzigen vorgestellten Symptome sein.
(e) Untersuchungen in den Gemeinden zeigen, daß er in höheren sozioökonomischen Gruppen viel seltener vorkommt.

23.7 Im Hinblick auf den sexuellen Mißbrauch von Kindern und Jugendlichen:
(a) Über 5% der berichteten Fälle werden durch Frauen begangen.
(b) Stiefväter kommen als Täter besonders häufig in Frage.
(c) Biologische Väter sind selten die Frevler.
(d) Wenn es außerhalb des familiären Heimes geschieht, so ist der Täter in der Regel ein Fremder.
(e) Es gibt wenig Hinweise für die Existenz sogenannter Sex-Ringe.

23.8 Im Hinblick auf die Auswirkungen kindlichen Mißbrauchs:
(a) Posttraumatische Belastungsstörung ist eine anerkannte Auswirkung.
(b) Mißbrauchte Kinder werden häufiger von ihren Altersgenossen abgelehnt als andere.
(c) Die Mehrheit der mißbrauchten Kinder wird als Eltern ihre eigenen Kinder ebenfalls mißbrauchen.
(d) Selbstritzen kann ein Zeichen sexuellen Mißbrauchs sein.
(e) Sexuell mißbrauchte Jungen werden wahrscheinlich später selber „sexuelle Mißbraucher" werden.

23.9 Im Hinblick auf sexuellen Mißbrauch:
(a) Über einem Drittel der sexuell mißbrauchten Mädchen wird von ihren Müttern nicht geglaubt.
(b) Es ist essentiell, daß die Fachperson im Gesundheitswesen, die zuerst von dem Mißbrauch erfährt, eine körperliche Untersuchung durchführt (durchführen läßt), bevor eventuelle Zeichen diesbezüglich verschwinden.
(c) Eine negative körperliche Untersuchung schließt die Möglichkeit eines sexuellen Mißbrauchs nicht aus.

(d) Reflexhafte anale Dilatation ist pathognomonisch.
(e) Abstreiten der Tat durch den Frevler ist Routine und beeinflußt nicht die Aussichten auf eine erfolgreiche Rehabilitation.

23.10 Wenn Eltern verletzte Kinder zur Untersuchung bringen, sollte folgendes an den Verdacht auf körperlichen Mißbrauch denken lassen:
(a) Verzögerung beim Aufsuchen medizinischer Hilfen.
(b) Die Eltern beschreiben den Vorgang, der zur Verletzung geführt hat, mit vielen umständlichen Detailangaben.
(c) Das Kind ist in bezug auf die Untersucher weinerlich und geängstigt.
(d) Die Eltern zeigen nicht viel Besorgnis oder Angst.
(e) Die Eltern versuchen, das Krankenhaus zu verlassen, bevor die Untersuchung vollständig abgeschlossen ist.

23.11 Interventionen hinsichtlich Kindesmißbrauch sind dann eher erfolgreich, wenn:
(a) Das Kind einen Hinweis auf nicht-organisch bedingte Gedeihstörungen zeigt.
(b) Das Kind mit einem Münchhausen-Syndrom „by proxy" vorgestellt wird.
(c) Die Eltern selbst als Kinder mißbraucht wurden.
(d) Zugang zu guten örtlichen Kinderbetreuungen besteht.
(e) Die Eltern die Bedürfnisse des Kindes vor ihre eigenen einordnen.

24 Geistige Behinderung

24.1 Im Hinblick auf geistige Behinderung (GB):
(a) Zu juristischen und administrativen Zwecken wird GB durch die Kombination von niedriger Intelligenz und Erziehungsbehinderung definiert.
(b) Etwa die Hälfte der Kinder mit einem IQ unter 50 werden niemals durch medizinische, erzieherische oder soziale Dienste identifiziert.
(c) Leichte GB wird durch einen IQ zwischen 50 und 79 definiert.
(d) Die Prävalenz einer leichten GB ist viel größer als erwartet, falls der IQ normal verteilt wäre (zweiter „Gipfel").
(e) Schwere GB betrifft etwa 0,4 Individuen von Tausend.

24.2 Bei schwerer geistiger Behinderung:
(a) Ist eine identifizierbare organische Ursache wahrscheinlicher als bei leichter GB.
(b) Polygene Effekte sind von größerer ätiologischer Bedeutung als bei leichter GB.

(c) Jungen finden sich deutlich häufiger als Mädchen.
(d) Das Kind sollte eher eine Spezialeinrichtung besuchen als eine Schule.
(e) Die Fähigkeit zum Erlernen neuer Fertigkeiten ist deutlich beeinträchtigt.

24.3 Bei der sogenannten subkulturellen geistigen Behinderung:
(a) Liegt der Schädelumfang eines Kindes gewöhnlich unterhalb der 3. Percentile.
(b) Weisen die Geschwister oft eine grenzwertige Intelligenzleistung auf.
(c) Findet sich häufig ein identifizierbarer Enzymdefekt.
(d) Findet sich ein deutliches soziökonomisches Gefälle.
(e) Der IQ liegt im Bereich von 35–45.

24.4 Im Hinblick auf Down-Syndrom:
(a) Es findet sich bei etwa einer von 600 Geburten (gilt für Mütter ab 45 Jahren).
(b) 95% sind auf die Translokation des Chromosoms 21 zurückzuführen.
(c) Ist für über 20% der mentalen Retardierung (IQ unter 70) veranwortlich.
(d) Ist mit einem Vorhofseptum-Defekt verbunden.
(e) Ist mit kongenitaler duodenaler Atresie verbunden.

24.5 Übliche Merkmale eines Down-Syndroms beinhalten:
(a) Hohe Statur.
(b) Vierfingerfurche.
(c) Tiefsitzende Ohren.
(d) Hypertonie.
(e) Epikanthus.

24.6 Das Fragile-X-Syndrom:
(a) Betrifft etwa eine von 170 Geburten.
(b) Beinhaltet ein Übermaß an sich wiederholenden Triplets (Tripeptide).
(c) Reduziert den IQ bei betroffenen Jungen, aber nicht bei betroffenen Mädchen.
(d) Vergrößerte Hoden werden selten vor der Pubertät deutlich.
(e) Die Labordiagnose erfordert eine Zellkultur in einem Folsäuremangel-Medium.

24.7 Das fetale Alkoholsyndrom:
(a) Körperlänge, Körpergewicht und Kopfumfang sind üblicherweise von Geburt an erniedrigt.
(b) Ist für etwa 20% der schweren mentalen Retardierung verantwortlich.

(c) Beinhaltet typischerweise abstehende Ohren.
(d) Beinhaltet typischerweise kurze Augenbrauen.
(e) Die Oberlippe formt typischerweise einen prominenten Bogen.

24.8 Die folgenden Syndrome werden autosomal rezessiv vererbt:
(a) Neurofibromatose.
(b) Galaktosämie.
(c) Hurler-Syndrom.
(d) Tay-Sachs.
(e) Hunter-Syndrom.

24.9 Die folgenden Syndrome werden autosomal rezessiv vererbt:
(a) Sturge-Weber.
(b) Homozystinurie.
(c) Phenylketonurie.
(d) Lesch-Nyhan.
(e) Tuberöse Sklerose.

24.10 Tuberöse Sklerose:
(a) Kutane und subkutane Knötchen, die sich entlang der Hautnerven aufreihen, treten in der späten Kindheit in Erscheinung.
(b) Adenoma sebaceum wird im 2. Lebensjahr deutlich.
(c) Hypopigmentierte Flecken werden selten vor dem Schulalter gesehen.
(d) Ist mit axillären Sommersprossen verbunden.
(e) Am häufigsten mit epileptischen Anfällen in Form des Petit mal verbunden.

24.11 Die genannten mütterlichen Infektionen während der Schwangerschaft können mit nachfolgender geistiger Behinderung beim Kind verbunden sein:
(a) Röteln.
(b) Masern.
(c) Toxoplasmose.
(d) Zytomegalie.
(e) Gonorrhö.

24.12 In der Prävention der mentalen Retardierung spielt folgendes eine Rolle:
(a) Folsäuregabe um die Zeit der Empfängnis.
(b) Neonatales Screening für Schilddrüsenunterfunktion.
(c) Neonatales Screening für Galaktosämie.
(d) Polioimpfung.
(e) Verkehrsberuhigung in Wohngebieten.

24.13 Geistige Behinderung ist mit einem erhöhten Risiko folgender Störungen verbunden:
(a) Störung des Sozialverhaltens.
(b) Hyperaktivitätsstörung.
(c) Emotionale Störungen.
(d) Autistische Störungen.
(e) Schlafstörungen.

24.14 Selbstverletzendes Verhalten bei Kindern mit geistiger Behinderung ist:
(a) Häufiger, wenn GB sehr schwer augeprägt ist.
(b) Häufiger, wenn Kinder gelangweilt und isoliert sind.
(c) Verstärkt, wenn die Sorgeberechtigten mit zusätzlicher Aufmerksamkeit antworten.
(d) Am besten mit verhaltensorientierten Ansätzen zu behandeln.
(e) Gewöhnlich mit Stimulanzien zu lindern.

24.15 Die folgenden Paarbildungen von körperlichem Syndrom und verhaltensbezogenem Phänotyp sind korrekt:
(a) Prader-Willi-Syndrom und Cocktailpartygeschwätz.
(b) Lesch-Nyhan-Syndrom und schwere Selbstverletzung.
(c) Fragiles-X-Syndrom und soziale Angst mit Blickvermeidung.
(d) Kongenitale Röteln und unersättliches Fressen.
(e) Fetales Alkoholsyndrom und Autismus.

25 Primäre Gehirnstörungen

25.1 Psychiatrische Probleme bei Kindern mit Epilepsie oder zerebraler Bewegungsstörung:
(a) Sind viel häufiger als bei vergleichbar behinderten Kindern mit nicht zerebralen Störungen.
(b) Stellen sich vor allem durch Störungen des Sozialverhaltens und der Emotionen dar.
(c) Beinhalten überlegte Aggressionen oder antisoziales Verhalten (z. B. Schikanieren oder Vandalismus).
(d) Episodische Wutausbrüche sind meist epileptischen Ursprunges.
(e) Hyperaktivität und autistische Störungen sind deutlich überrepräsentiert.

25.2 In der Kindheit:
(a) Human-Immundefizit-Virus (HIV)-Infektionen können sich durch den Verlust erworbener Fähigkeiten und zusätzlicher emotionaler oder verhaltensbezogener Probleme darstellen.

(b) Sexueller Mißbrauch kann sich durch den Verlust eworbener Fähigkeiten und zusätzlich emotionale oder verhaltensmäßige Probleme darstellen.
(c) Insbesondere rolandische Anfälle können als hysterische Pseudoanfälle fehldiagnostiziert werden.
(d) Schwere geschlossene Schädelverletzung kann zu einer andauernden sozialen Enthemmtheit führen.
(e) Linkshemisphärische Läsionen führen deutlich häufiger zu einer Depression als rechtshemisphärische Läsionen.

26 Sprachstörungen

26.1 Verschiedene Aspekte der Sprache:
(a) Die Prosodie bezieht sich auf die Produktion von Sprechklängen.
(b) Die Syntax bezieht sich auf die Produktion und das Verstehen grammatikalisch korrekter Sätze.
(c) Phonologie bezieht sich auf Kommunikation über den Ton der Stimme und die Inflexion.
(d) Die Pragmatik bezieht sich auf die Kommunikation über Zeichen.
(e) Semantik bezieht sich auf das Encodieren und Decodieren der Bedeutung von Wörtern.

26.2 Im Hinblick auf Sprachstörungen des Kindesalters:
(a) Unter 1% der Kinder mit normaler Intelligenz weisen Sprachstörungen auf, die schwer, persistierend und sozial hinderlich sind.
(b) Jungen sind viel häufiger betroffen als Mädchen.
(c) In semantisch-pragmatischen Störungen beziehen sich die Hauptschwierigkeiten auf den Inhalt der Sprache und nicht auf ihre Form.
(d) Expressive Sprachstörung ist seltener als rezeptive Sprachstörung.
(e) Selbst wenn die Kinder ihre Sprachprobleme verlieren, bleibt bei ihnen doch ein substantielles Risiko im Hinblick auf umschriebene Lese- und Rechtschreibschwierigkeiten.

26.3 Psychiatrische Probleme bei Kindern mit Sprachstörungen:
(a) Stellen meistens Probleme des Sozialverhaltens dar.
(b) Sind nicht häufiger als erwartet, wenn man den IQ mit in Betracht zieht.
(c) Sind oft bei älteren Kindern deutlicher als bei jüngeren.
(d) Sind häufiger mit Artikulationsproblemen als mit rezeptiven Sprachschwierigkeiten verbunden.
(e) Können autistoide Probleme in den sozialen Beziehungen beinhalten.

27 Lese-Rechtschreibstörungen

27.1 Umschriebene Lese-Rechtschreibstörungen (Developmental Dyslexia) sind:
(a) Bei 15–25% der Kinder präsent.
(b) Häufiger bei Mädchen als bei Jungen.
(c) Häufiger bei Einzelkindern.
(d) Besonders häufig in deprivierten Wohngebieten der Innenstadt.
(e) Bei über 50% der Fälle durch eine Linkshändigkeit begleitet.

27.2 Umschriebene Lese-Rechtschreibstörung (Developmental Dyslexia):
(a) Sollte nicht ohne neuropsychologische Untersuchung der kindlichen Intelligenz diagnostiziert werden.
(b) Beinhaltet in der Regel schwere Rechtschreibstörung genauso wie schwere Leseprobleme.
(c) Kann nicht diagnostiziert werden, wenn das Lesealter eines Kindes weniger als ein Jahr unter seinem chronologischen Alter liegt.
(d) Ist üblicherweise nicht verbunden mit irgendwelchen Rechenschwierigkeiten.
(e) Ist mit Spiegelschrift verbunden.

27.3 Routineuntersuchungen eines Kindes mit Lese-Rechtschreibproblemen sollten beinhalten:
(a) Computertomogramm/Kernspintomogramm.
(b) Audiometrie.
(c) Elektroenzephalogramm.
(d) Psychometrie.
(e) Chromosomenuntersuchung.

27.4 Umschriebene Lese-Rechtschreibstörung (Developmental Dyslexia) ist verbunden mit:
(a) Überdurchschnittlicher Intelligenz.
(b) Epilepsie oder zerebraler Bewegungsstörung.
(c) Nicht-verbale Intelligenz unterhalb der verbalen Intelligenz.
(d) Störung des Sozialverhaltens und Delinquenz.
(e) Hohe elterliche Forderung nach schulischem Erfolg.

27.5 Umschriebene Lese-Rechtschreibstörung (Developmental Dyslexia) tritt wahrscheinlich gemeinsam auf mit:
(a) Einer Familienanamnese mit Lese-Rechtschreibschwierigkeiten.
(b) Eltern aus mittlerer sozialer Schicht.
(c) Hyperaktivität.
(d) Beeinträchtigte phonologische Bewußtheit.
(e) Einer Tendenz, links und rechts zu verwechseln.

27.6 Umschriebene Lese-Rechtschreibstörung (Developmental Dyslexia) ist verbunden mit:
(a) Schulverweigerung.
(b) Schlechter motorischer Koordination.
(c) Einer Familienanamnese mit Linkshändigkeit.
(d) Kurzsichtigkeit.
(e) Musikalischem oder künstlerischem Talent.

27.7 Kinder mit umschriebener Lese-Rechtschreibstörung (Developmental Dyslexia):
(a) Werden trotz eines speziellen Trainings weiterhin Schwierigkeiten mit Lesen und Rechtschreiben haben.
(b) Werden im Jugendalter keine neuen psychiatrischen Probleme entwickeln, falls sie in der mittleren Kindheit frei von solchen waren.
(c) Zeigen schlußendlich eine überdurchschnittliche Ausbildungsqualifikation, weil sie die Neigung haben, diesbezüglich zu überkompensieren.
(d) Stehen im Risiko einer Depression im Erwachsenenalter.
(e) Müssen überproportional im Erwachsenenalter mit einer manuellen Beschäftigung rechnen.

28 Unsichere Bindung

28.1 Die Bindung der Kinder an die Betreuungspersonen:
(a) Kinder entwickeln eine Bindung an ihre Eltern, weil sie Eltern mit Essen und Spiel assoziieren.
(b) Lächeln, Schreien und ärgerliche Ausbrüche können alles als Bindungsverhalten funktionieren.
(c) Die besondere Nähe einer „Bindungsfigur“ hemmt das explorative Verhalten eines jungen Kindes.
(d) Selektive Bindungen werden üblicherweise nicht vor dem 11. Lebensmonat sichtbar.
(e) Bindungsverhalten intensiviert sich, wenn das Kind krank ist.

28.2 Die sogenannte „Strange Situation Procedure“:
(a) Wurde von John Bowlby eingeführt.
(b) Bezieht üblicherweise Kinder im Alter von 24 bis 30 Monaten ein.
(c) Beinhaltet, daß sich während der gesamten Prozedur ein unbekannter Erwachsener im gleichen Raum wie das Kind aufhält.
(d) Beinhaltet zwei Trennungen von den Eltern (oder anderen Betreuungspersonen) und zwei Wiederannäherungen.
(e) Wird üblicherweise beim Kind zu Hause durchgeführt.

28.3 Einschätzungen der Bindungssicherheit anhand der „Strange Situation Procedure“:

(a) Wenn man die Bindungssicherheit einschätzt, so ist der Anteil der Belastung infolge der Trennung eine weniger gute Leitlinie als die Antwort des Kindes auf die Wiederannäherung.

(b) Wenn Eltern von sicher gebundenen Kindern den Raum verlassen und wieder zurück kommen, so spielen die Kinder in der Regel so weiter, als wäre nichts gewesen.

(c) Kinder mit trotzig-ambivalenten Bindungen zeigen sich durch die Trennungssituation sehr belastet und tun sich schwer bei der Wiederannäherung.

(d) Kinder mit desorganisierten Bindungen verhalten sich in einer Art, die für Furcht oder Konfusion in der Gegenwart der Betreuungsperson spricht.

(e) Vermeidend gebundene Kinder begrüßen die Trennungssituation und antworten auf die Wiederannäherung mit Ärger und Tränen.

28.4 Bindungssicherheit:

(a) Weniger als die Hälfte aller Kinder aus repräsentativen Stichproben sind sicher gebunden.

(b) Die meisten Kinder aus Familien mit Mißhandlungssituationen zeigen ein desorganisiertes Bindungsmuster.

(c) Mütterliche Depression ist mit einer höheren Rate unsicherer Bindung verbunden.

(d) Es ist sehr ungewöhnlich, daß ein Kind, welches sicher an einen Elternteil gebunden ist, unsicher an den anderen Elternteil gebunden ist.

(e) In repräsentativen Stichproben finden sich im Hinblick auf die unterschiedlichen Bindungskategorien weltweit und kulturunabhängig ähnliche Häufigkeitsverteilungen.

28.5 Das Erwachsenen-Bindungs-Interview:

(a) Wurde von Mary Ainsworth entwickelt.

(b) Wendet die sogenannte diskursive Analyse an, um die gegenwärtige Einstellung des Befragten zum Bindungsverhalten festzustellen.

(c) Die Kriterien für autonome Bindung bestehen auf einer überzeugenden Evidenz des Erzählten dahingehend, daß das Individuum in der Kindheit emotional unterstützende Beziehungen erfahren hat.

(d) Eine nicht stattgehabte Bindung beinhaltet typischerweise viele affektiv belastete Erinnerungen im Hinblick auf Zurückweisungen in der Kindheit, die den Befragten über seine erhaltene Erziehung sehr kritisch reden lassen.

(e) Die Klassifikation im oben genannten Interview, die eine schwangere Frau erzielt, ist ein guter Prädiktor im Hinblick auf die Bindungsklassifikation, die ihr noch ungeborenes Kind später erreichen wird.

28.6 Im Hinblick auf den Voraussagewert früher Bindungsklassifikation:
(a) Bindungssicherheit sagt die Qualität sozialer Beeinträchtigung mit unbekannten Erwachsenen besser voraus, als daß sie die Qualität enger Beziehungen voraussagen kann.
(b) Bei sehr früh begonnener und sehr ausgeprägter Tagesbetreuung wird die zukünftige Entwicklung eines Kindes besser durch die Qualität des Bindungsverhaltens zum Fachpersonal als durch die Qualität der Bindung an die Eltern vorhergesagt.
(c) Eine sichere Bindung an die Eltern sagt ebenfalls bessere Beziehungen zu Geschwistern, Lehrern und Klassenkameraden voraus.
(d) Junge Kinder mit trotzig-ambivalenten Bindungen entwickeln wahrscheinlich mehr aggressive Verhaltenweisen gegenüber anderen Kindern im Kindergarten.
(e) Die meisten Erwachsenen mit seelischen Störungen oder Persönlichkeitsstörungen weisen nicht gelöste desorganisierte Bindungen auf.

29 Anlage, Umwelt und widrige familiäre Bedingungen

29.1 Gene, gemeinsame und nicht-gemeinsame Umweltsituation:
(a) Falls ein Merkmal durch die gemeinsame Umwelt beeinflußt wird, tritt dies eher bei monozygoten Zwillingen (identisch) als bei dizygoten Zwillingen (fraternal) auf.
(b) Die Ähnlichkeit zwischen Adoptierten und ihren „adoptierten" Verwandten ist ein Maß für die Stärke des gemeinsam erlebten Umwelteffektes.
(c) Falls genetische Faktoren wichtig sind, werden Adoptierte ihren biologischen Verwandten gleichen.
(d) Falls ein Merkmal besonders durch das nicht-gemeinsame Umfeld beeinflußt wird, wird die Korrelation zwischen monozygoten Zwillingen sehr niedrig sein.
(e) Die Varianz, die weder durch Gene noch durch das gemeinsam erlebte Umfeld erklärt wird, kann auf Meßfehler oder Zufälle in der Hirnentwicklung zurückgeführt werden.

29.2 Gene, gemeinsames Umfeld, nicht-gemeinsames Umfeld:
(a) Für die meisten psychologischen Merkmale liegt die Erblichkeit bei etwa 50%.
(b) Die Neigung zu Autismus weist eine besonders niedrige Erblichkeit auf.
(c) Gemeinsame Umfelder machen etwa 30% der Varianz aus, wenn man psychologische Merkmale betrachtet.

(d) Gegenwärtige Befunde legen nahe, daß Probleme im Sozialverhalten nur deswegen häufig in Familien vorkommen, weil sie sich auf ein gemeinsam erlebtes Umfeld zurückführen lassen und weniger auf die gemeinsame genetische Grundlage.
(e) Wenn Bevorzugung sich auf die kindliche Entwicklung auswirkt, ist dies ein Beispiel eines nicht-gemeinsam erlebten Umfeldeffektes.

29.3 Krankenhausaufnahme:
(a) Wenn ein Kind für lange Zeit und alleine in ein Krankenhaus aufgenommen wird, durchläuft es wahrscheinlich nacheinander die Phasen Protest, Verzweiflung und Bindungsabbruch.
(b) Eine Krankenhausaufnahme ist besonders belastend für Säuglinge unter sechs Monaten.
(c) Vielfältige Aufnahmen, aber nicht lediglich eine einzige Aufnahme, stehen im Zusammenhang mit höheren Raten nachfolgender Störung des Sozialverhaltens und der Delinquenz.
(d) Langzeiteffekte einer Krankenhausaufnahme sind besonders ausgeprägt bei Kindern, die aus gestörten Familien kommen.
(e) Die schädlichen Effekte einer Krankenhausaufnahme können vermindert werden, wenn die Eltern davon überzeugt werden, ihr Kind weniger häufig zu besuchen, weil sie dadurch die Anzahl schmerzvoller Wiederannäherungen und Trennungen vermindern.

29.4 Wenn ein Kind einen Elternteil durch Todesfall verliert:
(a) Führt das oft zu schwerem depressivem Rückzug.
(b) Kann dies zu dauerhaftem Desinteresse in der Schule führen.
(c) Ist es nicht ungewöhnlich, daß die Belastung des Kindes sich in aggressiven, störendem oder trotzigem Verhalten äußern kann.
(d) Hat das Individuum ein deutlich höheres Risiko, im Erwachsenenalter an Depression zu erkranken.
(e) Wird das Individuum weniger wahrscheinlich ein langzeitiges psychiatrisches Problem entwickeln als nach dem Verlust eines Elternteils infolge von Ehescheidung.

29.5 Wenn ein Kind einen Elternteil durch Trennung oder Scheidung verliert:
(a) Die Mütter sind oft anschließend recht inkonsistent in ihrem Erziehungsverhalten, insbesondere mit Söhnen.
(b) Das Kind verhält sich typischerweise aufgeschlossener gegenüber Lehrern und anderen Erwachsenen.
(c) Durch die initiale Trennung ist ein Mädchen typischerweise mehr belastet als ein Junge.
(d) Durch die Wiederverheiratung der Mutter ist ein Mädchen typischerweise mehr belastet als ein Junge.
(e) Je jünger das Kind ist, umso größer ist die Chance, daß es eine gute Beziehung mit seinem Stiefvater entwickelt.

29.6 Psychiatrische Probleme bei Kindern von seelisch auffälligen Eltern:
- (a) Es gibt häufiger emotionale Störungen als Störungen des Sozialverhaltens.
- (b) Sind häufiger auf elterliche Feindseligkeit und eheliche Streitereien zurückzuführen.
- (c) Sind wahrscheinlicher, wenn Eltern psychotische Störungen aufweisen (im Vergleich zu Eltern mit Persönlichkeitsstörungen).
- (d) Sind wahrscheinlicher, wenn ein Kind ein schwieriges Temperament zeigt.
- (e) Sind üblicher bei Mädchen als bei Jungen.

29.7 Im Hinblick auf Familiengröße und Geburtsfolge:
- (a) Einzelkinder entwickeln eher psychiatrische Probleme als Kinder von Zweikindfamilien.
- (b) Kinder aus großen Familien besitzen ein erhöhtes Risiko für Autismus.
- (c) Das Risiko einer juvenilen Delinquenz ist eher mit der Anzahl der Brüder als mit der Anzahl der Schwestern verbunden.
- (d) Als Gruppe kommen „mittlere“ Kinder (im Vergleich zu den letztgeborenen) aus größeren Familien.
- (e) Schulverweigerung ist häufiger bei erstgeborenen im Vergleich zu letztgeborenen Kindern.

30 Schule und Altersgenossen

30.1 Schikanierer und ihre Opfer:
- (a) Die meisten Schikanierer sind Jungen.
- (b) Die meisten Opfer sind Mädchen.
- (c) Der Einsatz von sozialem Ausschluß oder Flüsterpropaganda ist charakteristischer für weibliche und nicht für männliche Schikanierer.
- (d) Schikanierer und ihre Opfer befinden sich üblicherweise in unterschiedlichen Klassenstufen.
- (e) Gut geplante Interventionen können die Häufigkeit von Schikanen und Gewalt in Schulen um 50% reduzieren.

30.2 Opfer des Schikanierens:
- (a) Kinder mit überempfindlicher und feinbesaiteter Persönlichkeit werden häufig zu Opfern.
- (b) Jungen mit „körperlicher Weichheit“ werden eher zu Opfern.
- (c) Kinder mit hyperkinetischem Verhalten sind besonders gefährdet, in die Opferrolle zu kommen.
- (d) Einige Kinder werden deshalb zu Opfern, weil sie andere verhöhnen oder sie in Schwierigkeiten bringen.
- (e) Die meisten Opfer besitzen normale Freundschaften.

30.3 Schikanierer:
(a) Sind gegenüber Eltern und Lehrern üblicherweise unterwürfig und wohlverhaltend.
(b) Haben häufiger als andere Kinder feindseliges und kritisches Erziehungsverhalten erfahren.
(c) Sind üblicherweise ängstliche und unsichere Kinder.
(d) Werden im allgemeinen durch ihre Klassenkameraden zurückgewiesen.
(e) Stehen in höherem Risiko, im Erwachsenenalter kriminell zu werden und Alkoholmißbrauch zu betreiben.

30.4 Beliebtheit und Unbeliebtheit in der Altersgruppe:
(a) Anthropometrie stellt folgende Technik dar: Es werden alle Kinder in einer Klasse danach gefragt, mit wem sie am liebsten spielen würden („positive Nominationen“) und mit wem sie am wenigsten gerne spielen möchten („negative Nominationen“).
(b) Manche Kinder erhalten eine hohe Anzahl sowohl positiver als auch negativer Nominationen.
(c) Zurückgewiesene Kinder erhalten viele negative Nominationen und wenige positive Nominationen, wohingegen vernachlässigte Kinder von beiden Arten der Nomination nur wenige aufweisen.
(d) Körperliche Faktoren, wie Dicksein oder eine Brille tragen sind die häufigsten identifizierbaren Gründe für eine Zurückweisung.
(e) Unbeachtete und zurückgewiesene Kinder sind gleichermaßen von langzeitigen seelischen Problemen betroffen.

30.5 Schulischer Einfluß auf das Verhalten:
(a) Ein Großteil der Variationen zwischen den Schulen im Hinblick auf die Raten an Delinquenz und Schuleschwänzen werden durch die Unterschiede der Herkunftsgegenden und dem Aufnahmeverfahren erklärt.
(b) Verhaltensprobleme sind in größeren Schulen häufiger.
(c) Verhaltensprobleme sind seltener in Schulen, in denen die Kinder häufig gelobt werden und in denen ihnen Verantwortung übertragen wird.
(d) Verhaltensprobleme sind häufiger, wenn die Schulen in alten Gebäuden mit beengten Spielplätzen untergebracht sind.
(e) Verhaltensprobleme finden sich seltener in Schulen, die einen hohen Anspruch formulieren.

31 Behandlung: Wichtigste Prinzipien

31.1 Eine diagnostische Klassifizierung:
- (a) Kann das Gefühl der Familie von Inadäquatheit und Verzweiflung verstärken.
- (b) Kann die Furcht der Familie vor dem Unbekannten beseitigen.
- (c) Sollte nur dann gegeben werden, wenn eine spezifische Behandlung für die entsprechende Bedingung verfügbar ist.
- (d) Sollte durch die Information über eine relevante Elterngruppe für diese Bedingung begleitet oder gefolgt werden.
- (e) Erleichtert oft den Zugang zu den passenden Diensten.

31.2 Behandlung:
- (a) Es ist ein schlechtes Vorgehen, gleichzeitig zwei oder mehr Behandlungsmaßnahmen einzusetzen.
- (b) Meisterlich geführte Inaktivität kann der beste Weg sein, um sich mit Störungen abzugeben, die eine gute Prognose haben.
- (c) Vorausgesetzt die Symptome werden adäquat behandelt, so darf man davon ausgehen, daß die damit verbundenen sozialen Beeinträchtigungen allmählich verschwinden.
- (d) Biologische Störungen bedürfen einer biologischen Behandlung; psychosoziale Störungen bedürfen psychosozialer Behandlungsmaßnahmen.
- (e) Wenn man Eltern, Lehrern und den Kindern dazu verhilft, den Hintergrund der Störung besser zu verstehen, so ist das in sich selbst bereits eine wirksame Intervention.

31.3 Es besteht extensiver und wohlgeprüfter Hinweis auf die Effektivität von:
- (a) Trizyklischen Antidepressiva für Depressionen im Kindesalter.
- (b) Verhaltensbezogene Behandlungsmaßnahmen für Einkoten und Einnässen.
- (c) Elterntraining für Störungen des Sozialverhaltens im Kindesalter.
- (d) Familientherapie für Anorexia nervosa.
- (e) Sozialarbeit für Delinquenz.

31.4 Behandlungseffektivität:
- (a) Manche intuitiv ansprechenden psychosozialen Behandlungsmaßnahmen können mehr schaden anrichten als der Verzicht auf irgendeine Behandlung.
- (b) Wenn man Behandlungsstudien oder Metaanalysen einschätzen will, so ist es wichtig, daran zu denken, daß statistisch signifikante Befunde noch lange keine klinische Relevanz sichern.

(c) Wenn eine Studie zeigt, daß eine bestimmte Behandlung eine Effektgröße von 1,0 aufweist, so bedeutet das, daß diese spezielle Behandlung den durchschnittlichen Patienten in der Studie um eine Standardabweichung näher an die Werte der gesunden Kontrollgruppe bringt.
(d) Erfolgreiche psychologische Therapien besitzen üblicherweise eine Effektgröße von etwa 1,3 bis 1,5, wenn sie in einem Forschungssetting angewendet worden sind.
(e) In üblichen klinischen Settings beträgt die durchschnittliche Effektgröße für psychologische Behandlungen etwa 0,6 bis 0,8.

31.5 Die nachfolgenden Faktoren sind verantwortlich dafür, daß psychologische Therapien für Kinder im alltagspraktischen Einsatz weniger effektiv sind als im Forschungssetting:
(a) In den Kliniken wird weniger Familientherapie eingesetzt.
(b) Kliniken müssen viele Fälle mit komorbiden Störungen und schwer zu motivierenden Familien behandeln.
(c) In Kliniken werden seltener strukturierte Therapien mit Behandlungsmanualen eingesetzt.
(d) Kliniker arbeiten weniger effektiv als Forschungstherapeuten.
(e) In Forschungsstudien werden häufiger gemischte und eklektische Therapiemethoden angewendet.

31.6 Grenzen der derzeitigen „evidence based“ Behandlungsempfehlungen:
(a) Diese setzen oft unethische Einschränkungen der klinischen Freiheit voraus.
(b) Viele klinische Fälle weisen gemischte oder partielle Syndrome auf, die niemals Gegenstand eines formalen Forschungsdesigns waren.
(c) Der Wirksamkeitsnachweis ist meistens von Untersuchungen mit mittelklass-amerikanischen Stichproben abgeleitet, und es wurde gezeigt, daß dies nicht auf andere Gruppen anwendbar ist.
(d) Das Kind oder die familiären Umstände machen es nahezu unmöglich, Standardprotokolle anzuwenden.
(e) Forschungsprotokolle wenden meistens Behandlungsmaßnahmen erster Wahl an ohne zu prüfen, was als nächstes zu tun ist, falls die Behandlung nicht anschlägt oder sich als praktisch nicht umsetzbar erweist.

32 Medikation und Diät

32.1 Pharmakokinetische Unterschiede zwischen Kindern und Erwachsenen:
- (a) Kinder besitzen einen niedrigeren Säuregehalt im Magen, wodurch sich die Aufnahme von sauren Substanzen (z.B. Trizyklika) beschleunigt.
- (b) Wenn man die Körpergröße berücksichtigt, so ist die Leber eines Kindes weniger metabolisch aktiv. Dadurch reduziert sich der „First-pass-Effekt" der Substanzen, die in der Leber metabolisiert werden.
- (c) Kinder besitzen einen relativ großen Anteil extrazellulärer Flüssigkeit, wodurch sich das Verteilungsvolumen erhöht.
- (d) Kinder haben eine durchlässigere Blut-Hirn-Schranke.
- (e) Um eine Anpassung hinsichtlich pharmakokinetischer Unterschiede durchzuführen, ist hier die auf Gewicht umgerechnete Dosierung psychotroper Substanzen oft 25–50% niedriger (bei Kindern im Vergleich zu Erwachsenen).

32.2 Stimulanzien
- (a) Die meisten wirksamen Stimulanzien zeigen gemischte serotoninerge und anticholinerge Effekte.
- (b) Wenn Stimulanzien zur Behandlung der Hyperaktivität benutzt werden, so übersteigt die Effektgröße selten 1,0.
- (c) Wenn ein hyperaktives Kind auf Stimulanzien anspricht, so bringt die zusätzliche Anwendung von Verhaltenstherapie nur noch selten eine weitere Verbesserung mit sich.
- (d) Die Hyperaktivität autistischer Kinder kann ebenfalls mit Stimulanzien behandelt werden; manchmal allerdings auf Kosten einer Verschlechterung des repetitiven Verhaltens.
- (e) Stimulanzien verbessern mit hoher Wahrscheinlichkeit die allgemeine motorische Unruhe oder Unaufmerksamkeit, falls das Kind gleichzeitig eine Ticstörung hat.

32.3 Bei Kindern und Jugendlichen besitzen Neuroleptika eine etablierte Rolle bei:
- (a) Der akuten Behandlung des schizophrenen Rückfalles.
- (b) Der akuten Behandlung einer Anorexia nervosa.
- (c) Der Langzeitbehandlung eines Tourette-Syndroms.
- (d) Der Langzeitbehandlung aggressiven Verhaltens bei Individuen, die eine mentale Retardierung aufweisen.
- (e) Der Langzeitbehandlung von Hyperaktivität oder Stereotypien bei Individuen, die mental retardiert sind.

32.4 Nebeneffekte der Neuroleptika:
- (a) Sedierung kann mit dem Lernverhalten interferieren.

(b) Sulpirid und Risperidon führen häufiger als Haloperidol zu frühen dystonischen Reaktionen.
(c) Antimuskarine Substanzen zur Behandlung parkinsonoider Nebeneffekte können üblicherweise nach etwa 6 Wochen wieder abgesetzt werden.
(d) Pimozid kann potentiell fatale Herzarrhythmien auslösen.
(e) Die Wahrscheinlichkeit von Spätdyskinesien hängt mit der im Laufe der Zeit sich ansammelnden Gesamtdosierung von Neuroleptika zusammen.

32.5 Malignes neuroleptisches Syndrom:
(a) Die Körpertemperatur fällt stetig ab, wenn das Individuum zunehmend immobil wird.
(b) Blässe, Schwitzen und Zittern sind Zeichen der autonomen Dysfunktion.
(c) Blutuntersuchungen können erhöhte Werte von Kreatininphosphokinase und Leukozyten aufweisen.
(d) Innerhalb von 12 Stunden schreitet das Syndrom üblicherweise fort. Es beginnt mit den frühen Symptomen, führt dann zum Kreislaufkollaps und schließlich zum multiplen Organversagen.
(e) Wenn das Syndrom sich entwickelt hat, so dürfen die Neuroleptika nicht abrupt, sondern nur allmählich entzogen werden.

32.6 Trizyklische Antidepressiva für Kinder und Jugendliche:
(a) Imipramin ist zur Behandlung der Hyperaktivität eine belegte Vorgehensweise.
(b) Clomipramin ist zur Behandlung von Zwangsstörungen eine belegte Vorgehensweise.
(c) Imipramin kann die Häufigkeit des Bettnässens vermindern.
(d) Desipramin wurde insbesondere mit Herzarrhythmien und plötzlichen Todesfällen in Verbindung gebracht.
(e) Warnzeichen einer durch Trizyklika verursachten Kardiotoxizität beinhalten eine Verlängerung des P-R- und Q-T-Intervalls.

32.7 Clonidin:
(a) Weist eine gemischte adrenerge und dopaminerge Aktivität auf.
(b) Selbst bei konstanten Dosierungen können sich die therapeutischen Effekte im Verlauf von einigen Monaten noch verbessern.
(c) Wird bei der Behandlung der Hyperaktivität benutzt.
(d) Wird bei der Behandlung der Depression benutzt.
(e) Belebt die Kinder und beeinträchtigt so das Einschlafen.

32.8 Lithium für Kinder und Jugendliche:
(a) Lithium wird zur Behandlung und Prophylaxe einer bipolar affektiven Störung eingesetzt.

(b) Lithium kann benutzt werden, um oppositionelles Verhalten, welches auf psychologische Maßnahmen nicht angesprochen hat, zu kontrollieren.
(c) Die Kontrolle des Plasmaspiegels von Lithium ist bei Kindern und Jugendlichen von keinem oder nur geringem Wert.
(d) Durst und feinschlägiger Tremor sind Warnzeichen einer beginnenden Lithiumintoxikation.
(e) Regelmäßige Schilddrüsenfunktionstests sind erforderlich, weil bei der Lithiumbehandlung ein Risiko zur Schilddrüsenunterfunktion und damit verbundener Schilddrüsenvergrößerung besteht.

32.9 Medikation für Kinder und Jugendliche:
(a) Kurzdauernde Behandlungen mit Benzodiazepinen oder anderen Hypnotika sind in der Regel ausreichend, um Schlafprobleme bei Kindern zu behandeln.
(b) Selektive Serotonin-Wiederaufnahmehemmer (SSRI) sind gut belegte Behandlungsmaßnahmen für Zwangsstörungen.
(c) Übliche Nebeneffekte der SSRI beinhalten gastro-intestinale Beschwerden und Unruhe.
(d) Monoaminoxidasehemmer (MAOI) stellen durchaus eine Behandlungsmaßnahme für die Hyperaktivität dar.
(e) Selektive MAOI, wie Moclobemid, müssen mit besonderer Vorsicht angewendet werden, weil sie eher als die nicht-selektiven MAOI zu schlimmen Wechselwirkungen mit den Aminen aus der Ernährung führen können.

32.10 Wenn kindliches Verhalten durch die Ernährung beeinflußt wird, so beinhalten die dafür verwantwortlichen Komponenten:
(a) Künstliche Färbemittel, Geschmacksmittel und Konservierungsmittel.
(b) Zucker.
(c) Milchprodukte.
(d) Zitrusfrüchte.
(e) Nahrungsmittel, die das Kind besonders gern und viel verschlingt.

32.11 Wenn kindliches Verhalten durch die Ernährung beeinflußt wird:
(a) Die Testung mit einem Hautpflaster kann üblicherweise genau herausfinden, welche Ernährungskomponenten verantwortlich sind.
(b) Blutuntersuchungen (IgE) sind in der Regel in der Lage herauszufinden, welche Ernährungskomponenten verantwortlich sind.
(c) Die „Wenig-Nahrungsmittel"-Technik (oligoantigene Diät) identifiziert diätetische Intoleranzen, indem sie die meisten Nahrungsmittel ausschließt, um sie dann nach und nach wieder einzuführen.

(d) Kontrollierte Untersuchungen haben bestätigt, daß die sog. Feingold-Diät (frei von Nahrungszusätzen und natürlichen Salicylaten) üblicherweise besonders effektiv ist.

(e) Eine Ausschlußdiät, die die Hyperaktivität reduziert, kann sehr wahrscheinlich keine Verbesserung der anderen Symptome, wie Irritabilität und oppositionelles Verhalten erbringen.

33 Verhaltensbasierte Behandlungen

33.1 Operantes Konditionieren:
(a) Die Prinzipien wurden erstmals von Watson beschrieben.
(b) „Positive Verstärkung" bezieht sich auf die Belohnung erwünschten Verhaltens.
(c) „Negative Verstärkung" bezieht sich auf den Entzug von Belohnungen nach unerwünschtem Verhalten.
(d) „Löschung" bezieht sich auf Verhalten, welches dann seltener wird, wenn bisherige belohnende Konsequenzen weggenommen werden.
(e) Operantes Konditionieren kann eingesetzt werden, um sowohl erwünschtes Verhalten noch mehr ins Spiel zu bringen, wie auch unerwünschtes Verhalten zu vermindern.

33.2 Verhaltenstherapie:
(a) „ABC"-Analyse bezieht sich auf Affekte/Emotionen, Verhaltensweisen und Kognitionen.
(b) „Auszeit" bezieht sich auf eine Belohnung für gutes Verhalten, wenn dem Kind erlaubt wird, sich von den verlangten Aktivitäten kurz zurückzuziehen.
(c) „Response cost" kann beinhalten, daß ein Kind für unerwünschtes Verhalten Taschengeld bezahlen muß.
(d) Belohnungen sollten so rasch wie möglich nach dem Auftreten des erwünschten Verhaltens gegeben werden.
(e) Falls unerwünschte Verhaltensweisen nicht vollkommen abgebaut werden, so kehren sie mittelfristig wieder zurück.

33.3 Verhaltenstherapie:
(a) Belohnungen sollten nicht alle paar Tage gewechselt werden.
(b) Wenn man die bevorzugten Freizeitaktivitäten eines Kindes als Belohnung einsetzt, so spricht man dabei von dem Premack-Prinzip.
(c) Jugendlichen sollte auf keinen Fall erlaubt werden, über Hausregeln zu verhandeln.
(d) Die Effektivität wird erhöht, wenn Meinungen und Stimmungszustände von Eltern und Kindern einbezogen werden.

(e) Klassisches Konditionieren bezieht die Verbindung einer physiologischen Antwort mit einem neuen Stimulus ein.

33.4 Verhaltensbasierte Behandlungen:
(a) Sind besonders hilfreich für Eßstörungen, Schlafstörungen und Ausscheidungsstörungen bei Kleinkindern.
(b) Sind effektiver für die Behandlung der Hyperaktivität als für die Behandlung dissozialen Verhaltens.
(c) Elterliche Aufmerksamkeit ist keine hilfreiche Belohnung für antisoziale Kinder, da sie sich weigern, ihren Eltern Aufmerksamkeit zukommen zu lassen.
(d) Wenn man das Prinzip der „Löschung" einsetzt, so kann sich das unerwünschte Verhalten anfänglich durchaus verschlechtern, weil das Kind versucht, mit allen Mitteln den bisherigen Zustand aufrechtzuerhalten („extinction burst").
(e) Wurden durch viele Einzelfallstudien validiert, aber es existieren wenige randomisierte, kontrollierte Untersuchungen.

34 Kognitive und interpersonale Therapien

34.1 Kognitive Therapie:
(a) Sollte nicht in Kombination mit Verhaltenstherapie angewendet werden.
(b) Spricht spezifische Verzerrungen im Denkinhalt an.
(c) Beeinflußt keinesfalls das Verhalten.
(d) Zielt eher auf die kognitiven Begleitumstände von Emotionen ab als auf die Emotionen selbst.
(e) Ist generell nützlicher bei Jugendlichen als bei jüngeren Kindern.

34.2 Kognitive Therapie:
(a) Ist für Depressionen im Jugendalter deutlich weniger effektiv als trizyklische Antidepressiva.
(b) Führt nur bei der Hälfte der depressiven Jugendlichen zu einer überzeugenden Verbesserung, wobei es viele Rückfälle gibt.
(c) Hilft weniger als einem Drittel der Kinder mit Angstsymptomen.
(d) Ist für die Hyperaktivität weniger effektiv als die Medikation.
(e) Ist für die Hyperaktivität effektiver als Verhaltensmanagement.

34.3 Programme zur sozialen Problemlösung:
(a) Wurden von Myrna Shur und George Spivack auf den Weg gebracht.
(b) Werden immer in einem 1 : 1-Setting durchgeführt.
(c) Fordern von dem Kind, daß es eine Reihe von alternativen Lösungen zum Problem entwickelt.

(d) Lehren die Kinder, daß sie in konflikthaften Situationen ihren eigenen Ärger ignorieren sollen.
(e) Helfen Kindern zu lernen, sich auf das präzise Verhalten der anderen, und nicht auf ihre Motive zu beziehen.

34.4 Interpersonale Psychotherapie:
(a) Wurde aus der Arbeit von Melanie Klein entwickelt.
(b) Beschäftigt sich damit, wie das bisherige Aufwachsen die gegenwärtigen Beziehungen beeinflußt.
(c) Kann beinhalten, daß sowohl Eltern als auch Kind in einer Sitzung gemeinsam gesehen werden.
(d) Spricht spezifische Dinge an, die das Aufwachsen in einer Ein-Eltern-Familie betrachten.
(e) Der Therapeut sagt voraus, daß depressive Gefühle sich unmittelbar nach Beendigung der Behandlung verschlechtern werden.

34.5 Psychodynamische Psychotherapie mit Kindern:
(a) Es ist unüblich, vor Beginn der Behandlung vom Kind eine schriftliche Zustimmung zu erwirken.
(b) Es werden keine Ratschläge erteilt.
(c) Das Hauptziel ist es, die Symptomatik zu lindern.
(d) Die Interpretationen können sich in erster Linie auf Kinderzeichnungen oder Spielverhalten beziehen und weniger auf das, was das Kind sagt.
(e) Sobald sich die Therapie erfolgreich auf die inneren Realitäten des Kindes bezogen hat, sollte sich weder der Therapeut noch ein anderes Mitglied des Behandlungsteams mit dem Kind oder den Eltern über die Veränderung äußerer Realitäten kümmern.

35 Familientherapien

35.1 Familientherapie:
(a) Verhalten wird gesehen als substantiell durch den interaktionalen Kontext bestimmt, indem es auftritt.
(b) Definitionsgemäß sind Familienregeln explizit und allen Familienmitgliedern bekannt.
(c) Einige Ideen wurden von der Kybernetik und der allgemeinen Systemtheorie abgeleitet.
(d) Die Prozesse, die das familiäre Kommunikationsmuster sichtbar machen, sind oft wichtiger als der Inhalt von dem, was die Familienmitglieder sich gegenseitig sagen.
(e) Modelle, die auf dem Heisenbergschen Unschärfeprinzip beruhen, werden häufig benutzt.

35.2 In der Familientherapie beinhalten wichtige Stufen des familiären Zyklus folgendes:
(a) Verlassen des elterlichen Hauses.
(b) Wiederzusammenfinden der Mitglieder einer „ausgebreiteten" Familie nach einer Heirat.
(c) Umzug von einem Haus zu einem anderen.
(d) Den Jugendlichen mehr Autonomie erlauben, damit sie in dem Gesamtsystem ein- und ausgehen können.
(e) Anpassung der ehelichen Beziehung nach Ende des Arbeitslebens.

35.3 Strukturelle Familientherapie:
(a) Die Autorität der Eltern gegenüber ihren Kindern wird betont.
(b) Eine undifferenzierte Grenze kann zu Verstrickungen führen.
(c) Eine undurchlässige Grenze kann in Wegbewegungen münden.
(d) Eine Allianz zwischen zwei Familienmitgliedern ist ungesund.
(e) Triangulation eines Kindes mit seinen Eltern ist wünschenswert.

35.4 Strukturelle Familientherapie:
(a) Zirkuläres Fragen ist ein Kernpunkt der Untersuchung.
(b) Der Therapeut ist direktiv.
(c) Der Therapeut paßt sich dem Familienstil an, um herauszufinden, was das bedeutet.
(d) Der Therapeut kann bewußt versuchen, das Familiensystem aus der Balance zu bringen, um herauszufinden, auf welche Art und Weise es dysfunktional ist.
(e) Die Grenzen zwischen Geschwistern und elterlichen Subsystemen können dadurch verstärkt werden, daß man den Geschwistern eine gemeinsame Aufgabe zur Ausführung gibt.

35.5 Strategische Familientherapie:
(a) Alles Verhalten kann als Kommunikation gesehen werden.
(b) Die Beachtung liegt auf den Zeiten, zu denen das Problemverhalten fehlte.
(c) Es ist wichtig zu bestimmen, wie das Problem sich entwickelte.
(d) Der Therapeut kann das Familienmitglied, um dessen Problemverhalten es geht, ermutigen, dasselbe häufiger zu zeigen.
(e) Es ist wichtig, gegenüber der Familie und ihren Sorgen Respekt zu zeigen, indem man humoristische und lockere Kommentare vermeidet.

35.6 Mailänder systemische Familientherapie:
(a) Man bezieht sich auf Verhalten und nicht auf Meinungen.
(b) Zirkuläres Fragen bringt interne Beziehungen zwischen den Familienmitgliedern zutage.
(c) Der Therapeut bietet Lösungen an.

(d) Die Symptome können neu eingeordnet werden. Dies ist als hilfreicher Versuch des Kindes anzusehen, um die Familie im Gleichgewicht zu halten.
(e) Hypothetisieren wird bereits überlegt, bevor die Familie gesehen wurde.

35.7 Familientherapie-Methoden:
(a) Wenn man das Problem externalisiert, ist dies manchmal hilfreich, um die Familie in ihrem Kampf gegen das Problem wieder zu vereinigen.
(b) Narrative Therapien schätzen die Wirksamkeit von Geschichten, die die Menschen über sich und ihr Leben erzählen.
(c) Salvador Menuchin steht für die strukturelle Familientherapie.
(d) Die meisten familientherapeutischen Schulen wollen zumindest einmal das Kind alleine sehen, bevor die Arbeit mit der Familie beginnt.
(e) Es gibt verschiedene randomisierte und kontrollierte Studien, die die Wirksamkeit von Familientherapie für Probleme der mittleren Kindheit belegen.

Zuordnung der Aussagen

Was ist richtig? Was ist falsch?

Jede Aussage ist mit R für richtig oder F für falsch markiert; Kommentare wurden im Bedarfsfall hinzugefügt.

1 Untersuchung/Abklärung

1.1 (a) R (b) F (c) F (d) R (e) R

Es gibt oft identifizierbare Risikofaktoren für kinderpsychiatrische Störungen. Hingegen findet sich nur selten ein einziger ausreichender Grund.

1.2 (a) F (b) R (c) R (d) F (e) F

1.3 (a) F (b) F (c) R (d) R (e) R

1.4 (a) F (b) R (c) F (d) F (e) R

Eine körperliche Untersuchung ist unbedingt erforderlich, kann sich aber am Anfang auf eine intensive medizinische Beobachtung beschränken. Man sollte Körperlänge und Körpergewicht (ebenso wie Kopfumfang) messen. Eine kardiale Auskultation ist nicht sogleich erforderlich. Die meisten dysmorphen Syndrome beinhalten Abnormitäten des Kopfes, des Gesichtes oder der Hände. Solches kann durchaus festgestellt werden, ohne daß man das Kind sich ausziehen läßt. Hat man einige dysmorphe Zeichen gesehen, so ist es angebracht, mit einer ausführlicheren Untersuchung fortzufahren.

2 Klassifikation

2.1 (a) F (b) R (c) F (d) F (e) R

Anorexia nervosa und Schizophrenie sind Beispiele für jugendliche Störungen, die nicht in eine der drei Gruppierungen passen.

2.2 (a) R (b) F (c) R (d) R (e) R

2.3 (a) R (b) F (c) R (d) F (e) R

2.4 (a) R (b) F (c) F (d) F (e) R

Eigenwerte können benutzt werden, um über die Anzahl der Dimensionen zu entscheiden, die in einer Faktorenanalyse benutzt werden sollen.

3 Epidemiologie

3.1 (a) F (b) F (c) F (d) F (e) F

3.2 (a) R (b) F (c) F (d) R (e) F

3.3 (a) F (b) F (c) F (d) F (e) R

3.4 (a) F (b) R (c) R (d) F (e) F

3.5 (a) R (b) F (c) R (d) F (e) R

4 Bio-psychosoziales Entwicklungsmodell

4.1 (a) F (b) F (c) R (d) F (e) F

4.2 (a) F (b) R (F) (d) R (e) F

Koordinations- und Kontrollfunktionen des Frontalhirns sind eng mit den exekutiven Funktionen verbunden. Das Frontalhirn übernimmt gegenüber den anderen Hirnbereichen eine Steuerungsfunktion, ist aber ohne diese nicht in der Lage, seine vollen Möglichkeiten zu entfalten.

4.3 (a) F (b) F (c) R (d) F (e) R

Psychosozialer Streß wird stets subjektiv bewertet, so daß die gleiche Sachlage für das eine Kind belastend und für das andere anspornend sein kann. Gleichermaßen kann ein bestimmter psychosozialer Streß vom gleichen Menschen im Vorschulalter als herausfordernd und im Schulalter als belastend erlebt werden (und umgekehrt). Damit können Streßfaktoren die Gehirnentwicklung in vielfältiger Weise beeinflussen.

5 Autistische Störungen

5.1 (a) R (b) F (c) F (d) R (e) R

Spezifische Befürchtungen oder selbstverletzendes Verhalten sind relativ häufig, aber nicht unbedingt charakteristisch.

5.2 (a) F (b) R (c) F (d) R (e) R

Autistische Kinder wehren sich oft gegen Veränderungen, sind aber nicht indifferent gegenüber diesen. Der mangelnde Blickkontakt autistischer Kinder wird oft als Blickvermeidung charakterisiert, obwohl es eher ein indifferentes Blickverhalten ist, denn eine aktive Blickvermeidung. Hingegen findet sich bei Kindern mit dem Fragilen-X-Syndrom eher ein tatsächliches Blickvermeidungsverhalten.

5.3 (a) F (b) R (c) R (d) R (e) R

5.4 (a) F (b) F (c) F (d) F (e) R

5.5 (a) F (b) R (c) R (d) F (e) R

5.6 (a) F (b) F (c) F (d) F (e) F

Die Prävalenz aller autistischen Störungen liegt bei 2 pro Tausend, wobei der frühkindliche Autismus davon etwa 25% ausmacht, d.h. rund 5 pro Zehntausend.

5.7 (a) R (b) F (c) F (d) R (e) F

Paradoxerweise ist die Prognose des Autismus dann besser, wenn gleichzeitig assoziierte Auffälligkeiten vorliegen (z.B. körperliche Ungeschicklichkeit, Tics und eine Anamnese mit verzögerter visueller Reifung).

5.8 (a) R (b) F (c) F (d) F (e) R

Etwa 10% verlieren in der Adoleszenz kognitive Fertigkeiten. Rund 10% können eine bezahlte Tätigkeit aufrecht erhalten. Weit weniger heiraten.

5.9 (a) R (b) F (c) R (d) F (e) R

Falls autistische Individuen kognitive Fertigkeiten verlieren, findet sich dies häufig am Beginn der Erkrankung (vor dem 3. Lebensjahr) oder im Jugendalter. Inseln normaler oder sogar besonders guter Fertigkeiten können sich auf folgendes beziehen: Die Fertigkeiten, Puzzle zu legen, malerische oder musikalische Talente, oder die Fertigkeit mit bestimmten Kalenderdaten oder Fahrplandaten umzugehen („Kalenderjungen").

5.10 (a) R (b) R (c) R (d) R (e) F

6 Hyperaktivität (Aufmerksamkeitsdefizit-/Hyperaktivitätsstörung/ADHD)

6.1 (a) R (b) F (c) F (d) F (e) R

6.2 (a) R (b) F (c) R (d) F (e) F

Händeflattern und Manierismen weisen eher auf Autismus, Rett-Syndrom oder mentale Retardierung hin. Einige hyperaktive Kinder scheinen sich in einer Art „Hochstimmung“ zu befinden. Dies ist aber nicht charakteristisch für die Störung.

6.3 (a) R (b) R (c) R (d) F (e) R

Plötzliche, sich stereotyp wiederholende Bewegungen sind Tics.

6.4 (a) R (b) R (c) F (d) F (e) F

Einige hyperaktive Kinder benötigen sehr wenig Schlaf, während andere sehr lange und fest schlafen; Schlafprobleme sind zwar sehr häufig, aber nicht störungsspezifisch.

6.5 (a) F (b) R (c) F (d) R (e) R

6.6 (a) F (b) F (c) R (d) R (e) R

Elterliche Nichtbeachtung und andere widrige familiäre Faktoren sind eher mit Störungen des Sozialverhaltens verbunden. Nur eine Minderheit hyperaktiver Kinder zeigt offensichtlich neurologische Störungen. Die Vermutung, daß die meisten der anderen versteckte neurologische Probleme haben, bleibt eine Vermutung und ist kein etablierter Fakt.

6.7 (a) R (b) R (c) R (d) R (e) R

6.8 (a) F (b) F (c) R (d) F (e) R

Es gibt keine überzeugende Forschung oder klinische Evidenz, daß die allgemeine motorische Unruhe sowie die Unaufmerksamkeit schwer hyperaktiver Kinder durch psychodynamische Psychotherapie wirksam gelindert werden kann. Hyperaktive Kinder sind am besten in ruhigen Klassenräumen zu leiten, die wenig Ablenkung bieten.

6.9 (a) F (b) R (c) R (d) F (e) R

7 Störung des Sozialverhaltens

7.1 (a) F (b) R (c) R (d) R (e) F

Häufiger bei Jungen allen Alters. Typischerweise persistenter als emotionale Störungen.

7.2 (a) R (b) R (c) R (d) R (e) R

7.3 (a) R (b) F (c) R (d) R (e) F

7.4 (a) F (b) F (c) R (d) R (e) F

Es ist der Mangel an Supervision und inkonsistente Erziehung, die mit mehr Störungen des sozialen Verhaltens verbunden sind.

7.5 (a) F (b) R (c) R (d) R (e) F

Stehlen und Schuleschwänzen sind häufige Merkmale gestörten Sozialverhaltens.

7.6 (a) R (b) R (c) R (d) R (e) F!

7.7 (a) R (b) R (c) R (d) F (e) F

7.8 (a) R (b) F (c) F (d) R (e) R

7.9 (a) F (b) F (c) R (d) R (e) F

Körperliche Erkrankung ist in den meisten Altersgruppen die Hauptursache für das Fernbleiben von der Schule.

8 Juvenile Delinquenz

8.1 (a) F (b) R (c) F (d) F (e) R

8.2 (a) F (b) R (c) F (d) F (e) F

Die Mehrheit der juvenilen Delinquenten wird nur einmal straffällig, und die meisten von diesen sind frei von psychiatrischen Störungen. Im Gegensatz dazu gibt es eine Minorität von Wiederholungstätern, die mit hoher Wahrscheinlichkeit Verhaltensstörungen zeigen und zwar vor, während und nach der Adoleszenz.

8.3 (a) R (b) F (c) R (d) F (e) R

In der Cambridge-Longitudinalstudie zur delinquenten Entwicklung war der Lehrerbericht über ungebührliches Verhalten im Alter von 8 Jahren prädiktiv für spätere Delinquenz.

8.4 (a) R (b) R (c) F (d) R (e) R

9 Schulverweigerung

9.1 (a) R (b) F (c) F (d) F (e) F

9.2 (a) F (b) F (c) R (d) F (e) F

Schulverweigerung beginnt meist, wenn das Kind nach einer Zeit der Schulunterbrechung wieder dorthin zurückkehren soll. So werden Kinder deswegen häufiger am Beginn des Schuljahres als am Ende desselben vorgestellt. Schulverweigerung nimmt nur einen geringen Teil der schulischen Fehlzeiten von Schülern ein. Schulisches Fernbleiben wird eher mit körperlicher Erkrankung oder Schuleschwänzen verbunden sein.

9.3 (a) F (b) F (c) R (d) R (e) R

9.4 (a) R (b) F (c) F (d) F (e) F

Schulverweigerung ist in erster Linie mit emotionalen Störungen verbunden, nicht mit hyperaktivem Verhalten, Störungen des Sozialverhaltens oder Delinquenz. Die meisten Eltern von Schulverweigerern sehen die Erziehung als sehr wichtig an und sind sehr besorgt darüber, daß ihr Kind von der Schule fernbleibt. Die Sichtweise, daß Schule unbedeutend sei, wird eher dann angetroffen, wenn die Eltern ihre Kinder bewußt von der Schule fernhalten.

9.5 (a) R (b) R (c) R (d) F (e) R

Es gibt keine besondere Verbindung zum häuslichen Stil oder anderen Verhaltensproblemen. Nur eine kleine Minderheit wird nachfolgend agoraphobisch.

9.6 (a) F (b) R (c) F (d) F (e) F

9.7 (a) R (b) R (c) F (d) F (e) F

Etwa ein Drittel zeigt überdauernde emotionale Störungen.

10 Angststörungen

10.1 (a) R (b) R (c) F (d) F (e) R

Lese-Rechtschreibschwierigkeiten sind in erster Linie mit Störungen des Sozialverhaltens und nicht mit emotionalen Störungen verbunden.

10.2 (a) F (b) R (c) F (d) F (e) F

Häufig bei präpubertären Schulkindern. Die Abneigung gegenüber dem Sprechen (außer zu Hause) weist auf selektiven Mutismus hin.

10.3 (a) F (b) R (c) R (d) R (e) R

10.4 (a) F (b) R (c) F (d) R (e) F

11 Depression und Manie

11.1 (a) F (b) R (c) R (d) F (e) F

11.2 (a) F (b) F (c) R (d) F (e) F

11.3 (a) R (b) F (c) F (d) R (e) F

12 Selbstmord und Selbstmordversuch

12.1 (a) R (b) F (c) F (d) R (e) F

12.2 (a) R (b) R (c) R (d) R (e) R

12.3 (a) F (b) R (c) F (d) F (e) F

Etwa 100mal häufiger als Suizid

12.4 (a) R (b) R (c) R (d) R (e) R

12.5 (a) R (b) R (c) R (d) F (e) F

Etwa 1% der jungen Leute, die sich selbst schädigen, bringen sich später auch um. Dies geschieht meist innerhalb der nächsten zwei Jahre.

13 Reaktion auf Streß

13.1 (a) R (b) R (c) F (d) F (e) R

13.2 (a) R (b) R (c) R (d) F (e) R

Obwohl Probleme mit Altersgenossen psychiatrische Schwierigkeiten nach sich ziehen können (z. B. Depression oder Suizidversuch) hat die Zurückweisung durch Freunde in der Regel nicht eine derartig starke Auswirkung, daß sie massiv aufwühlt und zu schrecklichen Erfahrungen führt, die schließlich in einer posttraumatischen Belastungsstörung münden.

13.3 (a) R (b) F (c) R (d) R (e) F

13.4 (a) R (b) R (c) F (d) F (e) R

14 Zwangsstörungen

14.1 (a) F (b) R (c) R (d) R (e) F

14.2 (a) F (b) R (c) F (d) F (e) R

Zwangsstörungen können mit einem erhöhten Oxytocinspiegel im Liquor verbunden sein oder mit Auffälligkeiten in fronto-striatalen Verbindungen.

14.3 (a) F (b) F (c) R (d) R (e) F

Obwohl Sexualität und Tod häufig Themen zwanghafter Besorgnisse sind (dadurch werden sie häufig und fälschlicherweise im Sinne Freudianischer Modellvorstellungen interpretiert), gibt es keine überzeugenden Forschungsergebnisse dafür, daß psychodynamische Psychotherapie eine wirkungsvolle Behandlung für Zwangsstörungen darstellt. Fenfluramin ist ein serotonerges Stimulanz, das ohne Erfolg in der Behandlung des Autismus eingesetzt wurde.

15 Tourette-Syndrom und andere Tic-Störungen

15.1 (a) R (b) R (c) R (d) R (e) R

15.2 (a) R (b) F (c) R (d) R (e) F

15.3 (a) F (b) R (c) F (d) F (e) F

Epilepsie ist ungewöhnlich, differentialdiagnostisch aber wichtig.

15.4 (a) F (b) R (c) F (d) R (e) F

Mentale Retardierung und fokale neurologische Zeichen sind unüblich. Im Erwachsenenalter ist eher eine Besserung zu erwarten.

15.5 (a) F (b) R (c) R (d) F (e) F

Imipramin kann als Mittel zweiter Wahl benutzt werden, um assoziierte Hyperaktivität anzugehen (Vorsicht wegen kardialer Nebenwirkungen).

16 Selektiver Mutismus

16.1 (a) F (b) F (c) R (d) F (e) R

16.2 (a) R (b) R (c) R (d) F (e) R

Plötzlicher Beginn nach einem klar erkennbaren Streßereignis ist eher charakteristisch für hysterische Stummheit, wobei das Sprechen in allen Situationen fehlt.

17 Bindungsstörungen

17.1 (a) F (b) F (c) F (d) F (e) F

17.2 (a) F (b) R (c) R (d) R (e) F

Anklammerndes Verhalten im Säuglingsalter und die Bereitschaft, unbekannten Erwachsenen zur Trostsuche unbedenklich zu folgen, sind Merkmale von Kindern mit enthemmtem Typ einer Bindungsstörung.

17.3 (a) R (b) F (c) F (d) R (e) F

Aggressionen auf Streß, den sie selber oder andere Personen erfahren haben, ist ein Merkmal von Kindern mit Bindungsstörung des reaktiv-gehemmten Types. Schlafstörungen sind kein charakteristisches Merkmal von Bindungsstörungen.

18 Enuresis

18.1 (a) R (b) R (c) F (d) R (e) R

18.2 (a) R (b) F (c) F (d) R (e) F

Reifungsstörungen sind wahrscheinlich nicht relevant bei Kindern, die zu üblichen Zeiten trocken wurden und deren Einnässen erst einige Jahre später begann.

18.3 (a) R (b) F (c) F (d) F (e) R

Es gibt gute (humanistische) Gründe, um ein harsches Sauberkeitstraining zu vermeiden. Keiner der Gründe vermindert allerdings das Risiko, später doch an einer Enuresis zu erkranken.

18.4 (a) F (b) F (c) R (d) F (e) F

Enuresis ist mit der Zunahme sowohl von Störungen des Sozialverhaltens als auch emotionalen Störungen verbunden. Der Anstieg psychiatrischer Probleme ist gleichermaßen vorhanden, gleichgültig, ob es sich um eine primäre oder sekundäre Enuresis handelt.

18.5 (a) F (b) F (c) F (d) R (e) F

18.6 (a) R (b) F (c) R (d) F (e) F

Stimulanzien werden zur Behandlung der Hyperaktivität erfolgreich eingesetzt. Carbamazepin ist ein Antikonvulsivum, das ebenso wie Lithium als Prophylaxe für eine bipolar affektive Störung eingesetzt werden kann.

18.7 (a) F (b) F (c) R (d) F (e) F

18.8 (a) F (b) F (c) F (d) R (e) R

19 Einkoten

19.1 (a) F (b) R (c) F (d) F (e) R

19.2 (a) R (b) F (c) R (d) R (e) R

19.3 (a) R (b) R (c) F (d) R (e) F

19.4 (a) R (b) F (c) F (d) R (e) F

Imipramin kann, mit Vorsicht, zur symptomatischen Behandlung des Einnässens benutzt werden.

19.5 (a) F (b) R (c) F (d) R (e) F

Die Prognose ist geschlechtsunabhängig.

20 Psychosomatik

20.1 (a) F (b) R (c) R (d) R (e) R

20.2 (a) F (b) F (c) F (d) F (e) F

20.3 (a) F (b) R (c) F (d) F (e) R

20.4 (a) F (b) F (c) R (d) F (e) R

21 Vorschulprobleme

21.1 (a) F (b) R (c) F (d) R (e) R

21.2 (a) F (b) R (c) R (d) R (e) R

21.3 (a) F (b) F (c) F (d) R (e) R

21.4 (a) R (b) F (c) F (d) R (e) R

Der REM-Schlaf hängt mit der Reifung des Hippocampus und so mit der Entwicklung von Gedächtnisprozessen zusammen.

21.5 (a) F (b) F (c) F (d) F (e) R

22 Störungen der Adoleszenz

22.1 (a) R (b) R (c) F (d) F (e) F

Ob lang andauernd oder neu beginnend, die meisten Störungen des Jugendalters sind emotionale Störungen oder Störungen des Sozialverhaltens.

22.2 (a) F (b) F (c) R (d) R (e) F

22.3 (a) F (b) R (c) R (d) F (e) R

Erosionen des Zahnschmelzes können Zeichen eines sich wiederholenden willentlichen Erbrechens bei Anorexia oder Bulimia nervosa sein.

22.4 (a) R (b) F (c) R (d) F (e) F

22.5 (a) R (b) F (c) F (d) R (e) R

22.6 (a) R (b) R (c) F (d) F (e) R

Das Bestehen auf Gleichem und die pronominale Umkehr weisen auf Autismus hin.

22.7 (a) F (b) F (c) F (d) F (e) R

22.8 (a) F (b) F (c) F (d) R (e) R

22.9 (a) R (b) R (c) F (d) F (e) R

22.10 (a) R (b) F (c) F (d) R (e) F

23 Mißhandlung von Kindern

23.1 (a) F (b) F (c) F (d) R (e) F

23.2 (a) R (b) R (c) R (d) R (e) F

23.3 (a) R (b) R (c) F (d) R (e) R

Obwohl Alkoholabhängigkeit mit Kindesmißbrauch verbunden ist, stellt die Aufnahme von vier Alkoholeinheiten pro Woche eine mittlere Menge dar (etwa 2 Gläser Bier oder eine halbe Flasche Wein pro Woche).

23.4 (a) F (b) F (c) R (d) R (e) F

23.5 (a) F (b) F (c) F (d) R (e) R

Emotionaler Mißbrauch begleitet in der Regel andere Formen des Mißbrauchs.

23.6 (a) F (b) R (c) F (d) R (e) F

23.7 (a) R (b) R (c) F (d) F (e) F

23.8 (a) R (b) R (c) F (d) R (e) R

23.9 (a) R (b) F (c) R (d) F (e) F

23.10 (a) R (b) F (c) F (d) R (e) R

Viele Kinder, die wegen Verletzungen vorgestellt werden, die nichts mit Mißbrauch zu tun haben, sind weinerlich und besorgt darüber, was das Krankenhauspersonal jetzt wohl mit ihnen anstellen wird.

23.11 (a) F (b) F (c) F (d) R (e) R

24 Geistige Behinderung

24.1 (a) F (b) F (c) F (d) F (e) F

24.2 (a) R (b) F (c) R (c) F (e) R

Gewöhnliche Poligene sind wahrscheinlich häufiger bei leichter geistiger Behinderung, wohingegen Haupteffekte einzelner wichtiger Gene mehr Bedeutung bei schwerer geistiger Behinderung zu besitzen scheinen. Markante Probleme beim Erlernen neuer Fähigkeiten sind eine unmittelbare Konsequenz des sehr niedrigen IQ.

24.3 (a) F (b) R (c) F (d) R (e) F

Mikroencephalie und Enzymdefekte sind charakteristischer für schwere geistige Behinderung. Üblicherweise wird eine leichte geistige Behinderung auf einen IQ zwischen 50 und 69 bezogen.

24.4 (a) F (b) F (c) F (d) R (e) R

Das Down-Syndrom ist für eine erhebliche Anzahl schwerer geistiger Behinderungen verantwortlich, stellt aber im Gesamtbereich der geistigen Behinderungen doch nur eine kleine Gruppe dar. Vor allem dann, wenn die große Gruppe der leicht mental retardierten Kinder ebenfalls eingeschlossen wird.

24.5 (a) F (b) R (c) R (d) F (e) R

Hypotonie *nicht* Hypertonie.

24.6 (a) F (b) F (c) F (d) R (c) F

Dank eines direkten DNA-Testverfahrens ist die Zellkultur nicht länger routinemäßig erforderlich. Die Pathologie stellt sich in einem Überschuß hinsichtlich sich wiederholender Trinukleotide dar (keine Wiederholung von Tripeptiden!). Man sollte daran denken, die Fragen sehr sorgfältig zu analysieren – Prüfer verfallen manchmal auf kleine Tricks!

24.7 (a) R (b) F (c) F (d) R (e) F

Das fetale Alkoholsyndrom ist eine häufige Ursache leichter und nicht schwerer mentaler Retardierung. Große Ohren können auf das Fragile-X-Syndrom zurückzuführen sein. Beim fetalen Alkoholsyndrom ist die Oberlippe in der Regel sehr dünn und eingezogen; die Hypoplasie des Philtrums verwischt den Bogen bei normalen Oberlippen.

24.8 (a) F (b) R (c) R (d) R (e) F

Neurofibromatose ist dominant. Hunter-Syndrom ist X-gebunden rezessiv.

24.9 (a) F (b) R (c) R (d) F (e) F

Sturge-Weber ist üblicherweise sporadisch. Lesch-Nyhan ist X-gebunden rezessiv. Tuberöse Sklerose ist eine dominante Bedingung, die häufig als neue Mutation auftritt.

24.10 (a) F (b) F (c) F (d) F (e) F

Axilläre Sommersprossen sind ein Hinweis auf Neurofibromatose. Es können verschiedene Arten epileptischer Anfälle existieren, aber infantile Spasmen sind am charakteristischsten.

24.11 (a) R (b) F (c) R (d) R (e) F

24.12 (a) R (b) R (c) R (d) F (e) R

24.13 (a) R (b) R (c) R (d) R (e) R

24.14 (a) R (b) R (c) F (d) R (e) F

Durch besondere Aufmerksamkeitszuwendung wird das selbstverletzende Verhalten bei manchen Kindern verstärkt. Andererseits tritt der gegenteilige Effekt nach Aufmerksamkeitszuwendung dann ein, wenn deren Funktion in erster Linie darin besteht, die Patienten von der Selbstverletzung abzuhalten und damit die mit dem Verhalten verbundene Vermeidung unerwünschter Anforderungen aktiv reduziert wird. Stimulanzien können bei Hyperaktivität auch dann helfen, wenn eine leichte oder mittelgradige geistige Behinderung vorliegt. Manchmal geht es allerdings auf Kosten verstärkter ritualistischer und repetitiver Verhaltensweisen.

24.15 (a) F (b) R (c) R (d) F (e) F

Williams-Syndrom (idiopathische infantile Hypercalcämie) ist mit „Cocktailpartygeschwätz" verbunden. Das bedeutet flüssiges Sprechen mit einer Betonung von Klischees, vorgefertigten Sätzen und irrelevantem Zeug. Das Prader-Willi-Syndrom ist mit schier unstillbarem Eßdrang verbunden. Das fetale Alkoholsyndrom ist oft mit Hyperaktivität vergesellschaftet.

25 Primäre Gehirnstörungen

25.1 (a) R (b) R (c) F (d) F (e) R

25.2 (a) R (b) R (c) F (d) R (e) F

Es sind eher die Frontalhirnepilepsien als die Rolandischen Epilepsien, die als Pseudoanfälle fehldiagnostiziert werden können.

26 Sprachstörungen

26.1 (a) F (b) R (c) F (d) F (e) R

26.2 (a) R (b) R (c) R (d) F (e) F

26.3 (a) F (b) F (c) R (d) F (e) R

27 Lese-Rechtschreibstörungen

27.1 (a) F (b) F (c) F (d) R (e) F

Umschriebene Lese-Rechtschreibstörung ist eher mit einer zahlenmäßig großen denn mit einer zahlenmäßig kleinen Familie verbunden.

27.2 (a) R (b) R (c) F (d) F (e) R

Ohne die Messung von sowohl Intelligenz als auch Lese-Rechtschreibfähigkeit ist es im allgemeinen nicht möglich, sicher zu sagen, ob eine bedeutsame Diskrepanz zwischen den beiden vorliegt oder nicht. Es gibt allerdings Ausnahmen: Wenn ein verbal gewandter 14jähriger Junge durch Hören und Sprechen eine gute Problemlösungsfähigkeit zeigt, aber trotz großer Anstrengung nicht gelernt hat zu lesen und zu schreiben, kann mit hoher Wahrscheinlichkeit angenommen werden, daß er eine umschriebene Lese-Rechtschreibschwierigkeit hat. Auch wenn in solchen Fällen formale Tests nicht zwingend erforderlich sind, können sie uns doch wichtige Hinweise geben, wenn sie durchgeführt werden.

27.3 (a) F (b) F (c) F (d) R (e) F

Wie gerade erwähnt, sind psychometrische Messungen der Intelligenz und der Lese-Rechtschreibfähigkeiten fast immer erforderlich, um die Diagnose einer umschriebenen Lese-Rechtschreibstörung zuverlässig stellen zu können.

27.4 (a) F (b) R (c) F (d) R (e) F

27.5 (a) R (b) F (c) R (d) R (e) R

27.6 (a) F (b) R (c) F (d) F (e) F

27.7 (a) R (b) R (c) F (d) F (e) R

28 Unsichere Bindung

28.1 (a) F (b) R (c) F (d) F (e) R

28.2 (a) F (b) F (c) F (d) R (e) F

Mary Ainsworth entwickelte die „Strange Situation Procedure"

28.3 (a) R (b) F (c) R (d) R (e) F

28.4 (a) F (b) R (c) R (d) F (e) F

28.5 (a) F (b) R (c) F (d) F (e) R

Mary Main entwickelte das „Adult Attachment Interview".

28.6 (a) F (b) R (c) R (d) F (e) F

29 Anlage, Umwelt und widrige familiäre Bedingungen

29.1 (a) F (b) R (c) R (d) R (e) R

29.2 (a) R (b) F (c) F (d) R (e) R

29.3 (a) R (b) F (c) R (d) R (e) F

29.4 (a) F (b) R (c) R (d) F (e) R

29.5 (a) R (b) F (c) F (d) R (e) R

29.6 (a) F (b) R (c) F (d) R (e) F

29.7 (a) F (b) F (c) R (d) R (e) F

30 Schule und Altersgenossen

30.1 (a) R (b) F (c) R (d) F (e) R

30.2 (a) R (b) R (c) R (d) R (e) F

30.3 (a) F (b) R (c) F (d) F (e) R

30.4 (a) F (b) R (c) R (d) F (e) F

30.5 (a) R (b) F (c) R (d) F (e) R

31 Behandlung: Wichtigste Prinzipien

31.1 (a) R (b) R (c) F (d) R (e) R

Selbst wenn eine Diagnose nicht zu einer störungsspezifischen Behandlung führt, sind die Familien doch befriedigt und unterstützt, wenn sie die Diagnose kennen. Dadurch wird ihnen beim Verständnis der Ätiologie, des pathophysiologischen Hintergrundes, der Einbettung in die soziale Situation als auch hinsichtlich der Prognose geholfen. Gleichermaßen wird klar, ob andere Familienmitglieder ähnliche Schwierigkeiten aufweisen.

31.2 (a) F (b) R (c) F (d) F (e) R

31.3 (a) F (b) R (c) R (d) R (e) F

31.4 (a) R (b) R (c) R (d) F (e) F

31.5 (a) F (b) R (c) R (d) F (e) F

31.6 (a) F (b) R (c) F (d) R (e) R

Es ist für Kliniker unethisch, ihre klinische Freiheit und Möglichkeit dahingehend zu mißbrauchen, daß sie Behandlungsmaßnahmen anwenden, ohne daß man relevante Belege für deren Wirksamkeit vorlegen kann. Gleichermaßen unethisch ist es aber auch, auf Behandlungsmöglichkeiten zu verzichten, die erwiesenermaßen nützlich sind (bei abschätzbaren und kontrollierbaren unerwünschten Nebenwirkungen).

32 Medikation und Diät

32.1 (a) F (b) F (c) R (d) R (e) F

32.2 (a) F (b) F (c) F (d) R (e) F

Bei Kindern mit Tics werden in erster Linie keine Stimulanzien eingesetzt. Nicht, weil Stimulanzien, die als erste Wahl zur Behandlung der Hyperaktivität gelten, hier nicht effektiv seien, sondern weil sie in einzelnen Fällen Tics verschlechtern können.

32.3 (a) R (b) F (c) R (d) F (e) R

32.4 (a) R (b) F (c) R (d) R (e) R

32.5 (a) F (b) R (c) R (d) F (e) F

Das maligne neuroleptische Syndrom ist charakterisiert durch „Pyrexie" (hohe Körpertemperatur), nicht Hypothermie. Frühe Symptome können sich so entwickeln, daß ein Kreislaufkollaps zustande kommt und schließlich innerhalb von 48 Stunden sogar ein multiples Organversagen. Neuroleptika sollten daher sofort abgesetzt werden, sobald man gute Gründe dafür hat anzunehmen, daß sich ein malignes neuroleptisches Syndrom zu entwickeln beginnt.

32.6 (a) R (b) R (c) R (d) R (e) R

32.7 (a) F (b) R (c) R (d) F (e) F

32.8 (a) R (b) F (c) F (d) F (e) R

Lithium kann auch benutzt werden, um schwere aggressive Durchbrüche bei Kindern zu behandeln. Es sollen dann aber solche sein, die aufgrund minimaler Provokationen eine unkontrollierte und emotional angefachte Handlungssequenz in Gang setzen. Bereits eingesetzte, angemessene psychologische Behandlungsmaßnahmen waren ohne Erfolg. Damit ist Lithium nur für sehr ernsthafte und schwere Störungen dieser Art gedacht - nicht beim Auftreten einfacher oppositioneller Verhaltensweisen bzw. wohlüberlegter aggressiver Handlungen.

32.9 (a) F (b) R (c) R (d) R (e) F

32.10 (a) R (b) F (c) R (d) R (e) R

32.11 (a) F (b) F (c) R (d) F (e) F

33 Verhaltensbasierte Behandlungen

33.1 (a) F (b) R (c) F (d) R (e) R

Operantes Konditionieren wurde von Skinner beschrieben. Negative Verstärkung liegt dann vor, wenn ein Verhalten verstärkt wird, weil es dem Individuum erlaubt, sich von unangenehmen Konsequenzen zu befreien: Wutausbrüche können für das Kind sehr effektiv sein, um Eltern davon abzuhalten, Hausaufgaben oder andere unliebsame Dinge einzufordern.

33.2 (a) F (b) F (c) R (d) R (e) F

33.3 (a) F (b) R (c) F (d) R (e) R

33.4 (a) R (b) F (c) F (d) R (e) F

34 Kognitive und interpersonale Therapien

34.1 (a) F (b) R (c) F (d) R (e) R

34.2 (a) F (b) R (c) F (d) R (d) F

34.3 (a) R (b) F (c) R (d) F (e) F

34.4 (a) F (b) F (c) R (d) R (e) R

Entwickelt von Gerald Klerman und Myrna Weissman.

34.5 (a) F (b) R (c) F (d) R (e) F

35 Familientherapien

35.1 (a) R (b) F (c) R (d) R (e) F

35.2 (a) R (b) R (c) F (d) R (e) R

35.3 (a) R (b) R (c) R (d) F (e) F

35.4 (a) F (b) R (c) R (d) R (e) R

Zirkuläres Fragen ist die zentrale Komponente der Mailänder systemischen Therapie

35.5 (a) R (b) R (c) F (d) R (e) F

35.6 (a) F (b) R (c) F (d) R (e) R

35.7 (a) R (b) R (c) R (d) F (e) F

Das Kind zumindest einmal alleine zu sehen ist eine gute praktische Vorgehensweise, selbst wenn es nicht als Standardvorgehen bei der Familientherapie empfohlen ist.

Sachverzeichnis

F

Druck: Zechner® Datenservice und Druck
Verarbeitung: Buchbinderei Schäffer, Grünstadt